本教材第4版曾获首届全国教材建设奖全国优秀教材一等奖
本教材第4版为"十四五"职业教育国家规划教材
国家卫生健康委员会"十四五"规划教材
全国高等职业教育专科教材

供护理专业用

妇产科护理学

第5版

主　编　单伟颖　张秀平

副主编　秦　雯　凌银婵　孔庆亮

编　者（以姓氏笔画为序）

方　洁（安徽中医药高等专科学校）

孔庆亮（武威职业学院）

刘　茗（承德护理职业学院）（兼秘书）

李仁兰（重庆医科大学附属第二医院）

张秀平（济宁医学院）

张海琴（济南护理职业学院）

郑慧萍（赣南卫生健康职业学院）

单伟颖（承德护理职业学院）

郝云涛（承德医学院附属医院）

秦　雯（聊城职业技术学院）

徐洁欢（长沙卫生职业学院）

凌银婵（广西医科大学）

U0292353

新形态教材

人民卫生出版社

·北京·

图书在版编目（CIP）数据

妇产科护理学 / 单伟颖，张秀平主编. -- 5 版. --
北京 ：人民卫生出版社，2024.11. --（高等职业教育
专科护理类专业教材）. -- ISBN 978-7-117-36743-1

Ⅰ. R473.71

中国国家版本馆 CIP 数据核字第 202460NF13 号

人卫智网	www.ipmph.com	医学教育、学术、考试、健康， 购书智慧智能综合服务平台
人卫官网	www.pmph.com	人卫官方资讯发布平台

妇产科护理学
Fuchanke Hulixue
第 5 版

主　　编：单伟颖　　张秀平
出版发行：人民卫生出版社（中继线 010-59780011）
地　　址：北京市朝阳区潘家园南里 19 号
邮　　编：100021
E - mail：pmph @ pmph.com
购书热线：010-59787592　　010-59787584　　010-65264830
印　　刷：北京盛通印刷股份有限公司
经　　销：新华书店
开　　本：850×1168　　1/16　　印张：19
字　　数：536 千字
版　　次：2001 年 1 月第 1 版　　2024 年 11 月第 5 版
印　　次：2024 年 11 月第 1 次印刷
标准书号：ISBN 978-7-117-36743-1
定　　价：62.00 元

打击盗版举报电话：010-59787491　　E-mail：WQ @ pmph.com
质量问题联系电话：010-59787234　　E-mail：zhiliang @ pmph.com
数字融合服务电话：4001118166　　E-mail：zengzhi @ pmph.com

　　高等职业教育专科护理类专业教材是由原卫生部教材办公室依据原国家教育委员会"面向 21 世纪高等教育教学内容和课程体系改革"课题研究成果规划并组织全国高等医药院校专家编写的"面向 21 世纪课程教材"。本套教材是我国高等职业教育专科护理类专业的第一套规划教材,于 1999 年出版后,分别于 2005 年、2012 年和 2017 年进行了修订。

　　随着《国家职业教育改革实施方案》《关于深化现代职业教育体系建设改革的意见》《关于加快医学教育创新发展的指导意见》等文件的实施,我国卫生健康职业教育迈入高质量发展的新阶段。为更好地发挥教材作为新时代护理类专业技术技能人才培养的重要支撑作用,在全国卫生健康职业教育教学指导委员会指导下,经广泛调研启动了第五轮修订工作。

　　第五轮修订以习近平新时代中国特色社会主义思想为指导,全面落实党的二十大精神,紧紧围绕立德树人根本任务,以打造"培根铸魂、启智增慧"的精品教材为目标,满足服务健康中国和积极应对人口老龄化国家战略对高素质护理类专业技术技能人才的培养需求。本轮修订重点:

　　1. 强化全流程管理。履行"尺寸教材、国之大者"职责,成立由行业、院校等参与的第五届教材建设评审委员会,在加强顶层设计的同时,积极协同和发挥多方面力量。严格执行人民卫生出版社关于医学教材修订编写的系列管理规定,加强编写人员资质审核,强化编写人员培训和编写全流程管理。

　　2. 秉承三基五性。本轮修订秉承医学教材编写的优良传统,以专业教学标准等为依据,基于护理类专业学生需要掌握的基本理论、基本知识和基本技能精选素材,体现思想性、科学性、先进性、启发性和适用性,注重理论与实践相结合,适应"三教"改革的需要。各教材传承白求恩精神、红医精神、伟大抗疫精神等,弘扬"敬佑生命、救死扶伤、甘于奉献、大爱无疆"的崇高精神,契合以人的健康为中心的优质护理服务理念,强调团队合作和个性化服务,注重人文关怀。

　　3. 顺应数字化转型。进入数字时代,国家大力推进教育数字化转型,探索智慧教育。近年来,医学技术飞速发展,包括电子病历、远程监护、智能医疗设备等的普及,护理在技术、理念、模式等方面发生了显著的变化。本轮修订整合优质数字资源,形成更多可听、可视、可练、可互动的数字资源,通过教学课件、思维导图、线上练习等引导学生主动学习和思考,提升护理类专业师生的数字化技能和数字素养。

　　第五轮教材全部为新形态教材,探索开发了活页式教材《助产综合实训》,供高等职业教育专科护理类专业选用。

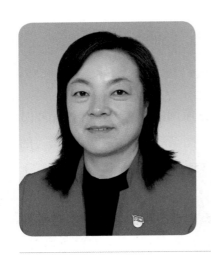

单伟颖

二级教授

　　承德护理职业学院校长，兼任全国卫生健康职业教育教学指导委员会（全国卫生健康行指委）护理专委会副主委、助产分委会主委，中华护理学会职业教育专委会副主委及河北省护理技术技能大师。从事护理教学32年，多次主持、牵头或参与教育部、人力资源和社会保障部、民政部、国家卫生健康委员会及全国卫生健康行指委等相关专业及项目评审、护士执业资格考试、教材建设、科研项目及大赛等工作。担任中华人民共和国职业技能大赛、全国新职业技能大赛、全国职业院校技能大赛及省赛有关世赛、国赛选拔赛专家组组长兼裁判长等。主编、副主编护理专业专科、本科"十二五""十三五""十四五"国家规划教材60余部；获省（部）级教学成果奖二等奖、三等奖各1项。

　　妇产科护理学是一门诊断并处理女性对现存和潜在问题的反应，为妇女健康提供服务的科学，在一流护理人才培养中发挥着重要作用。通过学习，你将掌握专业技能，感悟护理思想，提高政治觉悟、道德品质、文化素养及专业认同。

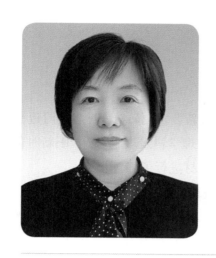

张秀平

教授

  济宁医学院助产学专业负责人，山东省微量元素科学研究会儿童健康专委会常务副主任委员，山东省妇幼保健协会儿童保健分会常务委员，山东省妇幼保健协会婴幼儿养育照护专业委员会常务委员。从事临床工作17年，护理教学20年。主持山东省混合式一流本科课程、山东省精品课程、思政示范课程"妇产科护理学"的建设。主编"十一五""十二五""十三五"国家规划教材，其中国家卫生健康委员会"十三五"规划教材、高等学历继续教育（专科起点本科）规划教材《妇产科护理学》获首届全国教材建设奖全国优秀教材二等奖，获山东省教学成果奖10余项。

  妇产科护理学是一门专门为女性健康提供服务的科学，通过本课程学习，你将获得女性全生命周期健康管理理念与整体护理模式，领悟"敬佑生命、救死扶伤、甘于奉献、大爱无疆"精神内涵，提升护理职业情感。

为全面贯彻党的二十大关于健康的新思想、新战略、新要求，深入学习落实习近平总书记关于卫生健康和职业教育工作的重要论述，适应医学学科及护理学科发展趋势，着眼新时代医疗卫生事业对人才培养的新需求，在充分调研的基础上对第4版教材进行了修订。

本教材由来自11所高等院校、医院长期从事妇产科护理教学或临床一线资深妇产科医疗护理人员组成，紧紧围绕立德树人根本任务，牢记为党育人、为国育才的新使命，根据人民卫生出版社"十四五"规划教材相关会议精神，参考国内外最新研究成果，密切结合临床护理实践，突出"以学习者为中心、以能力培养为导向"理念，在继承第4版教材亮点与特色的基础上进行修订。第5轮教材修订及编写特色如下：

（一）融入思政元素，落实立德树人

教材内容有机融入了习近平新时代中国特色社会主义思想、党的二十大精神、社会主义核心价值观、中华传统优秀文化等元素，培养有温度、有情怀的医疗卫生人才，着重体现敬佑生命、救死扶伤、甘于奉献、大爱无疆的精神，以提高学生的政治觉悟、道德品质、文化素养及护理专业认同等。

（二）更新教材内容，体现与时俱进

1. 落实必需、够用原则，满足培养需求。基于岗位和社会需求，考虑护理专业特色及高职专科能力要求，以培养高素质护理专业技术技能人才定位教材层次。

2. 进一步优化章节结构，更加助学助教。从护理专业角度对护理评估和护理措施重新梳理、归纳，更加有利于教师教学，方便学生学习、理解并有效掌握重点知识。

3. 对接最新成果及临床实际，体现知识前沿。删减陈旧知识，更新已有定论的新知识及实践成果，对照《NANDA-I护理诊断：定义与分类（2021—2023）》修订护理诊断，确保教材内容的准确性、前沿性和实用性。

4. 更新教材配套习题，助力学生发展。加入护理专业自学本科、专升本等考试题型，为学生接续本科学历教育和后续发展奠定基础。

5. 配套学习指导，检验学习成果。教材同时配套《妇产科护理学学习指导》，用于全面检验学生对妇产科护理学理论知识的掌握程度和应用能力，帮助学生加深对妇产科护理学理论和实践的理解和掌握。

（三）岗课赛证融通，满足社会需求

秉持"以岗定课、以课育人、以赛导课、以证验课"四位一体，对接妇产科护理临床岗位实际及新业态需求，融入护士执业资格考试、1+X母婴护理职业技能证书、国家护理技术技能大赛等内容，满足新时代党和国家对护理职业教育新要求。

教学大纲
（参考）

　　本教材的修订，首先得益于上一版教材全体编写人员奠定的良好基础，更得到本轮教材全体编者和所在单位的大力支持，在此一并致谢！本教材具有较强的思想性、科学性、知识性、专业性和实用性，适用于全国高职专科护理专业教师、学生使用，也可作为从事护理临床及教学相关专业人员的参考用书。编者在教材修订过程中认真研讨、多轮审校，但在内容和排版等方面疏忽之处在所难免，恳请各位批评指正。

单伟颖　张秀平

2024 年 11 月

目 录

第一章 | 绪 论

教学课件

思维导图

妇产科护理学是一门诊断并处理女性现存和 / 或潜在健康问题，并为女性健康提供服务的科学。其服务对象包括生命各阶段不同健康状况的女性及相关家庭成员和社会成员。

一、妇产科护理学的发展简史

妇产科护理学起源于产科护理。自有人类以来，就有专人参与照顾妇女的生育过程，这是早期产科护理的雏形。公元前 1825 年，古埃及的《Kahun 妇科纸草书》是迄今发现的世界上最早的妇产科学专著。公元前 4 世纪，被称为"医学之父"的希波克拉底（Hippocrates）第一次对女性生殖器进行了描述。索兰纳斯（Soranus）是继希波克拉底之后的又一位医学家，被誉为妇产科学的创始人，提出许多有利于产婆接生的措施，如对分娩妇女实施会阴保护等，其专著《妇科疾病》中还包含"新生儿护理"。公元 500 年，印度医生妙闻（Susruta）首次报告了产褥感染，并分析了感染的原因，从此强调助产人员在接生前必须修剪指甲，洗净双手。进入文艺复兴时期，伴随着外科学和解剖学的发展，妇产科护理学得到了发展。1513 年，德国尤查留斯·罗斯林（Eucharius Rosslin）编著并出版了世界上最早的助产士教材《孕妇和助产士的玫瑰园》。1609 年，法国助产士路易丝·布尔乔亚（Louise Bourgeois）撰写了《不育、流产、生殖、分娩及妇女病、新生儿病杂论》，首次描述了双胞胎出生时胎儿水肿现象，是一本内容较完整的产科护理教材。18 世纪，法国医生尼古拉斯·普左斯（Nicolas Puzos）发明了双合诊检查法，强调了分娩保护会阴的重要性。19 世纪，美国医生辛姆斯（Sims）发明了阴道窥器。1955 年，利迪亚·赫尔（Lydia Hall）首次提出护理程序并将其应用于临床护理实践。1970 年，美国护理学家玛莎·罗杰斯（Martha Rogers）提出了整体护理的理念，强调护理对象是整体的人以及人与环境的相互作用。1978 年英国医生爱德华兹（Edwards）应用体外受精及胚胎移植技术诞生了人类第一例"试管婴儿"，辅助生殖技术因此发生了革命性变化，推动了生殖科学的发展及进步。20 世纪 80—90 年代，德国科学家确立了人乳头瘤病毒与宫颈癌之间的关系，使宫颈癌成为第一个病因明确的恶性肿瘤。2006 年人类第一个肿瘤疫苗（HPV 疫苗）问世，宫颈癌成为第一个可以用疫苗预防的肿瘤。

中医学发展历史悠久，历代古医著中都有关于女性生育和女性疾病中医治疗及护理的记载。公元前 1300—公元前 1200 年，在以甲骨文撰写的卜词中就有王妃分娩时染疾的记载，是我国关于妇产科疾病的最早记载。2 000 多年前，中医古典巨著《黄帝内经》描述了女子成长、发育、月经疾患、妊娠诊断与疾病治疗的认识和解释。晋朝太医令王叔和所著《脉经》里，有关于妇科疾病病因和诊断的描述。隋朝巢元方在《诸病源候论》中，有关于女人杂病、妊娠病、产病、难产及产后病等妇产科病因、病理方面的解释。唐代孙思邈先后著有《千金要方》和《千金翼方》，书中对养胎、妊娠等疾病的治疗、临产的注意事项、产后护理等皆有详尽的分析和论述。唐朝昝殷所著的《经效产宝》，是我国现存最早的一部中医妇产科专著。至宋朝嘉祐五年，产科已正式确立为独立学科。1906年，英国医生波尔特（Poulter）在福州开展护理教学，于1911年建立了我国最早的产科病房。1929年，杨崇瑞在我国北平开办了第一所国立助产学校。中华人民共和国成立后，党和国家高度重视医疗卫生工作，广大妇产科医护人员积极开展妇女疾病诊治、预防、保健与护理工作。著名妇产科医生林巧稚倡导围产期保健，提出："妊娠不是病，妊娠要防病"。20世纪中叶，我国开展了大规模的宫颈癌筛查，提高了患者的生存率。70年代末，我国围生医学逐步兴起，严仁英教授是中国围产保健的开创者，大力倡导围产保健。1988年，我国（港澳台除外）第一例试管婴儿诞生，标志着我国生殖医学达到了国际先进水平。中华人民共和国成立以来，我国妇女健康水平得到了很大提升，孕产妇及新生儿死亡率大幅度下降。

随着妇产科医学的发展，妇产科护理学模式也经历着"以疾病为中心的护理""以患者为中心的护理"，转变为"以人的健康为中心的整体护理"，要求护理人员除了关注服务对象本身，还应关注其所处环境、心理状态、影响服务对象康复的因素等，重视人的生理、心理、社会、文化、精神等多方面的需求，运用护理程序为服务对象提供整体护理。护理人员的工作范畴也逐渐扩大，工作内容更加丰富，执业场所逐渐由医院扩大到家庭、社区和机构，护理人员所担负的角色也越来越多，不但是临床第一线的服务者、教育者和咨询者，而且还是管理者和研究者。

近年来，妇产科医学快速发展，给妇产科护理带来挑战。妇科方面，随着妇科肿瘤诊疗技术的发展，机器人手术、人工智能引入以及互联网、大数据、云计算在医疗领域的应用，将现有的疾病诊疗模式推向全过程健康管理模式，给妇科护理人员提出了新的挑战，妇科护理将转变为对女性全生命周期的健康管理。产科方面，随着国家二孩、三孩政策的有效实施，将有一批高龄妇女面临再生育问题，这些妇女和家庭的生育咨询、孕产期保健、产后护理、新生儿喂养等方面的需求，对妇产科护理人员也提出了更高的要求。"以家庭为中心的产科护理"成为目前产科护理的新模式，它是指以孕产妇及其家庭成员为服务对象，以照顾者、家庭成员、产妇共同参与为主要模式，使家庭作用贯穿于产前、产时、产后以及出院后全过程，以满足产妇身心健康的护理服务。基于"以家庭为中心的产科护理"理念，一些医院建立了家庭化产房、实施导乐陪伴分娩和母婴一体化护理，给产妇以家庭为中心的产时分娩支持、产后护理、出院指导以及产后访视，提高产妇及家庭自我管理及新生儿护理能力，使产科护理更人性化、自然化、家庭化。

二、妇产科护理学的内容及特点

（一）妇产科护理学的内容

妇产科护理学主要包括总论和各论两部分。其中，总论包括绪论、女性生殖系统解剖生理、健康史采集与评估；各论包括产科护理、妇科护理、计划生育及妇产科护理技术。产科护理是研究妊娠期、分娩期和产褥期的孕产妇、胎儿及新生儿现存和/或潜在的健康问题，并为其提供健康服务的一门学科。其具体内容包括生理产科和病理产科、胎儿护理；主要任务是为孕产妇、胎儿及新生儿提供护理与保健；目的是降低孕产妇、围产儿的发病率、死亡率和致残率，提高人口素质。妇科护理是一门研究非孕女性生殖系统现存和/或潜在的健康问题，并运用护理知识与技术为服务对象提供健康服务的学科。它主要包括女性生殖系统生理、女性生殖系统炎症、肿瘤、内分泌疾病的护理及一些其他特有疾病的护理等内容。计划生育主要研究女性生育的调控，主要包括生育时期的选择、妊娠的预防以及非意愿妊娠的处理等。

(二) 妇产科护理学的特点

妇产科护理学研究的对象是女性，在几个特殊的生理时期如妊娠期、分娩期、产褥期和患病后，其心理的变化需要给予特殊关注。因此，在护理工作实践中，护理人员要充分了解妇产科护理工作的特殊性，尊重、理解服务对象及其家庭成员，保护其隐私，将人文关怀贯穿于护理工作的全过程。

1. 服务对象的"特殊性" 妇产科护理工作常涉及女性身体或心理的"隐私"。因此，护理人员在护理工作实践中既要密切观察服务对象的生理、病理变化，又要充分关注其心理变化，注意保护其隐私。

2. 服务对象的"家庭性" 近年来，产科护理越来越提倡"以家庭为中心的护理"理念。妊娠、分娩已不仅是孕产妇的个人行为，而是孕产妇及其家庭成员共同参与的家庭行为。随着二孩、三孩政策的全面落实，这一理念的适用性得到更好的体现。在护理工作实践中除照顾好孕产妇之外，还要指导家庭成员，尤其要鼓励其丈夫积极参与，以协助女性顺利度过妊娠期和分娩期，并在促进产后新家庭的建立与和谐发展中起到重要作用。

3. 服务对象的"兼顾性" 在产科护理工作中，服务对象是母子两个，两者在生理与病理变化上既相互独立也相互影响。因此，在产科护理工作中既要保护孕、产妇健康安全，也要保障胎儿在宫内的正常发育以及新生儿的健康，两者同样重要而且息息相关。

4. 服务对象的"整体性" 妇产科护理学主要内容虽然被分为产科护理、妇科护理、计划生育3个部分，但彼此之间不是孤立的，而是有机联系在一起。一些产科疾病和妇科疾病也互有因果关系，在护理上有很多共同之处。

三、妇产科护理学的学习方法

妇产科护理学是一门实践性很强的学科，在学习过程中必须注重理论联系临床实践。学习妇产科护理学，必须具备医学基础学科、护理学专业基础学科和社会人文学科的知识，如解剖学、生理学、病理学、组织学与胚胎学、基础护理学、健康评估、心理学及伦理学等，同时还要掌握奥瑞姆自护理论（Orem self-care theory）、罗伊适应模式（Roy adaptation model）和马斯洛的人类基本需要层次论（Maslow's hierarchy of basic human needs theory）等理论，充分运用护理程序及护理技术为服务对象实施整体护理。

四、妇产科护理人员的素质要求

1. 医德修养 妇产科护理工作的特点是工作量大，床位周转快，工作时间不确定，夜间临产的概率高，因此，妇产科护理人员必须具备吃苦耐劳、坚忍不拔、乐观向上、全身心投入工作的奉献精神。同时，在妇产科护理服务中，常涉及生育、婚姻、家庭、社会等伦理问题，妇产科护理人员必须加强职业道德修养，严守职业道德规范，具有保护服务对象隐私的职业操守。产科护理常常需要同时照顾母亲和新生儿，护理人员必须具有慎独、仁爱、善良、真诚、严谨的道德情感。

2. 业务素质 妇产科护理人员在具有扎实的基础护理知识与技能的基础上，必须具备敏锐的观察能力、娴熟的操作能力、良好的沟通能力和果断的决策能力。

3. 身心健康素质 妇产科护理人员不仅要具有强健的身体素质，还要有热情开朗、积极向上的心理素质，只有身心健康才能做好妇产科护理工作，满足服务对象的需求。

（张秀平）

思考题

1. 简述妇产科护理学的内容。
2. 简述妇产科护理人员的素质要求。

第二章 | 女性生殖系统解剖与生理

教学课件　　思维导图

学习目标

1. 掌握内生殖器的结构与功能；雌孕激素的生理功能。
2. 熟悉内生殖器邻近器官的解剖位置及与内生殖器的关系；会阴的结构、特点；卵巢与子宫内膜的周期性变化；月经的临床表现。
3. 了解外生殖器的结构及特点；女性一生中各阶段的生理特点；阴道及宫颈的周期性变化。
4. 能够运用所学知识对女性进行经期保健知识指导。
5. 具有良好的职业道德，关爱、尊重、理解女性。

情境导入

某女，27 岁，婚后 11 个月，平素月经规律。丈夫 35 岁，夫妇二人既往体健。婚后未避孕但至今未孕，夫妇二人希望有自己的孩子。

根据以上资料，请回答：

1. 该女排卵时间的推算方法。
2. 该女卵巢排卵的判断方法。

第一节　女性生殖系统解剖

女性生殖系统包括内外生殖器及其相关组织。由于骨盆的大小、形状与产科分娩密切相关，因此在本节一并介绍。

一、外生殖器

女性外生殖器又称外阴，是生殖器官的外露部分。位于两股内侧，前为耻骨联合，后为会阴，包括阴阜、大阴唇、小阴唇、阴蒂和阴道前庭（图 2-1）。

（一）阴阜

阴阜（mons pubis）为耻骨联合前面隆起的脂肪垫。青春期开始生长阴毛，呈倒三角形分布。阴毛的疏密、色泽存在种族和个体差异。

（二）大阴唇

大阴唇（labium majus）为两股内侧一对纵行隆起的皮肤皱襞，起自阴阜，止于会阴。大阴唇外

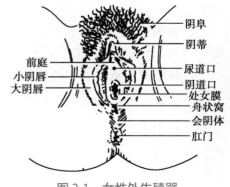

图 2-1　女性外生殖器

侧面为皮肤,青春期后有色素沉着和阴毛,内含皮脂腺和汗腺;大阴唇内侧面皮肤湿润似黏膜。皮下结缔组织疏松,含丰富的血管、淋巴管和神经,外伤后易出血形成血肿。未产妇两侧大阴唇自然合拢,遮盖阴道口与尿道口,经产妇的大阴唇因受分娩的影响向两侧分开。绝经后大阴唇逐渐萎缩,阴毛稀少。

(三) 小阴唇

小阴唇(labium minus)位于大阴唇内侧的一对薄皮肤皱襞。表面湿润、褐色、无毛,富含神经末梢,较敏感。两侧小阴唇前端相互融合,分为前、后两叶,前叶形成阴蒂包皮,后叶形成阴蒂系带。两侧小阴唇后端与大阴唇后端汇合,在正中线形成阴唇系带。经产妇因受分娩的影响阴唇系带已不明显。

(四) 阴蒂

阴蒂(clitoris)位于两侧小阴唇顶端下方,类似男性的阴茎海绵体,在性兴奋时可勃起。阴蒂自前向后分为阴蒂头、阴蒂体、阴蒂脚三部分。阴蒂头显露于外阴,富含神经末梢,极敏感。

(五) 阴道前庭

阴道前庭(vaginal vestibule)为两侧小阴唇之间的菱形区域,前端为阴蒂,后方为阴唇系带。在此区域内主要有以下结构:

1. 前庭球 又称球海绵体,位于前庭两侧,由具有勃起性的静脉丛组成,其表面被球海绵体肌覆盖。

2. 前庭大腺 又称巴氏腺,位于大阴唇后部,如黄豆大小,左右各一。腺管细长(1~2cm),开口于阴道前庭后方小阴唇与处女膜之间的沟内。性兴奋时,腺体分泌黏液,起润滑作用。正常情况下不能触及此腺,若腺管口闭塞,可形成囊肿;若伴有感染,可形成脓肿。

3. 尿道外口 位于阴蒂头后下方,圆形,其后壁上有一对并列的尿道旁腺。腺体开口小,常为细菌潜伏之处。

4. 阴道口及处女膜 阴道口位于尿道外口后方的前庭后部。其周围覆有一层较薄的黏膜组织,称为处女膜,处女膜多在中央有一孔,孔的大小和形状因人而异。处女膜可因性交撕裂或其他损伤破裂,阴道分娩时进一步破损,产后仅留处女膜痕。

二、内生殖器

女性内生殖器位于骨盆内,包括阴道、子宫、输卵管和卵巢(图2-2)。临床上,将输卵管和卵巢合称为子宫附件。

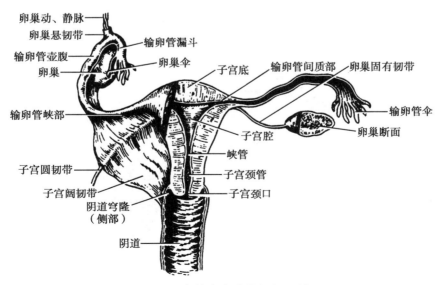

图2-2 女性内生殖器(后面观)

（一）阴道

阴道（vagina）是性交器官，也是月经排出及胎儿娩出的通道。

1. 位置和形态 位于真骨盆（骨产道）下部中央，为一上宽下窄的管道。前壁长 7~9cm，与膀胱和尿道相邻；后壁长 10~12cm，与直肠贴近。上端包绕宫颈阴道部，下端开口于阴道前庭后部。子宫颈与阴道间的圆周状隐窝称为阴道穹隆，按其位置可分为前、后、左、右 4 部分，其中后穹隆位置最深，与盆腔最低的直肠子宫陷凹紧密相贴，当盆腔有积液时，可经阴道后穹隆穿刺或引流。

2. 组织结构 阴道壁由黏膜、肌层和纤维组织膜构成。黏膜层由非角化复层鳞状上皮覆盖，无腺体，淡红色，横行皱襞多，伸展性大，阴道上端 1/3 处黏膜受性激素影响产生周期性的变化。幼女与绝经后妇女阴道黏膜上皮薄，容易受伤及感染。肌层由内环外纵两层平滑肌组成，肌层和纤维组织膜紧密粘贴。阴道壁富有静脉丛，损伤后易出血或形成血肿。

（二）子宫

子宫（uterus）是产生月经、孕育胚胎与胎儿的器官，也是精子到达输卵管的通道。

1. 位置和形态 子宫位于盆腔中央，前为膀胱，后为直肠，下端接阴道，两侧与输卵管相通。子宫位置活动性大，受膀胱与直肠的充盈程度影响，当膀胱空虚时，子宫多呈前倾前屈位。子宫的正常位置主要靠子宫韧带、盆底肌肉和筋膜的承载维持。若盆底组织结构受损或功能障碍均可导致子宫脱垂。

子宫是一个有腔的肌性器官，壁厚，似倒置扁梨形结构，重 50~70g，长 7~8cm，宽 4~5cm，厚 2~3cm，容量约 5ml。子宫上部较宽，称子宫体，宫体顶部隆起部分称子宫底。子宫底两侧称子宫角，与输卵管相通。子宫下部较窄呈圆柱状，称子宫颈（简称宫颈）。子宫体与子宫颈的比例因年龄和卵巢功能而异，青春期前为 1:2，生育期为 2:1，绝经后为 1:1（图 2-3）。

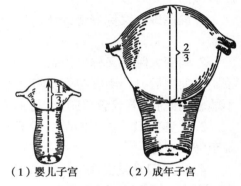

（1）婴儿子宫　　（2）成年子宫

图 2-3 不同年龄子宫体与子宫颈的比例

子宫腔为上宽下窄的倒三角形，两端通输卵管，下通宫颈管；子宫体与子宫颈之间形成最狭窄的部分，称子宫峡部，其上端因解剖上较狭窄，称解剖学内口；其下端在此处子宫内膜转变为子宫颈黏膜，称组织学内口。子宫峡部在非孕期长约 1cm，妊娠末期可达 7~10cm，形成子宫下段，成为软产道的一部分。子宫颈内腔呈梭形，称为子宫颈管，成年妇女长 2.5~3.0cm，下端通阴道，称子宫颈外口。未产妇的子宫颈外口呈圆形，经产妇受分娩的影响呈横裂状。子宫颈以阴道为界，分为伸入阴道内的宫颈阴道部和其上的宫颈阴道上部（图 2-4）。

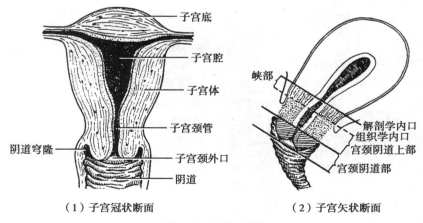

（1）子宫冠状断面　　　　　　（2）子宫矢状断面

图 2-4 子宫各部

2.组织结构 子宫体和子宫颈的组织结构不同。

（1）**子宫体**：子宫体壁自内向外由子宫内膜层、肌层和浆膜层构成。

子宫内膜层为黏膜层，由内向外分为致密层、海绵层和基底层。内膜表面的 2/3 为致密层和海绵层，统称功能层，受卵巢性激素影响，发生周期变化而脱落；靠近子宫肌层的 1/3 为基底层，不受性激素影响，无周期性变化，功能层脱落后由此层再生。

子宫肌层较厚，由大量平滑肌束、少量弹力纤维和胶原纤维组成，分为 3 层：内层环行排列；中层围绕血管交叉排列如网状，子宫收缩时压迫贯穿于其间的血管，能起到有效止血作用；外层纵行排列（图 2-5），极薄，是子宫收缩的起点。

子宫浆膜层为覆盖在子宫底部及子宫前后面的脏腹膜。在子宫前面，近子宫峡部处的腹膜向前反折覆盖膀胱，形成膀胱子宫陷凹。在子宫后面，腹膜沿子宫壁向下，至子宫颈后方及阴道后穹隆向后反折覆盖直肠，形成直肠子宫陷凹，亦称道格拉斯陷凹，是盆腔位置最低的部位。

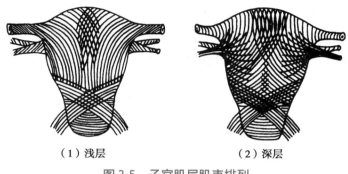

（1）浅层　　　　　（2）深层

图 2-5　子宫肌层肌束排列

（2）**子宫颈**：主要由结缔组织构成，含少量平滑肌纤维、血管及弹力纤维。宫颈管黏膜为单层高柱状上皮，分泌碱性黏液形成黏液栓堵塞宫颈管，一定程度上有阻止病原体入侵的作用，黏液栓成分及性状受卵巢性激素的影响发生周期性变化。子宫颈阴道部由复层鳞状上皮覆盖，表面光滑。子宫颈外口柱状上皮与鳞状上皮交接处是宫颈癌的好发部位。

3.子宫韧带 子宫韧带共有 4 对（图 2-6）。韧带与骨盆底肌肉和筋膜共同维持子宫的正常位置。

（1）**圆韧带**：呈圆索状，起于两侧子宫角前面、输卵管的稍下方，向前外侧走行达两侧骨盆壁，经腹股沟管终止于大阴唇前端。具有维持子宫前倾的作用。

（2）**阔韧带**：为子宫体两侧的一对翼形双层腹膜皱襞，由覆盖于子宫前后壁的腹膜从子宫体两侧起向外延伸达骨盆壁而成，其作用是限制子宫向两侧倾斜，维持子宫在盆腔中央位置。阔韧带分为前后两叶，上缘游离，内侧 2/3 包绕输卵管，外侧 1/3 从输卵管伞部向外延伸至盆壁，称为骨盆漏斗韧带，又称卵巢悬韧带。卵巢与阔韧带的

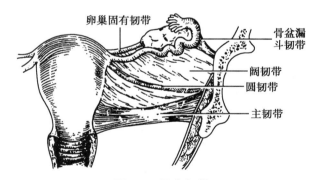

图 2-6　子宫韧带

后叶连接处称卵巢系膜，输卵管以下、卵巢附着处以上的阔韧带称输卵管系膜。卵巢内侧与子宫角之间的阔韧带稍增厚，称卵巢固有韧带或称卵巢韧带。在宫体两侧的阔韧带中有丰富的血管、神经、淋巴管及大量疏松结缔组织，称为宫旁组织。子宫动静脉和输尿管均从阔韧带基底部穿过。

（3）**主韧带**：又称子宫颈横韧带，位于阔韧带的下部，横行于宫颈两侧和骨盆侧壁之间。有固定宫颈正常位置的作用，若主韧带松弛，可致子宫脱垂。

（4）**宫骶韧带**：起于宫颈的后上侧方，向两侧绕过直肠，终止于第 2、3 骶椎前面的筋膜。向后、向上牵引宫颈，间接维持子宫前倾位置。

（三）输卵管

输卵管（fallopian tube）是卵子与精子结合的场所，也是输送精子、卵子及受精卵的通道。

1. 位置和形态 输卵管左右各一，是一对细长而弯曲的肌性管道，长 8~14cm，内侧与子宫角相通，外端游离呈伞状，与卵巢接近。根据输卵管的形态由内向外分为四部分：①间质部，通入子宫壁内的部分，长约 1cm，管腔最窄。②峡部，位于间质部外侧，长 2~3cm，短而直，管腔较窄，血管分布少，为输卵管结扎术的部位。③壶腹部，位于峡部外侧，长 5~8cm，壁薄，管腔较宽大且弯曲，为正常受精部位。④伞部，为输卵管的外侧缘，长 1~1.5cm，开口于腹腔，管口有许多指状凸起，有"拾卵"作用（图 2-7）。

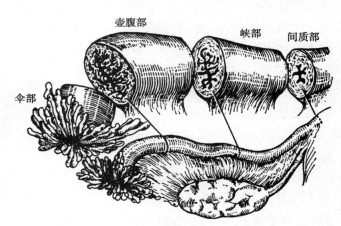

2. 组织结构 输卵管壁分为 3 层。外层为浆膜层，是腹膜的一部分；中层为平滑肌层，可有节奏收缩而引起输卵管由远端向近端蠕动，有协助拾卵、运送受精卵及一定程度上阻止经血逆流和宫腔感染向腹腔内扩散的作用；内层为黏膜层，由单层高柱状上皮覆盖，上有纤毛细胞，其纤毛朝向宫腔摆动，与输卵管平滑肌收缩共同运送受精卵。输卵管受卵巢性激素的影响产生周期性的变化。

图 2-7 输卵管各部及其横断面

（四）卵巢

卵巢（ovary）是女性性腺器官，具有产生与排出卵子，并分泌甾体激素的功能。

1. 位置和形态 为一对扁椭圆形的腺体，位于输卵管的后下方。其大小、形态随年龄而不同。青春期前卵巢表面光滑，青春期开始排卵后，表面逐渐凹凸不平；生育期女性卵巢大小约 4cm×3cm×1cm，重 5~6g，灰白色；绝经后卵巢萎缩，变小变硬。

2. 组织结构 卵巢表面无腹膜，由单层立方上皮覆盖，称为生发上皮，有利于排卵，但同时卵巢癌也易于扩散。卵巢分为外层的皮质和内层的髓质，皮质内有大小不等的各级发育卵泡及结缔组织；髓质内无卵泡，含有疏松结缔组织及丰富的血管、神经、淋巴管以及少量平滑肌纤维（图 2-8）。

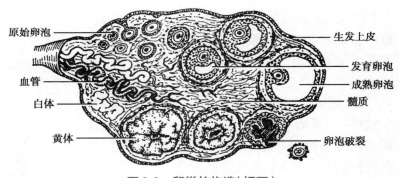

图 2-8 卵巢的构造（切面）

三、血管、淋巴及神经

（一）血管

女性内外生殖器官主要由卵巢动脉、子宫动脉、阴道动脉及阴部内动脉供应血液。盆腔静脉与同名动脉伴行，数量上比动脉多，在相应器官及其周围形成静脉丛，并相互吻合，使盆腔感染容易蔓延。卵巢静脉与同名动脉伴行，右侧汇入下腔静脉，左侧汇入左肾静脉，故左侧盆腔静脉曲张较多见。

（二）淋巴

女性生殖器具有丰富的淋巴系统，淋巴管与淋巴结都与相应的血管伴行，成群或成串分布，分外生殖器淋巴与盆腔淋巴两组。当内外生殖器官发生感染或恶性肿瘤时，常沿各部回流的淋巴管扩散或转移，导致相应淋巴结肿大。

（三）神经

女性内外生殖器官由躯体神经（包括运动神经与感觉神经）和自主神经支配。外生殖器主要由阴部神经（第2、3、4骶神经分支）支配。内生殖器主要由交感神经和副交感神经支配。子宫平滑肌有自主节律活动，完全切断其神经仍能节律性收缩，还能完成分娩活动。临床上可见低位截瘫产妇也能完成自然分娩。

四、骨盆

女性骨盆是躯干和下肢之间的骨性连接，是支持躯干和保护盆腔脏器的重要器官，同时又是胎儿娩出的必经通道，其大小、形状直接影响分娩能否顺利进行。通常女性骨盆宽而浅，有利于胎儿娩出。

（一）骨盆的组成

1. 骨盆的骨骼 骨盆由一块骶骨、一块尾骨及左右两块髋骨组成。骶骨由5~6块骶椎融合而成，呈楔形，形似三角，其上缘骶岬明显向前突出。尾骨由4~5块尾椎融合而成。每块髋骨由髂骨、坐骨和耻骨融合而成（图2-9）。

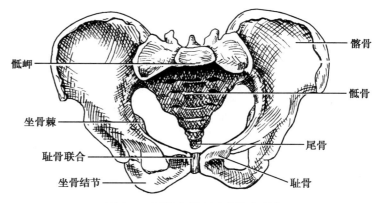

图2-9 正常女性骨盆（前上观）

2. 骨盆的关节 包括耻骨联合、骶髂关节和骶尾关节。耻骨联合为两耻骨之间的纤维软骨，妊娠期受性激素影响变松动，分娩过程中可出现轻度分离，有利于胎儿娩出。两髂骨与骶骨相接形成骶髂关节。骶骨与尾骨相连，形成骶尾关节，有一定活动度，分娩时尾骨后移可增加出口前后径，有利于分娩。

3. 骨盆的韧带 在关节与耻骨联合周围均有韧带附着，骶骨、尾骨与坐骨结节之间的韧带为骶结节韧带，骶骨、尾骨与坐骨棘之间的韧带为骶棘韧带，骶棘韧带宽度是判断中骨盆有无狭窄的重要指标。受性激素影响，孕妇韧带略松弛，以利于胎儿经阴道娩出。

（二）骨盆的分界

以耻骨联合上缘、髂耻缘、骶岬上缘的连线为界，将骨盆分为假骨盆和真骨盆（骨产道）两部分。分界线以上是假骨盆，又称大骨盆，为腹腔的一部分，与产道大小无直接关系，不影响胎儿通过；分界线以下是真骨盆，又称小骨盆，是胎儿娩出的骨产道。真骨盆可分为上（骨盆入口）、下（骨盆出口）两个口，两口之间为骨盆腔。

（三）骨盆标记

1. 骶岬 第1骶椎上缘向前明显突出，称为骶岬，是妇科腹腔镜手术的重要标志之一，也是骨盆内测量对角径的重要标记，与骨盆入口平面大小密切相关。

2. 坐骨棘 位于真骨盆的中部，为坐骨后缘的突出部分。两坐骨棘连线的长短是衡量中骨盆大小的重要径线，坐骨棘平面是分娩时判断胎儿下降快慢的重要标志，肛诊或阴道检查时可触及。

3. 耻骨弓 耻骨两降支的前部相连构成耻骨弓，正常耻骨弓角度为90°，此角度大小反映骨盆出口横径的宽度。

4. 坐骨结节 位于真骨盆的下部，为坐骨体与坐骨支后部的粗糙隆起，是骨盆的最低点，可在体表扪及。两坐骨结节内侧缘的距离是骨盆出口的横径，其长短决定着骨盆出口的大小。

5. 髂嵴 髂骨翼上缘肥厚形成弓形的髂嵴，其前端为髂前上棘。髂嵴与髂前上棘是骨盆外测量的重要标记。

（四）骨盆的类型

骨盆的形态、大小除有种族差异外，其生长发育还受遗传、营养与性激素的影响。按卡尔韦尔

（Callwell）与莫卢瓦（Moloy）分类法，可将骨盆分为女型、扁平型、类人猿型和男型4种类型（图2-10）。其中，女型骨盆入口呈横椭圆形，入口横径较前后径稍长，耻骨弓较宽，坐骨棘间径≥10cm，为女性正常骨盆，在我国妇女中最常见，占52%~58.9%。

女型

扁平型

类人猿型

男型

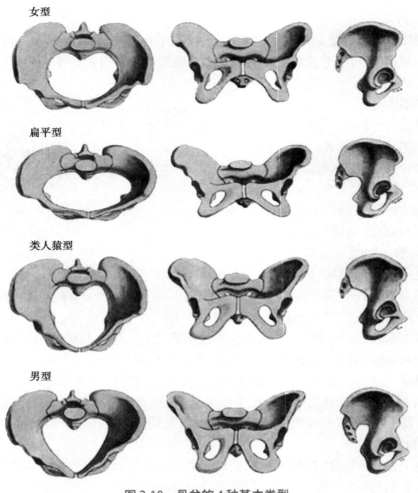

图 2-10　骨盆的 4 种基本类型

五、骨盆底

骨盆底由多层肌肉和筋膜构成，封闭骨盆出口，主要功能是承载和支撑骨盆脏器，使其保持正常位置。尿道、阴道、肛管从此穿过，分娩时可不同程度地损伤骨盆底，若骨盆底松弛，可致盆腔器官膨出、脱垂。骨盆底由外向内分为3层。

（一）外层

外层为骨盆底浅层肌肉和筋膜，在外生殖器、会阴皮肤及皮下组织的下面。由会阴浅筋膜及其深面的3对肌肉（球海绵体肌、坐骨海绵体肌、会阴浅横肌）和肛门外括约肌组成。该层肌肉的肌腱汇合于阴道外口与肛门之间，称为"会阴中心腱"（图2-11）。

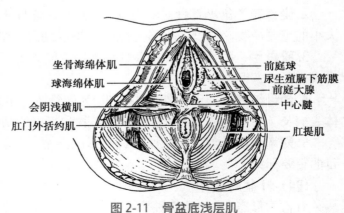

图 2-11　骨盆底浅层肌

(二) 中层

中层即泌尿生殖膈。由上、下两层筋膜及之间的会阴深横肌、尿道括约肌组成，尿道和阴道从此穿过（图 2-12）。

(三) 内层

内层即盆膈，是骨盆底最坚韧的一层，由两侧肛提肌及筋膜组成。自前向后依次有尿道、阴道和直肠穿过。每侧肛提肌自前内向后外由耻尾肌、髂尾肌、坐尾肌构成，左右对称，向下、向内合成漏斗状，构成骨盆底的大部分（图 2-13）。肛提肌起最重要的支托作用，一部分肌纤维在阴道和直肠周围交织，加强了阴道括约肌和肛门括约肌的作用。

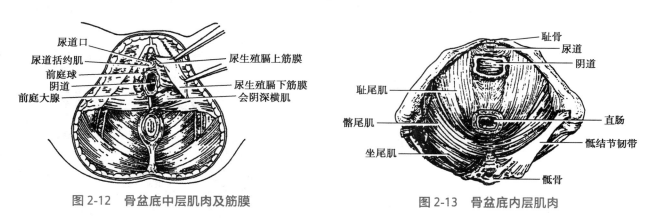

图 2-12　骨盆底中层肌肉及筋膜　　　　　图 2-13　骨盆底内层肌肉

会阴有广义与狭义之分。广义的会阴是指封闭骨盆出口的所有软组织；狭义的会阴是指阴道口和肛门之间的软组织，又称会阴体，厚 3~4cm，由外向内逐渐变窄呈楔形，由表及里为皮肤、皮下脂肪、筋膜、部分肛提肌和会阴中心腱。会阴伸展性很大，妊娠后期逐渐变软，有利于分娩。但需注意保护，以免造成会阴裂伤。

> **知识链接**
>
> ### 协和模式解决中国女性"盆底危机"
>
> 女性盆底功能障碍性疾病（PFD）是指盆底的支持结构发生损伤或功能异常而导致的一组疾病，包括压力性尿失禁、盆腔器官脱垂、便失禁、性功能障碍、急迫性尿失禁以及慢性盆腔痛等，已成为严重制约女性生活质量的社会问题。
>
> 北京协和医院为了攻坚女性盆底功能障碍性疾病防治体系，进行了大量基础研究、流行病学调查和临床防治工作；引进欧洲盆底疾病筛查和康复模式，结合中国国情建立了我国的盆底疾病筛查和治疗三级网络管理模式，制定了中国盆底康复的临床诊治规范，从源头上预防和治疗女性盆底功能障碍性疾病，我国盆底疾病整体防治水平得到显著提高。

六、邻近器官

女性生殖器官与尿道、膀胱、输尿管、直肠及阑尾相邻近。当女性生殖器官出现病变时，易累及邻近器官，反之亦然。

（一）尿道

尿道是一条肌性管道，起始于膀胱三角尖端，穿过泌尿生殖膈，终止于阴道前庭部的尿道外口，长 4~5cm。女性尿道短而直，邻近阴道，易发生泌尿系统感染。肛提肌及盆筋膜对尿道有支持作用，因分娩等原因受损时，可出现张力性尿失禁。

（二）膀胱

膀胱是囊状肌性脏器。空虚膀胱位于耻骨联合与子宫之间，充盈膀胱可凸向盆腔甚至腹腔，妇科手术时易误伤，也可影响妇科检查，故妇科检查及手术前必须排空膀胱；膀胱底部与子宫颈及阴道前壁相连，其间组织疏松，若盆底肌肉及其筋膜受损，可致膀胱与尿道随子宫颈及阴道前壁一并脱出。

（三）输尿管

输尿管是一对肌性圆索状管道，全长约30cm，粗细不一。起自肾盂，在腹膜后沿腰大肌前面偏中线侧下行，在髂外动脉起点的前方进入骨盆腔，继续沿髂内动脉下行，到达阔韧带基底部向前内至宫颈外侧约2cm处，下穿子宫动脉，再经阴道侧穹隆斜向前内穿越输尿管隧道进入膀胱（图2-14）。施行子宫切除术时高位结扎卵巢血管、结扎子宫动脉及打开输尿管隧道时，应注意避免损伤输尿管。

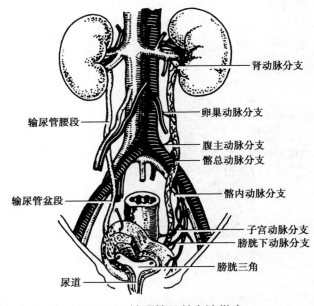

图 2-14　输尿管及其血液供应

图中标注：肾动脉分支、卵巢动脉分支、腹主动脉分支、髂总动脉分支、髂内动脉分支、子宫动脉分支、膀胱下动脉分支、膀胱三角、输尿管腰段、输尿管盆段、尿道

（四）直肠

直肠位于盆腔后部，上接乙状结肠，下接肛管，前为子宫及阴道，后为骶骨，全长 10~14cm。直肠前面与阴道后壁相连，盆底肌肉与筋膜受损伤，常与阴道后壁一并膨出。肛管长 2~3cm，借会阴体与阴道下段分开，阴道分娩时应注意保护会阴，避免损伤肛管。

（五）阑尾

阑尾是盲肠内侧壁的盲端细管，形似蚯蚓，其位置、长短、粗细变异较大，常位于右髂窝内。妊娠期增大的子宫使阑尾向外上方移位。其下端有时可达右侧输卵管及卵巢，当女性患阑尾炎时可能累及子宫附件。当妊娠合并急性阑尾炎时，增大的子宫将阑尾推向外上侧，容易误诊。

第二节　女性生殖系统生理

女性从胎儿形成到衰老是一个渐变的生理过程，根据年龄和生理特点分为七个时期，各期有不同的生理特点，但并无截然界限，可因遗传、环境、营养等因素影响有个体差异。

一、女性一生各阶段的生理特点

（一）胎儿期

从受精卵形成到胎儿娩出，称为胎儿期。受精卵是由父系和母系来源的23对（46条）染色体组成的新个体，其中性染色体 X 与 Y 决定着胎儿的性别，XX 合子发育为女性，XY 合子发育为男性。胚胎 8~10 周性腺组织开始出现卵巢结构。卵巢形成后，由于无雄激素与副中肾管抑制因子，因此中肾管退化，两条副中肾管发育成女性生殖道。

（二）新生儿期

出生后 4 周内，称新生儿期。女性胎儿因受母体性激素的影响，外阴较丰满，新生儿的乳房略肿大或少许泌乳。出生后因脱离母体环境，血中性激素水平迅速下降，可出现少量阴道流血，以上均属生理现象，可在短期内自行消退。

（三）儿童期

从出生4周至12岁左右，称儿童期。8岁之前为儿童期早期，下丘脑-垂体-卵巢轴（hypothalamic-pituitary-ovarian axis，HPO）的功能处于抑制状态，此期女童身体生长发育很快，但生殖器为幼稚型，子宫、输卵管及卵巢位于腹腔内。8岁之后为儿童期后期，女童身体继续迅速生长发育，此期下丘脑促性腺激素释放激素（gonadotropin releasing hormone，GnRH）抑制状态解除，卵巢内的卵泡有一定发育并分泌性激素，但仍不成熟也不排卵，卵巢、输卵管及子宫逐渐向骨盆腔内下降。女性体征逐渐开始出现，皮下脂肪开始在胸、肩、髋及外阴沉积，乳房开始发育。

（四）青春期

从儿童到成人的转变期，是生殖器官、内分泌、体格逐渐发育成熟的阶段。世界卫生组织规定青春期为10~19岁。青春期的发动多数开始于8~10岁，此时中枢性负反馈抑制状态解除，GnRH开始呈脉冲式释放，从而引起促性腺激素和卵巢性激素水平升高、第二性征出现等，青春期发动的时间主要取决于遗传因素，也与所处地理位置、体质、营养及心理精神因素有关。此期的生理特点如下：

1. 乳房萌发 是女性第二性征的最初特征。一般女性接近10岁时乳房开始发育，约经过3.5年时间发育为成熟型。

2. 肾上腺功能初现 青春期肾上腺雄激素分泌增加，引起阴毛、腋毛的生长，称肾上腺功能出现。肾上腺功能出现提示下丘脑-垂体-肾上腺雄性激素轴功能近趋完善。

3. 生长加速 11~12岁青春期少女身体加速生长，呈直线加速，平均每年生长约9cm，月经初潮后减缓。青春期生长加速是由于雌激素、生长激素和胰岛素样生长因子分泌增加所致。

4. 月经初潮 第一次月经来潮，称月经初潮，为青春期的重要标志。通常发生在乳房发育2.5年之后。月经来潮提示卵巢产生的雌激素达到一定水平且有明显波动，足以使子宫内膜增生并引起子宫内膜脱落即出现月经。青春期由于下丘脑-垂体-卵巢轴（HPO）功能尚未成熟，即使卵泡发育成熟也不能排卵，月经周期常不规律，多需5~7年调整建立规律的周期性排卵后，月经才逐渐正常。

此外，青春期女孩心理变化明显，出现性意识，想象力和判断力明显增强，情绪和智力发生明显变化，情绪容易激动。应注意关心与心理疏导，引导她们正确认识这一必经的生理过程，理解女性生殖系统解剖、生理知识，使其接受自身的变化。

（五）性成熟期

性成熟期指卵巢功能成熟并有周期性性激素分泌及排卵的时期，也称生育期。一般从18岁左右开始，历时约30年。此期卵巢生殖功能与内分泌功能最旺盛，表现为卵巢周期性排卵和规律性月经来潮，生殖器官各部位及乳房在卵巢激素的作用下，发生周期性变化。

（六）绝经过渡期

绝经过渡期指从开始出现绝经趋势至最后一次月经的时期。一般40岁以后开始，历时长短不一，短者为1~2年，长者为10~20年。由于卵巢功能逐渐衰退，卵泡不能发育成熟，没有排卵，因而月经不规律，容易出现无排卵性月经，世界卫生组织将卵巢功能开始衰退直至绝经后1年内的时期称为绝经期。因雌激素水平降低，许多女性发生血管舒缩障碍和神经精神症状，表现为潮热、出汗，情绪不稳定、抑郁或烦躁、头痛、失眠等，称绝经综合征。月经永久性停止称为绝经，我国女性平均绝经年龄为49.5岁。尽管人均寿命已明显延长，但绝经年龄却变化不大，提示人类绝经年龄主要取决于遗传。

（七）绝经后期

绝经后期指绝经后的生命时期。这一时期的初期卵巢停止分泌雌激素，但卵巢间质仍分泌少量雄激素在外周组织转化为雌酮，维持体内较低雌激素水平。女性60岁以后进入老年期。此期卵巢功能已完全衰竭，雌激素水平低落，不足以维持女性第二性征，生殖器官进一步萎缩老化，骨代谢失常引起骨质疏松，易发生骨折。

二、月经及月经的临床表现

月经(menstruation)是指伴随卵巢周期性变化而出现的子宫内膜周期性脱落及出血。规律月经的出现是生殖功能成熟的重要的标志。月经初潮年龄多在 13~14 岁，但可能早至 11~12 岁或迟至 16 岁，16 岁以后月经尚未来潮者应当引起重视，及时就医。月经初潮的年龄主要受遗传、气候、环境、营养、体重等因素影响。近年来，月经初潮年龄有提前趋势。

正常月经具有周期性。出血的第 1 日为月经周期的开始，两次月经第 1 日的间隔时间，称为月经周期。一般为 21~35 日，平均 28 日。每次月经持续的时间，称为经期，一般为 2~8 日，平均为 4~6 日。一次月经的总失血量，称为经量，正常月经量为 20~60ml，超过 80ml 为月经过多。

（一）月经的特征

月经血一般呈暗红色，主要成分有血液、子宫内膜碎片、宫颈黏液及脱落的阴道上皮细胞等。经血中含有前列腺素及来自子宫内膜的大量纤溶酶，可溶解纤维蛋白，所以，月经血多不凝固，但在出血多或速度快时可有血凝块。

（二）月经的临床表现

月经期内多数女性一般无特殊症状，但月经期由于盆腔充血以及前列腺素的作用，有些可出现下腹及腰骶部下坠不适或酸胀感，并可出现腹泻等胃肠功能紊乱症状。少数女性可有乳房胀痛、头痛及轻度神经系统不稳定症状（如失眠、疲倦、精神抑郁、易激动等）。一般不影响生活、学习与工作，需要注意经期卫生和休息。

（三）健康教育

月经是一种生理现象，首先应解除不必要的思想顾虑，保持精神平和愉快。经期盆腔充血、子宫颈口松弛，全身及生殖器官抵抗力下降，容易感染以及出现下腹及腰骶部下坠感或酸胀感，故应注意盆腔卫生及避免盆腔压力加大。经期应注意防寒保暖，避免淋雨、冷水浴；保持外阴清洁干燥，禁止阴道冲洗、盆浴、游泳及性生活；少吃寒凉、忌食辛辣等刺激性食物；避免举重、剧烈运动和重体力劳动。

> **知识链接**
>
> ### 女职工经期劳动保护
>
> 《中华人民共和国妇女权益保障法》第五章第四十七条规定：妇女在经期、孕期、产期、哺乳期受特殊保护。《中华人民共和国劳动法》第七章第六十条规定：不得安排女职工在经期从事高处、低温、冷水作业和国家规定的第三级体力劳动强度的劳动。《女职工保健工作规定》第三章第七条第 4 点规定：患有重度痛经及月经过多的女职工，经医疗或妇幼保健机构确诊后，月经期间可适当给予 1 至 2 天的休假。

三、卵巢的周期性变化及功能

卵巢是女性的性腺，具有产生卵子并排卵的生殖功能和分泌性激素的内分泌功能。

（一）卵巢的周期性变化

从青春期开始至绝经前，卵巢在形态和功能上发生周期性变化，称卵巢周期。其形态变化大致分为卵泡的发育及成熟、排卵、黄体的形成及退化三个阶段。

1. 卵泡的发育及成熟 　新生儿出生时卵巢内约 200 万个卵泡，到青春期时只剩下约 30 万个。女性进入青春期后，卵泡在促性腺激素的刺激下生长发育，根据卵泡的形态、大小、生长速度和组织学特征,将卵泡生长过程分为始基卵泡(又称原始卵泡)、窦前卵泡、窦卵泡和排卵前卵泡 4 个阶段。排卵前卵泡为卵泡发育的最后阶段,卵泡液急骤增加,卵泡腔增大,卵泡体积显著增大,直径可达 18~23mm,通过 B 型超声清晰可见,卵泡向卵巢表面突出,其结构从外到内依次包括卵泡外膜、卵泡内膜、颗粒细胞、卵泡腔、卵丘、放射冠、透明带。性成熟期每一个月经周期一般有 3~11 个卵泡发育,但通常只有 1 个优势卵泡发育成熟并排出卵子。其余卵泡发育到一定程度即通过细胞凋亡机制自行退化,称卵泡闭锁。女性一生中一般只有 400~500 个卵泡发育成熟并排卵(图 2-15)。

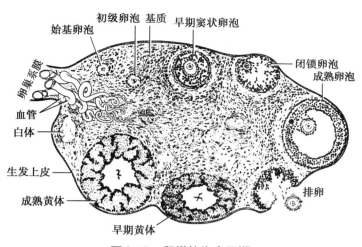

图 2-15 卵巢的生命周期

从月经第 1 日到卵泡发育成熟,称为卵泡期,一般需 10~14 日。

2. 排卵　卵细胞和周围的卵冠丘结构一起从卵巢排出的过程称为排卵。由于排卵前卵泡分泌的大量雌二醇正反馈作用于下丘脑,促使 GnRH 大量释放,继而促使垂体释放促性腺激素,出现黄体生成素(luteinizing hormone, LH)/卵泡刺激素(follicle-stimulating hormone, FSH)峰,LH 峰是即将排卵的可靠指标,出现于卵泡破裂前 36 小时。在 LH 峰作用下排卵前卵泡黄素化,产生少量孕酮。LH/FSH 排卵峰与孕酮协同作用,激活卵泡液内蛋白溶酶活性,促使卵泡壁的胶原消化,形成排卵孔。另外,排卵前卵泡液中前列腺素显著增加,可促进卵泡壁释放蛋白溶酶,有助于排卵。

排卵多发生在下次月经来潮前 14 日左右,多发生在两次月经之间。卵子排出到腹腔后,经输卵管伞部拾获至输卵管。一般两侧卵巢轮流排卵,一侧卵巢也可连续排卵。

3. 黄体的形成及退化　排卵后,卵泡液流出,卵泡腔内压下降,卵泡壁塌陷,形成许多皱襞,卵泡颗粒细胞和卵泡内膜细胞向腔内侵入,在 LH 的作用下黄素化,胞质内含黄色颗粒状的类脂质,分别形成颗粒黄体细胞及卵泡膜黄体细胞,卵泡外膜将其包围,外观色黄,称为黄体。排卵后 7~8 日(月经周期第 22~23 日)黄体成熟,体积和功能达到高峰,直径达 1~2cm。

若排出的卵子未受精,黄体在排卵后 9~10 日开始退化,其功能限于 14 日,机制不明。黄体退化时黄体细胞逐渐萎缩变小,逐渐由结缔组织所代替,组织纤维化,外观色白,称为白体。若卵子受精,黄体在人绒毛膜促性腺激素(human chorionic gonadotropin, hCG)作用下增大,转变为妊娠黄体,至妊娠 3 个月末退化。

从排卵日至月经来潮,称为黄体期,一般为 14 日。

(二)卵巢的功能

卵巢作为女性的性腺,主要功能是生殖功能和内分泌功能。卵巢主要合成及分泌的性激素有雌激素(estrogen)、孕激素(progesterone)和少量雄激素(androgen),均为甾体激素。

在卵泡期,雌激素的主要来源是卵泡膜细胞。随着卵泡的生长发育,雌激素分泌量逐渐增加,于排卵前达高峰;排卵后雌激素出现暂时下降,随着黄体的形成与发育,黄体细胞开始分泌雌激素,雌激素又逐渐上升,约在排卵后 7~8 日黄体成熟时,雌激素再次达到又一高峰,此次峰值较排卵前稍低。此后,黄体萎缩,雌激素水平急剧下降,在月经期达最低水平。

在卵泡期早期不合成孕激素;当 LH 排卵峰发生时,排卵前卵泡的颗粒细胞黄素化,开始少量分泌孕激素;排卵后,随着黄体的形成与发育,孕激素分泌量开始增加,排卵后 7~8 日黄体成熟时,分泌量达最高峰,以后逐渐下降,至月经来潮时下降至卵泡期水平。

上述可知，雌激素在排卵前、排卵后 7~8 日达高峰；孕激素在排卵后 7~8 日达高峰。

1. 雌激素的生理作用

（1）**对生殖系统的作用**：促进子宫平滑肌细胞增生肥大，肌层增厚，增进血运，促使和维持子宫发育。增加子宫平滑肌对缩宫素的敏感性，增强子宫收缩力。促进子宫内膜增生增厚呈增殖期改变。使宫颈口松弛、扩张，宫颈黏液增多，清亮、稀薄、有弹性易拉成丝，有利于精子的穿行；促进输卵管肌层发育，使输卵管节律性收缩加强，使上皮细胞增多与纤毛生长，有利于受精卵的运行；促进阴道上皮细胞增生和角化，黏膜增厚，同时细胞内糖原增多经乳杆菌分解成乳酸，维持阴道的自净作用；与 FSH 共同促进卵泡生长发育、成熟与排卵。

（2）**对乳腺及第二性征的作用**：促进乳腺导管增生，乳头、乳晕着色；促进第二性征发育：使脂肪沉积于乳房、肩部、臀部等，音调较高，毛发分布呈女性特征。

（3）**代谢作用**：促进水钠潴留；促进高密度脂蛋白合成并抑制低密度脂蛋白合成，降低循环中胆固醇含量；维持和促进骨基质代谢。

（4）**调节作用**：雌激素通过对下丘脑 - 垂体产生正、负反馈作用，促进与抑制促性腺激素的分泌。

（5）**其他方面的作用**：改善血脂成分，抑制动脉粥样硬化，维持血管正常的舒张与收缩功能；促进神经细胞与营养因子的分泌，绝经前后补充雌激素能有效改善神经症状；促进表皮、真皮增厚，胶原分解减慢，有利于保持皮肤弹性与血供。

2. 孕激素的生理作用

（1）**对生殖系统的作用**：降低子宫平滑肌对缩宫素的敏感性，抑制子宫收缩。促使增殖期子宫内膜呈分泌期改变，有利于晚期胚泡着床和胚胎、胎儿在子宫腔内生长发育，防止流产。宫颈黏液分泌减少、黏稠，形成黏液栓，有阻止精子穿行与病原体入侵的作用；抑制输卵管收缩，调节孕卵运行；促使阴道上皮细胞大量迅速脱落。

（2）**对乳腺的作用**：在雌激素作用的基础上，促进乳腺腺泡发育。

（3）**代谢作用**：促进水钠排泄。

（4）**调节作用**：排卵后，通过对下丘脑 - 垂体的负反馈作用，抑制促性腺激素的分泌。孕激素对体温调节中枢有兴奋作用，使基础体温在排卵后升高 0.3~0.5℃，一直维持整个黄体期，使女性基础体温呈双相型改变，此改变可作为判定是否排卵、排卵日期及黄体功能的重要标志之一。

综上所述，雌激素与孕激素既有协同作用又有拮抗作用。雌激素促进女性各生殖器官和乳房的发育，而孕激素在雌激素作用的基础上，进一步促使它们发育，两者有协同作用；其拮抗作用表现在：雌激素促进子宫内膜增生及修复，孕激素则抑制子宫内膜的增生，并使子宫内膜由增殖期转化为分泌期，其他拮抗作用还表现在子宫收缩兴奋性、输卵管收缩、宫颈黏液的分泌、阴道上皮细胞的角化和脱落、水钠潴留与排泄等。

3. 雄激素的生理作用

（1）**对生殖系统的作用**：适量雄激素与雌激素协同作用，促进阴蒂、阴唇和阴阜的发育，促进阴毛、腋毛的生长，但过多会对雌激素产生拮抗作用，可减缓子宫及其内膜的生长和增殖，抑制阴道上皮的增生和角化，并可致多毛症及男性化特征。此外，雄激素还与性欲有关。

（2）**代谢作用**：促进蛋白质的合成和肌肉生长，刺激骨髓中红细胞的增生。性成熟前，促使长骨骨基质生长和钙的保留；性成熟后可导致骨骺闭合，使其生长停止。可促使肾远曲小管对水、钠的重吸收并保留钙。

四、子宫内膜及其他生殖器官的周期性变化

卵巢周期中，卵巢分泌的雌孕激素发生了周期性变化，作用于各生殖器官和乳房使其发生相应的周期性变化，其中以子宫内膜的变化最典型。

（一）子宫内膜的周期性变化

子宫内膜分为功能层和基底层。功能层是胚胎植入的部位，受卵巢激素变化的调节，呈周期性增殖、分泌和脱落；基底层在功能层脱落后再生并修复子宫内膜创面，重新形成子宫内膜功能层。以一个月经周期28日为例，根据子宫内膜的组织学变化将其周期性变化分为3期（图2-16）：

1. 增殖期 相当于月经周期第5~14日，与卵巢周期的卵泡期相对应。在雌激素作用下，子宫内膜上皮、腺体、间质和血管不断增殖，腺上皮细胞由低柱状变为高柱状，腺体增长呈弯曲状；间质从致密变疏松，组织水肿明显；螺旋小动脉从壁薄、较直较短增生变为弯曲状，管腔增大，从而使子宫内膜逐渐生长增厚，由0.5mm增生至3~5mm，表面高低不平，略呈波浪形。子宫内膜的增殖与修复在月经期便已开始。

2. 分泌期 相当于月经周期第15~28日，与卵巢周期的黄体期相对应。排卵后，卵巢内形成黄体，雌孕激素使子宫内膜在增殖期的基础上继续增厚，血管迅速增加，更加弯曲，间质高度水肿、疏松，腺体增大，出现分泌现象，腺体内的分泌上皮细胞分泌糖原，有利于孕卵着床。在月经周期的第20~23日，分泌期的子宫内膜由非接受状态发展为接收状态，允许胚胎植入，即子宫内膜的容受

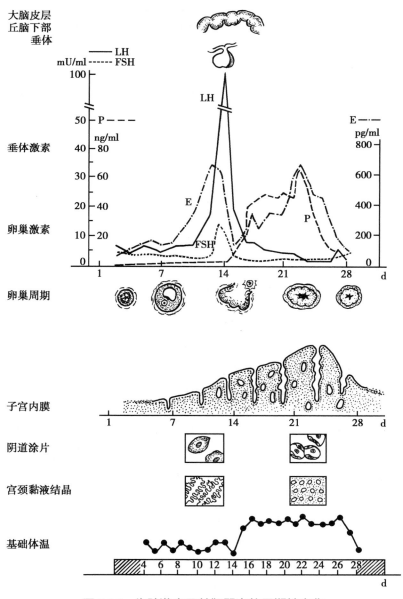

图 2-16 生殖激素及其靶器官的周期性变化

性，这一时期也称为"种植窗"。月经周期的第 24~28 日，子宫内膜增厚达 10mm，呈海绵状，厚且松软，含丰富的营养物质。

3. 月经期　相当于月经周期第 1~4 日。由于卵子未受精，黄体功能衰退，雌孕激素水平骤然下降，内膜螺旋动脉节律性收缩及舒张，继而出现动脉持续痉挛性收缩，导致组织变性坏死，血管断裂出血形成内膜底部血肿，促使内膜组织脱离，脱落的内膜碎片及血液从阴道流出，月经来潮。

（二）其他生殖器官及乳房的周期性变化

1. 阴道黏膜　在卵巢性激素作用下，阴道黏膜发生周期性变化，以阴道上段黏膜改变最为显著。排卵前，在雌激素作用下，黏膜上皮增厚，表层细胞角化，其程度在排卵期最明显；排卵后，在孕激素的作用下，阴道黏膜表层细胞脱落（图 2-16）。阴道上皮细胞内含丰富糖原，糖原经乳酸杆菌分解为乳酸，使阴道保持酸性环境，防止致病菌的繁殖。临床上常根据阴道脱落细胞的变化，了解雌激素水平和有无排卵。

2. 宫颈黏液　宫颈黏液在卵巢性激素的影响下，产生明显的周期性改变。雌激素可刺激宫颈分泌细胞的分泌功能，排卵前（卵泡期），随着雌激素水平不断升高，宫颈黏液分泌量不断增加，黏液变稀薄、透明，至排卵期拉丝可达 10cm 以上，此时宫颈外口变圆，增大约为 3mm，呈"瞳孔"样，以利于精子穿行。取黏液涂片检查，镜下可见羊齿植物叶状结晶，这种结晶在月经周期第 6~7 日开始出现，到排卵期最典型。排卵后（黄体期），孕激素水平不断升高，黏液分泌量逐渐减少，质地变黏稠且浑浊，拉丝易断。涂片检查发现羊齿植物叶状结晶逐渐模糊，至月经周期第 22 日左右完全消失，可见排列成行的椭圆体（图 2-16）。临床上通过宫颈黏液检查，可了解卵巢功能。

3. 输卵管　受性激素影响，输卵管的周期性变化与子宫内膜相似，但不如子宫内膜明显。在雌激素的作用下，输卵管黏膜上皮纤毛细胞生长，体积增大，非纤毛细胞分泌增加，为卵子提供运输和植入前的营养物质，同时雌激素还促进输卵管肌层的节律性收缩。孕激素则抑制输卵管黏膜上皮纤毛细胞的生长、非纤毛细胞的黏液分泌，抑制输卵管的节律性收缩。输卵管在雌孕激素的协同作用下，保证了卵子受精和受精卵在输卵管内的正常运行，最终到达子宫腔。

4. 乳房　雌激素促进乳腺管增生，孕激素则促进乳腺小叶及腺泡生长。某些女性在经前期有乳房肿胀和疼痛感，可能与乳腺管的扩张、充血以及乳房间质水肿有关。待雌孕激素撤退，月经来潮后上述症状大多消退。

五、月经周期的调节

（一）下丘脑、垂体和卵巢对月经周期的调节

月经是女性生殖器官周期性变化最重要的外在标志，月经周期的调节与下丘脑、垂体和卵巢的功能密不可分。在神经中枢的参与下，下丘脑分泌 GnRH 来调节垂体促性腺激素的分泌，以调控卵巢功能；卵巢所分泌的激素对以上两者又产生反馈调节。下丘脑、垂体、卵巢之间互相调节、互相影响，形成一个完整而协调的神经内分泌系统，称为下丘脑 - 垂体 - 卵巢轴（HPO）（图 2-17）。

1. 下丘脑　下丘脑是 HPO 的启动中心。在大脑皮质控制下，下丘脑弓状核的神经内分泌细胞合成与分泌 GnRH，呈脉冲式释放，其功能是促进垂体合成与分泌促性腺激素。

2. 垂体　在 GnRH 的作用下，腺垂体（垂体前叶）分泌的直接与生殖调节有关的激素有促性腺激素和催乳素。

（1）**促性腺激素**：包括卵泡刺激素（FSH）和黄体生成素（LH）。FSH 的主要生理作用是直接促进卵泡的生长发育并分泌雌激素；LH 的主要生理作用是促使卵泡成熟及排卵，促进黄体生长发育，并分泌雌激素与孕激素。

（2）**催乳素**（prolactin，PRL）：是由腺垂体的催乳细胞分泌的多肽激素，具有促进乳汁合成的功能。

3. 卵巢 卵巢在 FSH 和 LH 的作用下,使卵泡、黄体依次发育,同时分泌雌孕激素,对下丘脑和垂体具有反馈调节作用。

(1)**雌激素**:雌激素对下丘脑可产生正反馈与负反馈两种作用。在卵泡期早期,一定水平的雌激素负反馈作用于下丘脑,抑制 GnRH 释放,并降低垂体对 GnRH 的反应性,从而抑制垂体促性腺激素的分泌。在卵泡期晚期,随着卵泡的发育成熟,雌激素水平达到高峰值并维持 48 小时以上,雌激素即可发挥正反馈作用,刺激 LH 分泌高峰。排卵后,在黄体期协同孕激素对下丘脑有负反馈作用。

(2)**孕激素**:排卵前,低水平的孕激素可增强雌激素对促性腺激素的正反馈作用。排卵后,在黄体期,高水平的孕激素对促性腺激素产生负反馈作用。

4. 月经周期的调节机制 月经周期的调节是一个非常复杂的过程。在上一次月经周期黄体萎缩后,雌孕激素水平降至最低,月经

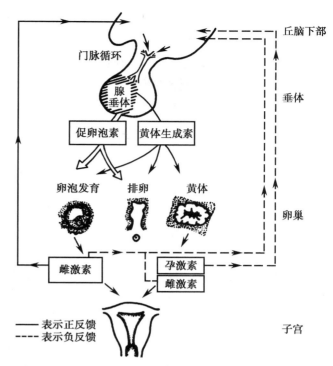

图 2-17 下丘脑-垂体-卵巢轴之间的相互关系示意图

来潮,此时低水平雌孕激素解除了对下丘脑、垂体的抑制,下丘脑开始分泌 GnRH,使垂体分泌 FSH 增加,促使卵泡逐渐发育并分泌雌激素,子宫内膜发生增殖期变化。随着雌激素逐渐增加,其对下丘脑的负反馈增强,抑制下丘脑 GnRH 的分泌,使垂体 FSH 分泌减少。随着卵泡逐渐发育,接近成熟时卵泡分泌的雌激素达到第一次高峰值并持续 48 小时,对下丘脑和垂体产生正反馈作用,形成 LH 和 FSH 峰,两者协同作用,促使成熟卵泡排卵。

排卵后,LH 和 FSH 急剧下降,在少量 FSH、LH 作用下,卵巢黄体形成并逐渐发育成熟。黄体主要分泌孕激素及少量雌二醇,使子宫内膜由增殖期转变为分泌期。排卵后第 7~8 日,黄体成熟,孕激素达到高峰,雌激素亦达到又一高峰,共同对下丘脑 - 垂体产生负反馈作用,促使垂体分泌的 LH 和 FSH 减少,黄体开始萎缩退化,雌孕激素骤然减少,子宫内膜失去性激素的支持作用,发生剥脱,从而月经来潮。此时雌孕激素的减少解除了对下丘脑和垂体的负反馈抑制,FSH 分泌增加,卵泡又开始发育,下一个月经周期重新开始(图 2-18)。

可见,在 HPO 轴精准的相互作用下,月经来潮既是一个月经周期的结束,又是一个新周期的开始,如此周而复始。

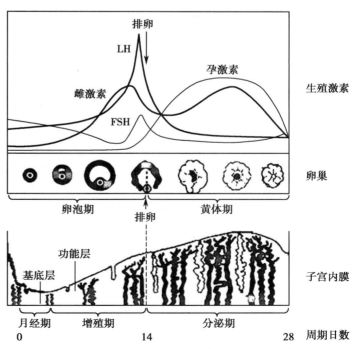

图 2-18 卵巢及子宫内膜周期性变化和激素水平关系示意图

（二）其他内分泌腺功能对月经周期的影响

青春期以前发生甲状腺功能减退者可有性发育障碍，使青春期延迟，生育期则出现月经失调，表现为月经过少、稀发，甚至闭经；当甲状腺功能轻度亢进时，子宫内膜过度增生，表现为月经过多、过频，甚至发生异常子宫出血，当甲状腺功能亢进进一步加重时，甲状腺素的分泌、释放及代谢等过程受到抑制，表现为月经稀发、月经减少，甚至闭经；肾上腺皮质雄激素分泌过多，可抑制下丘脑分泌 GnRH，并对抗雌激素，使卵巢功能受到抑制，出现闭经，甚至出现男性化表现；1 型糖尿病患者常伴有卵巢功能低下，在胰岛素拮抗的高胰岛素血症患者，过多的胰岛素可诱发高雄激素血症，导致月经失调，甚至闭经。

（方 洁）

思考题

1. 简述子宫四对韧带的名称及其作用。
2. 简述骨盆的骨骼组成及其分界。
3. 简述雌孕激素对子宫的作用。

练习题

第三章 │ 女性生殖系统健康史采集与评估

学习目标

1. 掌握女性生殖系统健康史采集与评估的方法和内容。
2. 熟悉妇产科检查的方法与护理配合。
3. 了解妇产科服务对象的心理特点。
4. 能够运用护理程序对服务对象进行整体护理。
5. 具有良好的职业素养，尊重、关心女性，保护其隐私。

情境导入

某女，38 岁，已婚已育，因"不规则阴道流血 20 日"来医院就诊。

根据以上资料，请回答：

1. 该女健康史采集所包括的内容。
2. 该女进行盆腔检查时的基本要求。

女性生殖系统健康史采集、护理评估及护理记录是妇产科护理实践的一部分，具有明显的专科特点，同时还需更加关注女性生殖系统、生育状况和月经的变化。女性一生经历 7 个阶段，每一阶段其生殖生理、生殖内分泌功能和心理 - 社会发生的变化均有可能导致异常。妇产科护理人员通过进行健康史采集、身体评估、心理 - 社会评估等方法获得护理评估资料，运用所学知识和临床评判性思维，分析判断服务对象现存和潜在的健康问题或需求，有针对性地制订护理计划并实施，积极配合医生的诊治，并将上述内容记录。护理人员应具有良好的沟通交流技巧，全面准确地采集健康史，同时还应熟练掌握妇产科专科检查技术，并具有人文关怀能力，取得护理对象的配合并获得满意的检查结果。

【护理评估】

护理评估是护理程序的第一步，是指收集有关服务对象生理、心理、社会等各方面资料，并加以整理、综合、判断的过程，以此了解服务对象目前的健康状况，并评价其过去和现在的应对形态。通过细致全面的护理评估可发现和确认护理对象的护理问题或护理需要。

（一）生理评估

1. 健康史 采集健康史是进行护理评估的第一步。

（1）采集方法：健康史采集在患者入院后即开始，可以通过观察、交谈、倾听、检查等方法获得患者生理、心理、社会、精神和文化等各方面的资料。护理评估的准确性有赖于收集资料的可靠性和准确性。由于女性生殖系统疾病常常涉及患者的隐私和与性生活有关的内容，收集资料时会使患者感到害羞和不适，甚至不愿说出真情。所以在评估时，要做到态度和蔼、语言亲切，关心、体贴和尊重患者，耐心细致地询问，给患者以责任感、安全感，并给予保守秘密的承诺。可采用启发式提问，避免暗示和主观臆测。询问病史应有目的性，切勿遗漏关键性的病史内容，以免造成疾病的漏诊或误诊。必要时要避免第三者在场，这样才能收集到真实的健康史、生理、心理和社会资料。

对危重患者应快速采集可能威胁其生命安全的重要疾病病史，重点关注其生命体征和支持临床诊断的阳性体征，立即配合医生抢救，避免因采集病史而贻误治疗。对院外转诊患者，可查阅病情介绍作为重要参考资料。对不能亲自口述的危重患者，可询问最了解其病情的家属、亲友或护送转诊的医务人员或发病现场的目击者。要考虑患者的隐私，遇有不愿说出真情（如性生活史）者，不宜反复追问，可先进行各项检查，待明确病情后再予补充询问。

(2)采集内容：包括一般项目、主诉、现病史、月经史、婚育史、既往史、个人史和家族史8个方面。

1）一般项目：包括患者的姓名、年龄、婚姻、籍贯、职业、民族、教育程度、宗教信仰、家庭住址、入院日期、病史记录日期、入院方式、病史陈述者、可靠程度。若非患者陈述，应注明陈述者与患者的关系。年龄、婚姻、信仰、职业等可能影响护理对象的健康或疾病发展，询问时应注意准确、具体。如年龄与妊娠结局有一定相关性，35岁以上高龄孕妇在妊娠期间容易发生并发症，年龄要填写具体数字。

2）主诉：指促使患者就诊的主要症状（和/或体征）及持续时间。确切的主诉可帮助初步估计疾病的大致范围、病情轻重缓急等。记录主诉力求简明扼要，通常不超过20字。

产科常见的就诊问题有停经、停经后阴道流血和/或下腹疼痛、胎动异常、胎心异常、羊水量异常、产后恶露异常等。如一位女性因阴道少量流血、左下腹疼痛前来就诊，护理人员应仔细询问婚育史及月经史，了解患者已婚未避孕，既往月经规律，月经周期28~30日，此次月经推迟，与上次月经已间隔45日，目前阴道出血6日，量少，2小时前出现左下腹疼痛。护理人员按其症状及发生的时间顺序，可将主诉归纳写成："停经45日，阴道少量出血6日，左下腹疼痛2小时"。

妇科常见的症状有外阴瘙痒、阴道流血、白带异常、闭经、下腹痛、下腹部包块及不孕等。如一位60岁老年女性，因阴道流血就诊，自述绝经8年，近半年来阴道出血4次，量不多。护理人员可将主诉写成："绝经8年，近半年不规则阴道流血4次"。也有患者本人无任何自觉不适，仅普查或健康体检时发现卵巢囊肿，主诉应写为"体检发现卵巢囊肿X日"。

3）现病史：指患者患病的全过程，包括本次疾病发生、演变和诊疗经过、采取的护理措施及效果，是病史的主要部分。可按照时间顺序进行询问，应围绕主诉了解发病的时间、发病的原因及可能的诱因、病情发展经过、就医经过、采取的护理措施及效果。还需了解患者有无伴随症状及其出现的时间、特点和演变过程，特别是与主要症状的关系。此外详细询问患者相应的心理反应，询问发病以来的食欲、大小便、体重变化、活动能力、睡眠、自我感觉、角色关系、应激能力的变化，以及与鉴别诊断有关的阳性或阴性资料。了解与本次疾病虽无紧密关系，但仍需治疗的其他疾病和用药情况。

常见症状的采集要点：①阴道出血，是最常见的一种症状。注意出血日期、出血量、持续时间、颜色、性状、有无血块或组织物，出血与月经的关系，有无诱因及伴随症状。②白带异常，注意评估白带量、颜色、性状、气味、发病时间，与年龄、月经的关系及伴随症状。③腹痛，注意腹痛发生时间、部位，性质及程度，起病缓急，持续时间，疼痛与月经的关系，诱因及伴随症状。④外阴瘙痒，评估瘙痒部位、持续时间、瘙痒程度及局部皮损等。⑤腹部包块，评估发现时间、部位、大小、活动度、硬度、增大情况、疼痛及伴随症状。

若为孕产妇，需了解从停经开始的本次妊娠过程，包括妊娠过程早孕出现的时间、早孕症状、胎动情况、胎心情况及其他产检情况等。

4）月经史：包括初潮年龄、月经周期、经期持续时间（可简写为初潮年龄$\dfrac{经期}{月经周期}$。如初潮年龄12岁，周期28~30日，经期持续5日，简写为$12\dfrac{5}{28~30}$）、经量（询问每日更换卫生巾次数及有无血块)、经血颜色、经期伴随症状（询问有无痛经、乳房胀痛、水肿、精神抑郁或易激动等，如有痛经应询问疼痛部位、性质、程度、起始时间和消失时间）。常规询问末次月经（last menstrual period，LMP）及其经量和持续时间，若其流血情况不同于以往正常月经时，还应再问前次月经日期。绝经者应询问绝经年龄、绝经后有无不适，有无阴道出血、阴道分泌物增多或其他不适。

5）婚育史：包括婚次、每次结婚年龄、男方健康情况、是否近亲结婚（直系血亲及三代旁系血亲）、同居情况、双方性功能、性病史等。生育史包括足月产、早产、流产次数以及现存子女数，以4个阿拉伯数字顺序表示，可简写为足 - 早 - 流 - 存，如足月产 1 次，无早产，流产 2 次，现存子女 1人，可记录为 1-0-2-1，或用孕 $_m$ 产 $_n$（G_mP_n）方式表示，可记录为孕 3 产 1（G_3P_1）。同时，记录分娩方式、新生儿出生情况、有无难产史、有无死胎、死产史、有无产后大量出血或产褥感染史；询问人工流产或自然流产及妊娠终止时间，异位妊娠或葡萄胎及治疗方法、生化妊娠史、末次分娩或流产日期，以及采用的避孕措施及效果。

6）既往史：指以往健康状况和疾病情况。内容包括既往健康状况、疾病史、传染病史、预防接种史、手术外伤史、输血史、药物及食物过敏史（说明对何种药物、食物过敏）。尤其要询问妇产科疾病史（女性生殖器官畸形、损伤、炎症、肿瘤等）。如患过某种疾病，应询问疾病的治疗和转归。为防止遗漏，可按全身各系统依次询问。

7）个人史：询问患者的生活和居住情况、出生地和曾居住地区、个人自理程度、生活方式、睡眠、饮食、营养、卫生习惯等。了解与他人、家人的关系，对待职业、工作、退休的满意度，有无毒品使用史及烟酒嗜好。

8）家族史：了解患者的家庭成员包括父母、兄弟、姐妹及子女的健康状况，询问家族成员有无遗传性疾病（如血友病、白化病），有无可能与遗传有关的疾病（如糖尿病、高血压、乳腺癌等）以及传染病（如结核）等疾病病史，有无多胎或胎儿畸形分娩史。

2. 身体评估　身体评估应在采集健康史后进行，主要包括全身检查、腹部检查和盆腔检查等。

（1）全身检查：检查内容包括测量体温、脉搏、呼吸、血压、身高（孕妇身材矮小需进一步评估骨盆是否狭窄，是否可以经阴道分娩）、体重；观察精神状态、全身发育、毛发分布（毛发多少及分布对评估妇科内分泌疾病具有辅助意义）、皮肤黏膜、淋巴结（尤其是左锁骨上淋巴结和腹股沟淋巴结）、头部器官、颈（注意甲状腺是否肿大）、乳房（妊娠女性注意观察乳晕是否加深、有无蒙氏结节，注意双乳是否对称、发育情况、有无肿块、乳头有无凹陷，评估是否影响产后母乳喂养；闭经女性应注意是否有泌乳）、心、肺、脊柱及四肢等（心脏病女性妊娠后，注意肺部是否闻及啰音，心脏听诊心率、心律、有无心脏杂音等）。

（2）腹部检查：是妇产科体格检查的重要组成部分，应在盆腔检查前进行。视诊观察腹部形状和大小（平坦、饱满、隆起、蛙腹或悬垂腹等），观察腹壁有无水肿、瘢痕、静脉曲张、妊娠纹、腹壁疝、腹直肌分离等。触诊腹壁厚度，肝、脾、肾有无增大及压痛，腹部其他部位有无压痛、反跳痛和肌紧张，能否触到包块，若触及包块，应描述包块的部位、大小、形状、质地、活动度、表面光滑或高低不平隆起以及有无压痛等。叩诊时注意鼓音和浊音分布范围，有无移动性浊音。妇产科腹部手术后患者应注意听诊了解肠鸣音。若为孕妇，还应行四步触诊和胎心听诊，初步判断胎儿大小等（见第四章第六节）。

（3）**盆腔检查**：为妇科特有的检查，又称为妇科检查（图 3-1），包括外阴、阴道、宫颈、宫体及双侧附件。检查用物包括无菌手套、阴道窥器、长镊、宫颈刮板、玻片、棉拭子、消毒液、石蜡油或肥皂水、生理盐水等。

1）基本要求：①检查者关心体贴患者，做到态度

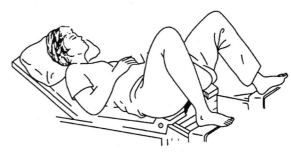

图 3-1　盆腔检查

严肃、语言亲切，检查前向患者做好解释工作，告知可能会引起不适，不必紧张，应尽可能放松腹肌。清除无关人员，注意遮挡，保护隐私。检查时仔细认真，动作轻柔。②除尿失禁患者外，检查前嘱咐患者排空膀胱，必要时先导尿。大便充盈者应在排便或灌肠后进行。③为避免感染或交叉感染，置于臀部下面的垫单、检查器械和无菌手套应一人一换，一次性使用。④除尿瘘患者有时需取膝胸位外，一般妇科检查取膀胱截石位，患者臀部置于检查台缘，头部略抬高，两手平放于身旁，以使腹肌松弛。检查者一般面向患者，站在患者两腿间。不宜搬动的危重患者不能上检查台，可在病床上检查。⑤应避免于月经期做盆腔检查。如为阴道异常出血必须检查时应先消毒外阴，并使用无菌手套及器械，以免发生感染。⑥无性生活患者禁止做阴道窥器检查、双合诊和三合诊检查，一般仅限于直肠 - 腹部诊。如确有检查必要时，应先征得患者及其家属同意后，方可进行阴道窥器或双合诊检查。⑦怀疑有盆腔内病变而腹壁肥厚、高度紧张不合作患者，如妇科检查不满意时，可行超声检查，必要时可在麻醉下进行盆腔检查，以做出正确的判断。⑧当男性医护人员对患者进行妇科检查时，应有女性医护人员在场，以减轻患者紧张心理，并可避免发生误会。

2）检查方法：一般按下列步骤进行。

A. 外阴部检查：观察外阴发育、阴毛多少和分布情况（女性型或男性型），有无畸形、水肿、炎症、溃疡、赘生物或肿块，注意皮肤和黏膜色泽或色素减退及质地变化，有无增生、变薄或萎缩。然后分开小阴唇，暴露阴道前庭及尿道口和阴道口，观察尿道口周围黏膜色泽及有无赘生物。无性生活的患者处女膜一般完整未破，其阴道口勉强可容示指；有性生活的患者阴道口能容两指通过；经产妇的处女膜仅余残痕或可见会阴后 - 侧切瘢痕。检查时还应让患者用力向下屏气，观察有无阴道前壁或后壁膨出、子宫脱垂或尿失禁等情况。

B. 阴道窥器检查：临床常见的阴道窥器为鸭嘴形，可以固定，便于阴道内检查和治疗操作。阴道窥器有大小之分，根据患者阴道大小和阴道壁松弛情况，选择相应型号的阴道窥器。要注意阴道窥器的结构特点，旋转窥器检查阴道壁四周、阴道穹隆部及宫颈组织，以免漏诊。

放置窥器前，将其前后两叶合拢，表面涂润滑剂润滑两叶前端，以利于插入阴道，避免阴道损伤。当冬天气温较低时，可将窥器前端置于 40~45℃肥皂液中预先加温，防止因窥器的温度过低影响检查结果。如拟做宫颈细胞学检查或取阴道分泌物做涂片时，可改用生理盐水润滑，以免润滑剂影响涂片质量和检查结果。当放置窥器时，检查者用一手拇指和示指分开两侧小阴唇，暴露阴道口，另一手持窥器避开敏感的尿道周围区，斜行沿阴道侧后壁缓慢插入阴道内（图 3-2），边推进边旋转，将窥器两叶转正并逐渐张开，直至完全暴露子宫颈、阴道壁及穹隆部（图 3-3），然后旋转窥器，充分暴露检查阴道壁。当取出窥器时，应将两叶合拢后退出，以免小阴唇和阴道壁黏膜被夹入两叶侧壁间而引起患者剧痛或不适。

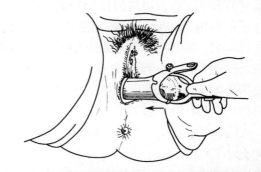

图 3-2 阴道窥器检查（沿阴道侧后壁放置窥器）

阴道窥器检查内容包括宫颈、阴道的视诊。首先观察阴道前后壁和侧壁及穹隆黏膜颜色、皱襞多少，有无溃疡、赘生物、囊肿、阴道隔及双阴道等。注意阴道内分泌物量、性状、色泽、有无臭味。阴道分泌物异常者应做滴虫、假丝酵母菌、淋菌及线索细胞等检查。然后暴露宫颈，观察宫颈大小、颜色、外口形状，有无出血、肥大、糜烂样改变、撕裂、外翻、腺囊肿、息肉、

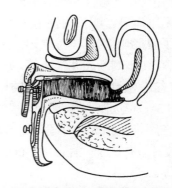

图 3-3 阴道窥器检查（暴露宫颈、阴道侧壁）

赘生物、畸形，宫颈管内有无出血或分泌物。必要时可采集宫颈外口鳞 - 柱状交接部脱落细胞做宫颈细胞学检查或人乳头瘤病毒（human papilloma virus，HPV）检测。

C. 双合诊：是盆腔检查中最重要的项目。检查者一手示指和中指涂擦润滑剂后伸入阴道内，另一手放在腹部配合检查，称为双合诊。目的在于检查阴道、宫颈、宫体、输卵管、卵巢及宫旁结缔组织和盆腔内壁情况。

检查方法：检查者戴无菌手套，一手示指和中指蘸润滑剂，顺阴道后壁轻轻插入，检查阴道通畅度、深度、弹性，有无先天畸形、瘢痕、结节、肿块及阴道穹隆情况。再触诊宫颈，了解宫颈的大小、形状、硬度及宫颈外口情况，有无接触性出血和宫颈举痛。当扪及宫颈外口方向朝后时，宫体为前倾；当宫颈外口方向朝前时，宫体为后倾。当宫颈外口朝前且阴道内手指伸达后穹隆顶部可触及子宫体时，子宫为后屈。随后检查子宫体，将阴道内两指放在宫颈后方，另一手掌心朝下手指平放在患者腹部平脐处，当阴道内的手指向上、向前方抬举宫颈时，腹部手指向下向后按压腹壁，并逐渐向耻骨联合部位移动，通过内、外手指同时抬举和按压，相互协调，扪诊子宫体位置、大小、形状、软硬度、活动度以及有无压痛（图 3-4）。正常子宫位置一般是前倾略前屈，位于盆腔中央。扪清子宫后，检查者将阴道内两指由宫颈后方移至一侧穹隆部，尽可能往上向盆腔深部扪触；与此同时，腹部的手从同侧下腹壁髂嵴水平开始，由上往下按压腹壁，与阴道内手指相互对合，以触摸该侧子宫附件区有无肿块、增厚或压痛（图 3-5）。若扪及肿块，应查清其位置、大小、形状、软硬度、活动度、与子宫的关系以及有无压痛等。正常卵巢偶可扪及，触后稍有酸胀感。正常输卵管不能扪及。

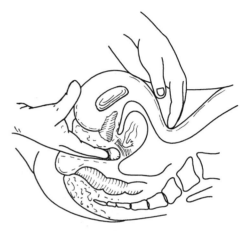

图 3-4　双合诊（检查子宫）

D. 三合诊：经直肠、阴道、腹部联合检查，称为三合诊。

检查方法：一手示指放入阴道，中指插入直肠以替代双合诊时的阴道内两指外，其余检查步骤与双合诊时相同（图 3-6）。三合诊是对双合诊检查不足的重要补充。通过三合诊能扪清后倾或后屈子宫的大小，发现子宫后壁、宫颈旁、直肠子宫凹陷、子宫骶韧带及双侧盆腔后壁的病变，估计盆腔内病变范围及其与子宫或直肠的关系，特别是癌肿与盆壁间的关系，以及扪诊直肠阴道隔、骶骨前方或直肠内有无病变，所以三合诊在生殖器官肿瘤、结核、内膜异位症、炎症的检查时尤为重要。

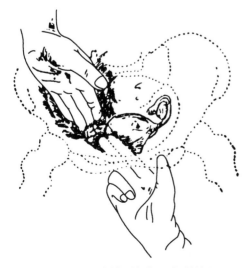

图 3-5　双合诊（检查子宫附件）

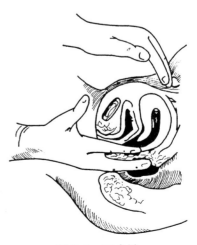

图 3-6　三合诊

E. 直肠 - 腹部诊：检查者一手示指伸入直肠，另一手在腹部配合检查，称为直肠 - 腹部诊。一般适用于无性生活史、阴道闭锁、经期不宜做双合诊检查者，或有其他原因不宜行双合诊检查的患者。

3）记录：盆腔检查结束后，应按照解剖部位的先后顺序记录检查结果。

外阴：发育情况、阴毛分布形态、婚产类型（未婚、已婚未产或经产），有异常发现时应详加描述。

阴道：是否通畅，黏膜情况，分泌物量、色、性状及有无臭味。

子宫颈：大小、硬度，有无糜烂样改变、撕裂、息肉、腺囊肿，有无接触性出血、举痛及摇摆痛等。

宫体：位置、大小、硬度、活动度、有无压痛等。

附件：有无肿块、增厚、压痛。如扪及肿块，记录其位置、大小、硬度、表面光滑与否、活动度、有无压痛，与子宫及盆壁关系。左右两侧情况分别记录。

3. 相关检查　包括血、尿、便三大常规检查，相关的实验室检查项目和专科特殊检查项目，如超声检查、生殖脱落细胞学检查、妇科肿瘤标志物检查、宫腔镜检查、阴道镜检查等。

（二）心理 - 社会评估

护理对象常常由于妊娠、分娩、性生活、生育等隐私问题，而产生羞涩、自卑、自责、担心、焦虑等心理，应注意评估其精神心理状况、对健康问题的理解、应激水平和应对能力等。

1. 护理对象对健康问题及医院环境的感知　了解护理对象对健康问题的感受，对自己所患疾病的认识和态度，对住院、治疗和护理的期望和感受，对角色变化的接受。如担心通过住院检查发现更严重的疾病如癌症，不知道如何面对未来的压力，所以不愿就医；也可能因为经济问题、工作忙碌或知识缺乏等延误就医；孕妇往往因妊娠而易引发一系列生活变化、家庭成员关系的改变及相关知识缺乏等，也会有不同程度的心理压力。

2. 护理对象对疾病的反应　应用量化评估量表评估护理对象患病前及患病后的应激反应，面对压力时的解决方式，处理问题过程中遭遇到的困难。可以明确导致护理对象疾病的心理 - 社会原因，以采取心理护理措施，帮助其预防、减轻或消除心理因素对健康的影响。常用的量化评估量表为拉斯如斯（Lazarus）与弗克曼（Folkman）于 1984 年编制的应对量表。

3. 护理对象的精神、心理状态　评估发病后护理对象的定向力、意识水平、注意力、仪表、举止、情绪、沟通交流能力、思维、记忆和判断能力有无改变，患病后有无焦虑、恐惧、否认、自责、沮丧、愤怒、悲哀、绝望等情绪变化。如妇科检查中的暴露常常使其感到害羞、困扰，或将检查与性联想起来产生罪恶感；也可能因为以往不愉快的经历使护理对象对护理评估产生畏惧，拖延或拒绝接受妇科检查。产妇产后可能出现心情压抑、情绪淡漠、睡眠障碍等，严重者出现绝望、自杀或伤害新生儿倾向等不良精神、心理状态。目前常用爱丁堡产后抑郁量表（Edinburgh postnatal depression scale，EPDS）工具评估筛选产后妇女的精神心理健康状况。

【常见的护理诊断 / 问题】

护理诊断是关于个人、家庭、社区对现存的或潜在的健康问题的一种临床判断，是护理人员为达到预期的结构选择护理措施的基础。护理诊断是护理人员独立采取措施能够解决的问题。当妇产科护理人员全面收集了有关护理对象的资料，并加以综合整理、分析后，应确定护理诊断，并按照其重要性和紧迫性排列先后顺序，使护理人员能够根据病情轻重缓急采取护理措施。我国目前多使用北美护理诊断协会（North American Nursing Diagnosis Association，NANDA）认可的护理诊断。

【护理目标】

护理目标是护理人员期望通过护理干预，使患者达到的健康状态或在行为上的改变，也是评价护理效果的标准，包括长期目标和短期目标。长期目标指需要相对较长的时间（数周、数月）才能达到的目标，常常用于妇科慢性炎症患者、术后康复患者；短期目标指在较短的时间内（几小时、几日）能够达到的目标，常常用于住院时间较短、病情变化快者。

护理目标的确定有利于护理措施的制订和实施。目标的陈述包括主语、谓语、行为标准及状语。目标应是具体的、可被测量或观察到的，应避免不明确或含糊之词。目标应在患者能力范围之内，应鼓励患者及家属参与讨论，共同制订护理目标。常见的护理目标如患者能叙述子宫切除的必要性并积极配合手术前准备；患者在手术前焦虑程度减轻或缓解等。受篇幅和各章节具体内容所限，各章节中本部分做省略处理。

【护理措施】

护理措施是护理人员为患者提供的具体护理活动，为协助患者达到预期目标所制订的具体工作内容。护理人员应针对护理诊断提出的原因，结合服务对象的具体情况，运用护理知识和经验制订护理措施。其包括饮食、营养、休息、睡眠、环境的一般护理；用药、手术前后的对症护理；心理护理、健康教育、出院指导等。

护理措施包括依赖性、协作性、独立性 3 种类型。依赖性护理措施指护理人员执行医嘱的护理活动，但护理人员不是盲目地执行医嘱，还应能判断医嘱的正确与否；协作性护理措施指护理人员与其他医务人员共同合作完成的护理活动，如与营养师一起制订符合服务对象病情的饮食计划；独立性护理措施指护理人员运用护理知识和技能可以独立完成的护理活动，包括一般护理、心理护理、健康教育等。

护理措施制订时必须具有一定的理论依据，应针对护理目标而制订，切实可行、因人而异。要保证护理对象的安全，明确内容和时间，便于执行和检查，不能和医疗措施相互冲突。要让护理对象理解护理措施，鼓励其参与护理措施的实施，保证护理措施的最佳效果。

【护理评价】

护理评价是护理程序的最后一个步骤，是指按预期目标所规定的时间，将护理后护理对象的健康状况与预期目标进行比较并做出评定和修改，通过及时准确的护理评价可以了解服务对象对健康问题的反应、验证护理效果、调控护理质量、积累护理经验。通过护理评价，可以判断执行护理措施后患者的反应，是评价预期目的是否达到的过程，是对整个护理效果的鉴定。

现实与目标之间可能会存在目标完全实现、目标部分实现和目标未实现等几种结果，若目标部分实现或未实现，应寻找原因，并重新收集资料，调整护理诊断和护理计划。一般有停止、修订、排除和增加 4 种情况。在评价过程中应注意总结经验教训，不断改进和提高护理质量，以争取护理对象早日康复。受篇幅和各章节具体内容所限，各章节中本部分做省略处理。

（方 洁）

思考题

（一）简答题

1. 简述月经史的包含内容及书写方式。

2. 简述双合诊的定义及目的。

（二）论述题

某女，30 岁，已婚。因"外阴瘙痒、分泌物增多 7 日"就诊，拟对该患者进行盆腔检查及阴道分泌物检查。

根据以上资料，请回答：

1. 进行盆腔检查时的基本要求。

2. 放置及取出阴道窥器的正确方法。

ER 3-3

练习题

第四章 | 妊娠期妇女的护理

教学课件

思维导图

学习目标

1. 掌握胎盘的组织结构与功能；妊娠各期的概念及诊断；胎产式、胎先露、胎方位的概念及判断；预产期的推算；产科腹部检查；骨盆测量；妊娠期的护理措施。

2. 熟悉胎儿的发育特征；胎膜、脐带、羊水的形成与功能；妊娠期母体生殖系统、乳房、血液循环系统的生理变化；心理-社会变化；围产期的概念；产前检查的时间。

3. 了解着床的概念、时间、条件；妊娠期母体呼吸系统、消化系统、泌尿系统的生理变化。

4. 能熟练进行孕期健康指导。

5. 具有严谨、细心、热情、真诚的护理素质，关爱"准妈妈"。

妊娠（pregnancy）是胚胎和胎儿在母体内发育成长的过程。成熟卵子受精是妊娠的开始，胎儿及其附属物自母体排出是妊娠的终止。从末次月经第1日算起，妊娠期约为40周（280日），妊娠过程是一个非常复杂而又极其协调的生理过程。

情境导入

某女，28岁，已婚，G_2P_1，平素月经规律。因"月经推迟15日，恶心3日"来院就诊。查体：子宫略增大，体软。宫颈肥大呈紫蓝色。乳头、乳晕着色，乳头易勃起，蒙氏结节明显。该女主诉近几日感到疲乏困倦，晨起恶心，厌食油腻，自觉乳房发胀、偶有触痛及麻刺感。其他未见异常。

根据以上资料，请回答：

1. 该女目前最可能的临床诊断。

2. 该女目前应采取的主要相关检查。

第一节　受精及受精卵发育、输送与着床

一、受精

成熟精子和卵子结合的过程称为受精（fertilization），受精发生在排卵后12小时内，整个受精过程约需24小时，可分为3个阶段。

1. 精子获能　精子进入阴道后，经宫颈管、子宫腔到输卵管腔，被生殖道分泌物中的α、β淀粉酶水解，降低了精子顶体膜的稳定性，使精子具备受精能力，此过程称为精子获能，需7小时左右。

2. 顶体反应　卵子从卵巢排出，经输卵管伞部拾卵作用进入输卵管内，停留在输卵管壶腹部或峡部。当获能精子与成熟卵子在输卵管壶腹部与峡部相遇时，精子头部顶体外膜与精细胞膜破裂，

释放出顶体酶,溶解卵子外围的放射冠和透明带,此过程称为顶体反应。

3. 受精卵形成　精子穿过放射冠和透明带,与卵子表面接触,开始受精,此时卵子释放溶酶体酶,改变透明带结构,阻止其他精子进入透明带,此过程称为透明带反应。透明带反应保证了人类单卵子受精。精子进入卵子后,卵原核与精原核融合,形成受精卵或称为孕卵,受精完成,新生命诞生。

二、受精卵的发育、输送与着床

1. 受精卵的发育与输送　受精卵进行有丝分裂的同时,在输卵管蠕动和输卵管上皮纤毛推动下向宫腔移行,约于受精后 72 小时分裂为 16 个细胞的实心细胞团,称为桑葚胚,随即形成早期胚泡。受精后第 4 日早期胚泡进入宫腔,继续分裂发育,形成晚期胚泡。

2. 受精卵着床　晚期胚泡逐渐埋入子宫内膜的过程称受精卵着床,也称受精卵植入。

（1）**着床时间与部位**:一般在受精后 6~7 日开始,受精后 11~12 日结束。着床部位多在子宫体上部的前壁、后壁、侧壁,需经过定位、黏附和穿透三个过程(图 4-1)。若受精卵着床位置异常,在子宫体腔以外着床则发生异位妊娠。

（2）**着床必须具备的条件**:①透明带消失。②胚泡分化出合体滋养细胞。③胚泡和子宫内膜同步发育并相互协调。④孕妇体内有足够的雌激素和孕酮。此外,受精卵产生的早孕因子能抑制母体淋巴细胞活性,防止胚泡被母体排斥,有利于受精卵着床。

（3）**蜕膜的形成**:受精卵着床后,子宫内膜细胞迅速增大变成蜕膜细胞,产生蜕膜样变,妊娠的子宫内膜即为蜕膜。据蜕膜与胚泡的位置关系,将蜕膜分成三部分:①底蜕膜,与胚泡及滋养层接触的蜕膜为底蜕膜,将来发育成胎盘的母体部分。②包蜕膜,覆盖在胚泡表面的蜕膜为包蜕膜,随胚泡发育逐渐突向宫腔,于妊娠 14~16 周时与真蜕膜贴近、融合,宫腔消失。③真蜕膜,除底蜕膜及包蜕膜以外覆盖子宫腔其他部分的蜕膜(图 4-2)。

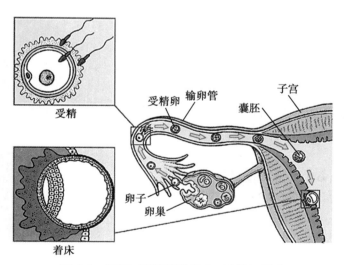

图 4-1　受精,受精卵的发育、输送与着床

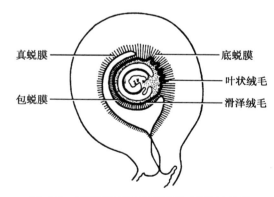

图 4-2　早期妊娠子宫蜕膜与绒毛的关系

第二节　胚胎、胎儿发育及生理特点

受精后 8 周(妊娠 10 周)内的人胚称为胚胎,是主要器官结构分化时期;受精后 9 周(妊娠 11 周)起称为胎儿,是各器官进一步发育逐渐成熟的时期。临床上,以孕妇末次月经第 1 日作为妊娠的开始,全过程约 280 日,即 40 周,通常比受精与着床时间分别提前 2 周和 3 周;现以 4 周(一个妊娠月)为一个孕龄单位来描述胚胎与胎儿的发育,特征大致如下:

一、胚胎、胎儿的发育特征

4周末：胚胎可以辨认出胚盘与体蒂。

8周末：胚胎初具人形，头大，约为整个胎体的一半，能分辨出眼、耳、鼻、口。心脏已形成，B型超声可见心脏搏动，各器官正在分化发育，易受外界不良刺激导致畸形。

12周末：胎儿身长约9cm，体重约14g。外生殖器已发育，可以初辨性别，四肢可活动。

16周末：胎儿身长约16cm，体重约110g。从外生殖器可以确认胎儿性别。头皮长出毛发，开始出现呼吸运动。皮肤菲薄呈深红色，无皮下脂肪。部分孕妇能自觉胎动。

20周末：胎儿身长约25cm，体重约320g。听诊器检查能听到胎心音。皮肤暗红，出现胎脂，全身覆盖毳毛，可见少许头发。出生后有心跳、呼吸，能吞咽、排尿。从20周起胎儿体重呈线性增长，胎动明显增加。

24周末：胎儿身长约30cm，体重约630g。各脏器已发育，皮下脂肪开始沉积，皮肤仍呈皱缩状，出现眉毛和睫毛，细小支气管和肺泡已经发育。出生后可有呼吸，但生存力极差。

28周末：胎儿身长约35cm，体重约1 000g。皮下脂肪不多，皮肤粉红，眼睛半张开，四肢活动好，有呼吸运动。出生后可存活，但易患特发性呼吸窘迫综合征，需加强护理。

32周末：胎儿身长约40cm，体重约1 700g。皮肤深红，仍呈皱缩状。面部毳毛已脱落，生活力尚可，注意护理能存活。

36周末：胎儿身长约45cm，体重约2 500g。皮下脂肪较多，毳毛明显减少，面部皱褶消失，指（趾）甲已达指（趾）端。出生后能啼哭及吸吮，生活力良好，基本能存活。

40周末：胎儿身长约50cm，体重约3 400g。胎儿发育成熟，体形丰满，皮肤粉红色，皮下脂肪多，男性睾丸已降至阴囊内，女性大小阴唇发育良好。出生后哭声响亮，吸吮力强，能很好存活。

临床上常用胎儿身长推算孕龄。公式为：妊娠前5个月的胎儿身长（cm）＝妊娠月数的平方；妊娠后5个月的胎儿身长（cm）＝妊娠月数×5。

二、胎儿的生理特点

（一）循环系统

胎儿的营养供给和代谢产物排出，均需经胎盘中转运输后由母体完成。因为胎儿有胎盘脐带循环的存在、肺循环阻力高，所以胎儿的心血管循环系统明显不同于新生儿的心血管循环系统。

1. 解剖学特点

（1）**卵圆孔**：位于左右心房之间，多于出生后6个月完全闭锁。

（2）**动脉导管**：位于肺动脉与主动脉弓之间，出生后2~3个月完全闭锁为动脉韧带。

（3）**脐静脉1条**：内含来自胎盘含氧量较高、营养较丰富的血液，进入胎体后供胎儿生长发育，其末支是静脉导管。出生后，脐静脉闭锁为肝圆韧带，静脉导管闭锁为静脉韧带。

（4）**脐动脉2条**：内含来自胎儿含氧量较低的混合血液，经胎盘与母血进行物质交换。脐动脉于出生后闭锁，与相连的闭锁的腹下动脉成为腹下韧带。

2. 胎儿血循环特点

（1）**来自胎盘的血液经胎儿脐静脉进入胎儿体内分为3支**：一支直接入肝，一支与门静脉汇合入肝，此两支血液经肝静脉入下腔静脉；另一支经静脉导管直接入下腔静脉。故进入下腔静脉的血液是混合血，有来自脐静脉含氧量较高的血液，也有来自胎儿身体下半身含氧量较低的血液，以前者为主。

（2）卵圆孔开口正对下腔静脉入口，下腔静脉进入右心房的血液绝大部分经卵圆孔进入左心房，但上腔静脉进入右心房的血液很少或不通过卵圆孔，多直接流向右心室，随后进入肺动脉。

（3）肺循环阻力较大，肺动脉血液绝大部分经动脉导管流入主动脉，只有部分血液经肺静脉进入左心房。左心房含氧量较高血液进入左心室，接着进入主动脉，供应头、心、肝及上肢直至全身后，经腹下动脉再经脐动脉进入胎盘，与母血进行气体及物质交换。可见，胎儿体内无纯动脉血，而是动静脉混合血。进入肝、心、头部及上肢的血液含氧量较高且营养较丰富以适应需要。注入肺及身体下部的血液含氧量及营养相对较少。

3. 新生儿血液循环特点　胎儿出生后，胎盘脐带循环中断，肺循环建立，开始自主呼吸，新生儿肺循环阻力降低，血液循环发生了显著改变。胎儿出生后左心房压力增高，右心房压力下降，因此卵圆孔于出生后数分钟开始闭锁，多在生后 6 个月完全关闭，右心房血液直接流入右心室后进入肺动脉；因动脉导管闭锁肺动脉血液直接流入肺脏完成肺循环（图 4-3）。

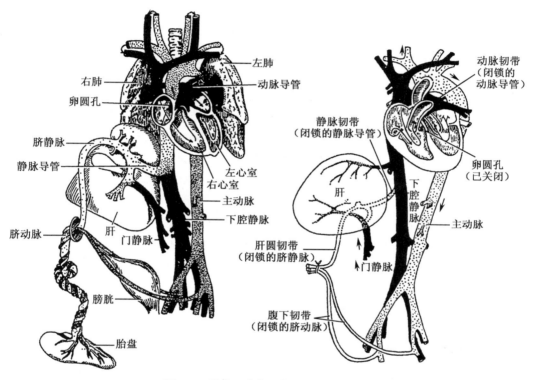

图 4-3　胎盘、胎儿及新生儿血液循环

（二）血液系统

1. 红细胞　约在受精后 3 周末，主要由卵黄囊生成红细胞。妊娠 10 周肝脏是红细胞的主要生成器官，以后骨髓、脾逐渐有造血功能。当妊娠足月时，约 90% 红细胞由骨髓产生。胎儿红细胞的生命周期短，仅为成人的 2/3，需不断生成红细胞。妊娠 32 周后出生的新生儿红细胞约 6.0×10^{12}/L。

2. 血红蛋白　胎儿期血红蛋白据其结构与功能分成了原始血红蛋白、胎儿血红蛋白、成人血红蛋白三种。在妊娠前半期均为胎儿血红蛋白，随妊娠的进展，成人血红蛋白增多，至临产时胎儿血红蛋白仅占 25%。

3. 白细胞　妊娠 8 周以后，胎儿血循环出现粒细胞，形成防止细菌感染的第一道防线。妊娠 12 周后，胸腺、脾产生淋巴细胞，成为体内抗体的主要来源，构成了对抗外来抗原的第二道防线。妊娠足月时白细胞计数可高达 $(15\sim20) \times 10^9$/L。

（三）呼吸系统

胎儿期胎盘代替肺脏功能，母儿血液在胎盘进行气体交换。随着妊娠月份增加，胎儿肺逐渐发育成熟。胎儿肺成熟是指肺泡Ⅱ型细胞能合成肺表面活性物质,降低肺泡表面张力,有助于肺泡的扩张以完成呼吸运动。若出生时胎肺不成熟可导致呼吸窘迫综合征,糖皮质激素可刺激肺表面活性物质的产生,促进肺成熟,临床常用糖皮质激素预防肺透明膜病的发生。

(四)消化系统

1. 胃肠道 妊娠 16 周胃肠功能已基本建立,胎儿能吞咽羊水,吸收水分、葡萄糖、氨基酸等可溶性营养物质。

2. 肝脏 胎儿肝功能不够健全,缺乏许多酶,特别是葡萄糖醛酸转移酶、尿苷二磷酸葡萄糖脱氢酶,因而不能结合因红细胞破坏产生的大量游离胆红素,胆红素经胆道排入小肠氧化成胆绿素,胆绿素的降解产物导致胎粪呈黑绿色。

(五)泌尿系统

妊娠第 11~14 周胎儿肾已有排尿功能,胎儿通过排尿参与羊水循环。妊娠第 14 周胎儿膀胱内已有尿液。

(六)内分泌系统

甲状腺是胎儿最早发育的内分泌腺,于妊娠第 6 周开始发育,妊娠 12 周能合成甲状腺激素。甲状腺素对胎儿各组织器官的正常发育均有作用,尤其是大脑的发育。妊娠 12 周至整个妊娠期,胎儿甲状腺对碘的蓄积高于母亲甲状腺,因此,孕期补碘要慎重。胎儿肾上腺发育最为突出,其重量与胎儿体重之比远远超过成人,胎儿肾上腺是活跃的内分泌器官,其皮质主要由胎儿带组成,能产生大量甾体激素,与胎儿肝、胎盘、母体共同完成雌三醇的合成。因此,孕期测定血或尿雌三醇值可了解胎儿、胎盘功能,是临床常用的方法。

(七)神经系统

胎儿大脑随妊娠进展逐渐发育,胚胎期脊髓已长满椎管,但随后生长缓慢。妊娠 6 个月开始脑脊髓和脑干神经根的髓鞘形成,但主要发生在出生后 1 年内。妊娠中期胎儿内、外及中耳已形成,妊娠 24~26 周胎儿在宫内已能听见一些声音。妊娠 28 周胎儿眼对光开始出现反应,但对色彩及形象的视觉出生后才逐渐形成。

(八)生殖系统及性腺的分化发育

胎儿的性别由性染色体决定,性染色体 XX 或 XY 在受精卵形成时已确定,胚胎 6 周内胎儿的性别尚不能区分。此后在 Y 染色体的作用下,原始生殖细胞逐渐分化为睾丸。若胚胎细胞不含 Y 染色体,原始生殖细胞分化为卵巢,副中肾管系统发育形成阴道、子宫、输卵管。

第三节 胎儿附属物的形成与功能

胎儿附属物是指除胎儿以外的组织,包括胎盘、胎膜、脐带和羊水。它们对维持胎儿宫内的生命及生长发育起重要作用。

一、胎盘

(一)胎盘的构成

胎盘(placenta)是母体与胎儿间进行物质交换的器官。足月胎盘呈盘状,多为圆形或椭圆形,重 450~650g,直径 16~20cm,厚 1~3cm,中央厚,边缘薄。胎盘分胎儿面和母体面。胎儿面上覆有羊膜,灰蓝色,光滑半透明,中央或稍偏处有脐带附着,母体面呈暗红色,表面粗糙,有 20 个左右胎盘小叶。胎盘是母儿唯一的结合体,由羊膜、叶状绒毛膜和底蜕膜构成。

1. 羊膜 构成胎盘的胎儿部分,于胎盘最内层。羊膜为半透明薄膜,光滑,无血管、神经及淋巴,具有一定弹性。羊水在此进行交换。

2. 叶状绒毛膜 构成胎盘的胎儿部分,是胎盘的主要结构。晚期胚泡着床后,滋养层细胞迅速分裂增殖并形成许多不规则突起,与胚外中胚层共同组成绒毛膜。在胚胎早期,整个胚胎表面的绒毛发育均匀,随胚胎长大,与底蜕膜相接触的绒毛因营养丰富,不断分支发育良好,称为叶状绒毛膜;其他绒毛因远离底蜕膜缺乏血液供应而萎缩退化,形成平滑绒毛膜。绒毛上的合体滋养细胞溶解周围的蜕膜形成绒毛间隙,大部分叶状绒毛膜悬浮于绒毛间隙中,称为游离绒毛;长入底蜕膜中的绒毛称为固定绒毛。绒毛的形成经历初级绒毛、次级绒毛、三级绒毛三个阶段,受精后第2~3周是绒毛发育分化最旺盛的时期,约在受精后第3周末,绒毛内血管形成,与胚胎血管相连接,胎儿-胎盘循环建立。

3. 底蜕膜 构成胎盘的母体部分。底蜕膜表面上覆有固定绒毛的滋养层细胞,其与底蜕膜共同形成绒毛间隙的底,称为蜕膜板。此板向绒毛膜伸出分隔称为蜕膜隔,将胎盘母体面分成肉眼可见的20个左右母体叶,该间隔不超过胎盘厚度的2/3,故绒毛间隙是相通的。

(二)胎盘的血液循环

底蜕膜的螺旋小动脉与螺旋小静脉均开口于绒毛间隙,螺旋小动脉因血液压力高,将含氧丰富的新鲜母血注入绒毛间隙,故绒毛间隙充满母血;胎儿血经脐动脉输入绒毛毛细血管,在此胎血与绒毛间隙的母血进行氧气与二氧化碳、营养与废物的交换,交换后的胎血经脐静脉输送回胎儿体内,交换后的母血经螺旋小静脉回流入母体血液循环。可见胎儿血液经脐动脉流至绒毛毛细血管,与绒毛间隙中的母血进行物质交换后,再经脐静脉返回胎儿体内。母血经底蜕膜螺旋动脉流向绒毛间隙,经物质交换后再经螺旋静脉返回母体内。母儿间物质交换隔有绒毛毛细血管壁、绒毛间质及绒毛表面细胞层,胎儿血和母血是不相通的(图4-4)。

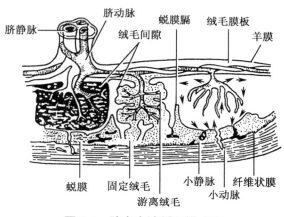

图4-4 胎盘血液循环模式图

(三)胎盘的功能

胎盘有极复杂的功能,是维持胎儿发育、胎儿生命的重要器官。其包括气体交换、营养物质供应、排出胎儿代谢产物、防御功能以及合成功能等。

1. 气体交换 O_2是维持胎儿生命的重要物质。母儿间O_2与CO_2在胎盘以简单扩散方式交换。如妊娠合并心脏病、严重贫血,母血PaO_2明显降低,胎儿容易缺氧。

2. 供应营养物质 胎儿发育必需的三大营养物质均在胎盘进行交换。胎儿的葡萄糖均来自母体,是胎儿代谢的主要能源,以易化扩散方式通过胎盘;胎血氨基酸浓度高于母血,氨基酸以主动运输方式通过胎盘;脂肪酸能较快地以简单扩散方式通过胎盘。

3. 排出胎儿代谢产物 胎儿的代谢产物如尿素、尿酸、肌酐、肌酸等,经胎盘送入母血,再由母体排出体外。

4. 防御功能 即胎盘屏障作用,胎盘能阻止母血中某些有害物质进入胎儿血中,起到一定保护作用,但很有限。各种病毒如流行性感冒病毒(简称流感病毒)、风疹病毒、巨细胞病毒等,均可通过胎盘,导致胎儿畸形甚至死亡。许多分子量小、脂溶性大的药物可通过胎盘,有些药物对胚胎及胎儿有毒性作用,可致胎儿畸形、流产等,故孕妇应慎重用药。母血中免疫抗体如IgG能通过胎盘,使胎儿在出生后即获得免疫力。

5. 合成功能 胎盘能合成多种激素和酶。其包括hCG、胎盘催乳素、雌激素、孕激素、多种酶与生长因子等。

(1)hCG:由合体滋养细胞合成,受精后第6~7日开始分泌,约2日增长1倍,受精后10日左右,放免法（RIA）在血清中测出 hCG，成为诊断早孕的最敏感方法。妊娠后第 8~10 周达高峰，持续 10 日左右迅速下降，低水平持续至分娩，产后 2 周消失。

hCG 的功能主要有促月经黄体转化成妊娠黄体，维持早期妊娠；促雌孕激素合成；抑制淋巴细胞的刺激作用，以免胚胎被母体淋巴细胞攻击等。

（2）**胎盘催乳素**（human placental lactogen，HPL）：由合体滋养细胞合成，最早于妊娠 5~6 周，用放免法于血浆中可测出，HPL 随妊娠进展逐渐增加，至妊娠 34~36 周达高峰，并维持至分娩。产后迅速下降，产后 7 小时即不能测出。

HPL 的主要功能：促进乳腺腺泡发育，为产后泌乳做准备；促进胰岛素合成，促进葡萄糖运送给胎儿，有利于胎儿发育；抑制母体对胎儿的排斥作用。故胎盘催乳素是胎儿发育的"代谢调节因子"。

（3）**雌孕激素**：妊娠早期由妊娠黄体产生，妊娠 8~10 周后由胎盘合成。两者含量均随妊娠进展逐渐增高，雌孕激素主要的生理作用是共同参与妊娠期母体各系统生理变化，维持妊娠。

（4）**酶**：胎盘可合成多种酶，如缩宫素酶、耐热性碱性磷酸酶等，缩宫素酶生物学意义尚不十分明确，主要作用是灭活缩宫素分子，维持妊娠。临床上动态测其数值，可作为胎盘功能检查的一项指标。

二、胎膜

胎膜（fetal membranes）是由绒毛膜和羊膜组成。外层为绒毛膜，妊娠晚期与羊膜紧贴，能与羊膜分开。内层为羊膜，与覆盖胎盘、脐带的羊膜层相连。羊膜为无血管膜，能转运溶质和水，以维持羊水平衡；胎膜的重要作用是维持羊膜腔的完整性，对胎儿起到保护作用；胎膜含大量花生四烯酸（前列腺素前身物质）的磷脂，有一定发动分娩的作用。

三、脐带

脐带（umbilical cord）是连接胎儿与胎盘的条索状组织，一端连于胎儿腹壁，另一端附着于胎盘，胚胎及胎儿借助脐带悬浮于羊水中。妊娠足月的脐带长 30~100cm，平均 55cm。脐带表面有羊膜覆盖，呈灰白色，内有一条脐静脉和两条脐动脉，血管周围的胶样组织（华通胶）有保护脐血管的作用。脐带是母体及胎儿物质交换唯一的重要通道，若脐带受压，可导致胎儿急性缺氧，甚至危及生命。

四、羊水

羊水（amniotic fluid）是充满在羊膜腔内的液体。

1. 羊水的来源与吸收　妊娠早期主要来自母体血清的透析液。妊娠中期以后，胎儿尿液成为羊水的主要来源之一；羊水又不断被胎儿吞饮（主要方式）和羊膜吸收，使羊水量保持一种动态平衡。

2. 羊水量、性状与成分　羊水量随妊娠进展不断增加，妊娠 38 周约 1 000ml，此后羊水量逐渐减少，妊娠 40 周约 800ml。妊娠任何时期羊水量 >2 000ml 为羊水过多，<300ml 为羊水过少，过期妊娠羊水量明显减少，可出现羊水过少。

当妊娠足月时，羊水 pH 约为 7.20，比重为 1.007~1.025。妊娠早期羊水为无色澄清液体，足月时略混浊，内含胎脂、胎儿脱落上皮细胞、毳毛、毛发、少量白细胞、白蛋白、尿酸盐等。羊水中含大量激素和酶，通过羊膜腔穿刺抽吸羊水进行染色体分析、测量其代谢物和酶，可帮助诊断先天性畸形与遗传性代谢性疾病。

3. 羊水的功能

（1）**保护胎儿**：羊水为胎儿提供活动空间，避免胎儿受到挤压，防止胎体畸形及胎肢粘连；防止胎儿直接受到损伤；保持羊膜腔内恒温；适量羊水可避免脐带受压迫；临产后，羊水使宫缩压力均匀分布，避免胎儿局部受压。

（2）**保护母体**：减少胎动不适感；临产后，前羊水囊促宫口扩张；破膜后羊水滑润和冲洗阴道，减少疼痛感与感染机会。

第四节　孕妇的身心变化

妊娠期在胎盘激素和神经内分泌的作用下，母体全身各系统发生了一系列适应性、生理性的变化，以适应与满足胎儿生长发育，同时为分娩、哺乳做好准备。熟悉妊娠期的母体变化，有助于护理人员帮助孕妇了解妊娠期的常见生理症状，减轻孕妇焦虑；帮助孕妇及家庭成员识别现存的或潜在的病理变化，积极诊治，有助于做好孕期保健工作。

一、孕妇的生理变化

（一）生殖系统

生殖系统是妊娠期变化最大的系统，其中子宫是妊娠期母体变化最大的器官。

1. 子宫

（1）**子宫体**：妊娠期子宫肌纤维肥大、变长，间质的血管和淋巴管增多，因此，子宫体增大且变软。

1）子宫形态与大小：子宫大小由非孕时（7~8）cm×（4~5）cm×（2~3）cm 增大至妊娠足月时约 35cm×25cm×22cm。妊娠早期子宫略增大，呈球形且不对称（着床部位明显突出），妊娠 12 周后，子宫均匀增大超出盆腔，耻骨联合上方可触及宫底。妊娠晚期，多呈纵椭圆形。

2）子宫重量：子宫重量由非孕时约 50g 增加至妊娠足月时约 1 100g，增加了约 20 倍，子宫增大主要是肌细胞肥大、延长，也有少量肌细胞数目的增加及结缔组织增生。子宫各部增长速度不同，妊娠后期宫底增长速度最快，宫体部肌纤维最多，其次是子宫下段，宫颈最少，是分娩时宫缩力量向下依次递减的物质基础，促使胎儿娩出。

3）宫腔容量：由非孕时的 5ml 增加至妊娠足月时的 5 000ml 左右，约增加 1 000 倍。

4）子宫壁：子宫壁厚度非孕时约 1cm，妊娠中期逐渐增厚达 2.0~2.5cm，至妊娠末期又逐渐变薄为 1.0~1.5cm 或更薄。

5）子宫血管：妊娠期子宫血管扩张、增粗，子宫血流量增加，以满足胎儿 - 胎盘循环的需要。妊娠早期子宫血流量为 50ml/min，当妊娠足月时，子宫血流量达 450~650ml/min，为非孕时 4~6 倍，其中 80%~85% 供应胎盘。子宫动脉由非孕时屈曲至足月时变直，适应了胎盘血流量增加的需要。子宫螺旋血管走行于子宫肌纤维之间，宫缩时子宫肌挤压血管，子宫血流量明显减少。因此，过强宫缩可导致胎儿宫内缺氧，但有效的子宫收缩促使了产后子宫胎盘剥离面迅速止血。

6）子宫内膜：受精卵着床后，在孕激素、雌激素作用下子宫内膜腺体增大，腺上皮细胞内糖原增加，结缔组织细胞肥大，血管充血。

7）子宫无痛性收缩：从妊娠早期子宫开始出现稀发、不规则、不对称的无痛性收缩，这种无痛性宫缩称为布 - 希（Braxton-Hicks）收缩。尽管收缩随妊娠加强，因宫缩时宫腔内压力通常为 5~25mmHg，持续时间不足 30 秒，故无疼痛感觉。

（2）**子宫峡部**：变长变软。子宫峡部是子宫体与子宫颈之间最狭窄部位。妊娠 10 周左右明显变软，非孕时长约 1cm，妊娠后逐渐伸展拉长变薄，临产时达 7~10cm，成为软产道的一部分，此时称为子宫下段，是子宫下段剖宫产术的切口部位。

（3）**子宫颈**：在性激素作用下，妊娠早期宫颈充血、水肿，外观变肥大，呈紫蓝色，质软。宫颈黏液增多，形成黏液栓，富含免疫球蛋白及细胞因子，有保护宫腔免受外来感染侵袭的作用。

2. 卵巢　略增大，停止排卵。一侧卵巢可见妊娠黄体，于妊娠 6~7 周前产生雌孕激素以维持早期妊娠。妊娠 8~10 周胎盘取代其功能，妊娠黄体开始萎缩。

3. **输卵管**　妊娠期输卵管伸长，但肌层无明显肥厚，有时黏膜也可见到蜕膜反应。

4. **阴道**　在性激素作用下，阴道黏膜充血、水肿、呈紫蓝色、变软；皱襞增多，结缔组织变松软，伸展性增加。阴道分泌物增多，呈白色糊状。阴道上皮细胞增生，糖原丰富，乳酸含量增多，pH降低，不利于一般致病菌生长，有利于防止感染，但孕妇易患外阴阴道假丝酵母菌病。

5. **外阴**　妊娠期外阴部充血，外阴皮肤增厚，大小阴唇色素沉着，大阴唇组织松软，伸展性增加，会阴厚而软，弹性增加，有利于分娩时胎儿的通过。由于增大子宫的压迫，盆腔及下肢静脉血回流受阻，部分孕妇可有外阴静脉曲张，产后多自行消失。

（二）乳房

1. **乳房的结构**　乳房于青春期开始发育，主要由皮肤、腺体、纤维、脂肪等组织构成。乳房中间有乳头，顶端有输乳管的开口输乳孔；乳头周围有色素较多的皮肤区，称为乳晕，乳晕表面的点状隆起是深部乳晕腺的开口部位，可分泌脂性物质，润滑并保护乳头及乳晕。乳房的主要结构是乳房腺体，每侧由15~20个乳腺叶组成，每个乳腺叶分成若干个乳腺小叶，每一乳腺小叶由很多腺泡和腺管组成。每个乳腺叶都有一条输乳管，15~20条输乳管以乳头为中心呈放射状排列，在靠近乳头处输乳管扩大成乳窦储存乳汁，通过输乳孔排出。

2. **乳房的生理变化**　青春期后雌孕激素分别促使乳腺腺管和腺泡发育，因此乳房会随卵巢产生周期性变化。妊娠期乳腺增生，乳房明显增大，是因为妊娠期间胎盘分泌大量雌孕激素刺激乳腺发育，同时在体内催乳激素、胎盘催乳素、胰岛素、皮质醇、甲状腺激素等激素的共同作用下，乳房增大、充血；乳头、乳晕着色，乳头易勃起，乳晕皮脂腺肥大，形成散在的褐色结节，称为蒙氏结节。孕妇自觉乳房发胀、偶有触痛及麻刺感，是早孕的常见症状。乳房增大为产后泌乳做好了充分准备，但妊娠期间并无乳汁分泌，可能与大量雌孕激素抑制乳汁生成有关。在临近分娩时挤压乳房，有少量淡黄色稀薄液体溢出。

（三）血液系统

1. **血容量**　妊娠期血容量增加以适应子宫胎盘及各组织器官增加的血流量，对胎儿生长发育极为重要。血容量自妊娠6~8周起增加，妊娠32~34周达高峰，增加40%~45%，平均增加约1 450ml，维持此水平至分娩。其中血浆平均增加约1 000ml，红细胞平均增加约450ml，血浆增加多于红细胞，故血液稀释，孕妇出现生理性贫血。

2. **血液成分**

（1）红细胞：妊娠期骨髓造血增加，但由于孕妇血液稀释，红细胞计数约为 3.6×10^{12}/L（非孕妇女约为 4.2×10^{12}/L），血红蛋白值约为110g/L（非孕妇女约为130g/L），血细胞比容从未孕时0.38~0.47降至0.31~0.34，孕妇容易缺铁，为适应红细胞增生、胎儿生长及孕妇各器官生理变化的需要，应在妊娠中、晚期开始补充铁剂，以防缺铁性贫血。

（2）白细胞：妊娠期白细胞稍有增加，一般为 $(5~12) \times 10^{9}$/L，有时可达 15×10^{9}/L。主要为中性粒细胞增多，淋巴细胞增加不明显，嗜酸性粒细胞及单核细胞无明显变化。

（3）凝血因子：孕妇血液呈高凝状态。因妊娠期凝血因子Ⅱ、Ⅴ、Ⅶ、Ⅷ、Ⅸ、Ⅹ均增加，仅凝血因子Ⅺ、Ⅷ降低，有利于产后胎盘剥离面血管迅速形成血栓，减少产后出血。

（4）血浆蛋白：由于血液稀释，血浆蛋白在妊娠早期开始降低，至妊娠中期为60~65g/L，主要是白蛋白减少。

（5）血小板：妊娠期由于血液稀释等因素，可导致血小板减少，血小板数量下降，但血小板功能增强以维持止血。血小板计数多在产后1~2周恢复正常。

（四）循环系统

1. **心脏**　妊娠晚期因增大的子宫使膈肌升高，心脏向左、上、前方移位，故心尖冲动左移1~2cm，心浊音界扩大。心脏容量至妊娠末期约增加10%，妊娠晚期孕妇在休息时心率增加10~15次/min。

由于血流量增加、血速加快、心脏移位使血管扭曲，多数孕妇心尖区可闻及Ⅰ~Ⅱ级柔和吹风样收缩期杂音，产后逐渐消失。

2. 心排出量 心搏出量自妊娠 10 周起增加，妊娠 32~34 周达高峰，此水平一直持续至分娩。分娩时，尤其是第二产程，心搏出量显著增加。心搏出量增加为孕期循环系统最重要的改变，对胎儿生长发育至关重要。

3. 血压 妊娠早、中期血压偏低，妊娠 24~26 周后血压轻度升高。一般收缩压无变化，舒张压因外周血管扩张、血液稀释及胎盘形成动静脉短路而轻度降低，使脉压稍增大。孕妇血压受体位影响，坐位稍高于仰卧位。

4. 静脉压 主要影响下肢静脉压。妊娠期由于盆腔血液回流到下腔静脉的血液量增加，增大的子宫压迫下腔静脉使血液回流受阻，从而使下肢、外阴及直肠静脉压增高，加之妊娠期静脉壁扩张，孕妇容易发生下肢水肿、下肢与外阴静脉曲张、痔疮，也增加了深部静脉血栓发生的危险。若孕妇长时间仰卧，子宫压迫下腔静脉，导致回心血量减少，心每搏输出量降低，血压下降，称仰卧位低血压综合征。

（五）呼吸系统

妊娠期胸廓横径及前后径加宽使周径加大，肺通气量约增加 40%，有利于供给孕妇及胎儿所需的氧，满足孕妇耗氧量增加的需要。呼吸次数妊娠期变化不大，不超过 20 次/min，但呼吸较深。妊娠晚期以胸式呼吸为主。受雌激素影响，上呼吸道（鼻、咽、气管）黏膜增厚，轻度充血、水肿，易发生上呼吸道感染。

（六）消化系统

由于妊娠期受雌激素影响，齿龈充血、水肿、肥厚，易出血。孕激素使平滑肌张力降低、肌肉松弛，因而胃贲门括约肌松弛，胃酸性内容物可回流至食管，产生"烧灼感"；胃排空时间延长加上胃酸及胃蛋白酶分泌减少，易出现上腹部饱胀感；肠蠕动减弱，易出现便秘、痔疮或使原有痔疮加重。妊娠期胆囊排空时间延长，胆道平滑肌松弛，胆汁稍黏稠使胆汁淤积，容易诱发胆囊炎及胆石症。妊娠期增大的子宫可使胃、肠管向上及两侧移位，若孕妇合并阑尾炎可表现为右侧腹中部或上部疼痛。

（七）泌尿系统

1. 肾脏负担加重 妊娠期肾脏略增大。妊娠期肾血浆流量（RPF）及肾小球滤过率（GFR）均增加，RPF 约增加 35%，GFR 约增加 50%，以适应孕期增多的代谢产物的排出，因此肾负担加重。

2. 生理性糖尿 由于 GFR 增加，肾小管对葡萄糖重吸收能力没有相应增加，约 15% 孕妇饭后出现生理性糖尿，应注意与真性糖尿病相鉴别。

3. 尿频 RPF 与 GFR 均受体位影响，孕妇仰卧位时尿量增加，故夜尿量多于日尿量；妊娠早期，增大的子宫压迫膀胱，孕妇出现尿频，妊娠 12 周后子宫增大超出盆腔，尿频症状消失；妊娠晚期随胎先露下降至盆腔，孕妇尿频再出现，部分孕妇可出现尿失禁，于产后消失。

4. 肾盂肾炎 受孕激素影响，泌尿系统平滑肌张力降低，肾盂及输尿管轻度扩张，因而输尿管增粗、蠕动减弱，尿流缓慢，可致肾盂积水，易患急性肾盂肾炎，以右侧居多，因右旋子宫压迫右侧输尿管而致。左侧卧位可预防。

（八）内分泌系统

妊娠期垂体稍增大，促性腺激素在大量雌孕激素的负反馈作用下分泌减少，故妊娠期间卵巢内的卵泡不再发育成熟，也无排卵；催乳激素随妊娠进展逐渐增加，为非孕妇女的 10 倍，促进乳腺发育，为产后泌乳做准备；促肾上腺皮质激素、甲状腺激素分泌增多，但因游离的含量不多，故孕妇没有肾上腺、甲状腺功能亢进表现。

（九）骨骼、关节及韧带

妊娠期由于胎盘分泌的松弛素，使骨盆韧带松弛，耻骨联合、骶髂关节处关节活动度增加；随着子宫逐渐增大，腰椎曲度也随之增加，致使背部肌肉与韧带强力牵拉导致腰骶部及肢体疼痛不适；部分孕妇耻骨联合松弛、分离导致疼痛、活动受限；妊娠晚期孕妇重心向前移，孕妇腰部向前挺，头部与肩部应向后仰，形成典型的孕妇姿势。

（十）其他

1. 体重　妊娠早期体重无明显变化，妊娠 13 周起每周增加约 350g，妊娠晚期每周增加不超过 500g，整个妊娠期体重增加约 12.5kg，包括胎儿、胎盘、羊水、子宫、乳房、血液等。母亲孕前体重及孕期增加的体重与胎儿出生体重密切相关。

2. 皮肤　孕妇黑色素增加，使孕妇面颊、乳头、乳晕、腹白线、外阴等处出现色素沉着，面部呈蝶状褐色斑，称为妊娠黄褐斑，于产后自行消退。随妊娠子宫的逐渐增大，孕妇腹壁皮肤张力加大，使皮肤的弹力纤维断裂，呈紫红色或淡红色妊娠纹，见于初产妇。

3. 矿物质代谢　胎儿生长发育需要大量钙、磷、铁。钙、磷大部分在妊娠最后 3 个月内积累，因此，孕中、晚期应注意加强饮食中钙的摄入，至少应于妊娠最后 3 个月补充维生素 D 及钙。孕妇储存铁量不足，需补充铁剂，否则易致缺铁性贫血，一般于妊娠 16 周起开始补充。

二、孕妇的心理变化与调适

（一）孕妇的心理变化

妊娠期，孕妇及家庭成员的心理活动会随着妊娠的进展而有不同的改变。妊娠虽然是一种自然的生理现象，但对女性而言，仍然是一生中最重要、最具挑战的事件，是家庭生活的转折点，会改变原有的生活状态，因此孕妇及家庭成员会产生不同程度的压力和焦虑，未来的父母在心理及社会方面需要重新适应和调整，而妊娠期良好的心理适应，有助于产后亲子关系的建立及母亲角色的完善。只有了解妊娠期孕妇的心理变化，护理人员才能给予恰当的护理照顾，并指导孕妇及家庭自主适应，迎接新生命的诞生。以下是孕妇常见的心理反应。

1. 惊讶和震惊　在怀孕初期，不管是否为计划妊娠，几乎所有的孕妇都会产生惊讶和震惊的反应。

2. 矛盾心理　惊讶和震惊的同时，许多孕妇可能出现爱恨交加的矛盾心理，尤其是计划外妊娠的孕妇。孕妇一方面因新生命的孕育而喜悦，另一方面又总觉得怀孕不是时候。可能是第一次妊娠，对恶心、呕吐等生理性变化无所适从；可能是由于初为人母，缺乏抚养孩子的知识和技能，或缺乏社会支持系统；可能是经济负担过重，工作及家庭条件不许可；可能是因工作、学习等原因。

3. 接受　妊娠早期，孕妇的感受可能多为妊娠的各种不适反应，没有真实地感受到"宝宝"的存在。妊娠中期，孕妇自觉胎儿在腹中活动，多数孕妇会改变当初对怀孕的态度。此时孕妇真正感受到"宝宝"的存在，开始接受"宝宝"，出现了"筑巢反应"，计划为孩子购买衣服、睡床等，关心孩子的喂养和生活护理等方面的知识，给未出生的孩子起名字、猜测性别等，甚至有些孕妇计划着孩子未来的职业，也有的孕妇担心婴儿的性别能否为家人接受等。

4. 情绪波动　由于体内激素的作用，孕妇的情绪波动起伏较大。往往表现为易激动，为一些极小的事情而生气、哭泣。常使配偶觉得茫然不知所措，严重者会影响夫妻间感情。

5. 内省　孕妇常以自我为中心，较关注自己及身体，注重穿着、体重和饮食，注意自己的休息，喜欢独处，这使孕妇能有计划调节与适应。内省可能会使配偶及其他家庭成员觉得受到冷落。

（二）孕期的心理调适

美国妇产科护理学专家鲁宾（Rubin）认为，孕妇为迎接新生命的降临，维持个人及家庭的功能完整与和谐，孕期应做到下列心理调适。

1. 确保安全　为了平安顺利度过妊娠期、分娩期，确保自己和胎儿的安全，孕妇应寻求良好的产科护理知识，并养成良好的行为。如阅读有关书籍，自觉听从医生的建议和指示，补充维生素，摄取均衡饮食,适当运动,保证足够的休息和睡眠,使整个妊娠期保持最佳的健康状况。

2. 接受孩子　随着妊娠的进展,尤其是胎动的出现,孕妇逐渐接受了孩子,并促使家庭重要成员对孩子的接受和认可。在此过程中,配偶是关键人物,他的支持和接受,能使孕妇顺利完成孕期心理适应和母亲角色的认同。

3. 学会奉献　无论是生育或养育新生儿,需要许多给予行为。孕妇学会自制,学习延迟自己的需要以迎合孩子的需要。不断调整自己,以适应胎儿的成长,从而顺利担负起产后照顾孩子的重任。

4. 融为一体　随着妊娠的进展,孕妇和胎儿建立起亲密的感情,孕妇常通过抚摸、讲话等行为表现她对胎儿的关爱,亲近孩子,这些情绪及行为有利于日后与新生儿建立良好的情感。

第五节　妊娠诊断

根据妊娠不同时期的特点,将妊娠期分为三个时期:妊娠 13 周末及以前称为早期妊娠,第 14~27 周末称为中期妊娠,第 28 周及其后称为晚期妊娠。

一、早期妊娠的诊断

(一) 症状

1. 停经　停经是妊娠最早、最重要的症状。平时月经规律,育龄期有性生活史的健康妇女,一旦月经过期 10 日以上,首先应考虑妊娠;若停经 8 周以上,则妊娠的可能性更大。但停经不是妊娠特有的症状,精神、环境、服用避孕药等因素均可能导致闭经,应注意鉴别。哺乳期妇女月经未复潮也可能怀孕。

2. 早孕反应　一般发生在停经 6 周左右。约一半的孕妇于妊娠早期出现恶心、晨起呕吐、流涎、缺乏食欲、喜食酸物、厌油腻、畏寒、头晕、乏力、嗜睡等症状,称为早孕反应。一般不影响生活与工作,可能与 hCG 的含量、精神紧张等因素有关,多在停经 12 周左右自行消失。

3. 尿频　因不断增大的前倾子宫压迫膀胱所致,妊娠 12 周后,子宫增大超出盆腔,症状自然消失。

4. 乳房变化　乳房增大、充血、蒙氏结节形成。孕妇自觉乳房发胀、疼痛,偶有麻刺感。

(二) 体征

1. 妇科检查　阴道黏膜和子宫颈变软,充血呈紫蓝色。停经 6~8 周时,双合诊检查子宫峡部极软,感觉宫颈与宫体之间似不相连,称为黑加征;子宫增大变软,停经 8 周时,子宫约为非孕时的 2 倍,停经 12 周时约为非孕时的 3 倍,宫底超出盆腔,在耻骨联合上方可以触及。黑加征是早期妊娠典型的体征,但有时会误以为子宫颈与子宫体是两个不同的器官,可能误诊为妊娠合并卵巢肿瘤。

2. 乳房检查　乳房增大,静脉充盈;乳头增大,乳头、乳晕着色加深;乳晕可见深褐色的蒙氏结节。

(三) 相关检查

1. 妊娠试验　利用卵泡着床后滋养细胞分泌 hCG,并经血、尿可测出协助诊断妊娠,是临床上诊断早期妊娠最常用的检查方法。受精卵着床后不久,放射免疫法可测出受检者血中 β-hCG;临床上常用早孕试纸检测尿液,结果阳性结合临床表现可诊断为早期妊娠。hCG 对诊断妊娠有很高的特异性,假阳性少见,若阴性者一周后复查。

2. 超声检查　是确定宫内妊娠的金标准。

(1) B 超检查:是快速、准确诊断妊娠的方法。妊娠早期 B 超检查的主要目的是确定妊娠、胎数、胎龄及排除异位妊娠等病理情况。有阴道 B 超与腹部 B 超两种方法,前者诊断早期妊娠的时间比后者快约 1 周,但后者比前者常用。B 超最早在停经 4~5 周时,宫腔内见到圆形或椭圆形妊娠囊,停经 6 周时,见到胚芽和原始心管搏动,彩色多普勒超声可见胎儿心脏区彩色血流,均可确诊为早期宫内妊娠、活胎。

(2)超声多普勒法:用超声多普勒仪检查,最早在停经 7 周末时,听到有节律、单一高调的胎心音,即可确诊为早期妊娠、活胎。

3. 宫颈黏液检查 妊娠后孕妇体内孕激素不断升高,宫颈黏液分泌减少变黏稠,拉丝易断,涂片检查见到排列成行的椭圆体结晶,此结果见于黄体期,也可见于妊娠期。若动态观察,持续见到椭圆体,提示妊娠。

4. 基础体温(BBT)测定 基础体温呈双相型,提示卵巢排卵,基础体温高温相一般持续 14 日左右,育龄妇女若高温相持续 18 日不下降,早孕可能性大;高温相持续超过 3 周不下降,早孕的可能性更大。

因症状怀疑妊娠就诊者,首先做妊娠试验以协助诊断;停经 6~7 周时,可行 B 超检查判断宫内妊娠、估算孕周、了解胚胎发育情况、排除异位妊娠等。如就诊时间早或月经不规则,根据症状与体征、辅助检查难以诊断时,可嘱就诊者一周后复查,避免误诊。

二、中晚期妊娠的诊断

中晚期妊娠是胎儿生长和各器官发育成熟的重要时期,主要是判断胎儿生长发育情况、了解胎儿有无畸形等。

(一)健康史与症状

有早期妊娠的经过,感到腹部逐渐增大,自感胎动等。经产妇胎动感觉略早于初产妇。

(二)体征

1. 子宫逐渐增大 随着妊娠进展,子宫逐渐增大,宫底逐渐升高,可用手测子宫底高度或尺测耻骨联合上子宫长度,初步估计胎儿大小及孕周,推断胎儿大小与孕周是否相符(表 4-1,图 4-5)。子宫底高度与长度均为耻骨联合上缘中点到宫底之间的距离,个体间因孕妇的脐部与耻骨联合上缘间的距离、胎儿发育、羊水量、多胎等而稍有差异。妊娠 20 周起,每次产检需要测量子宫长度,正常情况下子宫长度在妊娠 36 周时最高,妊娠足月时因胎先露入盆而略有下降。不同孕周的子宫底增长速度不同,妊娠 20~24 周时增长速度较快,平均每周增长 1.6cm,至 36~40 周增长速度减慢,每周平均增长 0.25cm。增长过速或过缓均可能提示异常。

表 4-1 妊娠周数与子宫底高度及子宫长度

妊娠周数	手测子宫底高度	尺测子宫长度 /cm
12 周末	耻骨联合上 2~3 横指	
16 周末	脐耻之间	
20 周末	脐下 1 横指	18(15.3~21.4)
24 周末	脐上 1 横指	24(22.0~25.1)
28 周末	脐上 3 横指	26(22.4~29.0)
32 周末	脐与剑突之间	29(25.3~32.0)
36 周末	剑突下 2 横指	32(29.8~34.5)
40 周末	脐与剑突之间或略高	33(30.0~35.3)

2. 胎心音 胎心音正常是胎儿宫内安全的信号,闻及胎心音可确诊妊娠且为活胎。妊娠 12 周,用多普勒胎心听诊仪能经孕妇腹壁探测到胎心音;一般于妊娠 18~20 周开始用听诊器在孕妇腹壁

听诊，正常范围是 110~160 次 /min。胎心音呈双音，似钟表"滴答"声，速度较快，注意与子宫杂音、腹主动脉音、脐带杂音相鉴别。子宫杂音是血液流经子宫血管时产生的柔和吹风样的低音响，腹主动脉音为单调的咚咚样强音响，这两种杂音均与孕妇脉搏数一致；脐带杂音为脐带血流受阻时产生的与胎心率一致的吹风样低音响，改变体位后可消失。

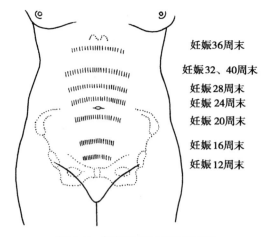

妊娠36周末

妊娠32、40周末

妊娠28周末

妊娠24周末

妊娠20周末

妊娠16周末

妊娠12周末

图 4-5 妊娠周数与宫底高度

3. 胎动 正常的胎动是胎儿情况良好的表现，是指胎儿的躯体活动，常因冲击子宫壁而使孕妇感觉到，有时在腹部检查可以看到或触及。一般于妊娠 20 周左右自觉胎动，妊娠 28 周以后，正常胎动每 2 小时 ≥10 次。胎动随孕龄增加逐渐活跃，妊娠 32~34 周达高峰，妊娠 38 周后逐渐减少。

4. 胎体 妊娠 20 周经腹壁能触到胎体。妊娠 24 周后，经腹部触诊能辨别胎头、胎背、胎臀和胎儿肢体。胎头圆而硬，有浮球感；胎背宽而平坦；胎臀宽而软、不规则。随妊娠进展，通过四步触诊法能够查清胎儿在子宫内的位置，能帮助判断胎方位。

（三）相关检查

1. 超声检查 B 超能显示胎方位、胎心搏动、胎儿数目、胎盘位置及分级、羊水量等，还能测量胎头双顶径、股骨长等多条径线。在妊娠 14 周，测量胎儿头臀长度能较准确地估计孕周，矫正预产期；妊娠 9~14 周可筛查无脑儿等畸形；彩色多普勒超声可以检测子宫动脉、脐动脉和胎儿动脉的血流速度波形，以评估子痫前期的风险、胎盘的血流、胎儿贫血程度等。

2. 胎儿心电图 目前不常用。

三、胎产式、胎先露、胎方位

胎儿在子宫内的姿势称为胎姿势。妊娠 28 周以前胎儿小，羊水相对较多，胎儿在子宫内活动范围较大，位置不固定。妊娠 32 周后，胎儿姿势和位置相对恒定，亦有极少数胎儿在妊娠晚期发生改变。胎方位甚至在分娩期仍可改变。为了适应子宫纵椭圆形的形态，胎儿姿势常为胎头俯屈，颏部贴近胸壁，脊柱略前弯，四肢屈曲交叉分别置于胸腹前。

1. 胎产式 胎体纵轴与母体纵轴的关系称为胎产式（图 4-6）。胎体纵轴与母体纵轴平行者，称为纵产式，占足月妊娠分娩总数的 99.75%；胎体纵轴与母体纵轴垂直者，称为横产式，仅占足月分

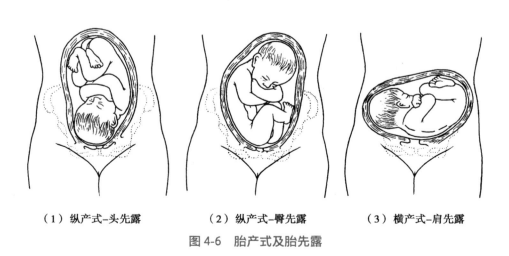

（1）纵产式-头先露 　　（2）纵产式-臀先露 　　（3）横产式-肩先露

图 4-6 胎产式及胎先露

娩总数的 0.25%；胎体纵轴与母体纵轴交叉者，称为斜产式。斜产式属暂时性的，在分娩过程中多转为纵产式，偶尔转成横产式。

2. 胎先露 最先进入母体骨盆入口的胎儿部分称为胎先露。纵产式有头先露和臀先露，根据胎头屈伸程度，头先露分为枕先露、前囟先露、额先露及面先露（图 4-7）。臀先露分为混合臀先露、单臀先露、单足先露、双足先露（图 4-8）。横产式时最先进入骨盆的是胎儿肩部，为肩先露。偶见胎儿头先露或臀先露与胎手或胎足同时入盆，称为复合先露（图 4-9）。

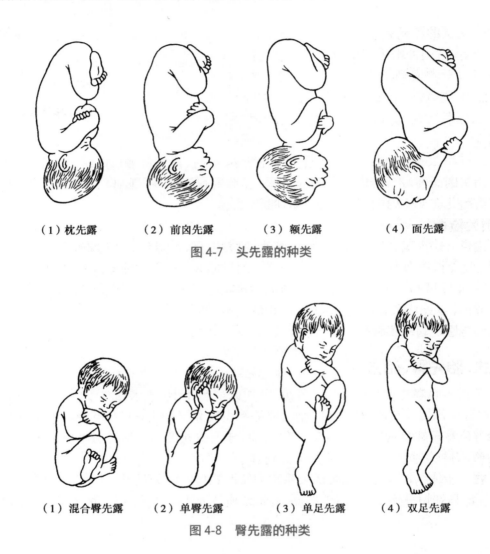

| （1）枕先露 | （2）前囟先露 | （3）额先露 | （4）面先露 |

图 4-7　头先露的种类

| （1）混合臀先露 | （2）单臀先露 | （3）单足先露 | （4）双足先露 |

图 4-8　臀先露的种类

3. 胎方位 胎儿先露部的指示点与母体骨盆的关系称为胎方位。枕先露以枕骨、臀先露以骶骨、肩先露以肩胛骨、面先露以颏骨为指示点。每个指示点因与母体骨盆入口左、右、前、后、横的关系而有不同胎方位（表 4-2），头先露、臀先露各有 6 种胎方位，肩先露有 4 种胎方位。如枕先露时，胎头枕骨位于母体骨盆的左前方，为枕左前位，余类推。正常胎方位有两种，分别为枕左前位（LOA）与枕右前位（ROA）。

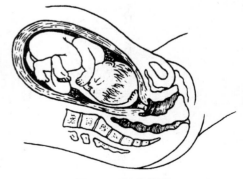

图 4-9　复合先露

表 4-2 胎产式、胎先露和胎方位的关系及种类

胎产式	胎先露		胎方位
纵产式(99.75%)	头先露 (95.75%~97.55%)	枕先露(95.55%~97.55%)	枕左前(LOA)、枕左横(LOT)、枕左后(LOP) 枕右前(ROA)、枕右横(ROT)、枕右后(ROP)
		面先露(0.2%)	颏左前(LMA)、颏左横(LMT)、颏左后(LMP) 颏右前(RMA)、颏右横(RMT)、颏右后(RMP)
	臀先露 (2%~4%)		骶左前(LSA)、骶左横(LST)、骶左后(LSP) 骶右前(RSA)、骶右横(RST)、骶右后(RSP)
横产式(0.25%)	肩先露(0.25%)		肩左前(LScA)、肩左后(LScP)
			肩右前(RScA)、肩右后(RScP)

第六节　妊娠期管理

妊娠期管理主要通过产前保健工作来完成。产前保健主要包括定期产前检查,指导孕期营养和用药,及时发现和处理异常妊娠,对胎儿宫内情况进行监护等,以保证母儿的健康,直至安全分娩。

产前保健属于围产医学研究的范畴。围产医学是研究在围产期内加强对围产儿及孕产妇卫生保健的一门科学,对降低围产期的母儿死亡率和病残儿发生率,保障母儿健康具有重要意义。

围产期是产前、产时和产后的一段时期,国际上对围产期的规定有 4 种。①围产期 I:从妊娠满 28 周(即胎儿体重≥1 000g 或身长≥35cm)至产后 1 周。②围产期 II:从妊娠满 20 周(即胎儿体重≥500g 或身长≥25cm)至产后 4 周。③围产期 III:从妊娠满 28 周至产后 4 周。④围产期 IV:从胚胎形成至产后 1 周。我国现阶段采用围产期 I 来计算围产期死亡率,它是衡量产科和新生儿科医疗质量的重要指标。因此,产前保健是围产期保健的关键。

规范系统的产前检查是确保母儿健康与安全的关键环节,其目的有:①明确孕妇和胎儿的健康状况。②估计和核对孕期或胎龄。③及早发现与治疗异常妊娠。④及时发现并处理胎位异常和胎儿发育异常。⑤卫生保健指导。⑥做好分娩前准备。⑦初步确定分娩方案。

首次产前检查应从确诊早孕开始,妊娠中、晚期检查为复诊。我国《孕前和孕期保健指南(2018)》推荐的产前检查孕周分别为妊娠 6~13⁺⁶ 周,14~19⁺⁶ 周,20~24 周,25~28 周,29~32 周,33~36 周,37~41 周(每周 1 次)。高危孕妇应酌情增加产前检查次数。对有遗传病生育史或家族史、不明原因的反复流产、死胎、死产的孕妇,应由专科医生做遗传咨询。

产前检查的内容包括详细询问健康史、全身检查、产科检查、心理 - 社会评估、必要的相关检查和健康教育及指导,不同的孕周检查内容有所不同(表 4-3)。

【护理评估】

(一)生理评估

1. 健康史

(1)一般资料:询问年龄,年龄过小(≤18 岁)或过大(≥35 岁)容易难产,35 岁以上高龄初孕妇易发生妊娠期特有疾病,如妊娠期高血压疾病、妊娠糖尿病等,分娩时易出现产力、产道异常等;询问职业,如放射线可诱发基因突变导致畸形,长期接触铅、汞、苯、有机磷农药、一氧化碳等有毒物质,有可能导致流产、死胎、胎儿畸形等,如果工作环境对胎儿健康不利应考虑暂时换岗,孕妇应做血常规与肝功能等相应检查。

(2)月经史:详细询问末次月经日期、月经周期及其是否规律,临床上主要通过末次月经来推算预产期(expected date of confinement,EDC),推算方法:从 LMP 第一日算起,月份减 3 或加 9,日

表 4-3　产前检查的次数及内容

检查次数	检查内容	必查项目	健康教育及指导
第 1 次检查 （6~13^{+6} 周）	1. 建立孕期保健手册 2. 确定孕周、推算预产期 3. 评估孕期高危因素 4. 测量血压、体重和体重指数（BMI） 5. 妇科检查 6. 监测胎心率	1. 血常规 2. 尿常规 3. 血型（ABO 和 Rh） 4. 空腹血糖 5. 肝功能和肾功能 6. 乙型肝炎表面抗原 7. 梅毒血清抗体和人类免疫缺陷病毒（HIV）筛查 8. 地中海贫血筛查（广东、广西、海南、湖南、湖北、四川、重庆等地） 9. 早孕期超声检查确定宫内妊娠和孕周	1. 流产的认识和预防 2. 营养和生活方式指导 3. 避免接触有害物质和宠物，慎用药物 4. 改变不良生活方式，避免高强度体力工作、高噪声环境和家庭暴力 5. 心理健康与家庭支持 6. 继续补充叶酸 0.4~0.8mg/d 至 3 个月，有条件者可继续服用含叶酸的复合维生素
第 2 次检查 （14~19^{+6} 周）	1. 分析首次产前检查的结果 2. 测量血压、体重 3. 测量宫底高度 4. 监测胎心率	无	1. 中孕期胎儿非整倍体筛查的意义 2. 非贫血孕妇，如血清铁蛋白 < 30μg/L，应补充元素铁 60mg/d；诊断明确的缺铁性贫血孕妇，应补充元素铁 100~200mg/d 3. 开始常规补充钙剂 0.6~1.5g/d
第 3 次检查 （20~24 周）	1. 测量血压、体重 2. 测量宫底高度、腹围 3. 监测胎心率	1. 血常规 2. 尿常规 3. 胎儿系统超声筛查（20~24 周）	1. 早产的认识和预防 2. 营养和生活方式指导 3. 胎儿系统超声筛查的意义
第 4 次检查 （25~28 周）	1. 测量血压、体重 2. 测量宫底高度 3. 监测胎心率	1. 口服葡萄糖耐量试验 2. 血常规 3. 尿常规	1. 早产的认识和预防 2. 营养和生活方式指导 3. 妊娠糖尿病筛查的意义
第 5 次检查 （29~32 周）	1. 测量血压、体重 2. 测量宫底高度、腹围 3. 监测胎心率 4. 明确胎位	1. 产科超声检查 2. 血常规 3. 尿常规	1. 自我监测胎动 2. 母乳喂养指导 3. 分娩方式指导及新生儿护理指导
第 6 次检查 （33~36 周）	1. 测量血压、体重 2. 测量宫底高度、腹围 3. 监测胎心率 4. 明确胎位	尿常规	1. 产前生活方式指导 2. 分娩相关知识指导 3. 新生儿疾病筛查 4. 分娩恐惧和抑郁症的预防
第 7~11 次检查 （37~41 周）	1. 测量血压、体重 2. 测量宫底高度 3. 监测胎心率 4. 明确胎位	1. 产科超声检查 2. 无应激试验（NST）（每周一次）	1. 分娩相关知识指导 2. 胎儿宫内情况的监护 3. 产褥期指导 4. NST 检查的意义

数加 7，例如：末次月经第一日是 2022 年 5 月 19 日，预产期则为 2023 年 2 月 26 日。一般实际分娩日期在预产期前或后 1~2 周。若孕妇记不清末次月经日期或哺乳期月经未复潮而受孕者，可根据早孕反应开始时间、胎动开始时间、宫高、B 型超声检查等推算。月经周期延长、缩短或不规律者应及时根据 B 型超声检查结果重新核对孕周并推算预产期。

（3）**孕产史**：初产妇应了解孕次、流产史；经产妇应了解分娩方式，询问有无异常妊娠，如妊娠期高血压疾病、妊娠糖尿病、前置胎盘、胎盘早期剥离、羊水异常、胎儿生长受限。妊娠合并症，如心脏病、高血压、肝炎等。有无流产、早产、难产、死胎、死产、产后出血史等。了解新生儿出生时情况。

（4）**本次妊娠过程**：了解有无早孕反应、早孕反应出现的时间；妊娠早期有无病毒感染及用药；胎动开始时间；妊娠过程有无阴道流血、腹痛、发热、头晕、头痛、心悸、气短、下肢水肿等表现。询问饮食、职业状况及工作环境、运动（劳动）、睡眠及大小便情况。

（5）**既往史和手术史**：了解过去有无高血压、心脏病、糖尿病、甲状腺功能亢进、血液病、严重肝肾疾病等病史，注意其发病时间与治疗情况，了解何时做过何种手术。

（6）**家族史**：询问家族中有无高血压、糖尿病、双胎妊娠、精神病、肺结核及其他遗传性疾病等病史。

（7）**个人史**：询问婚姻状况、受教育程度、宗教信仰、经济状况、住址、电话等。

（8）**配偶情况**：主要询问有无烟酒嗜好、传染病、遗传性疾病等。

2. 身体状况

（1）**全身检查**：观察孕妇发育、营养；注意步态及身高，身材矮小不足145cm者常伴有骨盆狭窄；检查心脏有无病变；检查乳房发育情况、乳头大小及有无凹陷；注意脊柱及下肢有无畸形；测量血压，孕妇正常血压不应超过140/90mmHg；注意有无水肿，妊娠晚期仅踝部或小腿下部水肿，经休息后能消退，属于正常；测量体重，妊娠晚期体重增加每周不超过500g，超过者多考虑水肿或隐性水肿、羊水过多、双胎妊娠等。

（2）**产科检查**：包括腹部检查、骨盆测量、阴道检查、肛门检查和绘制妊娠图。

1）腹部检查：孕妇排尿后仰卧位于检查床上，头部略垫高，袒露腹部，双腿略屈曲稍分开，放松腹部。检查者站于孕妇右侧，注意保暖与保护隐私，动作轻柔。

视诊：注意观察腹部形状和大小，有无手术瘢痕、妊娠纹和水肿。腹部呈横椭圆形（腹部两侧向外膨出伴宫底位置较低者）常提示肩先露；腹形呈悬垂腹（多见于经产妇）或尖形腹（多见于初产妇），考虑骨盆狭窄可能。腹部过大，提示多胎妊娠、巨大胎儿、羊水过多的可能；腹部过小，提示胎儿生长受限、孕周推算错误等。

触诊：触诊分四步完成，称为四步触诊法（图4-10），是产科特有的检查。可检查子宫大小、胎产式、胎先露及是否衔接、胎方位等。检查前，先用手测宫底高度或用软尺测子宫长度及腹围，子宫长度是从耻骨联合上缘到宫底的距离，腹围通常是经下腹最膨隆处绕脐一周的周径。触诊时注意腹壁紧张度、子宫敏感度、羊水多少等。四步触诊法前三步操作检查者面向

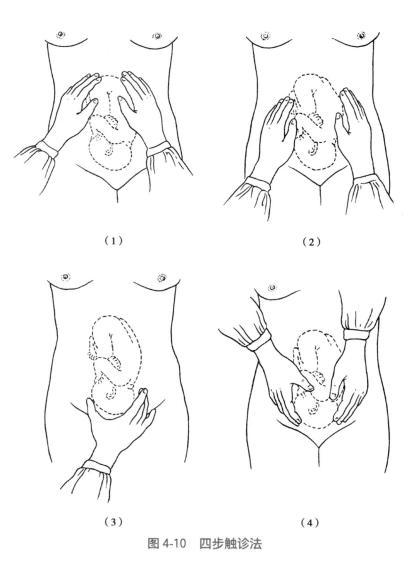

（1）　　　　　　　　　　　（2）

（3）　　　　　　　　　　　（4）

图4-10　四步触诊法

孕妇头部,第四步面向孕妇足部。

第一步:检查者两手放在子宫底部,轻按压摸清宫底,根据其高度估计胎儿大小与妊娠周数是否相符。接着两手指腹相对轻推,判断在宫底部的胎儿部分,若圆而硬、有浮球感为胎头,若宽而软、形态不规则为胎臀,从而判断胎产式,间接推断胎先露。

第二步:检查者两手掌下移分别放于腹部左右两侧,一手固定,另一手由上至下轻轻地深按检查,左右手交替进行。触及平坦饱满部分为胎背,并了解胎背方向(前方、侧方),触及较空虚、高低不平可变形且活动的部分为胎儿肢体。

第三步:检查者右手拇指与其余4指分开,放在耻骨联合上方握住胎先露,轻按压,仔细摸清是胎头还是胎臀,圆而硬为胎头,宽而软为胎臀;接着握住先露左右推动,能推动者表示未衔接;不能推动者则表示已衔接。

第四步:检查者左右手分别放在胎先露两侧轻按压,进一步核对胎先露,然后朝骨盆入口方向伸入深按,确定胎先露入盆程度。双手能伸入、左右推胎先露能动者,表示先露尚未入盆,临床上称为"浮";手仅能伸入一点,胎先露稍活动,称为"半固定";手不能伸入,胎先露不能活动,称为"固定"。

听诊:听诊胎心音最清楚的部位在胎背上方的孕妇腹壁处。妊娠24周后,枕先露的听诊部位在脐左或右下方;臀先露的听诊部位在脐左或右上方;肩先露的听诊在靠近脐部下方最清楚(图4-11)。听诊部位取决于先露部和其下降程度。因子宫敏感、腹壁紧张,胎方位不清时,可通过听诊胎心结合胎先露来综合判断。

2)骨盆测量:骨盆大小及其形状与分娩密切相关,它的大小决定着胎儿能否顺利经阴道娩出。有骨盆外测量和骨盆内测量两种方法。

骨盆外测量:能间接判断骨盆大小及其形状,操作简便。用骨盆测量器测量以下径线。

髂棘间径(interspinal diameter):孕妇取仰卧位,两腿直。测量两髂前上棘外缘的距离(图4-12),正常值为23~26cm。

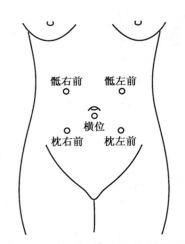

图4-11 不同胎位胎心音的听诊部位

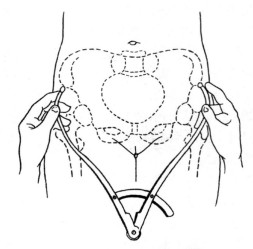

图4-12 测量髂棘间径

髂嵴间径(intercrestal diameter):孕妇体位同上。测量两髂嵴外缘最宽的距离(图4-13),正常值为25~28cm。

骶耻外径(external conjugate):孕妇取左侧卧位,左腿屈曲,右腿伸直。测量第5腰椎棘突下至耻骨联合上缘中点的距离(图4-14),正常值为18~20cm。第5腰椎棘突下相当于米氏菱形窝的上角,或相当于两髂嵴后连线中点下1~1.5cm处。测量此径线可间接推测骨盆入口前后径的长度,是骨盆外侧中最重要的径线。

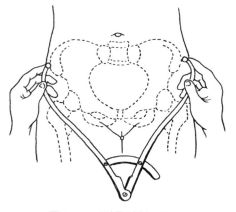

图 4-13　测量髂嵴间径

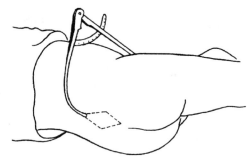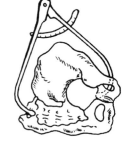

图 4-14　测量骶耻外径

坐骨结节间径（transverse outlet）：又称出口横径（TO），孕妇取仰卧位，两腿屈曲，双手抱膝，测量两坐骨结节内侧缘的距离（图 4-15），正常值为 8.5~9.5cm，平均值为 9cm。其也可用检查者手拳估计，若此径能容纳成人横置手拳属正常。此径线直接测出骨盆出口横径的长度。如出口横径≤8cm，应进一步测量出口后矢状径。

出口后矢状径：测量坐骨结节间径中点至骶骨尖端的长度。检查者右手戴手套，示指伸入肛门触及骶骨，拇指置于孕妇体外骶尾部，两指共同找到骶骨尖端，将骨盆出口测量器两端分别放在坐骨结节间径中点与骶骨尖端处，即可测量出口后矢状径（图 4-16），正常值为 8~9cm。此值能弥补稍小的坐骨结节间径。出口后矢状径与坐骨结节间径之和≥15cm，表示骨盆出口狭窄不明显，一般足月大小的胎儿可以通过骨盆出口经阴道娩出。

耻骨弓角度：该角度可反映骨盆出口横径的宽度。将两拇指指尖斜着对拢放于耻骨联合下缘，左右两拇指平放在耻骨降支上面，两拇指间的角度即为耻骨弓角度（图 4-17），正常值为 90°，小于80° 为异常。

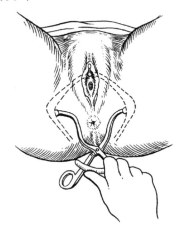

图 4-15　测量坐骨结节间径

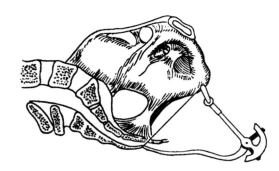

图 4-16　测量出口后矢状径

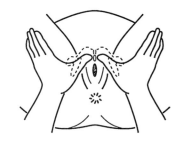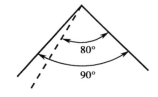

图 4-17　测量耻骨弓角度

以上径线中，髂棘间径、髂嵴间径可间接推测骨盆入口横径的长度，骶耻外径可间接推测骨盆入口前后径的长度。因此，三条径线可以反映骨盆入口平面的大小，其中骶耻外径最重要。坐骨结节间径、耻骨弓角度可间接推测骨盆出口横径的长度，与出口后矢状径共同反映骨盆出口平面的大小。若骨盆外测量径线低于正常值，需进行骨盆内测量。

骨盆内测量：适用于骨盆外测量有狭窄者。应于妊娠24~36周阴道松软时测量，过早阴道较紧，近预产期测量容易引起感染、胎膜早破。测量时，孕妇取膀胱截石位，严格消毒外阴，检查者须戴消毒手套并涂润滑油。

对角径（diagonal conjugate）：为骶岬上缘中点到耻骨联合下缘的距离，正常值为12.5~13cm。此值减去1.5~2cm为骨盆入口前后径的长度，称为真结合径，正常值为11cm。当骶耻外径≤18cm时测量，可较精确推测骨盆入口前后径的长度。检查者将一手示、中指伸入阴道，用中指指尖触及骶岬上缘中点，示指上缘紧贴耻骨联合下缘，另一手标记此接触点，将手抽出，测量中指尖到标记点的距离，即为对角径（图4-18）。若中指指尖触不到骶岬，一般表示对角径大于12.5cm。

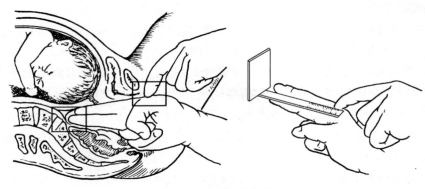

图4-18　测量对角径

坐骨棘间径：为两坐骨棘间的距离，正常值为10cm。方法为一手示、中指置入阴道内，分别触及左右两侧坐骨棘，估计其间的距离（图4-19）。此径线是骨盆最短的横径，过小会影响分娩时胎头的下降。

坐骨切迹宽度：为坐骨棘与骶骨下部间的距离，即骶棘韧带宽度。可估计中骨盆的大小，方法为将阴道内的示指置于骶棘韧带上移动（图4-20），估计能容纳3横指，相当于5.5~6cm，属于正常；否则提示中骨盆狭窄。

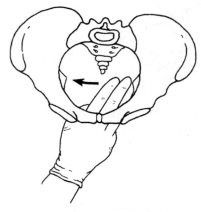

图4-19　测量坐骨棘间径

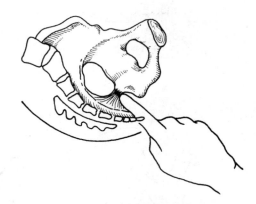

图4-20　测量坐骨切迹宽度

（3）阴道检查：确诊早孕时或初次产检时进行盆腔双合诊检查，了解产道、子宫、附件有无异常。妊娠最后一个月内应避免阴道检查。

（4）**肛门检查**：帮助判断胎先露、坐骨切迹宽度、坐骨棘间径、骶骨前面弯曲度以及骶尾关节活动度，必要时测量出口后矢状径，多于分娩期进行，目前临床较少应用。

（5）**绘制妊娠图**：将每次产检结果如宫高、腹围、胎位、胎心率、体重、血压等填于妊娠图，绘成曲线图，能动态观察母儿状况，及早发现并处理异常情况。

3. 相关检查

（1）**实验室检查**：尿妊娠试验、血常规、血型、尿常规、阴道分泌物、肝功能、肾功能、空腹血糖、乙型肝炎病毒表面抗原（HBsAg）、梅毒螺旋体、人类免疫缺陷病毒（HIV）抗体检测、非整倍体母体血清学筛查等。

（2）**超声检查**：可确诊早孕、筛查胎儿的严重畸形、评估胎位、胎儿大小、羊水量及胎盘成熟度等。

（3）心电图检查等。

（二）**心理－社会评估**

1. 早期妊娠　评估孕妇对妊娠的态度及接受程度，对妊娠是积极还是消极的态度，孕妇接受妊娠的程度，可以从孕妇能否主动谈论怀孕的不适、遵循产前指导的能力来评估；孕妇有无不良情绪反应，对即将为人母和分娩有无恐惧和焦虑心理；家庭经济状况及生活环境的评估，其经济状况能否维持医疗、护理费用的支出、家庭的生活空间、周围环境等；孕妇寻求健康指导的态度、动力及能力；孕妇及家庭成员目前所得到的实际健康知识情况；丈夫对此次妊娠的态度、孕妇在家庭中的角色等。

2. 中晚期妊娠　评估孕妇对妊娠有无不良的情绪反应。妊娠中期后，孕妇自感胎动，真实感受到胎儿的存在，开始关爱胎儿；妊娠晚期子宫明显增大，孕妇的体力负担加重，行动不便，出现腰背痛、水肿、睡眠障碍等症状，此时大多数孕妇都盼望分娩日期尽快到来，当胎儿即将诞生时，孕妇一方面感到高兴，另一方面因分娩产生的痛苦而焦虑、恐惧，担心能否顺利分娩，害怕出现危险或胎儿畸形，也有的孕妇担心婴儿性别能否为家人接受等。同时注意评估丈夫对此次妊娠的态度，准父亲可能因为即将为人父而喜悦，可能因为自己有生育能力而骄傲，也可能因面临的责任与生活形态的改变而焦虑，可能因为妻子怀孕后情绪多变而不知所措。因此，应了解准父亲的感受并提供有针对性的帮助与指导，协助其积极承担父亲角色，从而成为孕妇的有力支持者。另外，也要评估孕妇的居住环境、宗教信仰、家庭经济情况等。

【常见的护理诊断／问题】

1. 舒适度改变　与妊娠反应有关。

2. 知识缺乏：缺乏妊娠期保健知识。

3. 便秘　与妊娠引起肠蠕动减弱、增大子宫压迫肠道有关。

4. 有受伤的危险（胎儿）　与感染、中毒、遗传、胎盘功能减退等有关。

【护理措施】

（一）**一般护理**

指导孕妇均衡饮食，采用正确的烹饪方法，避免破坏营养素。选择易消化、无刺激性的食物，避免烟、酒、浓咖啡、浓茶及辛辣食品。适当活动与休息，每日保证 8 小时睡眠，午休 1~2 小时，妊娠中期后取左侧卧位休息，以增加胎盘血供。养成良好的卫生习惯，勤刷牙，注意使用软毛牙刷，勤洗浴，保持外阴部清洁干燥。

（二）**心理护理**

大量研究证明，情绪不良的孕妇易发生异常妊娠与分娩期并发症，孕妇心境不佳，经常抑郁、悲伤、焦虑、紧张、恐惧等，可致胎儿脑血管收缩，脑血流量减少，影响脑部发育，新生儿易激惹，严重时造成胎儿大脑畸形。严重焦虑的孕妇往往恶心、呕吐加剧，流产、早产发生率高，过度紧张、恐惧可致子宫收缩乏力、产程延长或难产。让孕妇了解以上知识，鼓励孕妇说出忧虑，告诉孕妇妊娠中晚期可能出现的生理症状，解除孕妇的担心，帮助孕妇消除不良情绪，保持心情平和、轻松、愉快。

（三）对症护理

1. 恶心、呕吐　约半数孕妇在孕 6 周左右出现恶心、呕吐、挑食、流涎等早孕反应症状，一般不影响生活与工作，孕 12 周左右自行消失，一般无需用药。必要时，按医嘱给予维生素 B_6、维生素 B_1 等。此期间指导孕妇清淡饮食，可少食多餐，忌油腻、难消化和引起不舒服气味的食物，避免空腹或过饱，早晨起床后可先进食饼干及酸奶，两餐之间可进液体食物。若恶心、呕吐频繁，应考虑妊娠剧吐，须入院补液、纠正水电解质紊乱。

2. 尿频、尿急　由增大的子宫压迫膀胱所致，常发生在妊娠初 3 个月及末 3 个月。告知孕妇无需减少饮水，应及时排尿，憋尿易致泌尿系感染。产后症状自行消失。

3. 便秘　孕期常见症状。因肠蠕动减弱，肠内容物排空时间延长，增大的子宫及胎先露压迫肠道引起。指导孕妇养成良好的饮食与生活习惯，按时排便。每日清晨饮一杯温开水，进食易消化粗纤维食物，多吃新鲜蔬菜和水果，多喝水，坚持每日适当运动。可在医生指导下口服缓泻剂，慎用开塞露、甘油栓，禁用硫酸镁，也不可灌肠，以免引起流产或早产。

4. 痔疮　因增大的子宫压迫或妊娠期便秘使痔静脉回流受阻，直肠静脉压升高引起。积极防治便秘，应多喝水、多吃蔬菜和水果，少吃辛辣刺激性食物，温水坐浴能缓解胀痛，也可按医嘱服用缓泻剂。

5. 白带增多　妊娠期性激素不断升高，阴道分泌物增加，于妊娠初 3 个月及末 3 个月明显，属妊娠期生理变化。嘱孕妇保持外阴清洁与干燥，每日清洗外阴，穿透气性好的棉质内裤，经常更换内裤或卫生巾，严禁阴道冲洗。孕期常规检查白带排除假丝酵母菌、滴虫、衣原体等感染。

6. 下肢水肿　增大的子宫压迫下腔静脉使下肢静脉血液回流受阻是水肿的主要原因，导致孕妇于妊娠后期常有踝部、小腿下半部轻度水肿，休息后消退，属正常现象；若下肢水肿明显，休息后不消退，应警惕妊娠期高血压疾病、妊娠合并肾脏疾病、低蛋白血症等。避免长时间站或坐，取左侧卧位休息，下肢垫高使下肢血液回流改善，减轻水肿。需适当限制盐的摄入，水不必限制。

7. 下肢、外阴静脉曲张　因下腔静脉受压使股静脉压升高所致，应避免长时间站立，穿弹力裤或下肢绑弹性绷带，左侧卧位睡眠同时垫高下肢以促进血液回流。

8. 下肢痉挛　多为孕妇缺钙引起，小腿腓肠肌肌肉痉挛常见，常在夜间发作，多能迅速缓解。指导孕妇饮食中增加钙的摄入，补充钙剂，600~1 500mg/d，避免腿部疲劳、受凉，走路时注意脚跟先着地。发作时局部热敷按摩，背屈肢体或站直前倾以伸展抽搐的肌肉，直至痉挛消失。

9. 腰背痛　妊娠期间子宫向前隆起，为了保持平衡，孕妇体姿后仰，使背肌处于持续紧张状态，另妊娠时关节韧带松弛，导致孕妇腰背疼痛。指导孕妇穿低跟软底鞋，若俯拾地面物品，保持上身直立，屈膝，用两下肢力量起身；少抬举重物；休息时，腰背部垫枕头可缓解疼痛，必要时卧床休息（硬床垫）、局部热敷。疼痛严重者可服止痛药物。

10. 仰卧位低血压综合征　妊娠晚期孕妇长时间仰卧位易发生仰卧位低血压综合征，侧卧后缓解子宫压迫，改善静脉回流，血压很快恢复。因此，告知孕妇不必紧张，妊娠中、晚期多采取左侧卧位休息。

11. 贫血　孕妇于妊娠后期对铁的需求量增多，单靠饮食补充明显不足，易发生缺铁性贫血。应加强营养，从妊娠 4 个月起补充铁剂，可用温水或水果汁送服，或同时服用维生素 C 和钙剂能增加铁的摄入，最好餐后 20 分钟服用，以减轻对胃肠道的刺激。多食动物肝脏、瘦肉、蛋黄、豆类和绿叶菜等。告诉孕妇服用铁剂后可能导致便秘或轻度腹泻。

12. 失眠　加强心理护理，缓解焦虑、紧张，每日坚持户外散步，睡前喝杯热奶、温水洗脚或用木梳梳头有助于入睡。

（四）健康指导

1.日常生活指导

（1）**活动与休息**：一般妊娠28周后孕妇应适当减轻工作量，妊娠期应避免长时间站立或重体力劳动、勿攀高或举重物、避免夜班或长时间紧张的工作；坚持适量运动，如散步、做孕妇保健操。妊娠期孕妇身心负荷加重，容易疲劳，需保证足够的休息和睡眠。

（2）**衣着**：以宽松、柔软、舒适为宜。不宜穿紧身衣，不要紧束腰腹部，以免影响乳房发育、胎儿发育与活动；选择舒适、合身胸罩，以减轻不适感；宜穿轻便舒适的低跟鞋，避免穿高跟鞋，以防身体失衡、腰背痛。

（3）**性生活指导**：妊娠期间适当减少性生活次数，注意身体姿势，原则上妊娠前3个月及末3个月避免性生活，以防流产、早产、胎膜早破及感染。

2.孕期营养指导

胎儿的营养来自母体，孕妇为适应胎儿生长发育的需要，孕期必须增加营养，若孕妇营养不良，会影响胎儿生长和智力发育，导致器官发育不全、胎儿生长受限及低体重，容易造成流产、早产、胎儿畸形、死胎等。在妊娠期增加营养，应进食高热量、丰富蛋白质、适量脂肪与糖类、足够微量元素和维生素饮食，但要注意避免因营养过剩而引起的巨大胎儿和微量元素过剩而致的中毒反应。因此，必须掌握孕妇营养素摄入标准，以帮助孕妇制订科学合理的饮食计划，多样化的平衡膳食，重质不重量，指导高蛋白质、高维生素、高矿物质、适量脂肪及糖、低盐饮食，定期测量体重，监测营养供给及体重增长情况。

（1）**热量**：妊娠期热量随妊娠逐渐增加，每日增加200kcal。蛋白质、脂肪、糖类在人体内氧化后均可产生热量，膳食安排三大营养素应比例适当，注意热量增加勿太高，以免胎儿过大，导致难产。我国汉族人的饮食习惯，热量主要来源于粮食，孕妇每日摄入主食200~450g。

（2）**蛋白质**：妊娠期蛋白质摄入不足，不仅影响胎儿生长发育，还会造成胎儿脑细胞分化缓慢、总数减少，影响智力发育等。妊娠早期不需要额外增加蛋白质，孕中晚期胎儿生长加速，妊娠中期开始增加蛋白质，每日15g。蛋白质主要来源为肉类、牛奶、鸡蛋、鸡肉和鱼等，尤其是牛奶。

（3）**糖类**：是机体主要供给热量的食物，糖类占总能量的占50%~60%。糖类食物主要是淀粉，孕中期以后，每日增加主食35g，以满足需要。

（4）**脂肪**：脂肪占总能量的25%~30%，过多摄入会导致超重，易引起妊娠并发症，但长链不饱和脂肪酸已经证实对胎儿大脑和视网膜发育有帮助，所以适当多吃鱼类水产品尤其是深海鱼类、核桃等食物有一定的好处。

（5）**维生素**：维生素参与了机体重要的生理过程，是生命活动中不可缺少的物质，主要从食物中获取，有维生素A、维生素B族、维生素C、维生素D、维生素E、维生素K等。维生素A对胎儿的生长发育较为重要，若孕妇缺乏维生素A，可发生夜盲、贫血、早产、胎儿畸形（唇裂、腭裂、小头畸形等）。维生素A主要存在于动物性食物中，如牛奶、肝脏等；维生素B族尤其是叶酸供给量应增加，孕早期叶酸缺乏，易致胎儿神经管缺陷畸形，建议在妊娠前3个月最好口服叶酸，叶酸的重要来源是谷类食品、干果、肝脏等；维生素C对胎儿骨骼、牙齿、造血系统的健全和机体抵抗力有促进作用，维生素C不足可致胎儿及孕妇贫血、坏血病，造成流产、早产及胎膜早破，补充维生素C应多吃新鲜水果和蔬菜；维生素D鱼肝油含量最多，其次为动物肝、蛋黄、鱼。

（6）**微量元素**：①铁：我国营养学会建议孕妇每日膳食中铁的供应量为28mg，但很难从膳食中得到补充，主张妊娠16周开始口服硫酸亚铁或富马酸亚铁，因为铁在酸性环境中易于吸收，所以同时口服维生素C或用水果汁送服。含铁较多的食物包括动物肝脏、血制品、瘦肉、蛋黄、豆类、黑木耳、海带、紫菜及各种绿叶菜等，一般动物性食物铁的吸收率高于植物性食物。②钙：孕妇对钙的需求大量增加，我国营养学会建议自妊娠16周起每日摄入钙1 000mg，于妊娠晚期增至1 500mg，牛奶、肉类、豆类、小虾皮、芝麻等含钙较多，其中牛奶和奶制品中的钙容易吸收，但过多的钙可能导致便秘。③碘：孕期母体与胎儿新陈代谢率较高，甲状腺功能旺盛，碘的需要量也增加，若孕妇严重缺碘可致胎儿患呆小症，提倡在整个孕期服用含碘食盐。④锌：是蛋白质和酶的组成部分，对胎儿生长发育很重要。若孕妇妊娠末3个月摄入不足，可致胎儿生长受限、性腺发育不良、矮小症、皮肤疾病等。建议孕妇于妊娠3个月后，每日从饮食中补锌20mg。⑤硒：是谷胱甘肽过氧化物酶的重要组成部分。若孕妇缺硒，可致胎儿原发性心肌炎和孕妇围产期心肌炎。

知识链接

《中国孕产妇钙剂补充专家共识（2021）》

中华医学会围产医学分会联合中国营养学会妇幼营养分会共同制定了《中国孕产妇钙剂补充专家共识（2021）》，以供参考：①建议所有孕妇均应摄入富含钙的食物，以保证钙的摄入量。推荐每日钙的摄入量为孕早期（妊娠未达14周）800mg，孕中晚期（第14周后）及哺乳期均为1000mg。②普通孕妇，推荐从孕中期开始，每日补充钙剂至少600mg直至分娩。③部分特殊孕妇（如不饮奶的孕妇、低钙摄入地区孕妇），推荐孕期每日补充钙剂1000~1500mg直至分娩。④妊娠期高血压疾病高风险孕妇，推荐从孕中期开始每日补充钙剂1000~1500mg直至分娩。⑤双胎妊娠时胎儿对钙的需求量增加，对于所有双胎妊娠的孕妇，谨慎推荐孕期每日应补充钙剂1000~1500mg。

（7）定期测量体重：监测营养供给及体重增长情况。孕妇体重增长过多或增长不足均影响母儿的身体健康，甚至增加妊娠期合并症及难产的风险。妊娠早期，孕妇体重变化不大，可每月测量1次。妊娠中晚期应每周测1次体重。妊娠期间，孕前低体重者（BMI≤18.5kg/m²）宜增加的体重范围是12.5~18kg；孕前体重正常者（BMI 18.5~24.9kg/m²）宜增加的体重范围是11.5~16kg；孕前体重超重者（BMI 25~29.9kg/m²）宜增加的体重范围是7~11.51kg；孕前肥胖者（BMI≥30kg/m²）宜增加的体重范围是5~9kg。

3. 孕期用药指导　许多药物可通过胎盘进入胎体，对胚胎、胎儿不利的药物会影响胚胎分化和发育，导致胎儿畸形和功能障碍，孕12周内是药物的致畸期，用药应特别慎重，需在医生指导下合理用药。

（1）用药原则：①用药必须有明确的指征，避免不必要的用药。②根据病情在医生指导下选用有效且对胎儿相对安全的药物。③应选择单独用药，避免联合用药。④应选用结论比较肯定的药物，避免使用较新的、尚未肯定对胎儿是否有不良影响的药物。⑤严格掌握剂量和用药持续时间，注意及时停药。⑥妊娠早期若病情允许，尽量推迟到妊娠中晚期再用药。

（2）用药分类：美国食品与药品管理局（FDA）根据药物对动物和人类不同程度的致畸风险，将其分为5类。

A类：临床对照研究中，未发现药物对妊娠期的胎儿有损害，危险性极小。

B类：临床对照研究中，药物对妊娠期的胎儿的危害证据不足或不能证实。

C类：动物实验发现药物造成胎仔畸形或死亡，但无人类对照研究，使用时必须审慎权衡药物对胎儿的影响。

D类：药物对人类胎儿有危害，但临床既非常需要，又无替代药物，应充分权衡利弊后应用。

X类：对动物和人类均有明显的致畸作用，妊娠期禁用。

4. 孕期自我监护　胎动计数和胎心计数是孕妇自我监护的重要手段。教会家庭成员听胎心音、孕妇计数胎动，并做好记录，既可了解胎儿宫内情况，又可以促进家庭和谐。计数胎动是自我监护最常用且简单的方法，指导孕妇每日早、中、晚各数2小时胎动，2小时胎动不少于10次，提示胎儿情况良好；若<10次/2h或骤降50%者，提示胎儿缺氧，应立即就诊。

5. 孕期胎教指导 科学的胎教能有目的、有计划地促进胎儿生长发育。现代科学研究发现，胎儿具有记忆、感知觉等能力，胎儿的眼睛会随送入的光亮而活动，触其手足可产生收缩反应，外界音响可引起心率的改变等。因此，孕妇生活规律，心境愉悦与胎儿谈话，对胎儿进行抚摸和音乐训练等，有助于胎儿的生长发育。

6. 异常症状的判断 异常症状的出现意味着母儿有危险，告知孕妇出现下列症状时应立即就诊：阴道流血、腹痛、头痛、眼花、胸闷、心悸、气短、发热、突然阴道排液、胎动突然减少等。

7. 识别先兆临产 随着预产期临近，孕妇出现不规则宫缩，阴道出现少量血性分泌物（俗称"见红"），预示孕妇即将临产，是先兆临产较可靠的征象；若孕妇出现间歇5~6分钟，持续30秒的规律宫缩，则为临产，应马上入院分娩。若阴道突然大量流液，估计胎膜早破，嘱孕妇平卧，由家属送往医院，以防脐带脱垂而危及胎儿生命。

8. 分娩前准备 指导准备新生儿和产妇用物。新生儿准备数套柔软、宽大、便于穿脱（衣缝在正面）的衣服，尿布宜选用柔软、吸水、透气性好的纯棉织品。产妇应准备足够大的卫生巾、毛巾、内裤、合适的胸罩、吸乳器等。另外，可采用上课、看录像等形式讲解新生儿喂养及护理知识，宣传母乳喂养的好处，示教如何给新生儿洗澡、换尿布等。指导并教会孕妇做产前运动、掌握分娩呼吸技巧等，有利于减轻分娩不适，促进顺产。

（张秀平）

思考题

（一）简答题

1. 简述胎盘的组织构成及其功能。

2. 简述腹部四部触诊的目的。

（二）论述题

某女，27岁，G_1P_0，平素月经规律。因"孕28周"来院产检。LMP：2022年10月16日。查体：生命体征无异常，宫高26cm，腹围88cm，LOA，胎心140次/min。其他未见异常。

根据以上资料，请回答：

1. 该孕妇可能的预产期。

2. 该孕妇自数胎动的方法。

ER 4-3

练习题

第五章 | 分娩期妇女的护理

ER 5-1
教学课件

ER 5-2
思维导图

学习目标

1. 掌握分娩期妇女各产程的护理评估、护理措施、新生儿阿普加评分标准及方法。
2. 熟悉影响分娩的因素及分娩期常见护理诊断。
3. 了解分娩机制。
4. 能够运用所学知识对产妇进行产程观察并对新生儿进行处理。
5. 具有耐心，对母婴充满关爱。

情境导入

某女，26 岁，已婚，G_1P_0，平素月经规律。因"停经 39 周，下腹部阵发性腹痛 5 小时"入院待产。产科检查：胎心 146 次 /min，宫缩持续 20~30 秒，间歇 4~5min/ 次，胎方位 LOA，胎膜未破，胎先露 S^{-2}，宫口开大 3cm。其他未见异常。

根据以上资料，请回答：
1. 该产妇此时所处产程分期。
2. 该类产妇此时应采取的主要护理措施。

妊娠满 28 周（196 日）及以后胎儿及其附属物从临产开始至全部从母体娩出的过程，称为分娩（delivery）。妊娠满 28 周至不满 37 足周（196~258 日）之间分娩，称为早产（premature delivery）；妊娠满 37 周至不满 42 足周（259~293 日）之间分娩，称为足月产（term delivery）；妊娠满 42 周（294 日）及以后分娩，称为过期产（postterm delivery）。

第一节 影响分娩的因素

影响分娩的四个因素是产力、产道、胎儿及产妇的精神心理因素。若各因素均能相互适应，胎儿能经阴道顺利娩出，为正常分娩。

一、产力

产力是将胎儿及其附属物从子宫内逼出的力量。产力主要包括子宫收缩力、腹壁肌及膈肌收缩力和肛提肌收缩力。

（一）子宫收缩力

子宫收缩力（简称宫缩）是临产后的主要产力，贯穿于分娩的全过程。临产以后规律性的宫缩使得宫颈管消失、宫颈口扩张、胎儿先露部下降、胎盘和胎膜娩出。临产后的正常子宫收缩力具有以下特点：

1. 节律性 宫缩的节律性是临产的重要标志。每次宫缩都是由弱渐强（进行期），维持一定时间（极期），随后由强渐弱（退行期），直至消失（间歇期）（图5-1）。间歇一段时间后，下一次宫缩开始，如此反复直到分娩结束。

临产初期，每次宫缩持续时间约30~40秒，间歇期约5~6分钟。随着产程进展，宫缩持续时间逐渐延长，间歇期逐渐缩短。当宫口开全后，宫缩持续时间可长达60秒，间歇期缩短至1~2分钟。宫缩时，子宫肌壁间血管受压而血流量减少，宫缩间歇期，子宫的血流量恢复，有利于胎儿的血供。

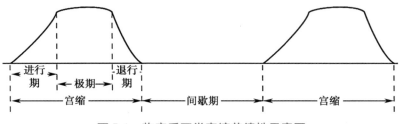

图 5-1 临产后正常宫缩节律性示意图

2. 对称性和极性 正常宫缩起自两侧子宫角部，以微波形式迅速向宫底中线集中，左右对称，然后以2cm/s的速度向子宫下段扩散，约15秒均匀协调地遍及整个子宫，此为子宫收缩的对称性。宫缩以子宫底部最强最持久，向下逐渐减弱，宫底部收缩力的强度几乎是子宫下段的2倍，此为子宫收缩的极性（图5-2）。

3. 缩复作用 正常子宫收缩时肌纤维缩短变宽，间歇时肌纤维松弛但不能完全恢复至原来的长度，如此反复收缩，肌纤维越来越短，子宫上部肌壁越来越厚，宫腔容积缩小，子宫下段被逐渐拉长、扩张，迫使胎先露部下降、宫颈管消失及宫口扩张，这种现象称为子宫收缩力的缩复作用。

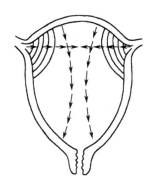

图 5-2 子宫收缩力的对称性和极性

（二）腹壁肌及膈肌收缩力

腹壁肌及膈肌收缩力（简称腹压）是第二产程时娩出胎儿的重要辅助力量。宫口开全后，当每次宫缩时，前羊水囊或胎先露部压迫盆底组织及直肠，反射性地引起排便动作。此时产妇主动屏气向下用力，腹壁肌及膈肌收缩使腹内压增高，迫使胎儿娩出。在第三产程亦可促使已剥离的胎盘娩出。过早使用腹压易导致产妇疲劳和宫颈水肿，致使产程延长或其他并发症发生。

（三）肛提肌收缩力

肛提肌收缩力有协助胎先露在骨产道内旋转的作用，当胎头枕部到达耻骨弓下时可协助胎头仰伸及娩出的作用，当胎盘降至阴道时，还能协助胎盘娩出。

二、产道

产道是胎儿娩出的通道，分骨产道（真骨盆）与软产道两部分。

（一）骨产道

骨产道形状、大小与分娩关系密切。骨盆各平面及径线如下所示：

（1）骨盆入口平面：为骨盆腔上口，前方为耻骨联合上缘，两侧为髂耻缘，后方为骶岬上缘。呈横椭圆形，是真假骨盆的交界面，共有4条径线（图5-3）。

1）入口前后径：又称真结合径。耻骨联合上缘中点至骶岬上缘中点的距离，平均值约为11cm。

2）入口横径：两侧髂耻缘间的最大距离，平均值约为13cm。

3）入口斜径：左右各一。左骶髂关节至右髂耻隆突间的距离为左斜径；右骶髂关节至左髂耻隆突间的距离为右斜径，平均值约为12.75cm。

（2）**中骨盆平面**：其前方为耻骨联合下缘，两侧为坐骨棘，后方为骶骨下端，此平面前后径长而横径短，是骨盆最狭小平面，在产科临床有重要意义。有两条径线（图5-4）。

1）中骨盆前后径：耻骨联合下缘中点通过两侧坐骨棘连线中点至骶骨下端的距离，平均值约为11.5cm。

2）中骨盆横径：又称坐骨棘间径。为两侧坐骨棘间的距离，平均值约为10cm，其长短与能否经阴道分娩关系密切。

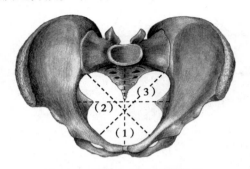

图5-3　骨盆入口平面各径线
(1)前后径；(2)横径；(3)斜径。

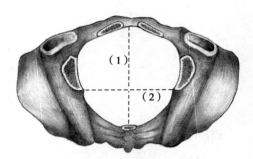

图5-4　中骨盆平面各径线
(1)前后径；(2)横径。

（3）**骨盆出口平面**：为骨盆腔下口，由两个在不同平面的三角形组成。坐骨结节间径为两个三角形共同的底，前三角平面的顶端为耻骨联合下缘，两侧为耻骨降支；后三角平面的顶端为骶尾关节，两侧为骶结节韧带。骨盆出口平面有4条径线（图5-5）。

1）出口前后径：耻骨联合下缘中点至骶尾关节间的距离，平均值约为11.5cm。

2）出口横径：也称坐骨结节间径。两侧坐骨结节末端内缘间的距离，平均值约为9cm，其长短与经阴道分娩关系密切。

3）出口前矢状径：耻骨联合下缘中点至坐骨结节间径中点间的距离，平均值约为6cm。

4）出口后矢状径：骶尾关节至坐骨结节间径中点间的距离，平均值约为8.5cm。若出口横径稍短，则应测量出口后矢状径，若两径线之和＞15cm时，正常大小的胎头可通过后三角区经阴道娩出。

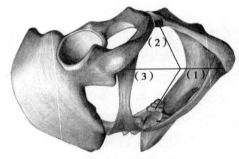

图5-5　骨盆出口平面各径线
(1)出口横径；(2)出口前矢状径；(3)出口后矢状径。

（4）**骨盆轴与骨盆倾斜度**

1）骨盆轴：指连接骨盆各假想平面中点的曲线。此轴上段向下向后，中段向下，下端向下向前。分娩时胎儿即沿此轴完成一系列分娩机制而娩出（图5-6）。

2）骨盆倾斜度：指妇女直立时，骨盆入口平面与地平面所形成的角度，一般为60°。若倾斜度过大，会影响胎头衔接和娩出（图5-7）。

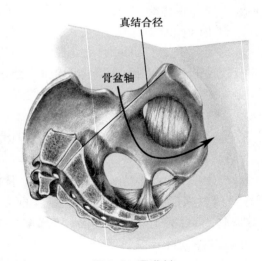

图5-6　骨盆轴

（二）软产道

软产道是由子宫下段、子宫颈、阴道及骨盆底软组织构成的弯曲管道。

1. 子宫下段的形成　由子宫峡部形成。非孕时子宫峡部长约1cm。孕12周后子宫峡部逐渐扩展成宫腔的一部分，至妊娠末期被拉长形成子宫下段。临产后的规律性子宫收缩进一步使其拉长至7~10cm，肌壁变薄成为软产道的一部分。随着子宫体部肌纤维的缩复作用，子宫上段肌壁越来越厚，子宫下段肌壁被牵拉扩张变得越来越薄。由于子宫上下段的肌壁厚薄不同，在两者交界处的子宫内面形成一环状隆起，称为生理性缩复环（图5-8）。

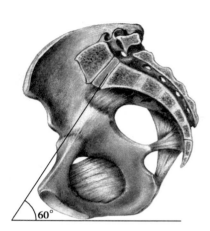

图5-7　骨盆倾斜度

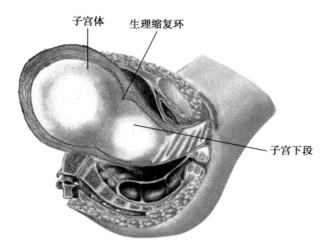

图5-8　生理性缩复环

2. 宫颈的变化　临产后在宫缩的作用下，宫颈管消失及宫口扩张（图5-9）。

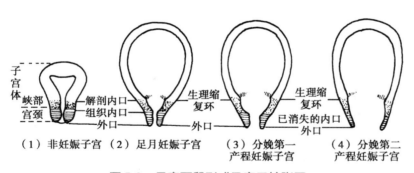

图5-9　子宫下段形成及宫口扩张图

（1）**宫颈管消失**：临产前宫颈管长2~3cm。临产后，受到规律性宫缩牵拉及胎先露、前羊水囊直接压迫，使宫颈内口的子宫肌纤维及周围韧带向上向外扩张，宫颈管形成漏斗形，随后宫颈管逐渐缩短、展平直至消失。初产妇通常是先宫颈管消失，随后宫口扩张，经产妇一般是宫颈管消失与宫口扩张同时进行。

（2）**宫口扩张**：临产后，由于子宫肌收缩及缩复向上牵拉使得宫口逐渐扩张，宫缩使胎先露部衔接，使前羊水不能回流。子宫下段由于蜕膜发育不良，胎膜容易与该处蜕膜分离而向宫颈管突出形成前羊水囊，协助扩张宫口。破膜后，胎先露部直接压迫宫颈，扩张宫口的作用更明显。

3. 骨盆底组织、阴道及会阴　阴道具有较好的伸展性，临产后前羊水囊及胎先露扩张阴道上部，破膜后胎先露部直接压迫骨盆底，使软产道下段形成一个向前向上弯曲的筒状通道，阴道黏膜皱襞展平，阴道扩张变宽。同时，肛提肌向下及向两侧扩展，肌纤维拉长，会阴体变薄，厚度由5cm

变为 2~4mm，以利于胎儿通过。分娩时，会阴体虽然能够承受一定压力，但若压力过大、产程过快或保护不当，也容易造成裂伤。

三、胎儿

胎儿能否顺利通过产道，还取决于胎儿大小、胎位、胎儿有无发育异常等因素。

（一）胎儿大小

胎儿大小也是决定分娩难易的重要因素之一。胎儿过大时胎头径线过大，胎儿过熟时颅骨过硬胎头不易变形，尽管骨盆大小正常，也可因相对性头盆不称造成难产。

1. 胎头颅骨　由两块顶骨、额骨、颞骨及一块枕骨组成。在胎儿期各骨之间尚未愈合而留有缝隙称颅缝，两顶骨之间称矢状缝，额骨与顶骨之间称冠状缝，顶骨与枕骨之间称人字缝，颞骨与顶骨之间称颞缝，两额骨之间称额缝。两颅缝交界空隙较大处为囟门。在胎头前部呈菱形的为前囟（大囟门），后部呈三角形的为后囟（小囟门）（图 5-10），阴道检查时可根据胎头矢状缝的方向、大囟及小囟的位置判断胎方位。颅缝与囟门处有软组织覆盖，使骨板有一定的活动余地，使得胎头具有一定的可塑性。当胎头通过产道时，颅缝可轻度重叠使其变形，缩小体积而有利于娩出。

2. 胎头径线　主要有 4 条径线。

（1）**双顶径**：两侧顶骨隆突间的距离，是胎头最大横径，足月胎儿平均值约为 9.3cm。

（2）**枕额径**：又称前后径，为鼻根上方至枕骨隆突的距离，足月胎儿平均值约为 11.3cm，胎头多以此径线衔接。

（3）**枕下前囟径**：也称小斜径，为前囟中点至枕骨隆突下方的距离，足月胎儿的平均值约为 9.5cm，是胎头的最小径线，分娩时胎头俯屈后以此径线通过产道。

（4）**枕颏径**：也称大斜径，为颏骨下方中央至后囟顶部的距离，是胎头的最大径线，足月胎儿平均值约为 13.3cm（图 5-10）。

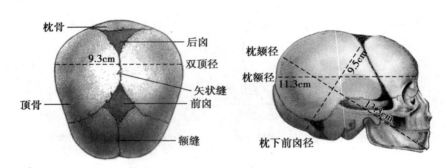

图 5-10　胎头颅骨、颅缝、囟门及径线

（二）胎位

当纵产式时，尤其头先露时，胎体纵轴与骨盆轴一致，胎儿较易通过产道。因胎儿以头的周径最大、肩次之、臀最小，若胎头可以顺利通过产道，则肩和臀的娩出一般没有困难。当臀先露时，因小而软的胎臀先娩出，软产道扩张不充分，后娩出的胎头颅骨无变形机会，致胎头娩出困难。当横产式时，胎体纵轴与骨盆轴垂直，足月的活胎不能通过产道，对母儿威胁极大。

（三）胎儿畸形

若胎儿的某一部分发育异常，如脑积水、连体双胎等，使胎头或胎体过大，通过产道常发生困难。

四、精神心理因素

分娩虽然是生理现象，但对于产妇尤其是初产妇确实是一种持久而强烈的应激源。对于分娩知识的一知半解，诱导了她们对分娩的紧张害怕和恐惧。这些负面精神心理可影响产妇机体内环境的平衡、社会适应力及健康。因此，护理人员应认识到影响分娩的因素，除了产力、产道和胎儿之外，精神心理也是十分重要的因素。

焦虑、紧张、恐惧是心理应激最常见的反应。适当的焦虑可提高人体适应环境的能力，而过度焦虑将导致一系列的病理生理反应，如呼吸急促、心率加快、肺内气体交换不足，导致子宫收缩乏力、宫口扩张缓慢、胎先露下降受阻、产程延长、产妇疲倦；同时产妇这种情绪可使神经内分泌发生变化，交感神经兴奋释放儿茶酚胺，血压升高，导致胎儿缺血缺氧、胎儿窘迫。有研究显示：产妇的性格特征、个人经历、知识水平、文化背景、社会条件和环境等都是分娩时产妇心理状态的影响因素。产科工作者应该在妊娠期对孕妇进行分娩教育，使其了解分娩过程及影响，树立信心顺利通过分娩。开展家庭式产房、陪伴式分娩、水中分娩、自由体位分娩等，使产妇能承受分娩的阵痛从而顺利分娩。

第二节　枕先露的分娩机制

分娩机制（mechanism of labor）是指胎儿先露部在通过产道时，为适应骨盆各平面的不同形态，被动地进行一系列适应性转动，以其最小径线通过产道的全过程。临床上枕先露占 95% 以上，其中以枕左前位最多见，故以枕左前位的分娩机制为例说明。分娩机制包括衔接、下降、俯屈、内旋转、仰伸、复位及外旋转、胎儿娩出等动作（图 5-11）。

一、衔接

胎头双顶径进入骨盆入口平面，颅骨最低点接近或达到坐骨棘水平，称衔接。胎头进入骨盆入口时以枕额径衔接，呈半俯屈状态，由于枕额径大于骨盆入口前后径，胎头矢状缝坐落在骨盆入口右斜径上，枕骨位于骨盆的左前方。经产妇多在临产开始后胎头衔接。初产妇多在预产期前 1~2 周内衔接，若初产妇临产后胎头仍未衔接，应警惕存在头盆不称的可能。

二、下降

胎头沿骨盆轴前进的动作称下降。下降贯穿于分娩的全过程，与其他动作相伴随。下降动作呈间歇性，宫缩时胎头下降，间歇时胎头稍回缩。促使胎儿下降的主要动力有：①宫缩时通过羊水传导，压力经胎轴传到胎头；②宫缩时宫底部直接压迫胎臀；③宫缩时胎体伸直伸长；④腹肌、膈肌收缩使腹压增加，压力经子宫传到胎儿。临床上以胎头下降程度作为判断产程进展的重要标志。

三、俯屈

当胎头以枕额径进入骨盆腔降至骨盆底时，处于半俯屈状态的胎头枕部遇肛提肌阻力，借杠杆作用进一步俯屈，使下颏紧贴胸部，将胎头衔接时的枕额径改为枕下前囟径，以最小径线通过产道，有利于胎头进一步下降。

四、内旋转

当胎头到达中骨盆平面时，为适应中骨盆及出口平面前后径大于横径的特点，胎头围绕骨盆轴发生旋转，使其矢状缝与中骨盆及出口前后径相一致，称为内旋转。当枕先露时，胎头枕部到达骨盆底最低位置，肛提肌收缩力将胎头枕部推向阻力小、部位宽的前方，枕左前位的胎头向母体中线旋转 45°，后囟转至耻骨弓下方。胎头一般在第一产程末完成内旋转动作，也有少数是在第二产程完成的。

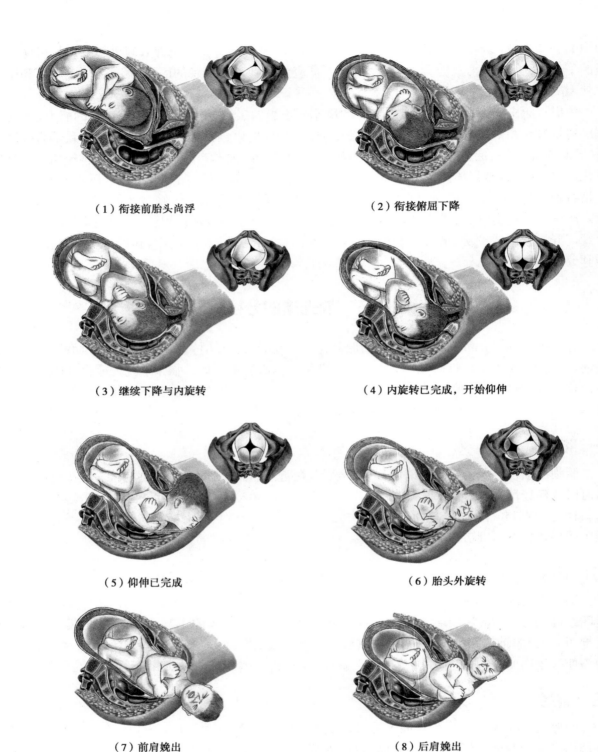

（1）衔接前胎头尚浮　　　　　　　　　　　（2）衔接俯屈下降

（3）继续下降与内旋转　　　　　　　　　　（4）内旋转已完成，开始仰伸

（5）仰伸已完成　　　　　　　　　　　　　（6）胎头外旋转

（7）前肩娩出　　　　　　　　　　　　　　（8）后肩娩出

图 5-11　枕左前位分娩机制示意图

五、仰伸

完成内旋转后，胎头继续俯屈下降达阴道外口，此时宫缩和腹压继续迫使胎头下降，而盆底肌和肛提肌收缩力则将胎头向前推进，两者的合力使胎头沿骨盆轴方向向上向前。当胎头枕骨达耻骨弓下时，以此为支点，使胎头逐渐仰伸，胎头的顶、额、鼻、口、颏依次由会阴前缘娩出。当胎头仰伸时，胎儿双肩已进入骨盆，并落在骨盆入口左斜径上。

六、复位及外旋转

当胎头娩出时，胎儿双肩径沿骨盆入口左斜径下降。两者呈扭曲角度。胎头娩出后，为使胎头与胎肩恢复正常关系，胎头枕部自然向母体左侧旋转45°，称为复位。当胎肩在盆腔内继续下降达中骨盆平面时，为适应中骨盆及出口平面形态，胎儿前（右）肩向前向中线旋转45°，胎儿双肩径转成与出口前后径一致。胎头枕部随之在外继续向左旋转45°，以保持胎头矢状缝与胎儿双肩径的垂直关系，称外旋转。

七、胎儿娩出

完成外旋转后，胎儿前（右）肩在耻骨弓下先娩出，随即后（左）肩从会阴前缘娩出。胎儿躯干、臀部及下肢亦随之顺利娩出。

必须指出：分娩机制是一个连续的过程，各动作之间并没有明确的界限，下降动作始终贯穿于整个分娩过程中，胎头的各种适应性转动都是伴随着下降而逐渐完成的。

第三节　先兆临产及临产诊断

一、先兆临产

在分娩即将发动之前，经常会出现一些预示孕妇不久将临产的症状，称为先兆临产。

（一）假临产

假临产的特点是宫缩持续时间短且不恒定，间歇时间长且不规律，宫缩强度未逐渐增加，经常在夜间出现清晨消失。宫缩多局限于下腹部，不伴随有宫颈管缩短、宫口扩张。镇静剂可抑制这种不规律的宫缩。

（二）轻松感

随着胎先露部下降进入骨盆入口，子宫底也随之下降。孕妇感到上腹部较前舒适，进食量较前增多，呼吸较前轻快。同时下降的先露部可压迫膀胱，伴有尿频症状。

（三）见红

在临产前24~48小时，因胎先露下降压迫子宫颈使宫颈内口附近的胎膜与该处的子宫壁分离，毛细血管破裂致少量出血，与宫颈管内的黏液栓混合经阴道排出，称见红。它是分娩即将开始比较可靠的征象。若阴道流血量较多，达到或超出月经量，不应认为是见红，而应考虑妊娠晚期出血，如前置胎盘、胎盘早剥等疾病。

二、临产的诊断

临产开始的标志为有规律且逐渐增强的子宫收缩，持续30秒或以上，间歇5~6分钟，同时伴有进行性的宫颈管消失、宫口扩张和胎先露下降。

三、总产程及产程分期

总产程即分娩全过程，是指有规律宫缩开始至胎儿胎盘全部娩出。其分为三个产程：

（一）第一产程

第一产程又称宫颈扩张期，从规律宫缩开始到宫口开全（10cm），分为潜伏期和活跃期。潜伏期宫口扩张较慢，初产妇一般不超过20小时；经产妇宫颈较松，不超过14小时。活跃期宫口扩张加速，可在宫口开大4~6cm即进入活跃期，直到宫口开全。此期宫口扩张速度应≥0.5cm/h。

（二）第二产程

第二产程又称胎儿娩出期。从宫口开全到胎儿娩出。未实施硬膜外麻醉镇痛者，初产妇最长不应超过 3 小时，经产妇不应超过 2 小时；实施硬膜外麻醉镇痛者，初产妇最长不应超过 4 小时，经产妇最长不应超过 3 小时。需要注意的是，第二产程不能盲目等待产程超过上述标准方才进行评估，初产妇第二产程超过 1 小时即应关注产程进展，超过 2 小时必须由有经验的产科医生进行母胎情况全面评估，决定下一步处理方案。

（三）第三产程

第三产程又称胎盘娩出期，从胎儿娩出到胎盘娩出，约需 5~15 分钟，不超过 30 分钟。

第四节　分娩期各产程的护理

一、第一产程妇女的护理

【概述】

第一产程是产程的开始，在规律宫缩的作用下，宫口扩张、先露下降。在第一产程可能会发生各种异常，需要进行严密观察及评估，及早识别存在的健康问题，为产妇提供支持和照护，确保第一产程进展顺利。

【护理评估】

（一）生理评估

1. 健康史

（1）**一般情况**：了解产妇的年龄、职业、文化程度、身高、体重等。

（2）**此次妊娠情况**：询问并查阅产前检查记录，了解本次妊娠经过，包括末次月经、预产期，妊娠期有无阴道流血、高血压等异常情况。本次就诊时的主要不适及程度，如腹痛、见红、阴道排液等。

（3）**过去妊娠情况**：包括妊娠次数，是否顺产，有无妊娠并发症，新生儿出生情况及体重等。

（4）**既往病史及家族史**：如高血压、心脏病等，有无药物过敏史，遗传病史等。

2. 临床表现

（1）**规律宫缩**：产程开始时，宫缩持续时间较短（约 30 秒），间歇期较长（约 5~6 分钟），收缩力较弱。随着产程进展，宫缩持续时间逐渐延长（约 40~50 秒），间歇期较短（约 2~3 分钟），强度也不断加强。当宫口近开全时，宫缩持续时间可长达 1 分钟或以上，间歇期仅 1~2 分钟。

（2）**宫口扩张**：是产程进展的重要指标。通过阴道检查可以了解宫口扩张程度。随着宫缩的不断增强，子宫颈管逐渐缩短直至消失，宫口逐渐扩张。潜伏期宫口扩张速度比较慢，进入活跃期后明显加快。当宫口开全时，宫口边缘消失，子宫下段及阴道形成宽阔的筒腔。

（3）**胎头下降**：随着宫缩和宫颈的扩张，胎儿先露部也逐渐下降。坐骨棘平面是判断胎头高低的标志。胎头颅骨最低点平坐骨棘时，以"0"表示；在坐骨棘平面上 1cm 时，以"−1"表示；在坐骨棘平面下 1cm 时，以"+1"表示，余以此类推（图 5-12）。潜伏期胎头下降不明显，活跃期下降加快，平均每小时下降 0.86cm，一般子宫颈口开大 4~5cm 时，先露部应达坐骨棘水平。

通过阴道检查能准确判断胎头下降程度，是决定胎儿能否经阴道分娩的重要观察指标，同时能协助判断胎方位。

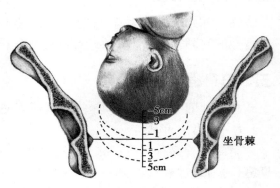

图 5-12　胎先露下降

（4）**胎膜破裂**：简称破膜。当胎先露部下降衔接时，将羊水阻断为前、后两部分，在胎先露部前面的羊水约 100ml 称前羊水，形成前羊水囊。宫缩时，前羊水囊嵌入子宫颈管有助于扩张宫口。随着宫缩逐渐增强，羊膜腔内压力逐渐增高，当宫腔内压力达到一定程度时胎膜自然破裂。正常破膜多发生在宫口近开全时。

3. 相关检查　通过电子胎心监护、超声检查、胎儿头皮血等进一步检查、评估胎儿在宫内的安危情况。并做好血尿常规、血型、交叉配血试验、肝肾功能、心电图等各项必备的检查。

（二）心理－社会评估

1. 心理状况　由于第一产程时间较长，受逐渐增强的宫缩而导致的疼痛、陌生的产房环境、对自身及胎儿安危的担心以及对产程的未知等因素影响，产妇往往表现为紧张不安、焦虑甚至恐惧等情绪。产妇由于子宫收缩痛影响进食和休息，甚至出现恶心、呕吐等消化道症状，使其精力和体力严重消耗，导致宫缩乏力，影响产程进展。

2. 产妇的支持系统　评估产妇的年龄、产次、婚姻情况、社会经济地位、文化层次等资料。了解产妇对丈夫、父母等社会支持系统的期望值。评估产妇可能得到的社会支持系统。

【 **常见的护理诊断／问题** 】

1. 分娩痛　与子宫收缩有关。

2. 舒适度改变　与子宫收缩、环境、胎膜破裂等有关。

3. 焦虑　与担心自己和胎儿安危有关。

【 **护理措施** 】

（一）一般护理

1. 提供良好的环境　确保待产环境安静舒适，保持空气清新，温、湿度适宜，有条件的应提供独立待产室和分娩室，并鼓励家属陪伴，减少产妇对环境的陌生感和无助感。

2. 观察生命体征　临产后应定时测量生命体征，胎膜已破的产妇，每 2 小时测量体温一次。产程中每隔 4~6 小时测量血压 1 次，因宫缩时血压可能上升 5~10mmHg，应在宫缩间歇时测量血压。若产妇血压升高或有妊娠期高血压疾病，应增加测量次数，并予以相应的处理。

3. 活动和休息　若产妇宫缩不强，胎膜未破，可在病室内适当活动。若胎膜已破，胎头未入盆，应抬高臀部，防止脐带脱垂。若初产妇宫口近开全或经产妇宫口已扩张至 4cm 时，应进产房准备接生。

4. 补充液体和热量　在宫缩间隙期，鼓励产妇少量多次进食高热量易消化的流质或半流质食物，以保持足够的精力和体力。对产程较长、进食少出汗多甚至呕吐者，应遵医嘱以静脉补液，防止发生脱水和衰竭。

5. 清洁与舒适　产程中由于子宫收缩导致出汗，加上阴道分泌物、羊水破裂等会弄湿产妇的衣服和床单、床垫，护理人员应及时帮助产妇擦汗，更衣及保持床单位整洁，大小便后给予会阴擦洗，以增进舒适、预防感染。

6. 排尿和排便　临产后，为避免膀胱充盈影响宫缩及胎先露下降，应鼓励产妇每 2~4 小时排尿 1 次，当排尿困难时，可行导尿术。当产妇有便意时，需判断宫口扩张情况，若需如厕需专人陪同，避免长时间屏气用力排便导致宫颈水肿或来不及接生。

（二）心理护理

告知产妇及家属产程进展情况，使产妇及家属掌握妊娠分娩的相关知识，并了解整个分娩过程。时刻关注产妇心理的变化，及时调整产妇不良心理状态，减少应激反应。

（三）对症护理

1. 观察产程

（1）子宫收缩：将手掌平放产妇腹壁上，宫缩时感觉宫体部隆起变硬，间隙期松弛变软，以观察宫缩的持续时间、间隔时间、强度及其规律性。一般每隔 1~2 小时观察 1 次，连续 3 次宫缩并予以记录。其也可用电子胎儿监护仪描记出宫缩曲线，观察其强度、频率和每次宫缩持续时间。宫缩曲线是反映子宫收缩的客观指标。

（2）**胎心**：胎心率是产程观察的一项重要指标，常用听诊器、超声多普勒胎心仪或者电子胎儿监护仪于宫缩间隙期时听胎心。潜伏期每 1~2 小时听 1 次，活跃期 15~30 分钟听 1 次，每次听 1 分钟，注意胎心的频率、节律和心音强弱。若胎心率超过 160 次/min 或少于 110 次/min，或节律不规则，提示胎儿宫内窘迫。应立即给产妇吸氧，左侧卧位，并报告医生及时处理。

（3）**宫口扩张及胎先露下降**：通过阴道检查判断宫口扩张及胎头下降情况，检查后描绘产程图，记录宫口扩张曲线和胎头下降曲线，观察产程进展，指导产程的处理。

1）阴道检查：通过检查可以了解宫颈厚薄、软硬度、宫口扩张程度、是否已破膜、骨盆腔大小、胎方位及胎头下降程度，决定分娩方式。检查方法：产妇仰卧，两腿屈曲分开，检查者站在产妇右侧，消毒外阴后戴无菌手套，触摸两侧坐骨棘是否突出并确定胎头高度，然后用指检查子宫颈口，摸清其四周边缘，估计宫口扩张的厘米数（1 横指宽度约相当于 1.5cm）。未破膜者，在胎头前方可触及有弹性的前羊水囊。已破膜者能直接触到圆而硬的胎头、颅缝、囟门的位置，有助于确定胎方位。若触及有搏动的条索状物，应考虑有脐带先露或脐带脱垂的可能性，立即报告医生紧急处理。

2）绘制产程图：以临产时间（h）为横坐标，以宫口扩张程度（cm）和先露下降程度（cm）为纵坐标，画出宫口扩张曲线和胎头下降曲线（图 5-13）。通过产程图可以对产程进展一目了然。

（4）**胎膜破裂**：胎膜多在宫口近开全时自然破裂，前羊水流出。一旦胎膜破裂，应立即听取胎心、同时注意观察羊水性状、颜色、量，并记录破膜时间。

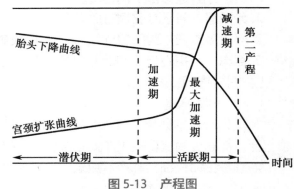

图 5-13　产程图

2. 疼痛护理

（1）**产前**：使产妇及家属掌握妊娠分娩的相关知识，了解疼痛产生的原因，并教会减轻分娩疼痛的方法，如呼吸训练和放松技巧、轻抚腹部和骶骨加压法等。

（2）**产时**：第一产程鼓励产妇下床活动，采用舒适体位，用音乐、图片、谈话等方法分散产妇对分娩阵痛的注意力，也可用按摩、淋浴、热敷等方法减轻疼痛。有条件的医院可进行家属陪伴分娩、导乐分娩、水中分娩，提供家庭化分娩室等。

（四）健康指导

对产妇和家属进行应对分娩痛技巧的指导，如自由体位、呼吸减痛法等。指导产妇合理摄入饮食，满足产程中能量需求，及时告知产程情况及配合，以增强产妇及家属对分娩的信心。

二、第二产程妇女的护理

第二产程宫缩会达到最强，间隔时间最短，产妇开始出现屏气用力，第二产程的正确评估和处理关系母儿安全。

【护理评估】

（一）生理评估

1. 健康史　了解产妇第一产程经过及处理情况，评估胎儿宫内安危。

2. 临床表现　宫口开全后，宫缩较第一产程增强，每次持续时间达 1 分钟或以上，间歇期仅为 1~2 分钟。当胎先露部降至骨盆底压迫直肠时，产妇有排便感，不自主地向下屏气，使用腹压。随着产程进展，胎头下降达骨盆出口时，会阴体渐膨隆和变薄，肛门松弛。宫缩时胎头露出阴道口，宫缩间歇时，胎头又缩回阴道内，称胎头拨露。当胎头双顶径越过骨盆出口，宫缩间歇时胎头不再回缩，称胎头着冠（图5-14）。此时会阴极度扩张变薄，产程继续进展，胎头枕骨露出于耻骨弓下，出现仰伸，胎儿额、鼻、口、颏部相继娩出。随后胎头复位及外旋转，前肩和后肩相继娩出，胎体很快娩出，随之后羊水涌出。经产妇的第二产程短，有时仅需数分钟，即可完成以上全部过程。

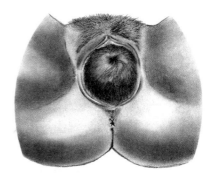

图 5-14　胎头着冠

3.相关检查　可以使用胎儿监护仪动态监测宫缩和胎心的变化。

（二）心理-社会评估

进入第二产程，产妇的体力消耗更大，宫缩持续时间更长，腰骶部酸痛和会阴部胀痛加剧，大多表现焦躁不安、精疲力竭；产妇父母及爱人也因产妇疼痛喊叫而焦虑不安；护理人员应给予安慰和鼓励，并密切关注生命体征的变化。

【常见的护理诊断/问题】

1.分娩痛　与应对分娩痛的准备不足有关。

2.知识缺乏：缺乏正确使用腹压配合宫缩的知识。

3.焦虑　与担心分娩是否顺利和胎儿是否健康等有关。

4.有受伤的危险　与可能发生会阴撕裂、新生儿产伤等有关。

【护理措施】

（一）一般护理

鼓励产妇进食流质或半流质饮食。出汗多时给予毛巾擦拭，宫缩间歇期说服并协助产妇饮水。及时排空膀胱，必要时给予导尿。

（二）心理护理

护理人员要有仁爱之心，态度和蔼。第二产程应有助产士陪伴，给予产妇更多的安慰和支持，消除其紧张和恐惧感。鼓励家庭陪伴分娩或实施导乐陪伴分娩，从而有效调节其心理状态，保证母婴健康。

（三）对症护理

1.观察产程　第二产程宫缩频而强，密切关注胎头下降情况，同时严密监测胎儿有无急性缺氧，勤听胎心，通常5~10分钟1次，有条件时可用胎儿监护仪持续动态监测。若发现第二产程延长或胎心异常，应立即给予氧气吸入、改变体位等，并同时报告医生，进行阴道检查，尽早结束分娩。

2.指导产妇屏气　宫口开全后，在胎心监护正常、产妇状态良好的情况下，指导产妇在有向下屏气用力地感觉后再用力，先吸气再屏气，然后向下用力，从而更有效地利用好腹压。在宫缩间歇时，嘱产妇全身肌肉放松休息。宫缩再次出现时，重复做同样的屏气动作，以加速产程进展，如此反复直至胎头着冠。胎头着冠后，宫缩时应让产妇哈气，宫缩间歇时稍微用力，使胎头缓慢娩出，防止胎头娩出过快造成会阴裂伤。

3.接产准备　初产妇宫口开全、经产妇宫口扩张4cm且宫缩规则有力时，应将产妇送至分娩床做好接生准备工作。指导产妇仰卧位于产床上，两腿屈曲分开，露出外阴部，用消毒棉球蘸温水清洗会阴部，顺序是大阴唇、小阴唇、阴阜、大腿内上1/3、会阴及肛门周围。再用聚维酮碘溶液消毒，顺序同上（图5-15）。接生者按无菌操作常规洗手、戴手套、穿手术衣，准备接产。

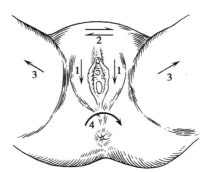

图 5-15　外阴消毒的顺序

4. 接产

(1)**接产注意**：①根据胎儿大小、会阴体长度和弹性综合评估是否需要行会阴切开术，防止发生严重会阴裂伤。②正确保护会阴，协助胎头俯屈，让胎头以最小径线（枕下前囟径）在宫缩间歇期缓慢通过阴道口，是预防会阴撕裂的关键。胎肩娩出时也要注意保护好会阴。

(2)**接产步骤**：接生者站在产妇右面，当胎头拨露使阴唇后联合紧张时，开始用右手适度保护会阴，用左手控制胎头娩出速度，同时轻轻下压胎头枕部，协助胎头俯屈，使双顶缓慢娩出。指导产妇在宫缩时呼气，解除腹压，宫缩间歇时则让产妇稍向下屏气用力。当胎头枕部在耻骨弓下露出时，左手应协助胎头仰伸，使胎头缓慢娩出，胎头娩出后，不要急于娩出胎肩，应以左手自鼻根向下颏挤压，挤出口鼻内的黏液和羊水，等待宫缩使胎头自然完成复位及外旋转，使胎儿双肩径与骨盆出口前后径相一致。再次宫缩时接产者右手托住会阴，左手向下轻压胎儿颈部，使前肩自耻骨弓下娩出，继而再托胎颈向上，使后肩从会阴前缘缓慢娩出。双肩娩出后，松开保护会阴的右手，双手协助胎体及下肢以侧位娩出。记录胎儿娩出时间。胎儿娩出后，在产妇臀下放置弯盘，以计算阴道流血量。

（四）健康指导

护理人员应针对产妇情况指导其采取适宜的体位与正确屏气用力，并及时告知产妇及家属产程进展情况，增加产妇对阴道分娩的信心，增强其对护理人员的信任感，较好的配合助产士完成第二产程。

三、第三产程妇女的护理

第三产程要正确处理娩出的新生儿、确保胎盘胎膜娩出完整、检查软产道有无裂伤、预防产后出血是护理措施的重要环节。

【护理评估】

（一）生理评估

1. 健康史 了解第一、第二产程分娩经过及产妇、新生儿情况。

2. 临床表现 胎儿娩出后，子宫底降至脐平，产妇略感轻松，宫缩暂停几分钟后再次出现。由于宫腔容积突然明显缩小而胎盘不能相应缩小，胎盘与子宫壁发生错位而剥离，剥离面出血形成胎盘后血肿。随着子宫继续收缩，剥离面积不断扩大，直至胎盘完全剥离。

(1)**胎盘剥离征象**：①子宫底收缩变硬呈球形，子宫下段被扩张，子宫体被向上推移，宫底升高达脐上（图 5-16）。②剥离的胎盘降至子宫下段，阴道口外露的一段脐带自行延长。③阴道少量流血。④用手掌尺侧在产妇耻骨联合上方轻压子宫下段时，子宫体上升而外露的脐带不再回缩。

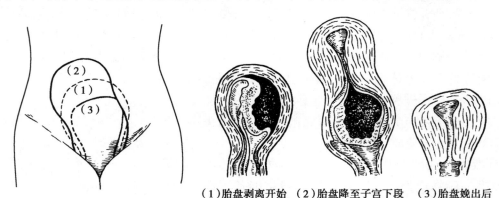

（1）胎盘剥离开始 （2）胎盘降至子宫下段 （3）胎盘娩出后

图 5-16 胎盘剥离时子宫形状

(2)**胎盘娩出方式**：①胎儿面娩出式：胎盘从中央开始剥离，而后向周围剥离扩大。其特点是胎盘胎儿面先排出，随后见少量阴道流血，这种方式多见。②母体面娩出式：胎盘从边缘开始剥离，血液沿剥离面流出,其特点是胎盘母体面先排出,胎盘排出前有较多量的阴道流血,这种方式少见。

(二)心理-社会评估

评估产妇的心理状态,观察产妇对新生儿的第一反应,能否接受新生儿性别,评估亲子间的互动,了解家庭及社会关心支持状况。

【常见的护理诊断/问题】

1.有亲子依恋改变的危险 与产后疲惫、会阴伤口疼痛或新生儿性别与期望不符有关。

2.潜在并发症:产后出血、新生儿窒息。

【护理措施】

(一)一般护理

产程结束后,及时更换产妇臀下的污染床单,为产妇温水擦身,垫好消毒会阴垫,更换被褥和床单,使产妇感到清洁、舒适。并及时补充水分,喂易消化、清淡、流质食物,促进体力的恢复。

(二)心理护理

分娩后鼓励家属持续陪伴,减少产妇孤独和无助感,教会家属通过语言、按摩等表达对产妇的理解、关心和爱。鼓励产妇及家属与新生儿进行互动,完成早接触、早吸吮、早开奶,对产妇进行行为肯定,提升积极性。

(三)对症护理

1.产妇护理

(1)协助胎盘娩出:接生者切忌在胎盘未完全剥离之前,按揉及挤压宫底或牵拉脐带,以免胎盘部分剥离而造成产后出血或拉断脐带,甚至造成子宫内翻等并发症。当确认胎盘已完全剥离时,于宫缩时让产妇向下屏气略用腹压,接生者以左手握住宫底(拇指置于子宫前壁,其余四指放于子宫后壁)并按压,同时右手轻拉脐带,协助胎盘娩出。当胎盘娩出至阴道口时,接生者用双手捧住胎盘,向一个方向旋转并缓慢向外牵拉,协助胎膜完全剥离排出(图5-17)。若胎膜排出过程中发现有部分断裂,可用血管钳夹住断裂上段的胎膜,再继续向原方向旋转,直至胎膜完全排出。

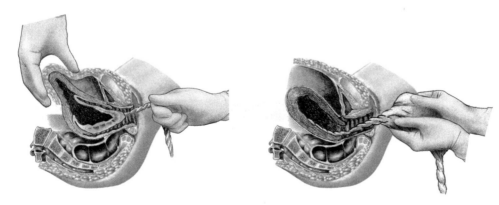

图5-17 协助胎盘、胎膜娩出

(2)检查胎盘、胎膜:将胎盘铺平,先检查胎盘母体面的胎盘小叶有无缺损,然后将胎盘提起,检查胎膜是否完整,胎膜破裂口距胎盘边缘距离,脐带附着部位,再检查胎盘胎儿面边缘有无血管断裂,以便及时发现副胎盘(图5-18)。

(3)检查软产道:胎盘娩出后,应仔细检查会阴、小阴唇内侧、尿道口周围、阴道、阴道穹隆部及宫颈有无裂伤,若有裂伤应立即缝合。

(4)预防产后出血:胎盘、胎膜娩出以后,应立即按摩子宫刺激其收缩以减少出血。在胎儿前肩娩出时,给予缩宫素10~20U或麦角新碱0.2mg肌内注射。若胎盘未完全剥离而出血多时,应在严密消毒下行徒手剥离胎盘术。若胎儿娩出已30分钟,胎盘仍未排出而出血不多时,应注意排空膀胱，再轻轻按压子宫底及注射宫缩剂，仍不能使胎盘排出时，再行徒手剥离胎盘术。

（5）**产后观察**：胎盘娩出后，产妇应留在产房观察 2 小时，注意监测血压、脉搏、子宫收缩、宫底高度、膀胱充盈情况、阴道流血量、会阴、阴道有无血肿等。若阴道流血量虽然不多，但子宫收缩乏力、宫底上升，按之有血块涌出，提示宫腔内有积血；若产妇自觉有肛门坠胀感，多提示有阴道后壁血肿，应行肛查确诊，并报告医生及时处理。

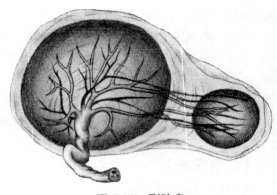

图 5-18　副胎盘

（6）**促进舒适**：产程结束后，及时更换产妇臀下的污染床单，为产妇温水擦身，垫好消毒会阴垫，更换被褥和床单，使产妇感到清洁、舒适，并及时补充水分，喂易消化、营养丰富的食物，促进体力的恢复。

（7）**促进亲子互动**：产后初期，产妇虽然身体上感到疲惫，然而情绪上却很兴奋，若新生儿情况稳定，护理人员应协助产妇与新生儿尽早开始交流互动，如皮肤与皮肤的接触、目光交流、产妇触摸和拥抱新生儿、协助新生儿在产后 30 分钟内进行早吮吸等。

（8）填写好分娩记录单和产妇交接单。

2. 新生儿护理

（1）**清理呼吸道**：新生儿娩出后，应及时清除呼吸道的黏液和羊水，用吸痰管或导管吸净新生儿口鼻腔的黏液和羊水，以免发生吸入性肺炎。如呼吸道黏液和羊水确已吸净而仍未啼哭时，可用手轻拍新生儿足底。新生儿大声啼哭，表示呼吸道已通畅。

（2）**阿普加（Apgar）评分**：此评分法用于判断有无新生儿窒息及窒息的严重程度，是以出生后 1 分钟内的心率、呼吸、肌张力、喉反射及皮肤颜色 5 项体征为依据，每项为 0~2 分（表 5-1），满分为 10 分。总分 8~10 分属正常新生儿；4~7 分属轻度窒息（青紫窒息），需清理呼吸道、人工呼吸、吸氧等处理；0~3 分属重度窒息（苍白窒息），需紧急抢救，行喉镜在直视下气管内插管吸痰并给氧。新生儿评分异常者应在出生后 5 分钟再次评分。

表 5-1　新生儿阿普加评分法

体征	0 分	1 分	2 分
每分钟心率	0	<100 次	≥100 次
呼吸	0	浅慢且不规则	佳
肌张力	松弛	四肢稍屈曲	四肢活动好
喉反射	无反射	有些动作	咳嗽、恶心
皮肤颜色	全身苍白	躯干红，四肢青紫	全身红润
总评分	0 分	5 分	10 分

（3）**脐带处理**：新生儿娩出后，先清理呼吸道，若无脐带绕颈，在距脐带根部 15~20cm 处用两把血管钳夹住脐带，两钳相距 2~3cm，从中间剪断。先将气门芯套在血管钳上，在距离脐带根部 0.5cm 处夹住脐带，再在距脐根部 1cm 处剪断脐带，挤出残余血液，将气门芯拉过脐带断面，套于血管钳处，注意不可将脐轮皮肤套在气门芯内。断面用 5% 聚维酮碘或 75% 乙醇消毒，以无菌纱布或无菌婴儿护脐贴覆盖固定。目前还有用双棉线、脐带夹、血管钳等结扎脐带的方法。注意脐带必须扎紧，防止脐带出血。

延迟脐带结扎

经研究表明，与新生儿出生后即刻结扎脐带者相比，待脐带停止搏动后再结扎的新生儿，其血容量增加32%，红细胞容积也显著提高，可增加铁蛋白含量和储存铁含量，从而降低婴儿4~12个月缺铁性贫血的发生风险。延迟脐带结扎还可降低新生儿低血压和脑出血的风险。针对早产儿研究的综述报道表明，延迟结扎脐带能使早产儿住院死亡率降低28%。对于延迟结扎脐带的足月儿，生后24~48小时的血红蛋白水平、3~6个月的铁储备以及4岁时的神经发育均有所改善。推荐建议：新生儿娩出后1~3分钟或脐带搏动停止后再结扎脐带。

（4）常规护理：在新生儿断脐后，应立即用无菌巾擦干皮肤，注意保暖，必要时置入新生儿保暖处理台，以防体热迅速散失。把新生儿抱给产妇，让产妇看清孩子性别。擦净新生儿足底胎脂，将新生儿足印及产妇拇指印印于新生儿病历上，于新生儿右手腕系上标明新生儿性别、体重、出生时间、母亲姓名和床号的腕带。测量新生儿的身长和体重，检查身体外观，观察有无唇裂、腭裂、尿道下裂、肛门闭锁、手脚多指症或脑脊膜膨出及有无产伤等。

（四）健康指导

1. 指导产妇注意产后休息与营养，应吃易消化、含丰富蛋白质、高维生素、高热量的饮食，尽量避免辛辣、刺激性的食物，以促进体力的恢复。

2. 做好并教会产妇及家属新生儿护理，如婴儿皮肤及脐部护理。宣传母乳喂养的好处，坚持4~6个月纯母乳喂养。

3. 指导做产后保健操，促进骨盆肌及腹肌张力恢复。

4. 注意保持外阴部清洁卫生，预防感染。如血性恶露较多、时间较长，应及时到医院就诊。

四、分娩镇痛

分娩期疼痛是每个产妇都要经历的最主要的身体不适，有半数以上的产妇认为是难以忍受的剧烈疼痛，也有人认为是可以忍受的中度或轻度疼痛，每个人对疼痛的耐受性受身体、心理、社会、文化等影响。剧烈的疼痛可使产妇情绪紧张、焦虑烦躁、进食减少等，并因剧烈疼痛而导致剖宫产率上升。因此，缓解分娩过程中剧烈的疼痛对产妇和新生儿有很大益处。

目前分娩镇痛方法可分为两大类，即非药物分娩镇痛法和药物分娩镇痛法。目前世界卫生组织（WHO）及提高产科服务质量联盟（CIMS）提倡非药物的镇痛。

（一）非药物性分娩镇痛

1. 导乐陪伴式分娩　导乐陪伴式分娩的全过程由专职医生、护理人员、助产士及导乐人员，以产妇为中心，从待产到产后2小时，为其提供专业、全面、周到、细致、人性化的医疗服务。医护人员在产程中密切观察产程及母婴状况，选择适宜的助产技术，保障产妇生产过程中母子安全。在整个分娩过程中，由医护人员精心呵护和导乐人员全程陪伴，在高科技镇痛技术保障下，使产妇由痛苦分娩变为舒适分娩。

2. 其他方法　也可通过产前训练、指导子宫收缩时的呼吸、音乐疗法、水中分娩、自由体位分娩等来减轻产痛。

（二）药物分娩镇痛

理想的分娩镇痛必须具备下列特点：对产妇、胎儿副作用小；药物起效快，作用可靠，便于给药；避免运动阻滞，不影响宫缩和产妇运动；产妇清醒，能配合分娩过程。

常用的强镇痛药有哌替啶，局麻药利多卡因、布比卡因（丁哌卡因），全身麻醉（全麻）药氧化亚氮、恩氟烷、氟烷等，均能通过胎盘进入胎儿体内。

常用的分娩镇痛的给药方法：①连续硬膜外镇痛。②产妇自控硬膜外镇痛。③腰椎-硬膜外联合阻滞。④微导管连续蛛网膜下腔麻醉镇痛等。

（李仁兰）

思考题

（一）简答题

1. 简述产程的划分。

2. 阐述阿普加评分法的内容。

（二）论述题

某女，28岁，G_1P_0，平素月经规则。因"停经40^{+5}周，规律腹痛6小时"入院待产。入院后查体：宫口开大4cm，胎方位LOA，胎膜未破，胎先露S^{-1}。其他未见异常。

根据以上资料，请回答：

1. 该产妇当前所处产程分期。

2. 该类产妇此时应采取的主要护理措施。

ER 5-3
练习题

第六章 | 产褥期母婴的护理

教学课件

思维导图

学习目标

1. 掌握产褥期妇女的生理变化、临床表现和护理措施。
2. 熟悉产褥期妇女的心理变化、新生儿的生理特点、母乳喂养的优点和喂养方法。
3. 了解足月新生儿的行为特征。
4. 能运用所学知识对产褥期妇女及新生儿进行评估,提供护理及健康教育。
5. 具有关爱产妇及新生儿素养,护理产妇时保护其隐私。

产褥期(puerperium)是指从胎盘娩出至产妇全身各器官(除乳腺外)恢复至正常未孕状态所需要的一段时期,一般为 6 周。产褥期是产妇生理和心理调适的关键时期,因此,了解产褥期管理的知识,为产妇及新生儿提供护理和健康指导,对促进产妇身心健康和新生儿生长发育至关重要。

情境导入

某女,27 岁,身高 165cm,G_2P_1,平素月经规则。因"妊娠 40^{+5} 周,阵发性腹痛 3 小时"入院待产。经阴道自然分娩一健康女婴,出生体重 3 660g。现产后第 1 日,会阴伤口疼痛,乳房正常泌乳。查体:T 36.6℃,会阴轻度水肿。其他未见异常。

根据以上资料,请回答:
1. 该产妇应给予的母乳喂养知识。
2. 该类产妇产褥期恶露的分类及特点。

第一节 产褥期妇女的身心变化

产褥期产妇全身各系统发生较大的生理变化(生殖系统变化最明显),伴随着新生儿的出生,产妇及其家庭也经历着心理和社会的适应过程。因此,了解产褥期的身心变化,对做好产褥期保健及促进产妇康复具有重要意义。

一、产褥期妇女的生理变化

(一)生殖系统

1. 子宫 子宫是变化最大的器官。胎盘娩出后,子宫逐渐恢复至未孕状态的过程称为子宫复旧,主要表现为子宫体肌纤维缩复、子宫内膜再生,同时还有子宫血管、子宫下段变化及子宫颈的复原。

(1) 子宫体肌纤维缩复:子宫复旧的机制是子宫体肌纤维缩复,即子宫平滑肌肌浆中蛋白质分解经肾脏排出到体外，使平滑肌细胞质减少，肌细胞缩小，而不是平滑肌细胞数目的减少。随着子宫体肌纤维不断缩复，子宫的体积和重量均发生变化。产后1周子宫缩小至约妊娠12周大小；产后10日子宫降至骨盆腔内，在腹部扪不到子宫底；产后6周子宫恢复至妊娠前正常大小。子宫重量也逐渐减少，分娩结束时子宫重量约1000g，产后1周约为500g，产后2周约为300g，产后6周恢复至50~70g。剖宫产产妇子宫复旧所需时间稍长。

（2）子宫内膜再生：当胎盘、胎膜娩出后，遗留在子宫腔的蜕膜分为2层，表层发生变性、坏死、脱落，形成恶露自阴道排出。接近肌层的子宫内膜基底层再生出新的功能层，内膜缓慢修复，大约产后第3周，除胎盘附着部位外，宫腔表面均由新生内膜修复，胎盘附着部位全部修复需至产后6周。

（3）子宫血管变化：胎盘娩出后，随着子宫收缩，胎盘附着面缩小为原来面积的一半，开放的螺旋动脉和静脉窦压缩变窄并栓塞，出血量逐渐减少至停止，最终被机化吸收。在新生内膜修复期间，胎盘附着面因复旧不良出现血栓脱落，可引起晚期产后出血。

（4）子宫下段和子宫颈的变化：随着产后子宫肌纤维的缩复，子宫下段逐渐恢复至未孕时的子宫峡部。胎盘娩出后宫颈外口呈环状如袖口，产后2~3日，宫口仍可容纳2指；产后1周后，宫颈内口关闭，宫颈管复原；产后4周，子宫颈恢复至未孕时形态。分娩时宫颈外口常发生轻度裂伤（多在3点、9点处），使初产妇宫颈外口由产前的圆形（未产型）变为产后"一"字形横裂（已产型）。

2. 阴道　由于分娩时胎头下降，阴道腔扩大，阴道黏膜及周围组织水肿，阴道黏膜皱襞减少甚至消失，导致阴道壁松弛、肌张力低下。产后阴道壁肌张力逐渐恢复，阴道腔逐渐缩小，阴道黏膜皱襞约在产后3周重新出现，在产后6周产褥期结束时，阴道仍旧不能完全恢复至未孕时的紧张度。

3. 外阴　分娩后，外阴轻度水肿，一般于产后2~3日逐渐消退。轻度会阴撕裂或会阴切开缝合伤口，多于产后3~5日内愈合。处女膜在分娩时撕裂仅留残缺痕，称处女膜痕。

4. 盆底组织　在分娩过程中，由于胎儿先露部长时间压迫，盆底肌肉及筋膜过度伸展而致弹性减弱，且常伴有盆底肌纤维部分撕裂。因此，产褥期应进行适宜锻炼促进盆底肌恢复至接近未孕状态。若分娩时盆底肌及其筋膜发生严重断裂、产褥期过早参加重体力劳动或剧烈运动、分娩次数过多且间隔时间短等造成骨盆组织松弛，易导致阴道壁膨出，甚至子宫脱垂等，因此，产褥期应坚持做产后康复锻炼，以有利于盆底肌的恢复。

（二）循环及血液系统

胎盘剥离后，子宫胎盘血液循环终止且子宫缩复，大量血液从子宫涌入产妇体循环，同时妊娠期过多组织间液回吸收，产妇在产后72小时内血容量增加15%~25%。因此，产后72小时内心脏负担明显加重，心功能差的产妇容易诱发心衰。妊娠期增加的血容量，在产后2~3周恢复至未孕状态。

产褥早期血液仍处于高凝状态，有利于胎盘剥离面形成血栓，减少产后出血量。纤维蛋白原、凝血酶、凝血酶原于产后2~4周内降至正常。红细胞计数及血红蛋白值产后1周逐渐回升。白细胞总数于产褥早期仍较高，达$(15\sim30)\times10^9/L$，产后1~2周恢复正常。

（三）消化系统

妊娠期胃肠肌张力及蠕动力减弱，胃盐酸分泌量减少，产后需1~2周恢复。产后1~2日内产妇常感口渴，喜进流食或半流食，食欲不佳，以后逐渐好转。产褥期卧床时间长，缺少运动，腹肌及盆底肌松弛，加之肠蠕动减弱，容易便秘和肠胀气。

（四）泌尿系统

妊娠期体内潴留的液体产后主要经肾排出，故产后最初数日尿量增多。妊娠期发生的肾盂及输尿管扩张，产后2~8周恢复正常。在分娩过程中，膀胱受压致使黏膜水肿、充血及肌张力降低，以及产后会阴伤口疼痛、不习惯卧床排尿、器械助产、区域阻滞麻醉等原因，容易发生产后尿潴留，尤其在产后24小时内。

（五）内分泌系统

分娩后雌激素及孕激素水平急剧下降，至产后 1 周时已降至未孕时水平。胎盘催乳素于产后 6 小时已不能测出。催乳素水平与是否哺乳有关，哺乳产妇的催乳素于产后下降，但仍高于非孕水平，且吸吮乳汁时催乳素明显增高。不哺乳产妇于产后 2 周降至非孕水平。

月经复潮及排卵恢复时间亦受哺乳影响。不哺乳产妇通常在产后 6~10 周月经复潮，在产后 10 周左右恢复排卵。哺乳产妇月经复潮延迟，有的产妇在哺乳期月经一直不来潮，平均在产后 4~6 个月恢复排卵。产后较晚恢复月经者，首次月经来潮前多有排卵，故哺乳产妇未见月经来潮却有受孕的可能。

（六）腹壁

腹壁皮肤受妊娠子宫增大的影响，部分弹力纤维断裂，腹直肌呈不同程度分离，故产后腹壁明显松弛，腹壁紧张度需产后 6~8 周恢复。妊娠期出现的下腹正中线色素沉着，在产褥期逐渐消退。初产妇腹壁紫红色妊娠纹逐渐变成银白色妊娠纹。

二、产褥期妇女的心理变化

产后产妇要经历一个从妊娠、分娩期的不适、疼痛、焦虑到产后接纳新成员、新角色的调整过程，称为心理调适。在这一过程中，产妇的心理处于脆弱和不稳定的状态，面临着角色转换的冲突、情绪调整及家庭关系的重新构建等。因此，了解产褥期妇女的心理变化，对促进其心理调适十分重要。

（一）心理变化

产褥期妇女的心理变化因人而异，与妊娠及分娩经历是否顺利、身体恢复情况、婴儿是否健康等有关。有的妇女表现为兴奋、激动、充满希望、满足和幸福，有的则表现出不同程度的焦虑、抑郁和悲观。有的产妇因为理想中的母亲角色与现实的差距而发生心理冲突；有的因为胎儿娩出后的生理性排空而产生心理上空虚感；有的因为新生儿的性别、外貌等与期望不符而感到失望；有的因为责任太多而感到恐惧，还可能因为丈夫及家庭将注意力转移到孩子身上而倍感失落等。

（二）影响因素

1. 一般情况　年龄、文化背景、经济状况、性格特征等都会影响产妇的心理调适。年龄小于 18 岁的妇女由于生理、心理等尚不成熟，对母亲角色的学习和适应较慢，也影响其心理适应。年龄大于 35 岁的妇女，体力和精力下降，容易出现疲劳，并且面临更多事业和母亲角色间调整的冲突，也影响其心理适应。此外，文化程度低、经济状况差、性格不稳定的妇女，其产后心理适应也较差。

2. 身体状况　产妇的身体健康状况、妊娠及分娩过程是否顺利、有无出现并发症、是否手术产等都会影响产妇的心理感受。

3. 分娩体验　产妇对分娩知识的掌握、对分娩的期望、分娩方式及分娩过程中获得的支持等影响着产妇对分娩的感受。如果产妇对分娩的期望和实际经历有很大差异时，会影响其产后的自尊。

4. 社会支持　产妇的家庭社会支持会在很大程度上影响产妇的心理感受，良好的家庭经济状况、亲人朋友的支持，特别是丈夫的理解和陪伴，医务人员的良好态度等，都会影响产妇的心理适应。

（三）心理调适

产后心理调适主要表现为两个方面，一是要确立家长与孩子的关系：指母亲接纳新生儿、将其容纳为家庭中的一员，重视并满足其作为家庭一员的特殊需要；同时，新成员的介入也改变了家庭的生活方式和互动模式，需要调节好夫妻两人的生活方式及夫妻与孩子的生活方式。二是要承担母亲角色的责任：指母亲逐渐表现出情感性和动作性地护理孩子的技能，情感性技能包括用积极的态度去认识、考虑孩子的需要和需求，动作性技能包括具体地照护孩子的行为。

美国心理学家鲁宾（Rubin）将产褥期妇女的心理调适分为 3 期。

1. 依赖期 约为产后第 1~3 日。在这一时期，产妇的很多需要是通过别人来满足，如对孩子的关心、喂奶、沐浴等。产妇多表现为对孩子语言的关注，较多的是谈论自己的妊娠及分娩感受。较好的妊娠和分娩经历、舒适的产后休息、丰富的营养和较好地与孩子接触的良性体验，能帮助产妇较快进入到第二期。

2. 依赖－独立期 约为产后 3~14 日。在这一时期，产妇表现出较为独立的行为，改变依赖期中被动接受别人照护和关心的态度，开始学习护理自己的孩子，亲自喂奶。但这一时期也较容易产生压抑，可能与分娩后产妇的感情脆弱、太多的母亲责任、新生儿诞生后的爱的被剥夺感、痛苦的妊娠和分娩体验、糖皮质激素和甲状腺激素水平下降等因素有关。此压抑的情感及照护新生儿可导致产妇感觉疲惫，这种疲惫可加重产妇抑郁。因此，部分产妇会表现出哭泣、对周围漠不关心、停止某些亲子行为等。

3. 独立期 约为产后 2 周至 1 个月。度过压抑期，母亲会自觉把照护孩子当作生活中的一部分，并开始独立解决孩子的养育问题，产妇也逐渐从疲劳中恢复。在独立期，新的家庭运作模式形成，并逐渐形成一个有机系统，开始新的生活形态。夫妻两人开始享受孩子带来的欢乐并承担相应的责任，逐渐恢复分娩前的家庭日常活动。

第二节　产褥期妇女的护理

【护理评估】

（一）生理评估

1. 健康史 评估产妇妊娠前的健康状况，是否有慢性疾病史等；评估产妇的妊娠经过，是否有妊娠期并发症、合并症及处理经过；评估产妇分娩经过是否顺利，总产程及第二产程时间、分娩方式、是否采用器械助产、产时用药情况、出血及会阴撕裂情况，是否行会阴切开术；评估新生儿出生时的阿普加评分，是否有窒息及抢救经过等。

2. 临床表现

（1）**生命体征**：产妇的体温多数在正常范围内，可在产后最初 24 小时内略升高，一般不超过 38℃，可能与产程延长致过度疲劳有关。产后 3~4 日因乳房血管、淋巴管极度充盈，乳房胀大，可出现 37.8~39℃的体温升高，称为泌乳热，一般持续 4~16 小时体温即下降，不属于病态。排除泌乳热，若产妇连续两次体温超过 38℃应考虑感染。产妇脉搏略缓慢，60~70 次/min，产后 1 周恢复正常，若脉搏过快要警惕产后出血。产后腹压降低，膈肌下降，由妊娠期的胸式呼吸变为胸腹式呼吸，呼吸深慢，14~16 次/min。血压在产褥期较平稳，但妊娠期高血压疾病患者产后要注意血压的恢复情况。

（2）**生殖系统**

1）子宫复旧：胎盘娩出后，子宫圆而硬，宫底在脐下一指。产后第 1 日因宫颈外口升至坐骨棘水平，致使宫底稍上升平脐，以后每日下降 1~2cm，至产后 10 日降入骨盆腔内。

2）产后宫缩痛：在产褥早期因子宫收缩引起下腹部阵发性剧烈疼痛，称为产后宫缩痛。产后宫缩痛一般在产后 1~2 日出现，持续 2~3 日自然消失，经产妇比初产妇明显，哺乳者比不哺乳者明显，因为哺乳时反射性缩宫素分泌增多，宫缩加强使疼痛加重。

3）恶露：产后随子宫蜕膜的脱落，含有血液、坏死蜕膜等组织经阴道排出，称为恶露。正常恶露有血腥味，无臭味，持续 4~6 周，总量为 250~500ml。因颜色、内容物及时间不同，恶露分为血性恶露、浆液性恶露及白色恶露（表 6-1）。若子宫复旧不全或宫腔内残留部分胎盘、胎膜或合并感染时，恶露增多，血性恶露持续时间延长并有臭味。

4）会阴切开创口：在产后 3 日内切口处可有水肿，初产妇较多见，活动时有疼痛，3~5 日后或拆线后自然缓解。

表 6-1 正常恶露的特点

类型	持续时间	颜色	大体与镜下内容物
血性恶露	产后 1~3 日	红色	含大量血液、坏死蜕膜组织及少量胎膜
浆液性恶露	产后 4~14 日	淡红色	含较多坏死蜕膜组织、宫腔渗出液、宫颈黏液，少量红细胞、白细胞及细菌
白色恶露	产后 14 日后	白色	含大量白细胞、坏死蜕膜组织、表皮细胞及细菌

（3）排泄：产褥早期，皮肤排泄功能旺盛，排出大量汗液，以夜间睡眠和初醒时更明显，称为褥汗，不属于病态，于产后 1 周内自行好转。产后数日内产妇往往多尿，但由于分娩过程中膀胱受压导致其黏膜水肿、充血、肌张力下降，加上疲劳及伤口疼痛，容易发生尿潴留。此外，产妇卧床多、活动少、肠蠕动减弱等，产妇容易发生便秘。

（4）**乳房**：在哺乳期的最初几日，因淋巴和静脉充盈，乳腺管不畅，乳房内乳汁淤积导致肿胀、变硬及疼痛，并可伴有轻度发热，称为乳房胀痛。此外，产前准备不足、哺乳姿势不正确或乳房胀痛时，会增加新生儿吸吮时对乳头的压力，而导致乳头疼痛及皲裂。

（5）**产褥中暑**：产褥期因高温环境使体内余热不能及时散发，引起中枢性体温调节功能障碍的急性热病，称为产褥中暑，表现为高热，水、电解质紊乱，循环衰竭和神经系统功能损害。产褥中暑与旧习俗怕产妇"受风"而关闭门窗，包头盖被，导致居室环境处于高湿、高温环境，影响产妇出汗散热有关。

（6）**产后心情低落**：产妇在产后 2~3 日内出现的轻度或中度的情绪反应，发生率较高，约 30%~75% 的产妇会出现不同程度的心情低落，表现为情绪不稳、易激惹、哭泣、焦虑、睡眠差和食欲减退等。产后心情低落的症状比较轻，持续时间短，数日内可自行缓解，但仍有 20% 左右的产后心情低落可能发展为产后抑郁。

（7）**其他**：由于胎儿、胎盘娩出、羊水排泄及产时失血，产后产妇体重立即减轻 6kg 左右。产后 1 周时，由于子宫复旧、恶露、汗液及大量尿液排出，产妇体重又下降约 1kg。由于产后疲倦、伤口疼痛等导致产妇长时间卧床，同时产妇的血液处于高凝状态，导致产妇下肢静脉血流缓慢，血液容易淤积在静脉内而发生静脉血栓。表现为患侧下肢体表温度下降，感觉麻木，肢体有肿胀感。下肢静脉血栓发生率较低，但一旦发生，影响产妇的生命安全。

3. 相关检查

（1）**实验室检查**：必要时做血、尿常规检查。

（2）**超声检查**：可确定是否有尿潴留以及胎盘胎膜有无残留。

（3）**药敏试验**：发生乳腺炎或产褥感染者，可做药物敏感试验，选择有效的抗生素。

4. 处理原则　产妇在产褥期的变化属于生理范畴，以护理为主，治疗为辅。应科学的护理，为其提供支持和帮助，促进产后生理功能恢复，预防产后出血、感染、中暑、抑郁等并发症发生。

（二）心理-社会评估

经历妊娠及分娩的激动与紧张后，精神疲惫、对哺育新生儿的担心、产褥期的不适等，均可造成产妇情绪不稳定，尤其在产后 3~10 日，可表现为轻度抑郁。

1. 产妇的心理感受　评估产妇对妊娠及分娩经历的感受，是否顺利、舒适以及是否与预期一致等，这些不同的感受将直接影响产后母亲角色的适应和转换，并关系到产妇对孩子的接纳程度。若产妇表现出情绪低落、哭泣，主诉疲劳、睡眠差以及对新生儿不关注等，应警惕产褥期抑郁症。

2. 产妇的母性行为　评估产妇是否愿意接触、拥抱孩子，产妇是否愿意尝试母乳喂养或亲自喂养，产妇能否满足孩子的需要并表现出喜悦，产妇是否积极学习护理孩子的知识和技能，产妇是否积极调整饮食、睡眠等以促进康复。通过以上评估了解产妇是否表现出积极的母性行为，从而判断母亲行为是否适应。

3. **产妇对新生儿行为的看法** 评估产妇是否通过孩子进食、睡眠的好坏和哭闹频次等来评判孩子的好坏和自己母亲角色的好坏。产妇对新生儿行为的看法将影响母子关系的建立。

4. **产妇的社会支持状况** 评估产妇的家庭情况，包括丈夫及亲人的支持、陪伴情况，良好的家庭支持及氛围有助于产妇心理调适，也有利于家庭各成员角色的适应。

5. **产后心理调适的影响因素** 产妇的年龄、健康状况、社会支持系统、经济状况、性格特征、文化背景等都会影响产妇的心理调适，对年龄过大（超过 35 岁，特别是高龄初产妇）或过小、社会支持不良、经济差、性格内向的产妇应重点关注。

【常见的护理诊断 / 问题】

1. **母乳喂养无效** 与母亲知识和技能不足、角色未及时转换、信心缺乏有关。

2. **尿潴留** 与分娩时损伤、产后卧床、会阴切口疼痛等有关。

3. **舒适受损** 与产后宫缩痛、会阴或腹部切口疼痛、褥汗及分娩疲劳有关。

4. **便秘** 与分娩损伤、产后卧床有关。

【护理措施】

（一）一般护理

1. **生命体征** 回病房后每日 3 次测量体温、脉搏、呼吸、血压，体温超过 38℃应及时报告医生。妊娠期高血压疾病产妇要密切观察血压变化，警惕产后子痫。

2. **休息与活动** 保持病房及床单位清洁、整齐，给产妇提供一个安静、清新的休养环境，促进产妇良好的休息和睡眠。产后应及早下床活动，自然分娩的产妇产后 6~12 小时可下床轻微活动，产后 24 小时可在室内自由走动，并开始循序渐进做产后保健操。行会阴切开术或剖宫产的产妇，可适当延迟下床活动时间。此外，早下床活动亦可预防下肢静脉血栓的形成，但产后盆底肌肉松弛，应避免过早负重或蹲位活动，以防止子宫脱垂。

3. **营养与饮食** 保证合理的营养摄入。产后 1 小时可让产妇进流质饮食或清淡半流质饮食，以后可进普通饮食。食物应富有营养、足够热量和水分。哺乳产妇应多进蛋白质及热量丰富的食物，多吃汤汁食物，并适当补充维生素和铁剂，建议补充铁剂 3 个月。

4. **排尿与排便** 产后 4 小时内应鼓励产妇排尿，以免发生产后尿潴留，造成膀胱充盈影响宫缩，观察并记录排尿时间及尿量。若产妇出现排尿困难，鼓励产妇坐起排尿，用热水熏洗外阴，用温开水冲洗尿道外口周围诱导排尿。下腹部正中放置热水袋，刺激膀胱肌收缩，也可针刺关元、气海、三阴交、阴陵泉等穴位。或遵医嘱肌内注射甲硫酸新斯的明 1mg 或加兰他敏 2.5mg，兴奋膀胱逼尿肌促其排尿。若上述方法均无效时应予导尿，必要时留置导尿管 1~2 日。鼓励产妇早下床活动，多饮水，摄入适量的蔬菜和含纤维素食物，促进大便通畅。如发生便秘，可在医生指导下口服缓泻剂或开塞露塞肛。

（二）心理护理

1. **依赖期** 产后 3 日内，让产妇充分休息，协助完成产妇及新生儿的日常护理。调动丈夫及家属的关心、支持，鼓励家人参与到照顾产妇及新生儿的活动中来，满足产妇的情感和生理需求。同时，给予产妇自我护理指导，提供常见问题的应对方法，如褥汗、乳房胀痛、宫缩痛等，减少产妇的无助感。

2. **依赖 - 独立期** 在此期，护理人员及家属、配偶应更加关心产妇，提供新生儿喂养和护理知识，耐心指导并鼓励产妇参与照护新生儿，在与孩子接触的过程中，培养母子感情。鼓励产妇表达自己的感受及与其他产妇进行育儿方面经验的交流，提高产妇的自信心和自尊感，促进产妇接纳孩子、接纳自己。

3. **独立期** 指导产妇及丈夫正确应对各种压力，包括照护新生儿、家庭模式的转变、生活方式的改变等，鼓励配偶多参与新生儿的护理，多承担家务，并协调夫妻关系中的矛盾，培养新的家庭观念。

（三）对症护理

1. 产后 2 小时的护理 产后 2 小时内是发生产后出血、产后子痫、产后心衰的关键时期，故应在产房继续观察，分别在产后 15 分钟、30 分钟、60 分钟、90 分钟、120 分钟各观察一次。观察内容包括：①阴道流血量：将弯盘放于产妇臀下收集阴道出血量。②子宫收缩情况及宫底高度：若发现子宫收缩乏力，应按摩子宫并肌注缩宫剂（缩宫素、前列腺素或麦角新碱）。若子宫收缩不良、宫底上升，但产妇阴道流血量不多，提示宫腔内有积血，应挤压宫底排出积血，并给予子宫收缩剂。③膀胱是否充盈：膀胱充盈时应及时排空，以免影响子宫收缩导致产后出血。④测量血压、脉搏：特别是妊娠期高血压疾病产妇应监测血压的变化。⑤是否有肛门坠胀感：若有应行肛查以明确是否有阴道后壁血肿，及时处理。

2. 子宫复旧及恶露的护理 回病房即刻、30 分钟、1 小时、2 小时各观察一次子宫复旧情况。每次观察，先按摩子宫促进收缩，手测宫底高度、软硬度，并按压宫底，促进宫内积血的排出，以免影响子宫收缩，并记录宫底高度、恶露的质和量，检查膀胱是否充盈。以后每日观察 2~3 次，观察前应先嘱产妇排尿，了解子宫复旧情况及恶露色、质、量、气味。若子宫复旧不全，恶露增多、色红且持续时间延长时，应及早给予子宫收缩剂。若合并感染，恶露有腐臭味且有子宫压痛，应给予抗生素控制感染。产后当日禁用热水袋外敷来减轻宫缩痛，以免子宫肌肉松弛造成出血过多。

产后宫缩痛一般不需要处理，如果疼痛难以忍受，可指导产妇进行呼吸和放松，必要时遵医嘱给予止痛药。

3. 会阴护理 产后每日应评估会阴切口，有无渗血、血肿及水肿等，用 250mg/L 碘伏溶液擦洗外阴，每日 2~3 次（具体擦洗方法见第二十二章第一节产科常用护理技术），保持会阴部清洁及干燥，及时更换会阴垫，大便后清洗会阴部。会阴部有水肿者，可用 95% 乙醇或 50% 硫酸镁液湿热敷，产后 24 小时后可用红外线照射外阴。会阴部有血肿者，若血肿较小，可采用湿热敷或远红外线灯照射，若血肿较大，则应切开引流。会阴局部有硬结者可用大黄、芒硝外敷或用 95% 乙醇湿热敷。会阴部有切口者，应每日检查伤口周围有无红肿、硬结及分泌物，指导产妇取切口对侧卧位。若会阴部伤口疼痛明显或产妇主诉有肛门坠胀感，应及时检查，排除阴道壁或会阴部血肿。产后 3~5 日可行会阴部伤口拆线，若切口感染或愈合不佳，可提前拆线并定时换药。

4. 乳房护理 详见本章第四节。

（四）健康指导

1. 产褥期内饮食起居指导 产妇产褥期内合理、均衡饮食，产妇居室应保持清洁、通风，预防产褥期中暑。每日擦身、清洗外阴，保持个人清洁卫生。

2. 适当活动 产妇适当活动可以促进体力恢复、排尿及排便，避免或减少静脉栓塞的发生率。产后 2 周开始做胸膝卧位，以预防或纠正子宫后倾。

3. 产褥期保健操 产褥期保健操可促进产妇腹壁、盆底肌肉张力的恢复，避免腹壁皮肤过度松弛，预防尿失禁、膀胱直肠膨出及子宫脱垂（图 6-1）。指导产妇出院后坚持做产后保健操，遵循运动量由小到大、由弱到强的原则循序渐进的练习，每 1~2 日增加 1 节，每节重复 8~16 次。产后康复操种类多，但应包括能增强腹肌张力的抬腿、仰卧起坐动作和能锻炼骨盆底肌及筋膜的缩肛动作等。

第 1 节：仰卧，深吸气，收腹部，然后呼气。

第 2 节：仰卧，两臂伸直，放于身旁，进行缩肛运动、盆底肌锻炼与放松动作。

第 3 节：仰卧，两臂伸直，放于身旁，双腿轮流上举和并举，与身体呈直角。

第 4 节：仰卧，髋与腿放松，分开稍屈，脚底放在床上，尽力抬高臀部和背部。

第 5 节：仰卧起坐。

第 6 节：跪姿，双膝分开，肩肘垂直，双手平放床上，左右腿交替向背后高举。

第 7 节：全身运动，跪姿，双臂支撑在床上，左右腿交替向背后高举。

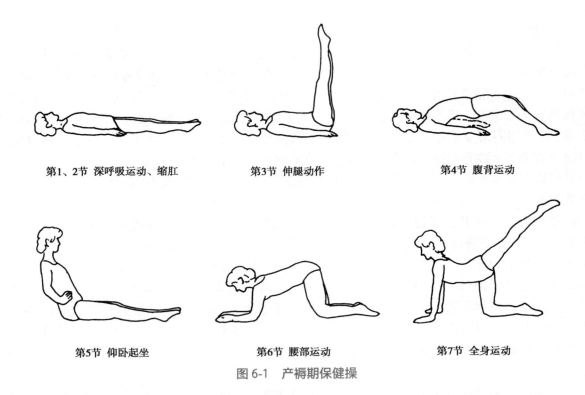

第1、2节 深呼吸运动、缩肛　　　第3节 伸腿动作　　　第4节 腹背运动

第5节 仰卧起坐　　　第6节 腰部运动　　　第7节 全身运动

图 6-1　产褥期保健操

4. 计划生育指导　产褥期内禁忌性生活,产后 42 日起应采取避孕措施,原则是哺乳者以工具避孕为宜,忌用含有雌激素的避孕药,以免影响乳汁分泌。不哺乳者可选用药物避孕。

5. 出院后喂养指导　评估产妇母乳喂养的知识和技能,指导产妇出院后保证合理的休息和睡眠,饮食均衡,注意乳房卫生,出院后仍然坚持母乳喂养。上班的产妇可将乳汁挤出保存于冰箱中,再喂给婴儿。告知产妇母乳喂养可用支持资源情况,包括医院热线电话、社区保健人员的联系方式等。

6. 产后检查　产后检查包括产后访视和产后健康检查两部分。

(1) **产后访视**:产妇出院后一个月内至少要进行 3 次家庭访视,第一次在产妇出院后 3 日内,第二次在产后 14 日,第三次在产后 28 日,了解产妇及新生儿健康状况,内容包括产妇饮食、睡眠、大小便、恶露及哺乳等情况,检查两侧乳房、子宫复旧、会阴伤口、剖宫产腹部伤口等,并了解产妇的心理状态,若发现异常应给予及时指导。了解新生儿的生长发育、喂养、预防接种情况,并指导喂养及日常护理。

(2) **产后健康检查**:产妇应于产后 42 日携新生儿去分娩医院做产后健康检查。内容包括测血压、脉搏,查血、尿常规,了解哺乳情况,并做妇科检查,观察盆腔内生殖器是否已恢复至非孕状态。对婴儿进行全身检查,了解婴儿的生长发育状况。

知识链接

产后肥胖妇女管理

　　肥胖与母乳喂养的启动困难及维持困难都有关系。妊娠前肥胖的妇女在妊娠早期应接受专科医生的指导,了解母乳喂养的益处,在生产前后得到专科医生在母乳喂养启动和维持方面的帮助。专科医生应鼓励肥胖产妇减肥,并保持健康的饮食和适度的锻炼以及尽可能的母乳喂养,同时应告知肥胖产妇坚持长期随访。

第三节　正常新生儿的护理

【概述】

正常新生儿是指正常足月新生儿，即胎龄≥37周、<42周，出生体重≥2 500g、<4 000g，无畸形或疾病的活产新生儿。新生儿期是指胎儿出生断脐至满28日的一段时间，是新生儿逐渐适应宫外环境的过渡时期。

【正常新生儿生理特点】

（一）外观特点

正常新生儿有一定肌张力，四肢屈曲，皮肤红润，皮下脂肪丰满，胎毛少，头发条纹清晰，耳郭软骨发育好，指（趾）甲达到或超过指（趾）尖，乳晕清楚，乳头突起，乳房可扪及结节，足底有较深的足纹，男婴睾丸下降，女婴大阴唇覆盖小阴唇。

（二）呼吸系统

胎儿肺内充满液体，出生时经过产道挤压，约1/3的液体由口鼻排出，其余由肺间质毛细血管和淋巴管吸收。新生儿出生后约10秒发生呼吸运动，新生儿主要以腹式呼吸为主。新生儿呼吸道狭窄，黏膜柔软，纤毛运动差，容易出现气道堵塞、感染、呼吸困难及拒乳。新生儿代谢快，需氧量多，呼吸浅而快，40~60次/min。新生儿呼吸中枢发育不完善，故呼吸节律常不规则。

（三）循环系统

胎儿出生后血液循环系统发生重大变化，肺血管阻力降低，肺部血流量增加，卵圆孔和动脉导管出现功能性关闭。新生儿出生后前几日在心前区可闻及心脏杂音，与动脉导管未完全关闭有关。新生儿心率波动范围较大，通常90~160次/min，血压平均为75/50mmHg。新生儿血流多集中在躯干和内脏，肝、脾在肋下可触及，四肢容易发冷、发绀。

（四）消化系统

新生儿胃容量小，肠道容量相对大，胃肠道蠕动较快，因此适应大量流质食物的消化吸收。新生儿吞咽功能完善，食管无蠕动，胃呈横位，贲门括约肌不发达，而幽门括约肌较发达，故易发生溢奶和呕吐。消化道可分泌除胰淀粉酶外的其他消化酶。因此，新生儿消化蛋白质的能力较好，消化淀粉的能力相对较差。

胎便由胎儿肠道分泌物、胆汁及咽下的羊水组成，呈糊状，墨绿色。足月新生儿24小时内排胎便，2~3日排完，如果出生后24小时不排胎便，应排除肛门闭锁或其他消化道畸形。

（五）泌尿系统

新生儿一般在出生后24小时内排尿，一周内排尿可达每日20次。新生儿肾脏的浓缩功能、滤过功能及调节功能较差，容易发生水、电解质、酸碱平衡紊乱。肾盂和输尿管较宽，弯曲度大，容易受压或扭转而发生尿潴留或泌尿系统感染。

（六）血液系统

新生儿出生时血液中红细胞和血红蛋白较高，以后逐渐下降，新生儿血红蛋白中胎儿血红蛋白约占70%~80%，出生5周后下降至55%。新生儿出生时白细胞较高，第3日开始下降，以中性粒细胞为主，产后1周时中性粒细胞和淋巴细胞几乎相等。

（七）皮肤、脐带

新生儿出生时皮肤上覆盖白色胎脂，有保护皮肤、减少散热的作用，生后数小时开始逐渐被吸收，不必洗去。但头皮、耳后、腋下及其他皱褶处的胎脂则可蘸少许植物油轻轻揩去。新生儿皮肤薄嫩，容易损伤导致感染，因此，应注意保护皮肤。脐带经过无菌结扎后逐渐干燥，一般于出生后3~7日脱落。

（八）免疫系统

新生儿主动免疫功能尚不完善，自身产生免疫球蛋白能力较差，免疫反应迟钝。但新生儿在胎儿期可从母体获得免疫球蛋白 IgG，所以出生后 6 个月内对某些传染病，如麻疹、风疹、白喉等不易感。但其他免疫球蛋白如 IgA、IgM 等不能通过胎盘，所以新生儿缺乏 IgA、IgM 抗体，容易患消化道及呼吸道感染。此外，也缺乏补体及备解素，对革兰氏阴性菌的杀灭能力差，容易引起大肠埃希菌、金黄色葡萄球菌性败血症。

（九）体温调节

新生儿体温调节中枢发育不完善，皮下脂肪较薄，体表面积相对较大，体温容易受外界环境温度的影响。由于外界环境温度较低，所以新生儿出生后 1 小时内体温下降 2.5℃，之后体温逐渐回升。新生儿散热快，当室内环境温度过高时，通过皮肤蒸发及出汗散热，容易导致体内水分不足、血液浓缩，称为脱水热。当室温过低时，新生儿容易导致低体温或寒冷损伤综合征。中性温度是维持机体体温正常所需要的代谢率和耗氧量最低的环境温度，其高低与出生体重、日龄有关，出生体重越低、日龄越小，需要的中性温度越高。正常新生儿在裸体、周围无风、相对湿度 50% 的环境中，中性温度为 33~35℃，以后逐渐降至 22~26℃。新生儿正常体表温度为 36~36.5℃，直肠（核心）温度 36.5~37.5℃。

（十）新生儿常见的生理状态

1. 生理性体重下降　新生儿出生后，由于摄入少、经皮肤及肺部排出的水分相对较多，出生后 2~4 日体重下降，范围一般不超过出生体重的 10%，4 日后开始回升，7~10 日恢复到出生时水平，称生理性体重下降。

2. 生理性黄疸　足月新生儿出生后 2~3 日出现皮肤、巩膜发黄称为生理性黄疸，持续 4~10 日消退，最迟不超过 2 周。原因是新生儿出生后体内红细胞破坏增加，产生大量间接胆红素，而肝脏内葡萄糖醛酸转移酶活性不足，短时间内不能将间接胆红素全部结合成直接胆红素排出体外，从而导致高胆红素血症。

3. 乳腺肿大及假月经　胎儿在母体内受胎盘分泌的雌激素、孕激素和催乳素的影响，出生后雌激素、孕激素很快消失，而催乳素维持时间长，故男女新生儿出生后 4~7 日可有乳腺增大，蚕豆或者核桃大小，部分可以挤出少量乳汁，2~3 周后自行消失。部分女婴出生后 5~7 日，阴道可有少量血性分泌物，称为假月经，持续 1 周自然消失。

4. "马牙"和"螳螂嘴"　新生儿口腔上腭中线和齿龈部，有黄白色、米粒大小的颗粒，称"马牙"，是由于上皮细胞堆积或黏液腺分泌物积聚形成，数周可自行消退；两侧颊部各有一隆起的脂肪垫，称"螳螂嘴"，有利于吸吮乳汁。

5. 新生儿红斑和粟粒疹　新生儿出生后 1~2 日，头部、躯干、四肢常出现大小不等的多形性丘疹，称新生儿红斑，1~2 日消失；由于皮脂腺堆积，鼻尖、鼻翼、颜面部形成小米粒大小黄白色皮疹，称粟粒疹，脱皮后自然消失。

【正常新生儿的行为特征】

1. 睡眠和觉醒　新生儿有四个觉醒状态，包括瞌睡、安静、活跃及啼哭。安静是理想的觉醒状态，在此状态，新生儿可表现出微笑、发声及身体的移动，并注视抱他的人及对他人的话做出反应，眼睛会随声音及说话人的移动而转动并移动自己的身体。

新生儿有两个睡眠状态，深睡眠和浅睡眠。新生儿大脑皮质兴奋性低，睡眠时间长，每日需要 20 个小时以上，随着大脑皮质的发育，觉醒时间逐渐延长，睡眠时间逐渐减少。

2. 感觉　新生儿通过感觉行为与他人沟通，是新生儿与社会交往的基础和开始。

（1）视觉：新生儿出生后瞳孔即有对光反射，视野的范围大约是 17~20cm，此距离正好是怀抱或哺乳孩子时母亲的脸和新生儿的脸之间的距离。新生儿大脑皮质发育尚不完善，眼肌活动不协调，对明暗有感觉，喜欢柔和的光线，不喜欢刺激的强光，出生2周后新生儿能辨别颜色的组合形式。

新生儿出生后逐渐发展固定眼神的功能，具有凝视和追视能力，能凝视父母亲并对他们的变化做出反应，这种凝视有助于新生儿与父母亲的沟通。

（2）**听觉**：新生儿出生时听力已发育完善，接近成人，低频率的声音可让其安静、减少活动或啼哭，高频率的声音会引起警觉反应，90分贝的响声能引起新生儿惊跳反射。新生儿对母亲的声音敏感，可能与胎儿期就得到母亲声波刺激有关。

（3）**触觉**：新生儿出生时触觉发育非常完善，触觉是引起某些反射的基础，身体任何部位的抚触都能引起反应，面部（特别是嘴）、手指、脚趾是最敏感的部位。新生儿温度觉灵敏，但痛觉较迟钝。虽然每个孩子对抚触的反应不同，但母亲用手指轻轻触摸孩子的脸、头、背部等，通过抚触、挑逗孩子等，可增加母子情感交流、发展母子亲情，这些对促进新生儿发育是至关重要的。

（4）**味觉**：新生儿出生时味觉已发育良好，不同的味道可引起新生儿不同的反应，新生儿喜欢甜味，对酸味敏感，不喜欢苦味，甜味可引起新生儿有力的吸吮，酸味可使其小嘴唇缩拢，苦味则可引起不愉快的感觉。

（5）**嗅觉**：新生儿嗅觉发育较完善，刺激性气味可引起不愉快的反应。母乳喂养的新生儿能够识别母亲身上的奶味，母亲身上这种特有的气味是影响母亲亲情及喂养的重要因素。

3. 反射 新生儿具有以下特殊的神经反射。

（1）**吸吮反射**：用奶头、奶嘴或手指碰触新生儿嘴唇后，新生儿会出现口唇、舌的吸吮动作，睡眠状态下，即使在没有刺激的情况下也会出现此反射。此反射一出生即存在，持续3~4个月后逐渐被主动的进食动作所代替。

（2）**吞咽反射**：新生儿吸吮乳汁后发生吞咽动作，而不会发生恶心、呕吐、咳嗽等，此反射一出生即存在且永久保持。

（3）**觅食反射**：碰触新生儿一侧脸颊或嘴角，新生儿会转向刺激一侧并张开嘴巴，出现寻觅乳头的动作。此反射一出生即存在，持续3~4个月后随着婴儿眼睛可稳定注视物体而消失。

（4）**握持反射**：将手指或笔杆放在新生儿手掌面，新生儿的五个手指紧紧握住，此反射一出生即存在，持续3~4个月后消失。

（5）**拥抱反射**：将新生儿放在桌上，重击一侧的桌面，或将新生儿的头部稍微抬高，然后突然放下时，新生儿手臂突然伸出并做拥抱状反应。此反射一出生即存在，持续3~4个月后消失。

（6）**踏步反射**：双手将新生儿托起站立，当其双脚接触到平坦的平面时，会出现交换脚步的踏步动作。此反射一出生即存在，持续3~4个月后随婴儿的腿能够承受其体重而消失。

【护理评估】

（一）健康史

评估产妇妊娠及分娩情况，了解分娩方式、分娩过程中产妇使用麻醉剂、镇静剂情况，了解新生儿性别、出生体重、出生后即刻阿普加评分情况，检查出生记录是否完整，新生儿脚印与母亲手印是否清晰，并将新生儿信息与手圈、胸牌上信息核对。

（二）身体评估

1. 生命体征 评估新生儿呼吸、心率、体温。在新生儿安静状态下测量呼吸1分钟，呼吸次数减慢应检查产妇在分娩过程中是否使用麻醉剂、镇静剂或新生儿是否有产伤等，呼吸过快应考虑呼吸窘迫综合征或膈疝等。在新生儿安静状态下，通过心脏听诊测量心率。一般测腋下体温，可随外界环境温度变化而波动。

2. 体重、身长 评估新生儿体重，每日于沐浴前裸体测量其体重，正常为2 500~4 000g，低于2 500g多见于早产儿或足月小样儿；超过4 000g多见于糖尿病孕妇、孕期营养过剩、父母身材高大等。评估生理性体重下降程度，如体重下降超过出生体重的10%，应及时查找原因。待体重恢复后，评估体重增长情况。评估新生儿身长，测量头顶最高点至脚跟的距离，正常为 45~55cm。

3. 全身体格检查 检查头面部，看是否有产瘤、头皮血肿等，检查囟门大小及紧张度，口腔有无唇腭裂等；观察胸廓是否对称，有无畸形，听诊了解心率、心律，有无杂音，呼吸音是否清楚；观察腹部，触诊肝脾大小，听诊肠鸣音；检查脐带残端有无渗血；检查脊柱、四肢是否正常；检查肛门、外生殖器有无异常，肛门有无闭锁，男性睾丸是否降至阴囊。

4. 皮肤黏膜 一般于沐浴后进行评估，观察全身皮肤是否有斑点、脓疱、黄疸，若出现黄疸，应每日评估黄疸的范围、颜色及持续时间。

5. 大小便评估 注意观察胎便、小便排出情况，若生 24 小时后仍无胎便、小便排出，应检查是否有消化系统发育异常，如怀疑肛门闭锁，可用肛表插入肛门内 3~5cm 进行探查。此外，每日评估大小便的排泄情况及大便性状，新生儿开始母乳喂养后，大便转为黄色、糊状。当牛乳喂养时，大便结块并有较重粪臭味。

6. 脐带 每日于沐浴时评估脐带颜色，有无分泌物、渗血、渗液等。若新生儿出生后 2~6 小时有渗血，可能与脐带结扎不紧、啼哭导致腹压增加有关；若脐部出现红肿或分泌物有臭味，提示脐部感染。

7. 啼哭 新生儿娩出后由于外界环境的改变而本能地啼哭，随着大脑皮质和感觉的发育，啼哭成为新生儿表达生理、心理需要的方式，任何的不适，包括饥饿、过冷、过热、疼痛、疾病导致的不适等均引起啼哭。若啼哭响亮、面色红润、精神好，哺乳后啼哭停止，多为饥饿；啼哭呈尖叫、烦躁不安，若有难产史或分娩损伤史，多为颅脑损伤；若哭声低弱，伴面色青灰、呼吸急促、精神萎靡，则多为心肺功能异常。

8. 各种反射 评估新生儿各种反射，包括觅食反射、吸吮反射、吞咽反射、拥抱反射、握持反射等，以及新生儿对疼痛、强光等的反应，了解其神经系统发育情况。

9. 喂养情况 母乳喂养者评估新生儿含接乳头及吞咽情况，牛乳喂养者评估新生儿进食的量，进食后有无恶心、呕吐、溢奶等，通过大便判断消化情况。

10. 母婴互动方式评估 评估母亲与新生儿互动的方式、频次及效果。

【常见的护理诊断／问题】

1. 气道清除无效 与分娩时吸入羊水、黏液有关。

2. 呼吸型态无效 与呼吸中枢发育不完善、暂时性肺扩张改变有关。

3. 有体温调节无效的危险 与环境改变、外界温度过低、体温调节中枢不成熟有关。

4. 有感染的危险 与脐带未脱落及自身免疫力低有关。

【护理措施】

（一）一般护理

1. 环境与安全

（1）**环境**：母婴同室的房间宜向阳，阳光充足，空气流通，室温保持在 24~26℃，相对湿度保持在 50%~60%。一个床单位（1 张母亲床 +1 张婴儿床）所占面积不应少于 6m²。

（2）**安全**：在进行任何操作前，均应认真核对新生儿手圈和胸牌上的母亲姓名、新生儿性别、住院号等信息；新生儿床上应铺有床垫，并配有围栏；新生儿床上忌放置危险物品，如尖锐或带有小零件的玩具、过烫的热水袋等。

2. 生命体征及精神状态 定时测量新生儿呼吸、心率、体温，并注意观察新生儿精神状态。

3. 消毒隔离措施

（1）母婴同室应配有洗手设备及消毒溶液，接触新生儿前应清洗或消毒双手。

（2）护理人员必须身体健康，每年体格检查 1 次。

（3）新生儿患传染性疾病，如脓疱疮、脐部感染等，应采取相应的消毒隔离措施。

（二）对症护理

1. 促进新生儿适应环境

（1）**维持呼吸道通畅**：新生儿娩出后应立即清理呼吸道，进入母婴同室后应继续密切观察呼吸情况，及时去除口腔、鼻腔内羊水、黏液等，确保呼吸道通畅，新生儿喂奶后取侧卧位，以免溢奶发生吸入导致窒息。

（2）**维持正常的体温**：新生儿娩出后及时擦去身上的血液、羊水，并做好保暖措施。母婴同室的房间内要维持适宜的温度，冬季要加强保暖，定时测量新生儿体温，避免体温过低或过高。

2. 促进合理喂养

（1）**促进母乳喂养**：详见本章第四节。

（2）**人工喂养指导**：母亲由于各种原因不能母乳喂哺新生儿时，可选用动物乳，如牛、羊乳或其他代乳品，称为人工喂养。目前最常用的人工喂养方法是配方乳喂养，配方乳喂养虽不如母乳喂养优质、经济、方便、卫生，但如果能选择优质乳品，合理调配，注意消毒，也能满足新生儿的营养需求，保证新生儿正常的生长发育。当配方乳在配制时，可根据说明书冲调或按重量 1:8（30g 乳粉加 240g 水）或按体积 1:4（1 匙乳粉加 4 匙水）冲调成乳汁。按新生儿需要量进行喂养，足月新生儿出生后第 1 日约需要 30~60ml/（kg•d），第 2 日约需要 60~90ml/（kg•d），第 3 日约需要 90~120ml/（kg•d），以后每日增加 10ml/（kg•d），出生 10 日后奶量约为体重（g）的五分之一。

人工喂养的注意事项：①人工喂养应定时喂养，每 3~4 小时一次，在新生儿期每日喂 6~8 次，根据新生儿胃纳及消化情况量由少逐渐增加。当新生儿不适时，奶浓度应稀释并减量。②调配好的奶可先滴一滴在手腕内侧，温度适宜再喂养新生儿。③选择容易清洗的奶瓶，奶头软硬适中，奶头孔的大小根据新生儿的吸吮能力而定。④喂奶时将奶瓶倾斜保持奶汁充满奶嘴，以免新生儿吞入大量空气，喂养完毕将其竖抱起轻拍背部，促进气体排出，避免溢奶。⑤每次喂养完毕，及时清洗奶瓶和奶嘴，每日将用具煮沸 5~10 分钟进行消毒。

3. 促进舒适，预防感染

（1）**沐浴**：沐浴可以清洁皮肤，评估全身状况，促进舒适。新生儿沐浴有淋浴和盆浴两种。沐浴后可进行抚触，以促进婴儿生长发育，并可增进母婴情感交流。新生儿沐浴及抚触的方法详见第二十二章 第三节 新生儿常用护理技术。

（2）**脐部护理**：新生儿断脐消毒包扎后，应密切观察脐部出血情况。每次沐浴后用 75% 乙醇溶液消毒脐带残端及脐轮周围 2 次，然后用无菌纱布包扎好，保持敷料及局部清洁、干燥。婴儿尿布勿超过脐部，以免大小便污染。脱落后如有黏液或渗血，用聚维酮碘溶液消毒或重新结扎；若有红色肉芽组织增生，可用 2.5% 硝酸银溶液灼烧，并用生理盐水棉签擦洗局部，灼烧时要注意保护，以免损伤周围正常组织；如脐部红肿，分泌物有臭味，提示感染，应及时使用抗生素抗感染，以免发展成为败血症。

（3）**臀部护理**：目的是预防发生红臀、皮疹、溃烂等。应定时检查大小便情况，及时更换尿布，大便后用温水清洗臀部，保持清洁、干燥。尿布松紧适宜，以棉质尿布为宜，床垫上不宜使用橡皮布或塑料纸。一旦发生红臀可用红外线照射，每日 2~3 次，每次 10~20 分钟，大小便后用温水洗净后涂鞣酸软膏。如局部皮肤发生溃烂，可用消毒植物油或鱼肝油纱布敷于患处。

（4）**皮肤护理**：新生儿娩出后擦干全身的血液、羊水等，避免水分蒸发带走热量导致新生儿体温急剧下降。指（趾）甲过长者应剪掉，避免新生儿抓伤自己。

4. 促进母子互动

新生儿与亲人之间良好的情感联结是小儿心理社会发展的基础。鼓励家长与新生儿进行交流、拥抱、抚触、说话等，帮助新生儿发展信任感，不仅有利于亲子感情的建立，也有利于小儿良好个性的培养和智力的发育。

（三）预防接种指导

1. 卡介苗

新生儿出生后 3 日接种，剂量为 0.1ml，接种位置为左上臂三角肌下端偏外侧，方法是皮内注射。以下情况应延迟接种：早产儿、低体重儿、体温超过 37.5℃、伴有感染性疾病者、产伤或其他疾病者。

2. 乙肝疫苗　新生儿出生后 24 小时内进行第一次乙肝疫苗接种，剂量为 5μg（0.5ml），接种部位是右上臂三角肌外侧，方法是肌内注射。之后在出生后 1 个月、6 个月进行第 2、3 次接种。

第四节　母乳喂养

产妇以自身乳汁哺育婴儿的喂养方式为母乳喂养，母乳喂养的时期为哺乳期。世界卫生组织建议，婴儿在最初 6 个月内应该给予纯母乳喂养，6 个月以后逐渐添加辅食，母乳喂养时间至 2 岁或者更长时间。

【泌乳的生理机制】

乳房的主要功能是泌乳。妊娠期在垂体催乳素、胎盘催乳素、胰岛素、皮质醇等激素的作用以及胎盘分泌的雌激素、孕激素的影响下，乳房的乳腺管和乳腺腺泡逐渐发育，为产后泌乳做准备。胎盘娩出后，产妇血中雌激素、孕激素及胎盘催乳素水平急剧下降，抑制了下丘脑催乳激素抑制因子的释放，在垂体催乳素的作用下，乳房开始大量泌乳。吸吮乳头能反射性地引起神经垂体释放缩宫素。缩宫素使乳腺腺泡周围的肌上皮细胞收缩，使乳汁从腺泡、小导管进入输乳导管和输乳窦，而喷出乳汁，此过程称为喷乳反射。婴儿吸吮乳头时，来自乳头的感觉信号经传入神经纤维抵达下丘脑，调节垂体催乳素呈脉冲式释放，促进乳汁大量分泌。因此，婴儿吸吮是保持乳腺不断泌乳的关键，不断排空乳房也是维持泌乳的重要条件。

此外，乳汁分泌的质和量还与产妇营养、睡眠、情绪和健康状况密切相关。

产后最初 7 日内分泌的乳汁称为初乳，因含 β- 胡萝卜素，呈淡黄色，含较多有形物质，质稠。初乳含蛋白质及矿物质较成熟乳多，也含多种抗体。蛋白质含乳清蛋白多，与酪蛋白之比为 70∶30，且以 α 乳蛋白为主。初乳中分泌型 IgA、脂肪和乳糖含量较成熟乳少，极易消化，是新生儿早期理想的天然食物。产后 7~14 日为过渡乳，14 日后分泌的乳汁为成熟乳，呈白色，蛋白质含量略少，脂肪和乳糖含量逐渐增多。脂肪富含 omega-3 脂肪酸（亦称为 DHA）、胆固醇和脂肪酶。成熟乳亦含有大量免疫抗体，特别是 IgA 可保护新生儿胃肠道系统，故母乳喂养的新生儿不易患肠道感染。多数药物亦可经过母血进入乳汁中，故产妇哺乳期间用药时，必须考虑药物对新生儿有无不良影响。

【母乳喂养的优点】

1. 最适合婴儿营养需要　母乳中蛋白质、脂肪、碳水化合物的比例最适宜。蛋白质总量虽低，但质优良，氨基酸比例适宜；脂肪多以不饱和脂肪酸为多；母乳中的糖以乳糖为主，更容易消化且不易导致过敏。此外，母乳中含更多的维生素和矿物质，其中钙、铁、磷虽含量较奶粉低，但比例适宜，且吸收率较高，50%~75% 的铁可被吸收。

2. 有利于婴儿大脑发育　母乳含优质蛋白质、牛磺酸、必需脂肪酸及乳糖等，所含磷脂为卵磷脂和鞘磷脂，是婴儿大脑发育极为重要的物质基础。

3. 可增进婴儿抵抗力　母乳中含大量免疫物质，如 SIgA、免疫活性物质、溶菌酶、乳铁蛋白、乙型乳糖、低聚糖等，能增强婴儿抵抗力，减少呼吸道、消化道感染及耳膜炎发生的概率。

4. 有利于促进婴儿体格健康　母乳喂养的婴儿进食较慢，并根据自己的需要决定进食的时间和量，这样的饮食方式能够减少日后过度饮食的倾向，有利于促进体格健康。此外，乳汁随着婴儿发育适应性调整，不会导致过度喂养，并有利于满足婴儿生长发育需求。母乳喂养亦有利于促进婴儿听力、视力、呼吸和心脏功能。

5. 母乳喂养时通过婴儿吸吮乳头反射性引起缩宫素分泌增加，促进子宫收缩，以利于子宫复旧。此外，母乳喂养可减少某些癌症发生的风险，如乳腺癌、卵巢癌、子宫癌及输卵管癌等。

6.母乳喂养可增进母子感情 母乳喂养时母亲与婴儿身体频繁接触，通过逗引、拥抱、照顾、对视等使婴儿获得感情上的满足及安全、舒适、愉快等良好体验，有利于婴儿情绪培养，促进婴儿心理发展，亦可促进母婴情感联结。

7.母乳清洁、新鲜、方便经济，不必担心冲泡浓度和量，也不必担心污染和储存问题。

【影响母乳喂养的因素】

1.生理因素 产妇合并内科疾病（如严重心脏病等）、传染性疾病（如肝炎发病期等）、服用某些药物（如安定、巴比妥类等）、乳房问题（如扁平/凹陷乳头、严重乳房胀痛、乳头皲裂、乳腺炎等）及会阴或腹部切口疼痛等。早产儿、婴儿畸形（唇腭裂）、颅内出血、产伤等。

2.心理因素 不良的妊娠或分娩体验、产后疲劳、缺乏信心、产后抑郁等。

3.社会因素 产妇年龄因素、护理人员及家人支持不足、单身母亲、母乳喂养知识和技能不足、母婴分离及工作负担过重等。

【母乳喂养指导】

（一）产妇准备

1.饮食 为促进乳汁分泌，满足泌乳活动所消耗的热能及婴儿生长发育的需要，产妇在哺乳期所需要的能量和营养成分较未孕时高。产妇营养供给原则：①热量：每日应多摄取 2 100kJ（500kcal），但总量不要超过 8 370~9 620kJ/d（2 000~2 300kcal/d）。②蛋白质：每日增加蛋白质20g。③脂肪：控制食物中总的脂肪摄入量，保持由脂肪提供的热量不超过总热量的25%，每日胆固醇的摄入量应低于300mg。④无机盐类：补充足够的钙、铁、硒、碘等必需的无机盐。⑤饮食中应有足够的蔬菜、水果和谷类。

2.休息与活动 为产妇提供一个舒适的环境，保证充分的休息。鼓励产妇适当活动，做到劳逸结合，教会产妇与婴儿同步休息，生活有规律。产妇营养过剩可造成产后肥胖，进行适当的锻炼以维持合理的体重。

3.保持心情愉快 因情绪因素能影响乳汁的分泌，产妇应该保持乐观，情绪稳定。

4.学习喂养知识和技能 产前通过孕妇学校或者其他途径，让孕妇（包括家庭）学习母乳喂养的知识和技能，了解泌乳生理、母乳喂养的优点、婴儿的能量需求、母乳喂养的体位及含接技巧等，增强产妇母乳喂养的信心，同时获得家庭支持，产后做到早吸吮、按需哺乳。

（二）喂养方法指导

1.早开奶 护理人员帮助产妇在产后 1 小时内开始母乳喂养，实施 24 小时母婴同室。鼓励早吸吮，按需哺乳。

2.选择舒适的哺乳姿势 哺乳前指导产妇选择一个母亲和婴儿都舒适的姿势，可借助小靠垫之类来缓解伤口疼痛，哺乳过程确保婴儿头和身体成一条直线。

3.正确含接乳头 在喂哺前先将乳头触及婴儿口唇，诱发觅食反射，当婴儿口张大舌向下的一瞬间，迅速将乳头和乳晕一起柔和地塞入婴儿口中（图 6-2）。指导产妇通过以下方法判断婴儿是否正确含接乳头：婴儿紧贴母亲胸部、张大嘴巴、含住乳头及大部分乳晕，婴儿下唇比上唇可见更少乳晕、婴儿用鼻自由呼吸、母亲不感觉乳头疼痛、哺乳完毕后乳头没有被挤压。

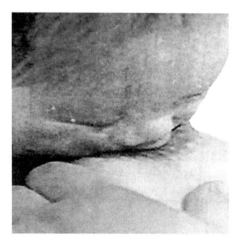

图 6-2 婴儿正确含接乳头的姿势

4.婴儿有效地吸吮和吞咽乳汁 婴儿有节律性的吸吮和吞咽，听见婴儿吞咽声或看见婴儿吞咽动作，嘴角可看到少量乳汁，哺乳后婴儿有满足感可帮助母亲判断婴儿有效吸吮和吞咽。

5.判断乳汁分泌量是否充足 判断母乳充足的主要标准：①每日满意的母乳喂养 8 次左右。②婴儿每日排尿5~6次,排便2~4次。③婴儿体重增长及睡眠情况良好。

6. 哺乳时间和次数 产后1周内是母体泌乳的过程,应指导产妇24小时内至少有8~12次哺乳,随着婴儿长大,哺乳次数可略减少,一般3~4小时哺乳1次。产后哺乳时间从5~10分钟开始,以后逐渐延长,一般每次20~30分钟,避免婴儿养成含着乳头睡觉的习惯。

7. 注意事项 每次哺乳时应先吸空一侧乳房,再更换另一侧乳房;当哺乳结束时,示指轻压婴儿下颌,避免在口腔负压情况下拉出造成乳头疼痛损伤;哺乳后,挤出少许乳汁涂在乳头和乳晕上。哺乳完毕,将婴儿抱起轻拍背部1~2分钟,排出胃内空气,以防溢奶。母亲的健康状况直接影响乳汁的质量,因此,母亲应保持膳食平衡、睡眠充足、心情愉快、生活规律、身体健康、慎重用药。

8. 母乳的储存 无法直接母乳喂养的产妇,可将乳汁吸出于储奶袋中储存。储存时间:20~30℃保存不超过4小时,4℃不超过48小时,−15~−5℃可保存6个月。

9. 不宜或者暂停母乳喂养的指征 母亲患有传染病(急性期)、严重脏器功能障碍性疾病、严重的产后心理障碍和精神疾病;母亲酗酒、暴怒、服用对婴儿有影响的特殊药物等。婴儿患有乳糖不耐受症等。

(三)乳汁不足

与哺乳延迟、限制哺乳时间和次数、食欲睡眠不佳及新生儿过早添加辅食有关。因此,应指导产妇尽早哺乳,鼓励按需哺乳,保持休养环境安静,促进产妇良好睡眠,多摄入营养丰富的汤类食物,除母乳外,不给新生儿添加包括水在内的其他任何食物或饮料。此外,还可使用中药催乳或针灸催乳。

(四)退乳指导

由于各种原因不宜哺乳者,可指导退乳。指导产妇少摄入汤类食物,停止吸吮和挤奶。指导产妇佩戴合适的胸罩以缓解乳房胀痛,或遵医嘱口服镇痛药物,2~3日后疼痛减轻。目前不推荐服用雌激素或溴隐亭退乳。但可采用:①生麦芽60~90g,水煎代茶饮,每日1剂,连用3~5日。②芒硝250g分装两个纱布袋内,敷两侧乳房并包扎,湿硬时更换。③维生素B_6 200mg,每日3次,连服3~5日。

【乳房护理】

(一)一般护理

第一次哺乳前用温水清洁乳头和乳晕,忌用肥皂或乙醇擦洗。乳头处如有痂垢应先用油脂浸软后再用温水洗净,忌强行擦洗,以免损伤乳头。保持乳房清洁、干燥,每次哺乳前后用温水清洁乳头和乳晕,并指导母亲佩戴合适的乳罩以支托乳房。

(二)平坦及凹陷乳头的护理

指导母亲在婴儿饥饿时先吸吮平坦一侧,此时婴儿吸吮力强,容易吸住乳头和大部分乳晕。吸吮无效时亦可指导母亲将乳汁挤出再喂给新生儿。此外,还可指导产妇进行以下练习:①乳头伸展练习:将两拇指平行放在乳头两侧,向外侧方向拉开,通过牵拉乳晕皮肤及皮下组织,促使乳头向外突出。每日2次,每次10~15分钟(图6-3)。②乳头牵拉练习:用一手托住乳房,另一手的拇指和中、示指捏住乳头向外牵拉,每日2次,每次重复10~20次。③佩戴乳头罩:指导产妇从妊娠7个月开始佩戴,对乳头周围组织起到稳定作用。乳头罩柔和的压力可促进内陷的乳头外翻,乳头经中央小孔保持持续凸起,以起到纠正乳头凹陷的作用。

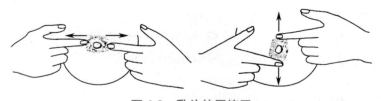

图6-3 乳头伸展练习

(三) 乳房胀痛护理

乳房胀痛与不恰当的哺乳方法、延迟哺乳、限制哺乳次数、过早添加其他食物及乳汁淤积有关。因此，应指导产妇正确的哺乳姿势、尽早吸吮、按需哺乳及哺乳后将剩余乳汁挤出，以预防乳房胀痛的发生。如出现乳房胀痛，可指导产妇：①外敷乳房：哺乳前热敷乳房 3~5 分钟，两次哺乳间冷敷减轻胀痛。②按摩乳房：哺乳前按摩乳房，从乳房边缘向乳头中心按摩，促进乳腺管畅通。③戴合适的乳罩：指导产妇戴合适的乳罩以扶托乳房，减少沉重感。④增加哺乳次数，哺乳时先吸吮胀痛严重的一侧，哺乳完毕后将多余乳汁挤出。必要时可用吸奶器将乳汁一次全部吸出，以减轻胀痛症状。

若乳房局部出现红、肿、热、痛症状，产妇伴有发热，提示患乳腺炎。炎症早期可指导产妇继续母乳喂养，哺乳后吸出多余乳汁避免淤积。炎症期时应指导产妇暂停母乳喂养，并给予抗生素治疗。治疗期间，应定时将乳汁挤出，以免乳汁分泌被抑制。

(四) 乳头皲裂护理

乳头皲裂与不正确的哺乳姿势有关，多见于初产妇。应指导产妇采取正确、舒适的哺乳姿势，掌握让新生儿正确含接乳头的技能，让婴儿含住乳头和大部分乳晕，减少对乳头的吸吮压力。若出现乳头皲裂，可指导产妇增加哺乳次数，减少每次哺乳时间。哺乳前挤出少量乳汁使乳晕软化，有利于新生儿含接。哺乳时先吸吮损伤程度轻的一侧乳房，哺乳后挤出少量乳汁涂在乳头和乳晕上，乳汁既能杀菌，又能促进表皮修复。当疼痛严重时，可用乳头罩间接哺乳，或用吸奶器将乳汁吸出再喂给新生儿。亦可在皲裂处涂抗生素软膏或 10% 复方苯甲酸酊，促进伤口愈合，在下次哺乳前清洗干净。

（张海琴）

思考题

(一) 简答题

1. 简述母乳喂养的优点。
2. 简述母乳喂养过程中正确的哺乳姿势。

(二) 论述题

某女，31 岁，身高 168cm，G_1P_0，平素月经规则。因"妊娠 39 周、阵发性腹痛 2 小时"入院待产。入院后 16 小时经阴道正常分娩一健康男婴，体重 3 650g。现产后 5 日，宫底位于脐下 5 横指，母乳喂养，产妇自述乳房胀痛，体温 36.5℃，血常规及其他未见异常。

ER 6-3

练习题

根据以上资料，请回答：

1. 该产妇的子宫复旧特点。
2. 该类产妇乳房胀痛的护理措施。

第七章 | 高危妊娠的管理

教学课件　　　思维导图

> **学习目标**
>
> 1. 掌握高危妊娠的筛查及监护措施；胎儿窘迫的定义、临床表现及护理措施；新生儿窒息的定义、临床表现及处理原则。
> 2. 熟悉高危妊娠的定义及处理；胎儿窘迫的病理及处理原则；新生儿窒息复苏后的护理措施。
> 3. 了解高危妊娠的范畴、胎儿窘迫和新生儿窒息的病因。
> 4. 运用所学知识对高危孕产妇及高危儿进行护理。
> 5. 具有较强的责任心，理解高危孕妇及家属的心理感受，提供心理支持。

高危妊娠的管理是围产保健工作的重点，早期筛查和规范监测并对其进行全面系统管理是保障母儿健康的重要措施，能有效降低围产期妊娠并发症发病率、母儿伤残率和死亡率。

第一节　概　述

一、定义

高危妊娠（high risk pregnancy）是指孕妇、胎儿或两者在妊娠或分娩期间危及其健康的风险高于正常妊娠。具有高危妊娠因素的孕妇称高危孕妇。

二、范畴

高危妊娠基本包括了所有的病理产科，导致高危妊娠的因素包括：

（一）基本情况

初次妊娠年龄≥35 岁或≤18 岁，身高≤145cm 或对生育可能有影响的躯体残疾，体重指数＞25 或＜18.5，Rh 血型阴性。

（二）异常妊娠及分娩史

生育间隔＜12 个月，剖宫产史、不孕史、不良孕产史（各类流产≥3 次、早产史、围产儿死亡史、滋养细胞疾病史、既往妊娠并发症及合并症史），本次妊娠为双胎、辅助生殖技术助孕等。

（三）妇产科疾病及手术史

生殖道畸形、子宫肌瘤或卵巢囊肿≥5cm、阴道及宫颈锥切手术史、瘢痕子宫、子宫附件恶性肿瘤手术史，各种重要脏器疾病史，其他特重大手术史、药物过敏史。

（四）家族史

高血压家族史且孕妇目前血压≥140/90mmHg，直系亲属患有糖尿病、凝血因子缺乏、严重的遗传性疾病（如遗传性高脂血症、血友病等）。

（五）妊娠合并症及并发症

高血压、多囊卵巢综合征、糖尿病、肾病、自身免疫病、HIV/AIDS 等疾病及风险因素。

（六）其他

如妊娠早期接触大量放射线或化学性毒物，服用对胎儿有影响的药物，孕产妇职业稳定性差，收入低，居住环境差，有吸烟、吸毒、酗酒等不良嗜好等。

第二节　高危妊娠妇女的管理

一、高危妊娠筛查

首诊医疗机构应当对首次建册的孕产妇进行妊娠风险筛查，孕产妇符合《孕产妇妊娠风险筛查表》（见附录 1）中 1 项及以上情形的即认为筛查阳性。

（一）孕前筛查

1. 评估孕前高危因素

（1）询问计划妊娠夫妇健康状况。

（2）评估既往慢性病史、家族史、遗传病史，不宜妊娠者应及时告知。

（3）详细了解不良孕产史和前次分娩史，是否为瘢痕子宫。

（4）生活方式、饮食营养、职业状况及人际关系等。

2. 体格检查　心肺听诊；测量血压、体重，计算 BMI；常规妇科检查。

3. 相关检查

（1）**必查项目**：血常规、尿常规、血型、肝肾功能、空腹血糖水平、HBsAg 筛查以及 HIV 筛查等。

（2）**备查项目**：子宫颈细胞学检查、TORCH 筛查（弓形虫、风疹病毒、巨细胞病毒及单纯疱疹病毒筛查等）、阴道分泌物检查、甲状腺功能检测、口服葡萄糖耐量试验（针对高危妇女）、血脂水平检查、妇科超声检查及心电图检查等。

（二）孕期筛查

1. 产前检查次数及孕周　参照我国《孕前和孕期保健指南（2018）》进行（详见第四章　第六节　妊娠期管理）。高危妊娠者，酌情增加次数。

2. 评估孕期高危因素　主要包括孕产史（尤其不良孕产史，如流产、早产、死胎史等）、有无生殖道手术史及胎儿畸形；孕前准备情况，孕妇及配偶的家族史及有无妊娠并发症等。

3. 体格检查　心肺听诊；测量血压、体重，计算 BMI；胎心率测定等。

4. 相关检查

（1）**必查项目**：血、尿常规等同孕前必查项目；GDM 筛查，口服葡萄糖耐量试验；超声检查等。

（2）**备查项目**：丙型肝炎筛查、抗 D 滴度检测、双胎妊娠需确定绒毛膜性质、绒毛膜穿刺取样术、无创产前基因检测（NIPT）、胎儿染色体非整倍体异常的孕中期母体血清学筛查、羊膜腔穿刺术、B 族链球菌（GBS）筛查、子宫颈检查及毕晓普（Bishop）评分等。

二、高危妊娠分级

妊娠风险评估分级原则上应当在开展助产服务的二级以上医疗机构进行。

1. 首次评估　对妊娠风险筛查阳性的孕妇，医疗机构应当对照《孕产妇妊娠风险评估表》（见附录 2），进行首次妊娠风险评估。按照严重程度以"绿（低风险）、黄（一般风险）、橙（较高风险）、红（高风险）、紫（传染病）"5 种颜色进行分级。

（1）**绿色**：妊娠风险低。孕妇基本情况良好，未发现妊娠合并症、并发症。

（2）**黄色**：妊娠风险一般。孕妇基本情况存在一定危险因素，或患有孕产期合并症、并发症，但病情较轻且稳定。

（3）**橙色**：妊娠风险较高。孕妇年龄≥40岁或BMI≥28，或患有较严重的妊娠合并症、并发症，对母婴安全有一定威胁。

（4）**红色**：妊娠风险高。孕妇患有严重的妊娠合并症、并发症，继续妊娠可能危及孕妇生命。

（5）**紫色**：孕妇患有传染性疾病。紫色标识者可伴有其他颜色的风险标识。

医疗机构应当根据孕产妇妊娠风险评估结果，在《母子健康手册》上标注评估结果和评估日期。对于分级为"橙色""红色"的孕妇，医疗机构应当填写《孕产妇妊娠评估分级报告单》，在3日内将报告单报送辖区妇幼保健机构；若妊娠风险分级为红色，应当在24小时内报送。

2. 动态评估　医疗机构应当结合孕产期保健服务，当发现孕产妇健康状况有变化时，立即进行妊娠风险动态评估，根据病情变化调整妊娠风险及管理措施，并在《母子健康手册》上标注评估结果及评估日期。

三、高危妊娠监护

高危妊娠孕妇应于32~34周开始评估胎儿健康状况，患有严重并发症的孕妇应于26~28周开始监测。

（一）胎儿生长发育监测

1. 确定胎龄　目前主要根据末次月经时间来计算胎龄。如果末次月经记不清楚或月经不准，可根据早孕反应时间及胎动出现的时间来推算胎龄，但这可能会导致2周左右的误差。因此，需做B超扫描胎儿身体不同解剖部位的参数来确定胎龄。孕早期以胎儿顶臀长度来评估胎龄，孕12周后，可通过测量胎头双顶径来推测胎龄，孕32周后，可通过测量胎儿腹围或头围/腹围比值和股骨长度来评估胎龄。

2. 子宫长度及腹围　每次产前检查均需测量子宫长度和腹围，以评估胎儿生长发育与孕龄是否相符合。

3. 妊娠图　妊娠图可以动态评估胎儿在子宫内发育状况及孕妇健康情况。其中，子宫长度曲线是妊娠图中最主要的曲线。

4. 超声检查　超声检查不仅可以了解胎儿生长发育、胎儿数目、胎位、有无胎心搏动及是否有畸形等，还可以了解胎盘功能分级、羊水量以及脐带是否存在打结、绕颈、过长或过短等异常。通过彩色多普勒超声监测胎儿血流动力学，可以对有高危因素的胎儿状况做出客观判断。

（二）胎儿安危的监测

1. 胎心听诊　经腹壁进行胎心听诊是临床上普遍使用的了解胎儿在子宫内安危的最简单的方法。可用听诊器或超声多普勒胎心仪监测，可了解胎心的强弱、频率和节律，缺点是不能分辨瞬间变化。正常胎心率为110~160次/min，比较规律、有力。

2. 胎动计数　胎动计数是孕妇自我评价胎儿宫内状况的简便经济的有效方法。妊娠28周后，若胎动计数≥10次/2h为正常，<10次/2h或减少50%者提示胎儿缺氧可能。

3. 电子胎心监护　可以连续记录胎心率的变化，并可以观察胎心率与胎动、宫缩之间的关系，还可以连续监测妊娠晚期胎儿心率的动态变化，因此，成为筛选胎儿宫内窘迫、评判胎盘储备功能的首选方法。监护可以在妊娠34周开始，高危妊娠孕妇酌情提前。

电子胎心监护有两种功能：监测胎心率和预测胎儿宫内储备能力。

（1）**监测胎心率**：用电子胎儿监护仪记录胎心率，它有两种基本变化：胎心率基线及胎心率一过性变化。

1) 胎心率基线（FHR-baseline，BFHR）：指在无胎动、子宫收缩影响时，持续 10 分钟以上的胎心率平均值。

正常胎心率为 110~160 次 /min，胎心率＞160 次 /min 或＜110 次 /min，持续 10 分钟，称为心动过速或心动过缓。BFHR 在振幅和频率上的不规则波动或小的周期性波动称为 BFHR 变异，包括胎心率摆动幅度和摆动频率。摆动幅度指胎心率上下摆动波的高度，振幅变动范围正常为 6~25 次 /min。摆动频率是指 1 分钟内波动的次数，正常为≥6 次 /min。BFHR 变异表示胎儿有一定的储备能力，是胎儿健康的表现。

2) 胎心率一过性变化：受胎动、宫缩、触诊及声响等刺激，胎心率发生暂时性加速或减慢，持续十余秒或数十秒后又恢复至基线水平，称为胎心率一过性变化，是判断胎儿宫内安危的重要指标。

加速：指宫缩时 FHR 增加≥15 次 /min，持续时间≥15 秒，是胎儿情况良好的表现，可能是胎儿躯干局部或脐静脉暂时受压所致。散发的、短暂的胎心率加速是无害的，但脐静脉持续受压则发展为减速。

减速：是指宫缩时胎心率出现短暂的减慢，分为三种情况：①早期减速：指 FHR 曲线下降几乎与宫缩曲线上升同时开始，FHR 曲线最低点与宫缩曲线高峰相一致，即波谷对波峰，减速的开始到胎心率最低点的时间≥30 秒，宫缩后迅速恢复正常（图 7-1）。一般发生在第一产程后期，为宫缩时胎头受压引起，提示胎儿有缺氧的危险，不受孕妇体位及吸氧而改变。②变异减速：指 FHR 减速与宫缩无固定关系，下降迅速且下降幅度大（＞70 次 /min），持续时间长短不一，但恢复迅速（图 7-2）。提示脐带有可能受压。可改变体位继续观察，如果存在变异减速伴有 FHR 基线变异消失，提示可能存在胎儿宫内缺氧。③晚期减速：指 FHR 减速多在宫缩高峰后开始出现，即波谷落后于波峰，减速的开始到胎心率最低点的时间≥30 秒，恢复所需时间较长（图 7-3）。提示胎盘功能不良、胎儿有宫内缺氧。

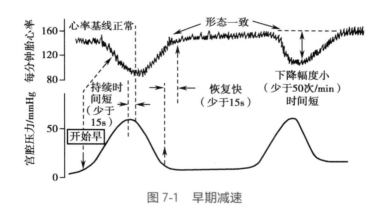

图 7-1　早期减速

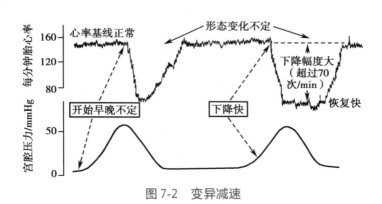

图 7-2　变异减速

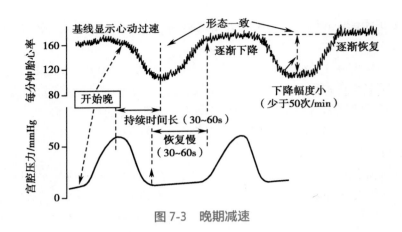

图 7-3 晚期减速

（2）预测胎儿宫内储备能力：包括无应激试验和缩宫素激惹试验。

1）无应激试验（non-stress test，NST）：指在无宫缩、无外界负荷刺激下，用电子胎儿监护仪进行胎心率与胎动的观察和记录，以了解胎儿储备能力。方法：孕妇取坐位或侧卧位，一般监护 20 分钟。由于胎儿存在睡眠周期，NST 可能需要监护 40 分钟或更长时间。参照加拿大妇产科医师协会（SOGC）发布的相关指南，根据胎心率基线、胎动时胎心率一过性变化（变异、减速和加速）等分为正常、不典型和异常 NST（表 7-1）。

表 7-1 NST 评估结果及处理

参数	正常 NST	不典型 NST	异常 NST
胎心率基线	110~160 次/min	100~110 次/min；>160 次/min，<30min	胎心过缓<100 次/min；胎心过速>160 次/min，>30min
胎心率基线变异	6~25 次/min（中等变异）	≤5 次/min	<5 次/min；≥25 次/min，>10min；正弦波型
减速	无减速或者偶发变异减速持续<30s	变异减速持续 30~60 秒	变异减速，持续>60s；晚期减速
加速（≥32 周）	40min 内≥2 次加速超过 15 次/min，持续 15s	40~80min 内 2 次以下加速超过 15 次/min，持续 15s	>80min 内 2 次以下加速超过 15 次/min，持续 15s
加速（<32 周）	4min 内≥2 次加速超过 10 次/min，持续 10s	40~80min 内 2 次以下加速超过 10 次/min，持续 10s	>80min 内 2 次以下加速超过 10 次/min，持续 10s
处理	继续随访观察或进一步评估	需进一步评估	复查，全面评估胎儿情况；胎儿生物物理评分；及时终止妊娠

2）缩宫素激惹试验（oxytocin challenge test，OCT）：亦称宫缩应激试验（contraction stress test，CST），是通过使用缩宫素诱导子宫收缩，并用监护仪记录胎心率变化，观察 20 分钟内宫缩时胎心的变化，了解胎盘一过性缺氧的负荷变化，测定胎盘功能和胎儿的储备能力。通过两种方法可诱导宫缩产生，静脉内滴注缩宫素及乳头刺激法，宫缩要求≥3 次/10min，每次持续≥40 秒。OCT 判断的依据基于是否出现晚期减速，分为阴性和阳性。阴性指无晚期减速或明显的变异减速；阳性指 50% 以上的宫缩后出现晚期减速；可疑阳性指间断出现晚期减速或明显的变异减速；可疑过度刺激指宫缩>5 次/10min，或每次宫缩持续时间>90 秒时出现胎心减速；不满意 OCT 指宫缩频率<3 次/10min 或出现无法解释的图形。

3）胎儿生物物理评分：是应用多项生物物理现象进行综合评定的方法，常用曼宁（Manning）评分法。该法通过 NST 联合实时超声检查观察 5 项指标综合判断胎儿宫内安危。每项指标 2 分，总分为10分,观察时间为30分钟,8~10分提示胎儿健康;5~7分提示可疑胎儿窘迫,4分及以下建议终止妊娠(表7-2)。

表7-2 曼宁(Manning)评分法

指标	2分(正常)	0分(异常)
无应激试验NST(20min)	≥2次胎动,FHR加速,振幅≥15次/min,持续≥15s	<2次胎动,FHR加速,振幅<15次/min,持续<15s
胎儿呼吸运动FBM(30min)	≥1次,持续≥15s	无持续或持续<30s
胎动FM(30min)	≥3次躯干和肢体活动(连续出现累计1次)	≤3次躯干和肢体活动;无活动或肢体完全伸展;伸展缓慢,部分恢复到屈曲
肌张力FT	≥1次躯干伸展后恢复到屈曲,或手指摊开合拢	无活动;肢体完全伸展;伸展缓慢,部分屈曲
羊水量AFV	≥1个羊水暗区,最大羊水池垂直直径≥2cm	无羊水暗区,最大羊水池垂直直径<2cm

4. 血流动力学监测 彩色多普勒超声监测胎儿脐动脉和大脑中动脉血流。脐动脉血流常用监测指标为搏动指数(PI)、收缩期最大血流速度与舒张血流速度比值(S/D)、阻力指数(RI)。若在舒张末期无血流时,则提示胎儿将在1周内死亡。

知识链接

脐动脉血流监测在产科的应用

脐动脉血流监测是一种非侵入性的胎儿胎盘血流动力学评估方法,目前在产科临床广泛应用。脐动脉多普勒血流波形主要反映绒毛血管发育状况对胎盘的血管阻力的影响。另外,胎龄、胎儿心率、胎儿呼吸和呃逆、胎动等也对胎盘的血管阻力有一定的影响。将脐动脉超声多普勒检测作为胎儿生长受限及双胎选择性生长受限的胎儿监测被循证医学证据所推荐。对脐动脉血流异常的妇女,应根据异常的检查结果和基础产科并发症的严重程度、孕周,进行个体化处理。

---

5. 胎儿心电图监测 是通过置电极于母体腹壁或胎儿体表记录胎儿心脏活动的电位变化及其在心脏传导过程的图形。通过胎儿心脏活动的客观指标及早诊断胎儿宫内缺氧及先天性心脏病。正常胎儿心电图为胎心率110~160次/min,QRS时限为0.02~0.05秒,QRS振幅10~30μV,ST段无明显偏高等。

6. 羊膜镜检查 分娩期胎膜未破,宫口能容受时可用羊膜镜观察羊水情况,羊水按颜色结合浑浊度分为4度。

Ⅰ度:清亮,无色透明,可见毛发及漂浮胎脂,为正常。

Ⅱ度:淡黄色半透明,可见胎脂,隐约可见毛发,为可疑异常。

Ⅲ度:黄色不透明,胎脂、毛发均不可见,提示胎粪污染。

Ⅳ度:黄绿或深绿,不透明,看不见胎脂和毛发,提示胎儿严重宫内窘迫。

(三)胎盘功能监测

1. 雌三醇(E_3) 孕妇血及尿中所含雌激素总量随妊娠进展而增加,至妊娠晚期达高峰,其中E_3占雌激素的90%,因此,可通过测孕妇尿或血中E_3了解胎盘功能。孕妇尿中E_3正常值为>15mg/24h,10~15mg/24h为警戒值,<10mg/24h为危险值。由于留取24小时尿液不方便,故可采用孕妇随机尿测量雌激素/肌酐(E/C)比值,估计胎盘功能,E/C比值>15为正常值,10~15为警戒值,<10为

危险值。还可以测定孕妇血中游离 E_3 值，正常足月妊娠时临界值为 40nmol/L，若低于此值提示胎盘功能低下。过期妊娠时可出现 E_3 值逐渐下降，如果下降明显，提示胎盘功能损害，若急剧下降10%~30%，提示胎儿有死于宫内的危险。

2. 胎盘催乳素（HPL） 临床采用放射免疫法测定孕妇血清中胎盘催乳素，妊娠足月为 4~11mg/L。若该值在妊娠足月时 <4mg/L 或突然下降 50%，提示胎盘功能低下。

3. 血清妊娠特异性糖蛋白 是胎盘合体滋养层分泌的一种特异性蛋白，于妊娠足月时，该值 <170mg/L，提示胎盘功能低下。

4. 血清缩宫素酶 由胎盘合体细胞产生，随着妊娠进展分泌增加，如孕妇血清中缩宫素酶持续低值提示胎盘功能不良，缩宫素酶急剧下降提示胎盘功能障碍。

（四）胎儿成熟度监测

胎儿成熟度测定在高危妊娠管理中非常重要，因为肺透明膜病是早产儿主要死亡原因，因此，了解胎儿肺成熟度是提高早产儿存活的关键。

1. 临床评估 妊娠满 34 周（经妊娠早期超声核对）胎儿肺发育基本成熟。

2. 超声检查 超声测定胎头双顶径判断胎儿成熟度，双顶径≥8.5cm 提示胎儿成熟。

3. 羊水成熟度分析

（1）**卵磷脂 / 鞘磷脂比值**（lecithin/sphingomyelin，L/S）：采用羊水薄层层析法测定 L/S 比值，若 L/S≥2，提示胎儿肺成熟。

（2）**磷脂酰甘油**（phosphatidyl glycerol，PG）：羊水中测出 PG，提示胎儿肺成熟。

（3）**振荡试验（泡沫试验）**：结果阳性，提示胎儿肺成熟。

（4）**肌酐值**：若肌酐值≥176.8μmol/L（2mg%），提示胎儿肾成熟。

（5）**胆红素类物质**：用△OD450 测定羊水中胆红素类物质，若该值 <0.02，提示胎儿肝脏成熟。

（6）**淀粉酶值**：用碘显色法测定羊水中淀粉酶，若该值≥450U/L，提示胎儿唾液腺成熟。糖尿病、无脑儿、妊娠期高血压疾病、消化道畸形等时呈低值。

（7）**脂肪细胞出现率**：检测羊水中脂肪细胞可判断胎儿成熟度，若该值达 20%，提示胎儿已成熟。

四、高危妊娠的处理

（一）一般处理

1. 筛查 孕妇在孕 12 周前进行系统地收集病史及全身检查，包括盆腔妇科检查、实验室检查，评估是否有高危因素。属于高危者定期在高危门诊随访，对不适宜妊娠者适时终止妊娠。

2. 补充营养 孕妇的营养状态对胎儿的生长发育极为重要，严重贫血或营养不良会导致新生儿出生体重过低或宫内发育迟缓。因此，应指导孕妇摄入高蛋白、适当的脂肪和碳水化合物，并补充足够的维生素及钙、铁。

3. 增加休息 休息对高危孕妇尤其重要，休息可改善子宫胎盘血流，增加 E_3 的合成。卧床休息时建议孕妇取左侧卧位，可缓解右旋子宫对下腔静脉的压迫。妊娠后期避免仰卧位，以免子宫压迫造成静脉回流受阻和心排血量降低。先兆早产、前置胎盘和妊娠期高血压疾病孕妇更应该增加卧床休息。

（二）对症处理

1. 产科处理

（1）**注射葡萄糖、维生素 C**：对进食差、营养不良的高危孕妇，每日静脉补充能量，10% 葡萄糖液 500ml 中加入维生素 C 2g，缓慢静脉滴注，可促进二磷酸腺苷（ADP）转化为三磷酸腺苷（ATP）。在胎儿宫内生长受限或胎儿宫内缺氧恢复期，给母体补充葡萄糖有助于提高糖原储备，增强对缺氧的耐受力。

（2）**间歇吸氧**：妊娠期某些合并症和并发症，如贫血、心脏病和妊娠期高血压疾病等，可严重损害母体的携氧能力和对胎儿胎盘的供氧能力，给母体吸氧可减轻胎儿的低氧症，增加胎儿组织的携氧能力，改善胎儿心率。

（3）**产前监护**：对高危妊娠采取全程监护，其中以产前高危门诊定期检查、指导随访最重要，可及时发现孕妇的各种危险因素，及早采取各种措施，并监测胎儿在子宫内的生长发育情况及安危情况，预测胎儿的成熟度，为临床决策提供依据。

（4）**分娩期监护**：对采取阴道分娩的高危孕妇，产时监护至关重要，采用产程图监测产程进展是否顺利，采用电子胎儿监护仪观察胎心与宫缩及胎动的关系，判断胎儿在子宫内是否缺氧，并定时观察产妇的全身情况、进食、睡眠及血压、心率等生命体征的变化，确保高危孕妇顺利度过分娩期。

（5）**产褥期处理**：高危产妇在产后应继续重视，必要时送高危病房进行监护，新生儿按高危儿处理。产后哺乳视产妇具体情况而定，对各种传染性疾病、严重心脏病等原则上不宜哺乳。

2. 遗传性疾病的产前诊断　对下列孕妇应在孕 16 周左右行羊水穿刺，进行产前诊断，有异常应及时终止妊娠：①孕妇年龄在 37~40 岁或以上。②上次妊娠为先天愚型或有家族史。③孕妇有先天性代谢障碍或染色体异常家族史。④孕妇曾娩出过神经管开放性畸形儿，如无脑儿、脊柱裂等。⑤于妊娠早期接触过可能导致胎儿先天缺陷的物质。

3. 妊娠期并发症和合并症的处理　监测血压、阴道流血或流水，预防和及时处理妊娠期并发症。对合并心脏病、糖尿病、肝炎、慢性肾炎等内科疾病的孕妇应加强产前检查，做好病情监测及胎儿监护，必要时终止妊娠。

第三节　高危妊娠妇女的护理

【护理评估】

（一）生理评估

1. 健康史　评估孕妇的年龄及孕前健康状况，包括疾病史、手术史、月经史、既往生育史，特别应评估有无不良孕产史。了解孕妇本次妊娠早期经过，是否接触过有害物质、放射线检查、病毒性感染等。

2. 身体状况

（1）**体格检查**：进行完整体格检查，了解孕妇体重、身高，计算 BMI，测量血压，评估心功能、下肢水肿程度等。身高 <140cm 者容易头盆不称，体重 <40kg 或 >85kg 者，危险性增加。血压 >140/90mmHg，应评估尿蛋白，警惕妊娠期高血压疾病。

（2）**产科检查**：测量宫底高度、腹围，绘制妊娠图，进行骨盆外测量及腹部四步触诊，了解胎儿大小、胎方位、胎先露等，评估胎儿大小与孕周是否相符，进行胎心听诊，并了解胎动情况，若胎动 <10 次/2h，应警惕胎儿宫内缺氧。

（3）**并发症及合并症评估**：重视孕妇主诉，了解有无妊娠期并发症及合并症，如妊娠期高血压疾病、前置胎盘、胎膜早破等。

（4）**胎儿生长发育及安危评估**：通过妊娠图、胎心听诊、胎动计数、电子胎心监护等了解胎儿生长发育及宫内状况，警惕胎儿宫内发育迟缓。破膜时了解羊水性状，若胎儿头位，羊水被胎粪污染时，应评估电子胎心监护情况，以警惕胎儿宫内缺氧。

3. 相关检查

（1）**实验室检查**：了解孕妇血、尿常规检查；肝肾功能检查；血糖及糖耐量；出凝血时间及血小板计数；血/尿 E_3 检查，血清中胎盘催乳素及妊娠特异性 β 糖蛋白检查；羊水检查结果等。

（2）**超声检查**：通过 B 超了解胎儿生长发育情况，如双顶径大小，还可以了解胎儿是否有畸形及胎盘功能等。

（3）**胎心听诊**：通过胎心听诊了解胎儿宫内情况，是否存在胎心异常。

（4）**电子胎心监护**：了解胎心率基线及变异，是否存在早期减速、变异减速及晚期减速，评估 NST 及 OCT 结果，了解胎儿宫内储备能力。

（5）**胎儿心电图**：若出现 R 波低，提示羊水过多；若 R 波高，达 50~60mV，提示过期妊娠、羊水过少；若振幅超过 40~60mV，提示胎盘功能不全。

（6）**羊膜镜检查**：通过羊膜镜，观察羊水性状，了解羊水是否被胎粪污染。

（二）心理 - 社会评估

高危孕妇常常担心母儿健康及安全，妊娠早期担心流产或胎儿畸形，妊娠晚期担心早产、胎死宫内、死产等，因此存在焦虑、恐惧、悲哀、失落及无助感。应评估孕妇的心理变化、社会支持系统及应对策略。

【常见的护理诊断 / 问题】

1. **焦虑**　与母儿健康受到威胁有关。

2. **知识缺乏**：缺乏自我保健意识和相关的医学知识。

3. **功能障碍性悲哀**　与预感到妊娠失败或失去胎儿有关。

【护理措施】

（一）一般护理

指导孕妇合理饮食，对胎儿发育迟缓的孕妇给予高蛋白、高热量饮食，补充维生素及钙、铁及多种氨基酸；对胎儿增长过快或血糖测量异常者要指导其控制饮食。注意卧床休息，一般取左侧卧位，以改善子宫胎盘血循环。注意个人卫生，勤换衣裤。勤通风，保持室内空气新鲜。

（二）心理护理

评估孕妇的心理状态及应对方式，鼓励其倾诉内心的感受，支持家人的参与，及时告知相关信息和注意事项，减轻其焦虑和恐惧。

（三）对症护理

1. **病情观察**　对高危住院孕妇做好病情观察和记录，观察一般情况，如血压、心率等生命体征，观察有无阴道流血、流水、腹痛等，并做好胎儿监护，监测胎心率等。有异常及时报告医生，及时处理。

2. **检查及治疗配合**　指导做好各项检查和治疗，并告知孕妇检查和治疗的目的，取得其配合。妊娠合并糖尿病患者做好血糖、尿糖监测；妊娠合并心脏病患者正确给予洋地黄类药物。需要人工破膜、剖宫产的孕妇应做好术前准备，并做好新生儿抢救准备。

（四）健康指导

指导孕妇按期进行产前检查，并做好家庭自我监护。监护内容包括胎动计数、胎心听诊及测量体重、血压。如果胎动频繁或者减少，应及时就诊。

第四节　高危儿的管理

一、胎儿窘迫

【概述】

胎儿在子宫内因急性或慢性缺氧，其健康和生命受到危及的综合症状，称胎儿窘迫。胎儿窘迫分为急性和慢性两种，急性常发生在分娩期，慢性多发生在妊娠晚期，但在临产常表现为急性胎儿窘迫。

【护理评估】

（一）生理评估

1. 健康史 了解孕妇的既往疾病史，是否有高血压、慢性肾炎、心脏病等，了解是否有妊娠并发症，如妊娠期高血压疾病、前置胎盘、胎膜早破、羊水过多、多胎妊娠等。

2. 病因

（1）胎儿急性缺氧：因母胎间血氧运输及交换障碍或脐带血循环障碍所致。常见因素有：①前置胎盘、胎盘早剥。②脐带异常，如脐带绕颈、脐带真结、脐带扭转、脐带脱垂、脐带血肿、脐带过长或过短、脐带附着于胎膜。③母体严重血循环障碍导致胎盘灌注急剧减少，各种原因导致休克等。④缩宫素使用不当，造成过强或不协调宫缩，宫内压长时间超过母血进入绒毛间隙的平均动脉压。⑤孕妇应用麻醉剂或镇静剂过量，抑制呼吸。

（2）胎儿慢性缺氧：①母体血液含氧量不足，如合并先天性心脏病或伴心功能不全、肺部感染、慢性肺功能不全、哮喘反复发作及重度贫血。②子宫胎盘血管硬化、狭窄、梗死，使绒毛间隙血液灌注不足，如妊娠期高血压疾病、慢性肾炎、糖尿病、过期妊娠。③胎儿严重的心血管疾病、呼吸系统疾病、胎儿畸形、母儿血型不合、胎儿宫内感染、胎儿颅内出血及颅脑损伤，导致胎儿运输及利用氧能力下降。

3. 病理 当缺氧早期或一过性缺氧时，胎儿交感神经兴奋，血压上升，心率加快，胎儿全身血流重新分布，分流至心、脑、肾上腺等确保重要器官血流正常。而肾脏的血供减少，胎儿尿液形成减少，羊水量下降。如果缺氧持续发展，胎儿迷走神经兴奋，动、静脉扩张，有效循环血量减少，主要脏器缺血缺氧加重，甚至引起严重的脏器功能受损。胎儿中枢神经系统功能受抑制，胎动减少，胎心基线变异减少甚至消失。缺血缺氧后肠蠕动加快，肛门括约肌松弛，引起胎粪排出。重度缺氧可导致胎儿呼吸运动加深，羊水吸入，出生后可出现新生儿吸入性肺炎。

4. 临床表现 根据胎儿窘迫的发生速度，分为急性及慢性两类。

（1）急性胎儿窘迫：主要发生于分娩期。

1）胎心率异常：胎心率的改变是急性胎儿窘迫最明显的临床征象。缺氧早期，胎心率加快，>160次/min。缺氧严重时，胎心率减慢，<110次/min。

2）羊水胎粪污染：影响胎粪排出最主要的因素是孕周，孕周越大羊水胎粪污染的概率越高，某些高危因素也会增加胎粪排出的概率。依据胎粪污染的程度不同，羊水污染分3度：Ⅰ度浅绿色；Ⅱ度黄绿色、浑浊；Ⅲ度稠厚、呈棕黄色。当出现羊水胎粪污染时，可考虑连续电子胎心监护，如果胎心监护正常，不需要进行特殊处理；如果胎心监护异常，存在宫内缺氧情况，会引起胎粪吸入综合征，造成不良胎儿结局。

3）胎动异常：缺氧初期表现为胎动频繁，继而转弱，胎动减少，进而消失。

（2）慢性胎儿窘迫：多发生在妊娠晚期。胎动减少是胎儿缺氧的重要表现，临床常见胎动消失24小时后胎心消失。胎动计数<10次/2h或减少50%，提示胎儿缺氧可能。

5. 相关检查

（1）胎儿头皮血血气分析：若胎儿头皮血 pH<7.20（正常7.25~7.35），PaO_2<10mmHg（正常15~30mmHg），$PaCO_2$>60mmHg（正常35~55mmHg），可诊断为胎儿酸中毒。

（2）尿 E_3、E/C 比值测定：妊娠末期多次测定尿 E_3 在10mg/24h以下，或随意尿 E/C 比值<10，提示胎盘功能不良。

（3）电子胎心监护：急性缺氧早期，电子胎心监护可出现胎心基线代偿性加快、晚期减速或重度变异减速，随着产程进展，在较强宫缩刺激下，胎心基线下降到<110次/min。当胎心基线<100次/min，基线变异≤5次/min，伴频繁晚期减速或重度变异减速时，提示胎儿缺氧严重，胎儿常结局不良，可随时胎死宫内。

（4）**胎儿生物物理评分**：用于判断胎儿有无急慢性缺氧。≤4 分提示胎儿缺氧，5~7 分提示可疑胎儿缺氧（详见本章 第二节 高危妊娠妇女的管理）。

（5）**羊膜镜检查**：见羊水混浊呈黄染至深褐色，有助于胎儿窘迫诊断。

（6）**超声检查**：彩色多普勒超声监测胎儿大脑中动脉血流、胎儿脐动脉血流等。

6. 治疗原则

（1）**急性胎儿窘迫**：应果断采取措施，迅速改善缺氧，停止使用缩宫素，纠正脱水及低血压。

（2）**慢性胎儿窘迫**：应针对病因，视孕周、胎儿成熟度和窘迫的严重程度决定处理。若胎儿情况尚可，应嘱孕妇取左侧卧位休息，定时吸氧，积极治疗孕妇合并症，促进胎盘供血改善，尽量延长妊娠周数。若情况难以改善，已接近足月妊娠，估计胎儿娩出后生存机会极大者，应考虑剖宫产。

（二）心理-社会评估

孕产妇可能因为胎儿生命有危险而产生焦虑、恐惧、无助感，对胎儿不幸死亡的孕产妇，感情上可能会遭受创伤，会经历否认、愤怒、抑郁和接受过程。因此，应评估孕产妇的心理变化、社会支持系统及应对方式。

【常见的护理诊断/问题】

1. 气体交换受损（胎儿） 与胎盘功能减退或血流改变有关。

2. 焦虑 与危及胎儿安全有关。

3. 预感性悲哀 与可能失去胎儿有关。

【护理措施】

（一）一般护理

慢性胎儿缺氧者，嘱孕妇卧床休息，取左侧卧位，给予低流量吸氧，每日 3 次，每次 30 分钟。积极治疗并发症及合并症。

（二）心理护理

为孕产妇及家属提供病情信息，取得家属治疗及检查配合。对胎儿不幸死亡的孕产妇及家属，应提供支持和关怀，尽量安排孕产妇单独房间。如果家属需要看望死婴，应提供必要的帮助，安排家属为婴儿做一些事情，以促进孕产妇和家属舒缓内心悲痛，面对及接受现实。

（三）对症护理

1. 病情观察 分娩期严密监测胎心变化，每隔 15~30 分钟听胎心 1 次或给予电子胎心监护，注意胎动变化。宫颈尚未完全扩张，胎儿窘迫情况不严重，可予吸氧，同时指导产妇左侧卧位，观察 10 分钟，若胎心率变为正常，可继续观察。

2. 做好终止妊娠准备 宫口未开全，估计短时间内不能结束分娩、胎心率 <110 次 /min、OCT 出现晚期减速、重度变异减速者，应以剖宫产为宜。若胎头双顶径已达坐骨棘平面以下，应尽快结束分娩。

3. 做好新生儿抢救和复苏准备 稠厚胎粪污染者应在胎头娩出后立即清理上呼吸道，胎儿活力差则要立即气管插管洗净气道后再行正压通气。

（四）健康指导

1. 向孕妇及家属介绍围生期保健知识，指导患妊娠期高血压疾病、心脏病、糖尿病的高危孕妇增加产前检查次数，酌情提前住院待产。

2. 指导孕妇学会胎动计数，凡胎动 <10 次 /2h，或逐日下降 50% 而不能恢复者，及时到医院检查，早期发现胎儿窘迫，及时处理。

二、新生儿窒息

【概述】

新生儿窒息是指新生儿出生后不能建立正常的自主呼吸而导致低氧血症、高碳酸血症及全身多脏器损伤。新生儿窒息不仅可以造成新生儿器官和组织不同程度的急性缺血缺氧性损害，其至造成死亡和严重的神经系统损害及发育障碍、癫痫及认知功能落后，是新生儿死亡和儿童伤残的重要原因之一。我国新生儿窒息标准：1分钟或5分钟的阿普加评分≤7分，仍未建立有效呼吸；脐动脉血气 pH < 7.15；排除其他引起低阿普加评分的病因；产前具有可能导致窒息的高危因素。前三项是必要条件。

【护理评估】

（一）生理评估

1. 健康史　了解有无导致胎儿宫内缺氧的诱因、妊娠期并发症及合并症，如妊娠期高血压疾病、贫血、心脏病、羊水过多、胎盘早剥、胎膜早破等，了解胎心监护是否有晚期减速及频繁变异减速等，了解分娩期是否使用镇静剂、麻醉剂等，胎儿是否有畸形、脐带脱垂等。

2. 病因

（1）**胎儿窘迫**：各种原因造成胎儿宫内缺氧，若未在出生前纠正，出生后即表现为新生儿窒息。

（2）**呼吸中枢受到抑制或损害**：缺氧、滞产、产钳助产导致胎儿颅内出血或脑部长时间缺氧致呼吸中枢受损。分娩过程中近胎儿娩出时使用麻醉剂、镇静剂，导致新生儿呼吸中枢受到抑制。此外，胎儿吸入羊水、黏液导致呼吸道阻塞，造成气道交换受阻。

（3）**其他**：早产、肺发育不良、呼吸道畸形。

3. 病理　新生儿在窒息时发生呼吸改变，开始表现为原发性呼吸暂停，缺氧持续存在，继而变为继发性呼吸暂停。同时还发生各器官缺血缺氧改变、血液生化和代谢改变。

4. 临床表现　根据新生儿窒息程度，分为轻度窒息和重度窒息。

（1）**轻度窒息**：又称为青紫窒息，1分钟的阿普加评分为 4~7 分，伴脐动脉血 pH < 7.20。新生儿面部和全身皮肤呈青紫色，呼吸表浅或不规律，心跳规则有力，心率减慢，为 80~120 次 /min，对外界刺激有反应，喉反射存在，四肢稍屈。如果抢救不及时可转为重度窒息。

（2）**重度窒息**：又称为苍白窒息，1分钟的阿普加评分为 0~3 分，伴脐动脉血 pH < 7.00。新生儿皮肤苍白，口唇暗紫，无呼吸或仅有喘息样微弱呼吸，心跳不规则且弱，心率低于 80 次 /min，对外界刺激无反应，喉反射消失，肌张力松弛。如果抢救不及时可导致死亡。

出生后 5 分钟阿普加评分对估计预后有重要意义，评分越低，酸中毒和低氧血症越严重。若 5 分钟阿普加评分 < 3 分，则新生儿死亡率及日后发生脑部后遗症的风险明显增加。

5. 相关检查　血气分析可显示呼吸性酸中毒或代谢性酸中毒。脐动脉血气分析代表新生儿在产程中血气变化的结局，提示有无缺氧、酸中毒及严重程度，比阿普加评分更准确。出生后应多次监测 pH、$PaCO_2$ 和 PaO_2，作为应用碱性溶液和供氧的依据。根据病情需要还可选择性监测血糖、血电解质、血尿素氮及肌酐等生化指标。

6. 治疗原则

（1）**尽早预防**：积极预防和治疗孕产妇相关疾病。

（2）**早期预测**：当估计胎儿娩出后有窒息危险时，应充分做好准备工作，包括人员、仪器、物品等。

（3）**及时复苏**：快速评估新生儿后，按照初步复苏、正压通气、胸外按压、药物治疗等流程进行复苏。评价和保温贯穿于整个复苏过程。

（4）**复苏后处理**：评估和监测呼吸、心率、血压、尿量、肤色、经皮氧饱和度及窒息所致的神经系统症状等，注意维持内环境稳定，控制惊厥，治疗脑水肿。

（二）心理-社会评估

产妇由于担心新生儿生命安全而产生焦虑、恐惧、悲伤心理，应评估产妇心理变化及感受，评估产妇的家庭支持系统。

【常见的护理诊断/问题】

1. 新生儿

(1) **气体交换受损** 与呼吸道抑制或受损,不能建立正常呼吸有关。

(2) **气道清除无效** 与呼吸道肌张力低下有关。

(3) **体温过低** 与环境温度低及新生儿缺氧有关。

(4) **有受伤的危险** 与缺氧、抢救操作有关。

(5) **有感染的危险** 与抵抗力低、抢救操作有关。

2. 母亲

(1) **焦虑** 与担心孩子生命安全受到威胁有关。

(2) **预感性悲哀** 与预感到失去孩子有关。

【护理措施】

(一)一般护理

环境整洁明亮。提前预热辐射保暖台和毛巾。

(二)心理护理

为产妇提供情感支持,选择合适的时间告知新生儿情况,鼓励家人的支持和陪伴。耐心细致地解答病情,告诉产妇及其家属患儿目前的情况和可能的预后,帮助树立信心,促进父母角色的转变。

(三)对症护理

1. 复苏前准备 分娩前检查新生儿复苏设备是否正常,并调试好处于备用状态。检查物品准备是否充足,准备好气管插管、喉镜、抢救药物等。

2. 复苏流程

(1) **快速评估**:对每一个出生的新生儿,即刻评估4项指标:①足月吗?②羊水清吗?③肌张力好吗?④哭声或呼吸好吗?如4项中有1项为"否",则开始初步复苏。

若羊水有胎粪污染,先进行有无活力的评估。肌张力低、无呼吸或喘息样呼吸、心率<100次/min三项具备其中一项即判断为无活力。有活力时,继续初步复苏;无活力时,应进行气管插管及吸引胎粪。

(2) **初步复苏**:①保暖:设置产房温度为24~26℃。用预热毛巾包裹新生儿,擦干新生儿头部后置于提前预热的辐射保暖台上。新生儿体温(腋下)应维持在36.5~37.5℃。②体位:维持新生儿头部轻度仰伸,呈鼻吸气位。③吸引:用吸引球或吸痰管吸净口、咽、鼻黏液,先口后鼻。吸引时间不超过10秒,吸引负压80~100mmHg。④擦干和刺激:快速彻底擦干新生儿,去掉湿毛巾。如仍无自主呼吸,用手轻拍或手指弹新生儿足底或摩擦背部2次以诱发自主呼吸。

初步复苏后,心前区听诊计数心率6秒,数值乘以10即得出每分钟心率。若新生儿表现呼吸暂停或喘息样呼吸,心率<100次/min,则要求在黄金一分钟内实施有效的正压通气。

(3) **正压通气**:①压力:通常情况下吸气峰压为20~25cmH₂O。②频率和吸气时间:频率为40~60次/min,用"吸-2-3"的节律大声计数以保持正确的速率。吸气时间≤1秒。③用氧:足月儿和胎龄≥35周早产儿开始用21%氧气进行复苏。胎龄<35周早产儿自21%~30%氧气开始,根据脉搏血氧饱和度调整给氧浓度。

有效的正压通气表现为胸廓起伏良好、心率迅速增加。如未达到有效通气,需要检查面罩和面部之间是否密闭、通畅气道、适当增加通气压力。若上述步骤无效,则进行气管插管或使用喉罩气道。

30秒有效正压通气后评估新生儿心率。若心率<60次/min,则开始胸外按压。

(4) **胸外按压**:①位置:胸骨下1/3(两乳头连线中点下方),避开剑突。②拇指法:操作者双手拇指端按压胸骨,根据新生儿体型不同,双拇指重叠或并列,双手环抱胸廓支撑背部(图7-4)。③深度:胸廓前后径的1/3。④按压和放松的比例:按压时间稍短于放松时间,放松时拇指不应离开胸壁。⑤用氧:将氧浓度提高至100%。⑥胸外按压与正压通气配合:二者同时进行,比例为3:1,即每2秒有3次胸外按压和1次正压通气,达到每分钟约120个动作。

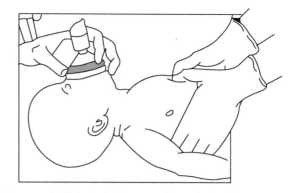

图7-4　复苏气囊面罩正压通气,双拇指胸外心脏按压

建立协调的胸外按压和正压通气60秒后评估心率。若心率持续<60次/min,则给予药物治疗。

(5)药物治疗

1)肾上腺素:使用1:10 000的肾上腺素。静脉用量0.1~0.3ml/kg;气管内用量0.5~1ml/kg。首选脐静脉给药。如脐静脉置管尚未完成或没有条件行脐静脉置管时,可气管内快速注入,若需重复给药,则应选择静脉途径。

2)扩容剂:怀疑有低血容量的新生儿给予正压通气、胸外按压和肾上腺素后,心率仍然<60次/min,可使用生理盐水扩容。首次剂量为10ml/kg,经脐静脉或骨髓腔5~10分钟缓慢推入。必要时可重复使用。

(6)复苏后监护:新生儿稳定后,应在新生儿重症监护病房接受密切监护和治疗。及时检测脐动脉血气,尽快监测血糖水平,并给予相应的治疗;同时应进行各器官系统功能监测,并对症处理。

3.复苏后护理

(1)加强新生儿护理:保持呼吸道通畅,合理给氧,密切观察新生儿面色、呼吸、心率、体温,预防感染,做好重症记录。

(2)维持适宜的温度:使新生儿新陈代谢及耗氧最低,以利于患儿复苏。

(3)营养摄入:窒息新生儿复苏后应延迟哺乳,以防吸入性肺炎,应给予静脉补液补充营养。

(四)健康指导

对恢复出院的患儿应指导定期复查。对有后遗症的患儿,应指导家长学会康复护理的方法。

(张海琴)

思考题

(一)简答题

1.简述慢性胎儿窘迫的处理原则。

2.简述新生儿窒息复苏后的护理措施。

(二)论述题

某女,30岁,G_1P_0,平素月经规则。因"妊娠39^{+2}周,阵发性腹痛4小时"入院待产。入院10小时后,查体:宫口开全,胎膜破裂,羊水Ⅰ度污染,胎心166次/min,胎动频繁,CST阳性,胎方位ROA。其他未见异常。

ER 7-3

练习题

根据以上资料,请回答:

1.该产妇当前最可能的临床诊断。

2.该类患者应给予的对症护理措施。

第八章 | 妊娠期并发症妇女的护理

教学课件　　思维导图

学习目标

1. 掌握妊娠期并发症的临床表现、治疗原则及护理措施。
2. 熟悉妊娠期并发症的相关检查方法。
3. 了解妊娠期并发症的病因、病理、护理诊断。
4. 能运用所学知识熟练进行妊娠期并发症妇女的各项护理操作。
5. 具有较强的责任心，尊重关心孕妇，能尽力帮助孕妇及其家庭安全度过妊娠期。

　　从受精卵形成到胎儿、胎盘娩出，整个妊娠过程大概需要 40 周。在妊娠期间，孕妇及胚胎、胎儿可能会受到各种不利因素的影响，从而出现妊娠期并发症，包括自然流产、异位妊娠、妊娠期高血压疾病、早产、妊娠期肝内胆汁淤积症等。因此，应加强孕妇的孕期管理，早期发现问题，早期诊治。

第一节　自然流产

情境导入

　　某女，30 岁，G₂P₁，平素月经规则。因"停经 45 日，无明显诱因阴道流血 2 日"来院就诊。患者诉出血量少，不伴腹痛。查体：阴道内见少量暗红色血液。子宫略增大，体软，宫口未开。血 hCG（＋）。附件及其他未见异常。

　　根据以上资料，请回答：

　　1. 该患者最可能的临床诊断。

　　2. 该类患者应采取的主要护理措施。

【概述】

　　凡妊娠不足 28 周、胎儿体重不足 1 000g 而终止者，称为流产（abortion）。流产发生在妊娠 12 周以前者称为早期流产，发生在妊娠 12 周至不足 28 周者称为晚期流产。按流产方式不同，流产又分为自然流产和人工流产。自然流产占全部妊娠的 30%，其中早期流产占 80%。本节内容仅阐述自然流产。

【护理评估】

（一）生理评估

1. 健康史　详细询问患者的停经史、早孕反应等情况；阴道流血时间与流血量；有无腹痛，腹痛的部位、性质和程度；有无阴道水样排液及其色、量、有无臭味；有无妊娠产物排出等。了解患者既往病史，有无全身性疾病、生殖器官疾病、内分泌功能失调及有害物质接触史等，以识别发生流产的诱因。

2. 病因

（1）**胚胎因素**：自然流产最常见的原因是染色体异常。早期自然流产中 50%~60% 是由于染色体异常导致。染色体异常包括数目异常和结构异常，多数流产是由于染色体数目异常所致，如 X 单体、某条染色体出现 3 条，或者三倍体、多倍体等；其次为结构异常，如染色体断裂、缺失或易位等。染色体异常的胚胎多数发生流产，极少数继续发育成胎儿，但出生后也会发生某些功能异常或合并畸形。

（2）**母体因素**

1）全身性疾病：妊娠期任何疾病引起的高热，都可引起子宫收缩而导致流产；细菌毒素、病毒通过胎盘进入胎儿血液循环，导致胎儿死亡而流产；母体患严重贫血或心力衰竭可致胎儿缺氧引起流产；慢性消耗性疾病、慢性肝肾疾病或高血压、内分泌功能失调、精神或身体的创伤等也可致流产；TROCH 感染虽对孕妇影响不大，但可感染胎儿导致流产。

2）免疫因素：母胎双方发生免疫不适应，母体排斥胎儿发生流产；母体内有抗精子抗体也可发生早期流产。

3）生殖器官异常：子宫发育不良、子宫畸形、子宫肌瘤等可影响胚胎、胎儿发育而导致流产；子宫颈重度裂伤、子宫颈内口松弛常致胎膜早破而发生晚期流产。

4）其他因素：母儿血型不合可引起晚期流产；妊娠期尤其妊娠早期腹部手术、过度疲劳、性交；过量吸烟、酗酒、吸毒等不良习惯，均可引起流产。

（3）**胎盘因素**：滋养细胞发育和功能不全是胚胎早期死亡的重要原因。

（4）**环境因素**：过多接触有害化学物质（汞、苯、铅、镉等）和物理因素（放射性物质、噪声、高温等），可直接或间接对胚胎或胎儿造成伤害而引起流产。

3. 病理　妊娠 8 周前的早期流产，胚胎多已死亡，随底蜕膜出血，造成绒毛自蜕膜分离，分离的胚胎组织如同异物，刺激子宫收缩，发生阵发性下腹痛，直至胚胎全部排出。因妊娠 8 周内胎盘绒毛发育不成熟，故妊娠产物多数可以完整地与子宫壁分离而排出，出血不多。当妊娠 8~12 周时，胎盘绒毛发育茂盛，与底蜕膜联系较牢固，若此时发生流产，妊娠产物往往不易完整分离排出，常有部分组织残留宫腔内，影响子宫收缩致使出血较多。妊娠 12 周后胎盘已形成，流产往往先有腹痛，然后排出胎儿、胎盘。

4. 临床表现　主要表现为停经后阴道流血和腹痛，不同流产类型表现不同。

（1）**先兆流产**（threatened abortion）：停经后先出现少量阴道流血，出血量少于月经量，有时伴有轻微下腹痛、腰酸或坠胀感。妇科检查：子宫颈口未开，胎膜未破，子宫大小与停经周数相符。经休息和治疗后症状消失，可继续妊娠；若阴道流血量增多或腹痛加剧，则可发展为难免流产。

（2）**难免流产**（inevitable abortion）：由先兆流产发展而来，流产已不可避免。表现为阴道流血量增多，常超过月经量，阵发性腹痛加重。妇科检查：子宫大小与停经周数相符或略小，子宫颈口已扩张，但组织尚未排出；有时可有羊水流出或胚胎组织堵于宫颈口。

（3）**不全流产**（incomplete abortion）：难免流产继续发展，部分妊娠物排出体外，部分残留于子宫腔内，影响子宫收缩而致阴道持续流血，严重时可引起出血性休克。妇科检查：子宫小于停经周数，子宫颈口已扩张，可见持续性血液流出，妊娠物堵塞或部分妊娠物已排出于阴道内，有时子宫颈口已关闭。

（4）**完全流产**（complete abortion）：妊娠物已完全排出，阴道流血逐渐停止，腹痛消失。妇科检查：子宫大小接近正常或略大，子宫颈口已关闭。

自然流产的发展过程如下（图 8-1）：

此外，流产还有 3 种特殊情况。

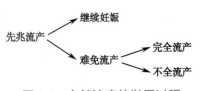

图 8-1　自然流产的发展过程

（1）**稽留流产**（missed abortion）：又称过期流产。指胚胎或胎儿已死亡，但滞留在子宫腔内尚未自然排出者。胚胎或胎儿死亡后，子宫体不再增大，反而缩小，早孕反应或胎动消失。可有反复阴道流血，量时多时少，色暗。妇科检查：子宫小于停经周数，子宫颈口关闭。

（2）**复发性流产**（recurrent spontaneous abortion，RSA）：是指与同一性伴侣连续发生 3 次或 3 次以上的自然流产。每次流产多发生于一妊娠月份。流产过程与偶发性流产相同。多数学者提出连续 2 次流产即应重视，因其再次流产的风险与 3 次者相近。

（3）**流产感染**（septic abortion）：流产过程中，若出血时间过长、有组织残留宫腔等，均可能导致宫腔感染，常为需氧菌及厌氧菌混合感染，严重者可扩散至盆腔、腹腔，并发盆腔炎、腹膜炎，甚至发生败血症及感染性休克。

5. 相关检查

（1）**实验室检查**：连续测定血 β-hCG、胎盘催乳素（HPL）、孕激素等动态变化，有助于妊娠诊断和预后判断。

（2）**超声检查**：B 型超声显像可显示有无胎囊、胎心、胎动等；通过超声检查可诊断并鉴别流产类型，指导正确处理。

6. 治疗原则　流产发展的各个阶段，其症状发生的时间、程度不同，相应的治疗原则亦不同。

（1）**先兆流产**：治疗原则是卧床休息、禁止性生活，减少刺激，必要时给予对胎儿危害小的镇静剂，黄体功能不足者可给予黄体酮肌内注射保胎。及时进行超声检查，了解胚胎发育情况，避免盲目保胎。

（2）**难免流产**：一旦确诊，应尽早排空子宫腔内组织，以防止出血与感染。

（3）**不全流产**：一旦确诊，应及时行吸宫术或钳刮术清除宫腔内残留组织。

（4）**完全流产**：如无感染征兆，一般不需特殊处理。

（5）**稽留流产**：尽早排出宫腔内容物，以防发生严重的凝血功能障碍及弥散性血管内凝血（DIC）。处理前应做凝血功能检查。

（6）**复发性流产**：以预防为主，查明原因后有针对性地给予个性化治疗。保胎超过以往发生流产的妊娠月份。

> **知识链接**
>
> ## RSA 患者妊娠后的监测与管理
>
> 复发性流产（RSA）患者妊娠后要进行严密的随访和监测：孕早期加强血 hCG 水平监测和 B 超检查，观察胚胎、胎儿生长发育情况；孕中晚期，各种妊娠并发症的发生危险逐渐增加，除了进行正规的产前检查外，还需根据母体的病情特点进行有关指标的监测，以便及时调整治疗方案。

（二）心理-社会评估

流产患者常表现为焦虑、恐惧，对阴道流血会不知所措。同时，由于担心胎儿安危，还表现出沮丧、难过、烦躁不安等不良情绪。家属表现紧张。

【常见的护理诊断/问题】

1. 焦虑　与担心胎儿能否存活或是否健康有关。

2. 知识缺乏：缺乏孕期保健相关知识。

3. 有感染的危险　与阴道流血时间过长、子宫腔内有残留组织等因素有关。

【护理措施】

(一)一般护理

保持病室环境清洁、安静,嘱患者卧床休息,提供必要的生活护理。指导患者合理进食,保证营养。指导患者保持会阴部清洁,维持良好卫生习惯。

(二)心理护理

主动关心患者,与其建立良好的关系,鼓励患者表达自己的情绪与担忧。根据患者情绪反应,提供心理支持,使其稳定情绪,增强保胎信心,同时争取家属的配合。对失去胎儿的患者,应予以同情和理解,陪伴并帮助患者及家属度过悲伤期。

(三)对症护理

1. 先兆流产者的护理 禁止性生活、禁止灌肠,减少各种刺激。遵医嘱给患者适量镇静剂、孕激素等。严密观察阴道流血的量、颜色及腹痛的情况。配合医生做好血 β-hCG 测定及 B 超等检查,以监测胚胎发育情况。

2. 妊娠不能再继续者的护理 应积极采取措施,及时做好终止妊娠准备,协助医生完成手术,同时开放静脉通路,做好输液、输血准备。严密监测患者的体温、血压及脉搏。观察其面色、腹痛、阴道流血及与休克相关的征象。有凝血功能障碍者应予以纠正后再进行手术。

3. 预防感染 监测患者的体温、血常规及阴道流血情况,以及分泌物的性质、颜色、气味等;严格无菌操作规程,加强会阴护理。有感染征象者遵医嘱予抗感染治疗。

(四)健康指导

与患者及其家属共同讨论流产的原因,讲解相关知识,帮助他们为再次妊娠做好准备。有复发性流产史者下次妊娠确诊后应卧床休息、加强营养、避免性生活,保胎至超过以往发生流产的妊娠月份。病因明确者指导其应积极接受对因治疗。

第二节 异位妊娠

> **情境导入**
>
> 某女,34 岁,G_1P_0,平素月经规则。因"停经 50 日,下腹部撕裂样疼痛半小时"急诊入院。查体:神清,急性面容,P 110 次/min,R 24 次/min,BP 85/55mmHg。左下腹压痛、反跳痛。阴道内见少量暗红色出血,后穹隆饱满,宫颈抬举痛(+)。阴道超声示盆腔液性暗区,左侧有血流信号。急诊血 hCG(+)。其他未见异常。
>
> **根据以上资料,请回答:**
> 1. 该患者最可能的临床诊断。
> 2. 该类患者应采取的护理措施。

【概述】

受精卵在子宫体腔以外着床发育称为异位妊娠(ectopic pregnancy),又称宫外孕。根据受精卵在子宫体腔外种植部位不同分为输卵管妊娠、卵巢妊娠、腹腔妊娠、阔韧带妊娠、宫颈妊娠。

异位妊娠是妇产科常见急腹症,发病率为 2%~3%,是孕产妇死亡的原因之一。近年来由于临床对异位妊娠的更早期诊断和处理的能力提升,使患者的存活率和生育保留能力明显提高。异位妊娠中输卵管妊娠约 95%,其中壶腹部最多见,约占 78%,其次为峡部、伞部,间质部妊娠较少见(图 8-2)。

其他类型的异位妊娠还包括宫颈妊娠、卵巢妊娠、腹腔妊娠、子宫内外同时妊娠,以及剖宫产瘢痕部位妊娠和憩室妊娠。

本节主要介绍输卵管妊娠。

【护理评估】

（一）生理评估

1. 健康史　仔细询问月经史及以往月经是否规则，以便准确推算停经时间；询问并了解是否存在不孕、盆腔炎、放置宫内节育器、绝育术、输卵管吻合术等高危因素。

2. 病因

（1）**输卵管炎症**：是输卵管妊娠的主要病因。炎症使黏膜皱襞粘连，管腔变窄，或纤毛功能受损，管壁与邻近器官粘连，致使输卵管扭曲，受精卵运行受阻而发生异位妊娠。

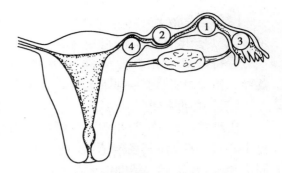

图 8-2　输卵管妊娠的发生部位
①壶腹部妊娠；②峡部妊娠；
③伞部妊娠；④间质部妊娠。

（2）**输卵管妊娠史或手术史**：曾有输卵管妊娠史，再次异位妊娠的概率达 10%。输卵管绝育史及手术史者，输卵管妊娠的发生率为 10%~20%。

（3）**输卵管发育不良或功能异常**：输卵管过长、肌层发育差、黏膜纤毛缺乏、先天性憩室等都可影响受精卵正常运行而发生输卵管妊娠。

（4）**辅助生殖技术**：近年来辅助生殖技术的应用，使输卵管妊娠发生率增加。既往少见的卵巢妊娠、宫颈妊娠、腹腔妊娠的发生率也有增加。

（5）**其他**：精神因素、内分泌失调、输卵管子宫内膜异位、肿瘤压迫、宫内节育器避孕失败等因素均可引发输卵管妊娠。

3. 病理

（1）**输卵管妊娠的特点**：输卵管管腔狭小，管壁薄且缺乏黏膜下组织，肌层远不及子宫肌壁厚与坚韧，妊娠时不能形成完好的蜕膜，不利于胚胎的生长发育，常发生以下结局。

1）输卵管妊娠流产：多见于 8~12 周输卵管壶腹部妊娠。由于蜕膜形成不完整，发育中的囊胚向管腔膨出，最终突破包膜而出血，囊胚与管壁分离，若整个囊胚落入管腔，刺激输卵管逆蠕动经伞端排出到腹腔，则形成输卵管妊娠完全流产，出血一般不多。若囊胚剥离不完整，则形成输卵管妊娠不全流产，此时滋养细胞继续侵蚀输卵管壁，导致持续或反复出血，形成输卵管血肿或输卵管周围血肿，血液不断流出积聚在直肠子宫陷凹形成盆腔血肿，甚至流入腹腔（图 8-3）。

2）输卵管妊娠破裂：多见于妊娠 6 周左右峡部妊娠，绒毛侵蚀管壁肌层及浆膜层，最终穿破管壁形成输卵管妊娠破裂。输卵管肌层血管丰富，短期内可大量出血致患者休克，出血量远较输卵管妊娠流产多，疼痛剧烈，也可反复出血，在盆腔、腹腔形成血肿。间质部妊娠虽不多见，但由于间质部管腔周围肌层较厚且血运丰富，因此，间质部妊娠破裂常发生于孕 12~16 周，一旦破裂，犹如子宫破裂，后果严重（图 8-4）。

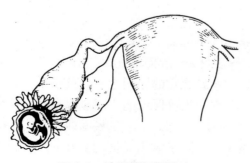

图 8-3　输卵管妊娠流产

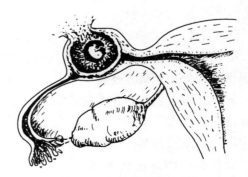

图 8-4　输卵管妊娠破裂

3）陈旧性异位妊娠：输卵管妊娠流产或破裂，若长期反复内出血形成的盆腔血肿不消散，机化变硬并与周围组织粘连，临床称为陈旧性宫外孕。

4）继发性腹腔妊娠：无论输卵管妊娠流产或破裂，胚胎从输卵管排入腹腔后重新种植而获得营养，继续生长发育形成继发性腹腔妊娠。

5）输卵管妊娠胚胎停止发育并吸收：这种情况常在临床上被忽略，要靠监测血 hCG 进行诊断。

（2）**子宫的变化**：子宫增大变软，子宫内膜出现蜕膜反应，有时蜕膜可完整剥离，有时呈碎片状排出。排出组织中无绒毛、无滋养细胞。

4. 临床表现 输卵管妊娠的临床表现，与受精卵着床部位、有无流产或破裂、出血量多少有关。

（1）**停经**：多有 6~8 周停经史，间质部妊娠停经时间稍长。20%~30% 的患者无停经史，因其将异位妊娠的不规则阴道流血误认为月经，或月经过期仅数日而不认为是停经。

（2）**腹痛**：约 95% 的患者有腹痛症状，是患者就诊的主要症状。发生输卵管妊娠流产或破裂前，常有一侧下腹部隐痛或酸胀感。当发生流产或破裂时，患者突感一侧下腹撕裂样疼痛，常伴有恶心、呕吐。当血液积聚在直肠子宫陷凹时，可出现肛门坠胀感。病情继续发展，疼痛可向全腹扩散甚至出现肩胛部放射性疼痛及胸部疼痛。

（3）**阴道流血**：常表现为短暂停经后不规则阴道流血，色暗红或呈深褐色，量少呈点滴状，一般不超过月经量，部分患者类似月经量。阴道流血可伴有蜕膜管型或碎片排出，是子宫内膜剥离所致。出血一般在病灶去除后方可停止。

（4）**晕厥及休克**：由剧烈腹痛及急性腹腔内出血所致，轻者出现晕厥，严重者出现休克。休克程度取决于内出血速度及出血量，出血量越多越快，症状出现越迅速越严重，但休克程度与阴道出血量不呈正比。

（5）**腹部包块**：输卵管妊娠流产或破裂所形成的血肿时间较长者，由于血液凝固、机化并与周围组织器官（子宫、输卵管、卵巢、肠管或大网膜等）粘连而形成包块。

（6）**其他**：输卵管流产或者破裂者，盆腔检查发现阴道后穹隆饱满，有触痛。将子宫颈轻轻上抬或左右摇动时引起剧烈疼痛，称为宫颈抬举痛或宫颈摇摆痛，是输卵管妊娠的主要体征之一。

5. 相关检查

（1）**hCG 测定**：尿或血 hCG 测定是早期诊断异位妊娠的重要方法。异位妊娠时患者体内 hCG 水平较宫内妊娠低。此方法虽比较灵敏，但测定阴性者仍不能完全排除异位妊娠，因此连续测定、动态观察尤其重要。

（2）**孕酮测定**：输卵管妊娠时血清孕酮水平偏低，可以有参考价值。

（3）**超声检查**：B 超检查对异位妊娠诊断必不可少，有助于明确异位妊娠部位和妊娠囊大小。

（4）**腹腔镜检查**：目前很少将腹腔镜作为检查的手段，而更多作为手术治疗。其适用于输卵管妊娠尚未流产或破裂的早期患者和诊断有困难的患者，腹腔内大量出血或伴休克者，禁做腹腔镜检查。

（5）**阴道后穹隆穿刺**：方法简单、可靠，适用于疑有腹腔内出血的患者。输卵管妊娠流产或破裂可抽出暗红色不凝血。当陈旧性宫外孕时，可抽出小血块或不凝固的陈旧性血液，但抽不出血液并不能排除异位妊娠。

（6）**子宫内膜病理检查**：目前临床很少应用，仅适用于阴道流血多者，排除同时合并宫内妊娠流产，刮出物仅见蜕膜未见绒毛者有助诊断异位妊娠。

6. 治疗原则 异位妊娠的治疗原则应结合病情，予以药物治疗或手术治疗。

（1）**药物治疗**：化学药物治疗，主要适用于早期输卵管妊娠，要求保持生育能力的年轻患者，但需严格掌握适应证和禁忌证；若病情无改善，甚至发生急性腹痛或输卵管破裂症状，则应立即进行手术治疗。

（2）**手术治疗**：在积极纠正大出血、休克的同时，迅速手术抢救患者。根据输卵管破裂的情况行患侧输卵管切除根治手术或保留输卵管的保守手术。近年来腹腔镜技术发展迅速，已成为异位妊娠治疗的主要方法。

（二）心理-社会评估

由于剧烈腹痛和大量内出血，患者可有激烈的情绪反应，表现为无助、恐惧、悲伤及面临死亡的威胁。家属往往表现为焦虑与恐慌。

【常见的护理诊断/问题】

1. **急性疼痛**　与输卵管妊娠破裂有关。

2. **恐惧**　与担心生命安危及不能再次妊娠有关。

3. **潜在并发症**：失血性休克。

【护理措施】

（一）一般护理

保持病房环境安静、整洁，嘱患者卧床休息，给予相应的生活护理。指导患者摄取足够的营养物质，尤其是富含铁质、蛋白质的食物，以促进血红蛋白的增加，增强抵抗力。每日清洁外阴，勤换会阴垫，保持外阴清洁，预防感染。

（二）心理护理

向患者及家属介绍疾病相关知识，给予心理安慰，减少和消除患者的紧张、恐惧心理。帮助患者正视并接受妊娠失败的现实，以健康心态积极配合治疗，以利于早日康复。

（三）对症护理

1. 手术治疗者的护理

（1）**积极抗休克并做好术前准备**：去枕平卧、吸氧、开通静脉、做好输液、输血准备；按医嘱及时、准确给药；迅速做好术前准备。

（2）**密切观察病情变化**：严密监测心率、脉搏、呼吸、血压以及神志、面色、尿量等，及时发现休克征象。

2. 非手术治疗者的护理

（1）**生活指导**：指导患者卧床休息，防止便秘，避免增加腹压，减少异位妊娠破裂的机会。

（2）**严密观察病情**：密切观察生命体征及一般情况；重视腹痛变化，如有无突然加剧、有无肛门坠胀感；注意阴道流血的观察。

（3）**用药护理**：注意观察药物疗效和毒副反应，发现异常情况及时汇报医生；对化学治疗（简称化疗）药物引起的反应，按医嘱给予对症处理。

（4）**监测治疗效果**：及时正确留取送检血标本，监测治疗效果。

（四）健康指导

介绍异位妊娠的相关知识，增强患者自我保健意识；注意经期卫生，预防流产、产后以及宫腔术后感染；积极预防、治疗盆腔炎症；再次妊娠及时就医。

第三节　妊娠期高血压疾病

情境导入

某女，35 岁，G_1P_0，平素月经规则，既往体健。因"孕 32 周，头晕、恶心 3 日"来院就诊。入院查体：T 37℃，P 80 次/min，R 20 次/min，BP 160/100mmHg，水肿(++)。产科检查：宫高 30cm，腹围 85cm，LOA，胎心率 150 次/min。尿蛋白(+)。其他未见异常。

【概述】

妊娠期高血压疾病（hypertensive disorder of pregnancy，HDP）是妊娠与血压升高并存的一组疾病，发病率为 5%~12%。其包括妊娠期高血压、子痫前期、子痫、慢性高血压并发子痫前期及妊娠合并慢性高血压。该组疾病严重影响母婴健康，是孕产妇和围产儿病死率升高的主要原因。

【护理评估】

（一）生理评估

1. 健康史 详细询问是否存在妊娠期高血压疾病诱发因素。询问既往史、家族史和生育史。了解患者有无心血管系统方面疾病、家族有无高血压病史、既往妊娠有无高血压。询问本次妊娠后血压变化情况及其他伴随症状。

2. 病因 至今病因不明确，关于其主要病因有以下学说：

（1）**子宫螺旋小动脉重铸不足**：子宫螺旋小动脉重铸不足使胎盘血流量减少，引发子痫前期一系列表现（俗称"胎盘浅着床"），其机制尚待研究。

（2）**炎症免疫过度激活**：胎儿是一个半移植物，成功的妊娠要求母体免疫系统对其充分耐受。子痫前期患者存在着炎症免疫反应过度激活现象，使母体对胚胎免疫耐受降低，引发子痫前期。

（3）**血管内皮细胞受损**：血管内皮细胞损伤是子痫前期的基本病理变化。引起子痫前期血管内皮损伤的因素很多，如炎性介质（肿瘤坏死因子、白细胞介素 -6）、极低密度脂蛋白及氧化应激反应。

（4）**遗传因素**：妊娠期高血压疾病具有家族倾向性，提示遗传因素与该病发生有关，但遗传方式尚不明确。

（5）**营养缺乏**：研究发现多种营养缺乏，如低蛋白血症及钙、镁、锌、硒等缺乏与子痫前期发生发展有关。

虽然本病发病原因尚不明确，但是流行病学调查发现可能与以下高危因素有关：孕妇年龄过小（<18 岁）或高龄（≥40 岁）；子痫前期病史；高血压、慢性肾炎、糖尿病；子痫前期家族史；多胎妊娠、首次怀孕、妊娠间隔时间≥10 年；初次产检 BMI≥35kg/m² 及孕早期收缩压≥130mmHg 或舒张压≥80mmHg 等。

3. 病理生理 本病基本病理变化是全身小血管痉挛。由于小血管痉挛，内皮损伤及局部缺血，影响全身各系统各脏器灌注减少。血管内皮损伤时通透性增加，体液和蛋白质渗漏，表现为血压上升、蛋白尿、水肿和血液浓缩。严重时心、脑、肝、肾及胎盘等发生病理生理变化，可导致抽搐、昏迷、脑水肿、脑出血、心肾衰竭、肺水肿、肝细胞坏死及包膜下出血，胎盘功能下降导致胎儿生长受限、宫内窘迫。若胎盘床血管破裂可致胎盘早剥以及凝血功能障碍导致 DIC。

4. 临床表现及分类 主要表现为高血压，可伴有水肿，较重时出现蛋白尿，严重时可有头痛、眼花、腹部不适等自觉症状，甚至发生抽搐。

（1）**妊娠期高血压**：妊娠 20 周后首次出现高血压，收缩压≥140mmHg 和 / 或舒张压≥90mmHg，于产后 12 周内恢复正常；尿蛋白（-）；少数患者可伴有上腹部不适或血小板减少。产后方可确诊。

（2）**子痫前期**：妊娠 20 周后出现收缩压≥140mmHg 和 / 或舒张压≥90mmHg，伴蛋白尿≥0.3g/24h，或尿蛋白 / 肌酐比值≥0.3，或随机尿蛋白≥（+）。或虽无蛋白尿，但合并以下任何 1 种器官或者系统受累：心、肺、肝、肾等重要器官，或血液系统、消化系统、神经系统的异常改变，胎儿—胎盘受到累及等。

子痫前期伴有下列任何一种表现即可诊断为重度子痫前期：①收缩压≥160/mmHg 或舒张压≥110mmHg（卧床休息，两次测量间隔至少 4 小时）；②血小板减少（血小板 <100×10⁹/L）；③肝功能损害（血清转氨酶水平为正常值 2 倍以上），严重持续性右上腹或上腹部疼痛，不能用其他疾病解

释,或两者均存在;④肾功能损害(血肌酐水平>106μmol/L 或无其他肾脏疾病时肌酐浓度为正常值 2 倍以上);⑤肺水肿;⑥新发生的中枢神经系统异常或视觉障碍。

(3)**子痫**:在子痫前期基础上发生不能用其他原因解释的抽搐,称为子痫。子痫可在病情不断加重的基础上发生,但也可发生于血压升高不显著、无蛋白尿的病例。以产前子痫多见。

子痫发作前驱症状短暂,抽搐进展迅速,表现为突然意识丧失、眼球固定、瞳孔放大,头扭向一侧,牙关紧闭,继而口角及面部肌肉颤动,数秒钟后全身及四肢肌肉发生强烈抽搐。抽搐时神志不清,呼吸暂停,面色青紫,持续约 1 分钟后强度减弱,全身肌肉松弛,随即深长吸气而恢复呼吸,意识恢复,但易激惹、烦躁。严重者可出现深度昏迷。

(4)**慢性高血压并发子痫前期**:慢性高血压妇女妊娠前无蛋白尿,妊娠 20 周后出现蛋白尿;或妊娠前有蛋白尿,妊娠后蛋白尿明显增加,或血压进一步升高,或出现血小板$<100×10^9/L$,或出现其他肝肾功能损害、肺水肿、神经系统异常或视觉障碍等严重表现。

(5)**妊娠合并慢性高血压**:妊娠 20 周前收缩压≥140mmHg 和 / 或舒张压≥90mmHg(除外滋养细胞疾病),妊娠期无明显加重;或妊娠 20 周后首次诊断高血压病持续到产后 12 周以后。

5. 相关检查

(1)**常规检查**:血常规;尿常规;肝功能、血脂;肾功能、尿酸;凝血功能;心电图;电子胎儿监护;B 超检查胎儿、胎盘、羊水。

(2)**其他检查**:凝血功能检查;电解质;动脉血气分析;眼底检查;B 超检查肝、胆、肾、胰、脾等脏器;心脏彩超检查及心功能测定;胎儿脐动脉血流指数、子宫动脉血流变化;头颅计算机断层扫描(CT)或磁共振(MRI)检查。

6. 治疗原则 妊娠期高血压疾病的治疗目的是控制病情、延长孕周、确保母儿安全。治疗原则主要为降压、解痉、镇静等;密切监测母胎情况;适时终止妊娠是最有效的处理措施。

(1)**妊娠期高血压**:一般门诊处理,加强孕期监测,保证休息,合理调节饮食,采取左侧卧位,患者自测胎动。

(2)**子痫前期**:应住院治疗,防止子痫及并发症。治疗原则为镇静、解痉、降压、合理扩容及必要时利尿,密切监测母儿情况,适时终止妊娠。终止妊娠的时机:

1)妊娠期高血压和子痫前期的患者可期待至足月分娩。

2)重度子痫前期患者:妊娠<24 周经治疗病情不稳定时建议终止妊娠;妊娠 24~28 周根据母胎情况及当地诊治能力决定是否期待治疗;妊娠 28~34 周,如病情不稳定,经积极治疗 24~48 小时病情仍加重,促胎肺成熟后终止妊娠;若病情稳定,可期待治疗;妊娠≥34 周患者,胎儿成熟后可考虑终止妊娠;妊娠 37 周后严重者应终止妊娠。

(3)**子痫处理原则**

1)控制抽搐:硫酸镁为首选药物;地西泮、苯妥英钠、冬眠合剂应酌情应用。

2）改善缺氧，纠正酸中毒：面罩和气囊吸氧，根据二氧化碳结合力及尿素氮值，给予适量 4% 碳酸氢钠纠正酸中毒。

3）适时终止妊娠：控制血压；抽搐控制后可考虑终止妊娠。

（二）心理-社会评估

患者的心理状态与患者对疾病的认识、病情轻重、病程长短、患者自身性格特点及社会支持系统具体情况有关。患者及家属常常因对本病缺乏认识，误认为是一般的肾病或高血压而没有给予足够的重视甚至延误病情；有些患者常因对自己及胎儿过分担忧或恐惧而心神不定，表现出焦虑、沮丧、郁闷、烦躁不安；患者也会因疾病控制效果不明显表现悲观、失望、自责、失望、不知所措等。家属则表现为担忧、紧张等。

【常见的护理诊断/问题】

1. 体液容量过多　与下腔静脉受压或低蛋白血症有关。

2. 有受伤的危险　与发生子痫抽搐、昏迷有关。

3. 潜在并发症：胎盘早剥、肾衰竭、DIC。

4. 知识缺乏：缺乏妊娠期高血压疾病相关知识。

【护理措施】

（一）一般护理

保持病室整洁、安静，指导患者休息，保证充足睡眠，每日不少于 10 小时，休息时取左侧卧位为宜。指导患者进食富含蛋白质、维生素、铁、钙和锌等微量元素的食物，减少食盐和脂肪摄入。给予吸氧，增加血氧含量，改善全身主要脏器与胎盘的供氧。

（二）心理护理

耐心倾听患者主诉，了解其心理变化；说明本病的病理过程及转归，解释治疗、护理方法和目的，取得配合；教会患者自我放松的方法，如听轻音乐、与人交流、倾诉，以减轻紧张、忧虑的情绪，积极配合治疗、护理。

（三）对症护理

1. 病情观察　观察患者有否头痛、视物模糊、上腹部不适等症状；每日测血压及体重一次，每日或隔日复查尿蛋白；注意监测胎心、胎动和宫缩等情况。

2. 用药护理

（1）**硫酸镁**：治疗子痫的一线药物，也是子痫前期预防子痫的药物。

1）用药指征：控制子痫抽搐及防止再抽搐；预防重度子痫前期发展为子痫；重度子痫前期患者临产前用药，预防产时子痫或产后子痫。

2）用药方法：静脉给药结合肌内注射。静脉用药负荷剂量为 4~6g，溶于 25% 葡萄糖溶液 20ml 静脉推注（15~20 分钟）；或溶于 5% 葡萄糖 100ml 快速静脉滴注（15~20 分钟），继而 1~2g/h 静脉滴注维持。为了保证患者睡眠，可在睡眠前停用静脉给药，改为肌内注射一次，用法：25% 硫酸镁 20ml＋2% 利多卡因深部肌内注射。

3）毒性反应：硫酸镁的治疗浓度与中毒浓度相近，用药过程中应严密观察其毒性作用，并认真控制硫酸镁的入量。一般主张硫酸镁的滴注速度以每小时 1g 为宜，最多不超过 2g，24 小时用药总量一般不超过 25g。硫酸镁过量会使呼吸及心肌收缩功能受到抑制甚至危及生命，中毒现象首先表现为膝反射减弱或消失，随后可出现全身肌张力减退，呼吸肌麻痹，严重者心跳停止。

4）注意事项：用药过程中加强患者血压监测；在用药前、用药中及用药后均应监测以下指标：膝腱反射必须存在；呼吸≥16 次/min；尿量≥400ml/24h 或≥17ml/h；备有 10% 葡萄糖酸钙。尿少提示排泄功能受抑制，镁离子易蓄积而发生中毒。出现毒性反应时应立即停用硫酸镁，并缓慢静脉推注（5~10 分钟）10% 葡萄糖酸钙 10ml。

（2）镇静剂：用地西泮、冬眠药物时嘱患者绝对卧床休息，防止直立性低血压。

（3）降压药：在用降压药物时，严密监测血压，根据血压监测来调节用药速度及药量。

（4）利尿剂：不主张常规应用利尿剂，仅当患者在全身或主要脏器严重水肿或功能衰竭的情况下应用利尿剂，应严密监测有无血容量不足的临床表现。

3. 子痫患者的护理

（1）**协助医生控制抽搐**：控制患者抽搐是首要任务。硫酸镁为首选药物，必要时同时应用高效镇静剂等药物。

（2）**保持呼吸道通畅**：立即给氧；患者抽搐昏迷时禁食、禁水，取头低偏侧位，防止呕吐物吸入引起窒息或吸入性肺炎，并备好气管插管和吸引器，以及时吸出呕吐物及呼吸道分泌物。

（3）**专人护理，严密监护**：密切观察血压、脉搏、呼吸、体温及尿量，记录出入量；做好血、尿检验和各项特殊检查，及时发现肺水肿、急性肾衰竭、脑出血等并发症。

（4）**防止受伤**：取出义齿；用开口器或缠裹纱布的压舌板置于上下磨牙间，用舌钳固定舌以防舌唇咬伤；用床护栏防止患者坠床，必要时用约束带。

（5）**避免刺激**：置患者于单人暗室，保持绝对安静，避免声光刺激；治疗、护理集中操作、动作轻柔，防止诱发抽搐。

（6）**做好终止妊娠准备**：子痫发作后多自然临产，应及时发现产兆并做好母儿抢救准备。控制血压，抽搐控制后可终止妊娠。

4. 分娩期与产后护理

（1）**分娩期护理**：第一产程应让患者保持安静、注意休息；密切监测血压、脉搏、尿量、胎心及宫缩情况，重视患者的主诉；尽量缩短第二产程、避免患者过度用力屏气，做好接产与会阴切开、手术助产准备；第三产程中高度重视预防产后出血，在胎儿前肩娩出后立即注射宫缩剂，及时娩出胎盘并按摩宫底、监测血压变化；使用缩宫素时监测血压、宫缩及胎心；做好抢救母儿的准备；需剖宫产者做好手术准备。

（2）**产后护理**：胎儿娩出后监测血压，病情稳定后方可送回病房。病情严重者仍需使用硫酸镁24~48 小时，产后 48 小时内至少每 4 小时观察 1 次血压，防止产后子痫；大量硫酸镁治疗的患者易发生宫缩乏力性产后出血，应密切观察子宫复旧情况，严防产后出血。

（四）健康指导

告知患者及家属妊娠期高血压疾病的知识及对母儿的危害，指导患者加强产前检查，有自觉症状及时就医；指导患者合理饮食，注意休息，并自数胎动进行胎儿监护；指导药物治疗患者掌握用药方法及药物反应；产后给予产褥期卫生指导与母乳喂养指导；定期复查血压、尿蛋白，预防慢性高血压；同时指导家属的支持、协助工作，使患者得到全面的家庭支持。

第四节　早　产

【概述】

早产是指妊娠满 28 周至不足 37 周（196~258 日）期间分娩者。此时娩出的新生儿称为早产儿，体重一般为 1 000~2 499g，各器官发育尚不健全，出生孕周越小、体重越轻则预后越差。国内早产分娩率约为 5%~15%。近年由于早产儿的治疗及监护手段不断进步，使其生存率明显提高，伤残率下降。

【护理评估】

（一）生理评估

1. 健康史　详细评估导致早产可能的高危因素，如患者既往流产、早产史或本次妊娠是否有阴道流血史及治疗情况等，了解患者的健康状况、既往妊娠史、月经史及月经是否规则等，以准确推算孕周。

2. 分类及病因 早产分为自发性早产和治疗性早产。其中，自发性早产又分为胎膜完整早产和胎膜早破早产。

(1) **胎膜完整早产**：是最常见的类型，约占45%。主要发病机制为：①宫腔过度扩张，如双胎或多胎妊娠、羊水过多等。②母胎应激反应，由于孕妇精神、心理压力大，内分泌激素紊乱诱发宫缩。③宫内感染，常见为下生殖道病原体逆行感染，另外，母体全身感染病原体也可通过胎盘侵及胎儿。

(2) **胎膜早破早产**：病因及高危因素有未足月胎膜早破史、体重指数（BMI）< 19.0kg/m²、吸烟、营养不良、宫颈功能不全、子宫畸形（纵隔子宫、单角子宫、双角子宫等）、宫内感染、细菌性阴道病、子宫过度膨胀、辅助生殖受孕等。

(3) **治疗性早产**：由于母体或胎儿的健康原因不允许继续妊娠，在未足37周引产或剖宫产终止妊娠，即为治疗性早产。常见终止妊娠的指征有胎儿窘迫、胎儿先天缺陷、胎盘早剥、前置胎盘及其他妊娠合并症、并发症等。

3. 临床表现 早产的主要临床表现是子宫收缩，初时为不规则宫缩，常伴有阴道流血或血性分泌物，继之发展为规则宫缩，其过程与足月临产相似，胎膜早破的发生较足月临产多。临床上，早产可分为先兆早产与早产临产两个阶段。先兆早产指有规则或不规则宫缩，伴宫颈管进行性缩短。早产临产指有规律宫缩（20分钟≥4次，或60分钟≥8次），伴有宫颈进行性改变；宫颈扩张1cm以上；宫颈展平≥80%。

4. 相关检查 早产的先兆表现缺乏特异性，有些早产发生之前并没有明显的临床表现，因此，有必要对有高危因素的患者进行早产预测以评估早产的风险。

(1) **经阴道超声宫颈长度测定**：妊娠24周前宫颈长度<25mm，或宫颈内口漏斗形成伴有宫颈缩短，提示早产风险大。

(2) **宫颈分泌物生化检测**：可以提高预测的准确性。检测指标包括胎儿纤连蛋白（fFN）、磷酸化胰岛素样生长因素结合蛋白1（phIGFBP-1）、胎盘α微球蛋白1（PAMG-1）。

5. 治疗原则 若胎膜完整，在母胎情况允许下，尽量保胎至34周。若胎膜已破，早产不可避免时，应尽可能预防新生儿并发症，提高早产儿存活率。

（二）心理－社会评估

早产出乎意料，往往给患者和家属带来始料未及、难以接受等负面情绪及心理感受。由于妊娠结果的不可预测，患者常常出现焦虑、恐惧等情绪反应。当早产不可避免时，患者会产生难过、自责、伤心的心理。

【常见的护理诊断/问题】

1. 焦虑 与担心早产儿预后有关。

2. 知识缺乏：缺乏早产的相关知识。

3. 有新生儿窒息的危险 与早产儿发育不成熟有关。

【护理措施】

（一）一般护理

指导患者多休息，取左侧卧位以改善胎儿血氧供应。指导患者进食高蛋白、高热量食物，加强营养。给予必要的生活护理，协助患者保持会阴部清洁，维持良好卫生习惯。

（二）心理护理

主动关心患者并进行知识宣教，使患者了解早产相关知识及早产的发生并非孕妇个人过错，发生早产的原因有时甚至是无缘由的，尽可能化解其负疚感。早产多为意料之外，患者多没有准备，产程中会出现孤独感、无助感、自责等，护理人员应在床边给予更多知识宣教的心理支持，允许家属陪伴,提供社会支持,使其以良好心态接受早产儿出生。

(三) 对症护理

1. 加强孕期保健,预防早产 指导患者定期产检,积极治疗泌尿道、生殖道感染;多休息和睡眠,取左侧卧位以改善胎儿血氧供应;保持心情愉快;避免诱发宫缩的活动,如性生活、抬举重物;慎做肛查和阴查;宫颈功能不全者应在 12~14 周行宫颈环扎术。

2. 用药护理 先兆早产的主要治疗措施是抑制宫缩,其次是积极控制感染、治疗合并症和并发症。常用抑制宫缩的药物有:

(1) **β肾上腺素受体激动剂**:其作用是激动子宫平滑肌 β₂ 受体,从而抑制宫缩,常用药物有利托君、沙丁胺醇等。该类药物有心跳加快、血压下降、血糖升高、血钾降低、恶心、出汗、头痛等副作用,用药期间要根据宫缩调整速度,密切观察患者主诉、心率、血压及宫缩变化。

(2) **硫酸镁**:镁离子直接作用于子宫平滑肌细胞,有较好的抑制宫缩作用。常用方法为:硫酸镁 4~5g 静推或者快速静滴,随后 1~2g/L 缓慢静滴 12 小时,一般用药不超过 48 小时。用药过程中必须监测呼吸、膝反射、尿量和血镁离子浓度,并备好拮抗剂,如 10% 葡萄糖酸钙。

(3) **钙通道阻滞剂**:阻滞钙离子进入细胞内而抑制宫缩。常用药物为硝苯地平,起始剂量是 20mg 口服,然后每次 10~20mg,每日 3~4 次,根据宫缩情况调整剂量。用药过程中应密切观察患者心率及血压变化,已用硫酸镁者慎用,预防血压急剧下降。

(4) **前列腺素合成酶抑制剂**:常用药物有吲哚美辛和阿司匹林等。因药物能通过胎盘,大剂量长期使用可致胎儿肺动脉高压、肾功能受损及羊水减少等副作用,目前临床已少用或不用。

3. 预防新生儿并发症 保胎过程中应每日进行胎心监护,教会患者自数胎动。对妊娠不足 35 周的早产者,遵医嘱给予糖皮质激素如地塞米松、倍他米松促胎肺成熟,降低新生儿呼吸窘迫综合征的发生。必要时使用抗生素控制感染。

4. 做好分娩准备 若早产不可避免,应视患者及胎儿的具体情况,尽早决定合理的分娩方式;临产后慎用镇静剂,避免新生儿发生呼吸抑制;产程中给予氧气吸入;必要时经阴道分娩者施行会阴切开术以缩短产程,减少分娩过程中对胎头的压迫。

(四) 健康指导

向患者传授早产儿喂养及相关护理知识,给予合适的早期健康干预指导;指导患者采用避孕措施,如新生儿未存活者,至少半年后方可再孕;再孕时加强产前检查和卫生保健,积极防治前次早产的发生原因,以免再次发生早产。

第五节　妊娠期肝内胆汁淤积症

【概述】

妊娠期肝内胆汁淤积症(intrahepatic cholestasis of pregnancy,ICP)是妊娠期出现的以孕妇皮肤瘙痒及黄疸为特点的特发性疾病,有明显的地域和种族差异,智利、瑞典及我国长江流域等地发病率高。ICP 主要危及胎儿,由于胆汁酸毒性作用,可发生胎儿窘迫、早产、羊水胎粪污染,此外,还可出现不可预测的突发的胎死宫内、新生儿颅内出血等,使围生儿发病率和死亡率升高。

【护理评估】

(一) 生理评估

1. 健康史 仔细询问患者家族史,尤其是患者的母亲或姐妹是否有 ICP 病史,以及患者用药史,是否使用过含雌激素类的药物;同时评估患者出现本病症状的开始时间、持续时间部位及伴随症状等。

2. 病因 发病原因和机制不是很明确,可能与女性激素、遗传及环境等因素有关。

（1）**雌激素**：ICP 多发生在妊娠晚期、多胎妊娠、卵巢过度刺激病史及既往使用口服避孕药者，以上均为高雌激素水平状态。高雌激素水平可能与雌激素代谢异常及肝脏对妊娠期生理性增加的雌激素高敏感性有关。雌激素可使 Na^+-K^+-ATP 酶活性下降，导致胆汁酸代谢障碍；或使肝细胞膜中胆固醇与磷脂比例上升，胆汁流出受阻；或作用于肝细胞表面的雌激素受体，改变肝细胞蛋白质合成，导致胆汁回流增加。

（2）**遗传与环境因素**：流行病学研究发现，ICP 发病率与季节有关，冬季高于夏季。此外，ICP 发病率也有显著的地域区别、家族聚集性和复发性，这些现象表明 ICP 可能与遗传和环境有一定关系。

3. 临床表现

（1）**皮肤瘙痒**：是 ICP 孕妇的首发症状，70% 以上的患者在妊娠晚期出现，少数在妊娠中期出现。瘙痒的特点是：①瘙痒常呈持续性，白天轻，夜间加剧。②瘙痒呈向心性发展，一般先从手掌和脚掌开始，然后逐渐向肢体近端延伸甚至可发展到面部。③瘙痒症状常出现在实验室检查异常结果之前，多于分娩后 24~48 小时缓解。患者多因瘙痒而在四肢皮肤留下抓痕，皮肤组织活检无异常发现。

（2）**黄疸**：部分患者在瘙痒发生 2~4 周后出现，一般不随孕周的增加而加重，多数表现为轻度黄疸，在分娩后 1~2 周内消退。

（3）**其他**：少数患者出现上腹不适，恶心、呕吐、食欲缺乏、腹痛及轻度脂肪痢，但症状一般不明显或较轻，精神状况良好。

4. 相关检查

（1）**血清胆酸测定**：血清胆酸升高是 ICP 最主要的特异性实验室证据，也是监测病情和治疗效果的重要指标。空腹血清总胆酸≥10μmol/L 伴皮肤瘙痒是 ICP 诊断的主要依据。

（2）**肝功能测定**：大多数 ICP 患者的门冬氨酸转氨酶（AST）、丙氨酸转氨酶（ALT）轻至中度升高。部分患者血清胆红素轻至中度升高，以直接胆红素升高为主。

（3）**病毒学检查**：诊断 ICP 应排除病毒感染，需检查肝炎病毒、EB 病毒及巨细胞病毒感染等。

（4）**肝脏超声**：ICP 患者肝脏无特异性改变，但建议检查肝脏超声排除有无肝脏及胆囊的基础疾病。

5. 治疗原则　治疗要点为缓解瘙痒症状，改善肝功能，降低血胆汁酸水平，延长孕周，改善妊娠结局。

（二）心理-社会评估

因疾病引起的瘙痒、黄疸等不适，往往会让患者产生烦躁不安、紧张、焦虑等情绪；同时，由于患者及家属对该病认识不足，特别是对胎儿的影响估计不足，当出现不良妊娠结局时，表现出自责、悲伤等。

【常见的护理诊断/问题】

1. 有皮肤完整性受损的危险　与皮肤瘙痒患者频繁抓挠有关。

2. 焦虑　与担心胎儿宫内安危有关。

3. 知识缺乏：缺乏 ICP 对胎儿影响的相关知识。

【护理措施】

（一）一般护理

保持病室环境舒适、整洁；指导患者恰当卧床休息，取左侧卧位以改善胎儿血氧供应。同时，遵医嘱给予吸氧，补充高渗葡萄糖、维生素及能量，既保肝又可提高胎儿对缺氧的耐受性。

（二）心理护理

主动关心患者，向患者及其家属讲解妊娠期肝内胆汁淤积症的相关知识，给予心理安慰，减少和消除患者的紧张、焦虑心理。帮助患者及家属正确认识该病对胎儿的影响,积极配合治疗和护理,以利于康复。

(三) 对症护理

1. 病情观察 注意监测患者血清胆汁酸、肝功能等指标。由于 ICP 主要危及胎儿,应加强对胎儿的监护管理,监测胎心、胎动、胎儿生长发育情况。发现问题及时报告医生。

2. 皮肤瘙痒的护理 加强皮肤护理,注意患者因瘙痒可能造成的皮肤受损。对于重度瘙痒的患者,指导其采用预防性的皮肤保护措施,如剪短指甲、戴柔软的棉质手套等。

3. 终止妊娠 适时终止妊娠是降低围生儿发病率的重要措施,以下情况应及时终止妊娠:①患者出现黄疸,胎龄已达到 36 周者。②无黄疸,但妊娠已足月或胎肺成熟者。③有胎儿宫内窘迫者。同时,积极预防产后出血。

(四) 健康指导

向患者及家属讲解妊娠期肝内胆汁淤积症的相关知识,特别是对胎儿的影响,引起患者及家属的足够重视;指导患者加强营养,进食高维生素、高热量食物。告知患者孕期加强产检及自我监测胎动。

(凌银婵)

思考题

(一) 简答题

1. 简述不同类型流产的主要临床表现。
2. 简述输卵管妊娠的主要临床表现。
3. 简述妊娠期高血压疾病子痫患者的护理。

(二) 论述题

某女,36 岁,G_1P_0,平素月经规律,既往体健。现宫内孕 32^{+2} 周,孕期无规律产检。因"头痛、恶心 4 日、视物模糊 2 日"入院。查体:T 36.5℃,P 86 次 /min,R 18 次 /min,BP 165/110mmHg,尿蛋白(+++),眼底检查动静脉比 1:2,视网膜水肿。产科检查:子宫大小与孕周相符,胎心率 152 次 /min,枕左前位。

ER 8-3

练习题

根据以上资料,请回答:

1. 该患者当前最可能的临床诊断。
2. 该患者首选的治疗药物。
3. 该类患者使用首选用药的护理要点。

第九章 | 胎儿及其附属物异常的护理

教学课件　　思维导图

学习目标

1. 掌握胎儿及其附属物异常的临床表现、治疗原则及护理措施。
2. 熟悉胎儿及其附属物异常的定义及相关检查。
3. 了解胎儿及其附属物异常的病因、病理生理、分类及常见护理诊断。
4. 能运用所学知识熟练进行常见异常妊娠孕妇的各项护理操作。
5. 具有责任心、爱心、同理心,尊重关心孕妇。

情境导入

　　某女,34岁,G₄P₁,平素月经规律。因"停经 31 周,无痛性阴道出血 3 小时"急诊入院。患者诉近日多次出现无明显诱因、无痛性阴道流血,量少,色暗红。卧床休息后好转。3 小时前再次出现无诱因、无痛性阴道流血,浸湿一片卫生巾,色鲜红。其他未见异常。

　　根据以上资料,请回答:

　　1. 该孕妇此时最可能的临床诊断。

　　2. 该类孕妇应采取的主要护理措施。

第一节　前置胎盘

【概述】

　　正常胎盘附着于子宫体的前壁、侧壁或后壁。妊娠 28 周后,若胎盘附着于子宫下段,其下缘达到或覆盖宫颈内口,位置低于胎儿先露部,称为前置胎盘(placenta praevia)。前置胎盘是妊娠晚期出血和早产的重要原因,与围产期母儿并发症及死亡密切相关。其发病率国外报道为 0.3%~0.5%,国内报道为 0.24%~1.57%。

【护理评估】

(一)生理评估

　　1. **健康史**　了解孕产妇的孕产史、产次及既往分娩情况;有无子宫内膜病变与损伤史,如剖宫产、人工流产史、子宫内膜炎及辅助生育治疗史。本次妊娠是否出现无痛性、无诱因、反复阴道流血的症状。

　　2. **病因**　病因目前尚未明确,可能与以下因素有关:

　　(1)**子宫内膜病变与损伤**:多次孕产史、刮宫、剖宫产、产褥感染及子宫内膜炎等可致子宫内膜损伤,是前置胎盘的常见因素。损伤引起子宫内膜病变,再次受孕时子宫蜕膜血管形成不良而胎盘供血不足,致使胎盘面积增大延伸至子宫下段。

（2）**胎盘异常**：当多胎妊娠或巨大儿时胎盘面积过大；副胎盘、大而薄的膜状胎盘扩展到子宫下段，均可发生前置胎盘。

（3）**受精卵滋养层发育迟缓**：受精卵到达子宫腔，而滋养层尚未发育到可以着床的阶段，受精卵继续向下游走至子宫下段，并植入发育成前置胎盘。

（4）**辅助生殖技术**：使用促排卵药物，改变了体内性激素水平，由于受精卵的体外培养和人工植入，造成子宫内膜与胚胎发育不同步、人工植入时可诱发宫缩，导致其着床于子宫下段。

3. 分类　按胎盘下缘与宫颈内口的关系，前置胎盘可分为4种类型（图9-1）。

（1）**完全性前置胎盘**：胎盘组织完全覆盖宫颈内口。

（2）**部分性前置胎盘**：胎盘组织部分覆盖宫颈内口。

（3）**边缘性前置胎盘**：胎盘附着于子宫下段，下缘达到宫颈内口但未超越。

（4）**低置胎盘**：胎盘附着于子宫下段，边缘距宫颈内口<20mm。但未达到宫颈内口。

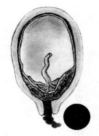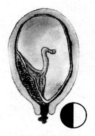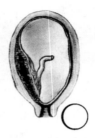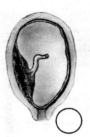

（1）完全性前置胎盘　　（2）部分性前置胎盘　　　（3）边缘性前置胎盘　　　（4）低置胎盘

图9-1　前置胎盘的分类

前置胎盘的分类可随妊娠及产程的进展而变化。诊断的时期不同，分类也不同，建议以临床处理前的最后一次检查来确定其分类。

既往有剖宫产史，此次妊娠为前置胎盘，且胎盘附着于手术瘢痕部位，其胎盘粘连、植入的发生率高，可引起致命性的大出血，因此被称为凶险性前置胎盘。

4. 临床表现

（1）**无痛性阴道流血**：妊娠晚期或临产时突发无诱因、无痛性反复阴道出血为前置胎盘的典型症状。阴道流血时间的早晚、反复发作的次数、流血量的多少与前置胎盘的类型有关。完全性前置胎盘初次出血时间一般在28周左右，出血次数频繁，量较多。边缘性前置胎盘初次出血时间较晚，多于妊娠37~40周或临产后，量也较少。部分性前置胎盘的出血情况介于两者之间。

（2）**贫血、休克**：由于反复或大量阴道流血，患者可出现贫血，贫血与出血量呈正比，出血严重者可发生休克。

（3）**胎位异常**：常见胎先露高浮，常并发胎位异常，以臀先露多见。

（4）**对母儿的影响**：由于子宫下段收缩力差，局部血窦不易闭合，易引发产后出血；胎盘剥离面靠近宫颈口，细菌易经阴道上行入侵，加之产妇出血过多导致体质虚弱，抵抗力下降，易引发产后感染；反复或大量阴道流血使胎儿宫内缺氧，发生窒息；因病情需要提前终止妊娠使早产率增加，而早产儿生存能力低下，合并症、并发症发生率高，围生儿死亡率亦高。

5. 相关检查

（1）**超声检查**：根据胎盘下缘与子宫颈内口的关系确定前置胎盘的类型。

（2）**产后检查胎盘与胎膜**：胎盘前置部分可见陈旧性血块附着，呈黑紫色或暗红色，且胎膜破口处距胎盘边缘<7cm，则前置胎盘诊断可成立。

（3）**其他检查**：胎儿电子监护、血常规、凝血功能检查等。

6. **治疗原则**　抑制宫缩、止血、纠正贫血及预防感染是前置胎盘的处理原则。根据阴道流血量、有无休克、孕周大小、胎儿是否存活、胎盘前置类型以及是否临产等综合分析，制订处理方案。

（二）心理－社会评估

前置胎盘孕妇常表现为焦虑、恐惧，对阴道流血不知所措，担心胎儿安危而表现出沮丧、郁闷、烦躁不安等；家属表现紧张。

【**常见的护理诊断/问题**】

1. **有感染的危险**　与胎盘剥离面靠近宫颈口，细菌易经阴道上行感染及贫血有关。

2. **有胎儿受伤的危险**　阴道大量出血，可能发生胎儿宫内窘迫，甚至死亡。

3. **潜在并发症**：出血性休克、产后出血。

【**护理措施**】

（一）一般护理

孕妇应绝对卧床休息，以左侧卧位为佳，阴道出血停止后可轻微活动；禁止肛查，以减少出血机会；避免便秘及腹泻，以防诱发宫缩。加强营养，多食高蛋白及含铁丰富的食物。

（二）心理护理

向孕妇讲述前置胎盘的有关知识，耐心解答她们的提问，让其感到被关心和照顾，鼓励亲属陪伴，给予心理支持和安慰。

（三）对症护理

1. 需要立即终止妊娠的孕妇的护理

（1）立即开放静脉通道，配血，做好输血准备。

（2）抢救休克的同时，做好术前准备。

（3）监测母儿生命体征，做好抢救及护理。

2. 接受期待疗法的孕妇的护理

（1）**监测生命体征，及时发现病情变化**：严密观察并记录孕妇生命体征，观察阴道流血的时间、出血量。按医嘱及时完成各项实验室检测项目。

（2）**纠正贫血**：口服硫酸亚铁，必要时输血。

（3）**促进胎儿健康**：给予孕妇定时间断吸氧，每日 3 次，每次 30 分钟，以提高胎儿血氧供应；注意胎心变化，指导孕妇自测胎动；必要时按医嘱予促胎肺成熟治疗。

（4）**预防产后出血和感染**：胎儿娩出后及早使用宫缩剂，以防产后大出血，严密观察生命体征及阴道流血情况,发现异常及时报告医生处理;做好会阴护理,及时更换会阴垫,保持会阴部清洁、干燥。

3. 健康指导 加强孕期健康管理与教育,定期产前检查,做到早期发现、正确处理;向患者讲解前置胎盘的相关知识,嘱其卧床休息,避免剧烈活动;妊娠晚期若有阴道流血,及时就医。

第二节 胎盘早剥

【概述】

妊娠 20 周以后,正常位置的胎盘在胎儿娩出前,部分或全部从子宫壁剥离,称为胎盘早剥(placental abruption)。胎盘早剥是妊娠晚期的一种严重并发症,起病急、进展快,若处理不及时,可危及母儿生命。其发病率约 1%。

【护理评估】

(一)生理评估

1. 健康史 了解孕妇有无妊娠期高血压疾病或慢性高血压病史、慢性肾炎史、胎盘早剥史、外伤史等,进行全面评估。

2. 病因 胎盘早剥的确切病因及发病机制目前尚不清楚,可能与下述因素有关:

(1)**血管病变**:患有妊娠期高血压疾病、慢性高血压、慢性肾脏疾病或全身血管病变等疾病的孕妇可并发胎盘早剥。妊娠合并上述疾病时,底蜕膜螺旋小动脉痉挛或硬化,引起远端毛细血管缺血坏死以致破裂出血,血液流至底蜕膜层与胎盘之间形成血肿,导致胎盘自子宫壁剥离。

(2)**机械性因素**:外伤尤其腹部受到挤压或撞击;当脐带过短(<30cm)或脐带绕颈、绕体相对过短时,分娩过程中胎儿下降牵拉脐带;羊膜腔穿刺刺破前壁胎盘附着处血管,胎盘后血肿形成引起胎盘剥离。

(3)**宫腔内压力骤然下降**:妊娠足月前胎膜早破;双胎妊娠的第一胎儿娩出过快;当羊水过多时,人工破膜后羊水流出过快,宫腔内压力骤减,子宫骤然收缩,胎盘与子宫壁错位而剥离。

(4)**其他高危因素**:高龄孕妇、经产妇、吸烟、吸毒、孕妇代谢异常、有血栓形成倾向、子宫肌瘤等。有胎盘早剥史的孕妇再次妊娠发生胎盘早剥的风险明显增高。

3. 类型及病理生理 胎盘早剥的主要病理变化是底蜕膜出血,形成血肿,使胎盘自附着处剥离。临床分为两种类型。

(1)**显性剥离**:剥离面小,出血停止,血液凝固,临床多无症状。若继续出血,血液冲开胎盘边缘及胎膜,经宫颈向外流出,称为显性剥离。

(2)**隐性剥离**:若剥离边缘或胎膜与子宫壁未剥离,或胎头进入骨盆入口压迫胎盘边缘,使血液不能向外流而积聚于胎盘与子宫壁之间,无阴道流血,称为隐性剥离(图 9-2)。

内出血急剧增多时,血液浸入子宫肌层,引起肌纤维分离、断裂甚至变性,当血液渗透至浆膜层时,子宫表面呈现紫蓝色瘀斑,称为子宫胎盘卒中。

严重胎盘早剥,可以引发弥散性血管内凝血(DIC)等一系列临床表现。

4. 临床表现 阴道流血、腹痛,可伴有子宫张力增高和子宫压痛,尤其以胎盘剥离处最明显,是典型临床表现。

(1)**阴道流血**:与前置胎盘不同,胎盘早剥的阴道流血多为有痛性,阴道流血量与胎盘剥离程度不一定相符。

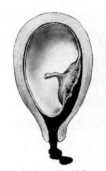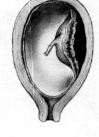

(1)显性剥离　　(2)隐性剥离

图 9-2　胎盘早期剥离的类型

（2）**腹痛**：胎盘早剥的临床特点是妊娠晚期突发性腹部持续性疼痛，疼痛程度与胎盘后积血多少呈正相关。

（3）**子宫强直性收缩**：子宫处于高张状态，硬如板状，压痛明显，子宫收缩间歇期不能放松，胎位触不清。

（4）**出血倾向**：胎盘早剥是妊娠期发生凝血功能障碍最常见的原因，尤其是胎死宫内的患者可能发生弥散性血管内凝血（DIC）。临床表现为子宫出血不凝，皮下、黏膜或注射部位出血，有时可发生血尿、咯血及消化道出血倾向。

（5）**对母儿的影响**：剖宫产率、贫血、产后出血率、DIC发生率均升高；胎儿急性缺氧、新生儿窒息率、早产率、胎儿宫内死亡率、围产儿死亡率均明显上升，还可遗留新生儿神经系统发育缺陷。在临床上推荐按照胎盘早剥的 Page 分级标准评估病情的严重程度（表9-1）。

表 9-1　胎盘早剥的 Page 分级

分级	标准
0级	分娩后回顾性产后诊断
Ⅰ级	外出血，子宫软，无胎儿窘迫
Ⅱ级	胎儿宫内窘迫或胎死宫内
Ⅲ级	产妇出现休克症状，伴或不伴弥散性血管内凝血

5. 相关检查

（1）**超声检查**：子宫与胎盘间有液性暗区，提示胎盘后血肿。

（2）**血液检查**：了解贫血程度及凝血功能；重症患者检查肾功能、二氧化碳结合力；必要时进行DIC筛选试验。

（3）**电子胎心监护**：可出现胎心基线变异消失、变异减速、晚期减速及胎心缓慢等。

6. 治疗原则　胎盘早剥的处理原则是早期识别、积极纠正休克、及时终止妊娠、控制DIC、防止并发症，是胎盘早剥的处理原则。终止妊娠的时机和方法可依据孕妇病情严重程度、胎儿宫内状况及宫口开大等情况而定，及时发现并处理凝血功能障碍、产后出血和肾衰竭等并发症。

（二）**心理-社会评估**

因胎盘早剥病情危急，孕妇及家属常表现为高度紧张和恐惧，对病情不能理解。

【常见的护理诊断/问题】

1. 急性疼痛　与胎盘早剥典型临床表现有关。

2. 恐惧　与胎盘早剥起病急、进展快、危及母儿生命有关。

3. 有胎儿受伤的危险　胎盘剥离面积大可发生胎儿宫内窘迫、死产。

4. 潜在并发症：产后出血、弥散性血管内凝血、急性肾衰竭。

【护理措施】

（一）**一般护理**

指导孕妇卧床休息，以免因活动而加重胎盘剥离程度，孕妇以左侧卧位为佳；指导孕妇床上活动双下肢，预防下肢静脉血栓；鼓励多摄入粗纤维食物，保持大便通畅；注意保暖，预防感冒，防止因咳嗽引起腹压升高等而加重病情。

（二）**心理护理**

护理人员向孕妇及家属讲述胎盘早剥的相关知识，给予心理上的支持、安慰和鼓励，使其能有效配合各项治疗及护理。

（三）对症护理

1. 纠正休克，改善患者一般情况 迅速开放静脉，积极补充血容量及凝血因子，及时输入新鲜血液，给予吸氧，注意保暖。

2. 密切观察病情变化，及时发现并发症 严密监测孕妇生命体征；观察阴道出血情况；宫底高度、压痛，宫缩；有无皮下、黏膜或注射部位出血，子宫出血不凝等表现；有无少尿、无尿等急性肾衰竭表现。同时密切监测胎儿宫内状态。一旦发现异常情况，及时报告医生并配合处理。

3. 做好终止妊娠准备 做好相应的配合和新生儿抢救的准备。

4. 预防产后出血 应及时给予宫缩剂、配合按摩子宫、必要时按医嘱做好切除子宫的术前准备。未发生产后出血者，仍应加强生命体征观察，预防晚期产后出血。

5. 产褥期护理 应加强营养，纠正贫血。保持会阴清洁，防止感染。根据产妇身体情况给予母乳喂养指导。死产者及时给予退乳措施。

（四）健康指导

嘱孕妇定期产前检查，预防并及时治疗妊娠期高血压疾病、慢性高血压、慢性肾病等；避免仰卧位及腹部外伤。

第三节　多胎妊娠

【概述】

一次妊娠子宫腔内同时有两个或两个以上胎儿时称为多胎妊娠（multiple pregnancy），以双胎妊娠多见。近年辅助生育技术广泛开展，多胎妊娠发生率明显增高。多胎妊娠易引起妊娠期高血压疾病、妊娠期肝内胆汁淤积症、贫血等并发症，属高危妊娠范畴。本节主要讨论双胎妊娠。

【护理评估】

（一）生理评估

1. 健康史 询问家族中有无多胎史、孕妇的年龄、胎次、孕前是否使用促排卵药，了解本次妊娠经过及产前检查结果等。

2. 双胎类型及特点

（1）**双卵双胎**：两个卵子分别受精形成的双胎妊娠，称为双卵双胎。双卵双胎约占双胎妊娠的70%，与应用促排卵药物、多胚胎宫腔内移植及遗传因素有关。两个胎儿的遗传基因不完全相同，其性别、血型可相同或不同，但指纹、外貌、精神类型等多种表型不同。胎盘可融合成一个，但多为两个，血液循环各自独立。有两个羊膜腔，中间各有两层羊膜、两层绒毛膜（图 9-3）。

（2）**单卵双胎**：由一个受精卵分裂形成的双胎妊娠，称为单卵双胎。单卵双胎约占双胎妊娠的30%，形成原因不明。其具有相同的遗传基因，故两个胎儿性别、血型及外貌等均相同（图 9-4）。

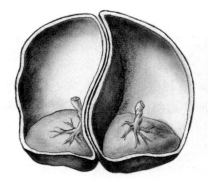
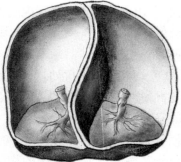

图 9-3　双卵双胎的胎盘及胎膜示意图

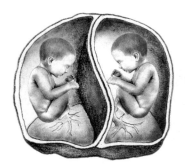
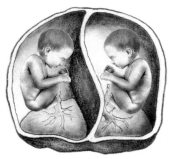
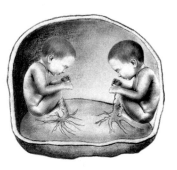

（1）发生在桑葚胚期前　　　　　　（2）发生在胚泡期　　　　　　（3）发生在羊膜囊已形成

图 9-4　受精卵在不同阶段形成的单卵双胎的胎膜类型

3. 临床表现　双胎妊娠通常恶心、呕吐等早孕反应较重；妊娠中后期腹部增大明显，体重增加迅速；下肢水肿、静脉曲张等压迫症状出现较早且明显；妊娠晚期常有呼吸困难，活动不便。孕妇感觉极度疲劳和腰背疼痛，自诉多处有胎动。

4. 相关检查　超声检查：妊娠 6 周后，可见宫腔内有两个原始的心管搏动；可筛查胎儿的结构畸形，如联体双胎、开放性神经管畸形等；还可以帮助确定两个胎儿的胎位。

5. 治疗原则

（1）**妊娠期处理及监护**：加强营养，预防贫血及妊娠期高血压疾病；加强产前监护，增加休息时间，防止早产；及时防治妊娠期并发症。监护胎儿生长发育情况及胎位变化，定期超声监测。

（2）**终止妊娠的指征**：合并急性羊水过多，压迫症状明显，呼吸困难，严重不适；妊娠期严重并发症，不允许继续妊娠者；胎儿畸形；已到预产期尚未临产，胎盘功能减退者。

（3）**分娩期**：双胎妊娠若经阴道分娩，应注意观察产程进展和胎心变化。若有宫缩乏力与产程延长的情况，应及时处理。助产者与助手需密切配合，高度关注，防止胎头交锁导致难产，必要时采用阴道助产术。

（4）**产褥期**：无论是阴道分娩还是剖宫产，均需积极防止产后出血。临产时应备血，胎儿娩出前应建立静脉通道。第二胎娩出后立即使用宫缩剂，并维持作用至 2 小时以上。

（二）**心理–社会评估**

评估孕妇是否因属高危妊娠而焦虑，因担心不能完成角色转变而紧张，评估家庭支持系统对此次妊娠的关心支持程度。

【**常见的护理诊断／问题**】

1. 营养失衡：低于机体需要量　与食物供给不足有关。

2. 有出血的危险　与妊娠并发症有关。

【**护理措施**】

（一）**一般护理**

1. 休息　尤其是妊娠最后 2~3 个月，要求卧床休息，防止意外伤害，卧床时最好取左侧卧位，以增加子宫、胎盘的血液供应，减少早产的机会。保证孕产妇充足的睡眠和休息，孕期休息有助于减轻水肿。

2. 加强营养　进食高蛋白、高维生素食物，尤其注意补充铁、钙、叶酸等，以满足妊娠需要。鼓励孕妇少量多餐以缓解胃部受压导致的不适感。分娩期和产褥期保证食物摄入量。

（二）**心理护理**

帮助双胎妊娠孕妇完成角色转变，接受一次妊娠成为两个孩子母亲的事实。帮助孕妇认识双胎妊娠属于高危妊娠范畴，告知双胎妊娠的相关知识，使其不必过分担忧母儿的安危，保持良好的心理状态；孕妇积极配合治疗对安全度过妊娠分娩期有着重要的意义。指导家属给予心理及生活等多方支持。

（三）对症护理

1. 病情观察 双胎妊娠孕妇易并发贫血、妊娠期高血压、妊娠期肝内胆汁淤积症、羊水过多、胎盘早剥、产后出血等并发症，应加强病情观察，增加产前检查的次数。每次监测宫高、腹围和体重。及时发现并处理。

2. 分娩及产褥期护理

（1）严密观察产程进展和胎心变化，若有宫缩乏力与产程延长的情况，应及时处理。

（2）第一胎儿娩出后，胎盘侧脐带必须立即夹紧，以防第二胎失血，同时助手应在腹部固定第二胎儿保持纵产式；通常等待 20 分钟左右第二胎儿自然娩出，如等待 15 分钟仍无宫缩，则可协助人工破膜或遵医嘱静脉滴注催产素促进宫缩。

（3）产程中应严密观察胎心、宫缩及阴道流血情况，及时发现脐带脱垂或胎盘早剥等并发症。

（4）**预防产后出血**：产程中开放静脉通道，做好输液、输血准备；第二胎儿娩出后立即肌内注射或静脉滴注缩宫素，腹部放置沙袋，并以腹带裹紧腹部，防止腹压骤降引起休克，产后严密观察子宫收缩及阴道流血情况，发现异常及时处理。

（5）若系早产，产后加强对早产儿的观察与护理。

（四）健康指导

孕期应指导孕妇注意休息、加强营养、重视产前检查。指导产妇注意阴道流血量和子宫复旧情况，识别产后出血、感染等异常情况；指导正确进行母乳喂养及新生儿日常观察、护理；选择有效的避孕措施。

第四节 羊水异常

正常妊娠时羊水的产生与吸收处于动态平衡中，若羊水产生和吸收失衡，将导致羊水量异常。

一、羊水过多

妊娠期间羊水量超过 2 000ml，称为羊水过多（polyhydramnios）发生率约为 0.5%~1%。若羊水量在数日内迅速增多，压迫症状明显，称为急性羊水过多；如羊水增加缓慢，称为慢性羊水过多。

【护理评估】

（一）生理评估

1. 健康史 了解孕妇年龄、有无妊娠合并症、有无先天畸形家族史及生育史等。

2. 病因 约 1/3 的羊水过多原因不明，称为特发性羊水过多。但多数重度羊水过多可能与胎儿畸形及妊娠合并症等因素有关。

（1）**胎儿疾病**：胎儿结构畸形、肿瘤、神经-肌肉发育不良、代谢性疾病、染色体或遗传基因异常。

（2）**多胎妊娠**：双胎妊娠羊水过多的发病率约为 10%，是单胎妊娠的 10 倍。

（3）**胎盘脐带病变**：胎盘绒毛血管瘤直径 >1cm 时，15%~30% 合并羊水过多；巨大胎盘、脐带帆状附着也可导致羊水过多。

（4）**妊娠合并症**：妊娠糖尿病、母儿血型不合、胎儿免疫性水肿以及妊娠期高血压疾病、重度贫血等，均可导致羊水过多。

3. 临床表现

（1）**急性羊水过多**：较少见。其多发生在妊娠 20~24 周。羊水在数日内迅速增多，子宫急剧增大，因横膈抬高而引起腹部胀痛、呼吸困难、不能平卧等症状。孕妇自觉行动不便，表情痛苦。腹部检查发现,子宫明显大于正常孕周,腹壁皮肤发亮、变薄、张力大,触诊胎位不清,胎心遥远或听不清。急性羊水过多常有下肢及外阴水肿或静脉曲张。

(2)**慢性羊水过多**:较多见,多发生于妊娠晚期。羊水在数周内缓慢增多,孕妇无明显不适,仅感腹部增大较快,产检发现宫高及腹围增长过快,子宫底高度及腹围大于同期孕周,腹壁皮肤发亮、变薄。触诊感觉子宫张力大,有液体震颤感,胎位不清,胎心遥远。

(3)**对母儿的影响**:羊水过多易并发妊娠期高血压疾病,胎膜早破、早产发生率增加,因突然破膜宫腔内压力骤减易发生胎盘早剥,产后出血发生率亦明显增加。羊水过多还可引起胎位异常、胎儿窘迫,破膜时羊水流出过快可导致脐带脱垂。羊水过多的程度越重,围产儿病死率越高。

4. **相关检查** 超声检查是最重要的辅助检查方法。超声测定羊水最大暗区垂直深度(AFV)≥8cm和羊水指数(AFI)≥25cm,为羊水过多的诊断依据;羊水细胞培养、脐带血细胞培养可排除染色体疾病;羊水甲胎蛋白(AFP)测定,可协助诊断胎儿畸形;测定胎儿血型,可预测胎儿有无溶血性疾病;PCR技术检测病毒感染疾病;其他还有孕妇血糖检测及Rh血型不合者母体抗体滴定度检测。

5. **治疗原则** 一旦诊断为羊水过多合并胎儿畸形者应及时终止妊娠;羊水过多但胎儿正常者,则应根据羊水过多的程度与胎龄决定处理方法。

(二)**心理–社会评估**

孕妇及家属因担心胎儿可能会有某种结构异常而感到紧张、焦虑不安,甚至恐惧。

【**常见的护理诊断/问题**】

1. **气体交换受损** 与子宫过度膨胀导致呼吸困难等有关。

2. **焦虑** 与担心胎儿安危有关。

3. **有胎儿受伤的危险** 与宫腔压力增加导致早产、胎膜早破、脐带脱垂等有关。

【**护理措施**】

(一)**一般护理**

适当增加休息时间,保证充足睡眠,活动以不出现不良反应为宜。如发生急性羊水过多、有压迫症状者可取半卧位,改善呼吸情况并增加舒适度;压迫症状不明显者可取左侧卧位,改善胎盘血液供应。指导孕妇低盐饮食,多食蔬菜、水果,保持大便通畅,减少增加腹压的活动,导致胎膜早破。

(二)**心理护理**

向孕妇及家属介绍羊水过多的相关知识;若是胎儿畸形,使其了解并非孕妇之过;提供情感上的支持,保持心情愉快。

(三)**对症护理**

1. **病情观察** 定期测量宫高、腹围和体重,监测羊水量变化及胎儿发育,及时评估病情进展。分娩期严密观察胎心变化、羊水性状、子宫收缩、胎位及产程进展情况,做好早产儿抢救的准备。注意预防产后出血。

2. **治疗护理**

(1)**经腹羊膜腔穿刺放羊水的护理**:术前讲解穿刺过程,做好心理安抚;测量体温、脉搏、呼吸、血压,清洁腹部皮肤;嘱孕妇排空膀胱,取平卧位或半卧位,协助做超声检查,确定穿刺部位;控制羊水流出速度,一次放羊水量不超过1 500ml;术中观察孕妇的生命体征,询问孕妇自觉症状,及时发现胎盘早剥、早产等情况。

(2)**阴道破膜的护理**:孕妇取膀胱截石位,消毒外阴部;羊水流出速度要缓慢,边放羊水边用腹带束紧腹部;观察记录羊水的颜色、性状和量,注意胎心和胎位的变化。

(四)**健康指导**

鼓励孕妇积极查明原因,对病因进行积极治疗与预防,如糖尿病、遗传性疾病等;若此次胎儿为畸形，指导孕妇再次受孕前应做遗传咨询及产前诊断；孕期避免一切对胎儿致畸的影响因素并加强监护。

二、羊水过少

妊娠晚期羊水量少于300ml者，称为羊水过少（oligohydramnios）。羊水过少的发生率为0.4%~4%。羊水过少时严重影响围产儿预后，胎儿畸形、死亡率均增高。

【护理评估】

（一）生理评估

1. 健康史　了解孕妇用药史、有无妊娠合并症、有无先天畸形家族史等。了解孕妇感觉到的胎动情况。

2. 病因　羊水过少与羊水产生减少或羊水外漏增加有关，部分羊水过少的原因不明。常见原因如下：

（1）**胎儿畸形**：以胎儿泌尿系统结构异常为主，泌尿系统畸形引起胎儿少尿或无尿，导致羊水过少；染色体异常、脐膨出、膈疝、法洛四联症、水囊状淋巴管瘤、小头畸形、甲状腺功能减退等也可引起羊水过少。

（2）**胎盘功能减退**：过期妊娠、胎儿生长受限和胎盘退行性变均能导致胎盘功能减退；胎儿慢性缺氧引起血液重新分布，为保障胎儿脑和心脏血供，肾血流量减少，胎儿尿生成减少，导致羊水过少。

（3）**羊膜病变**：某些不明原因的羊水过少与羊膜通透性改变、炎症及宫内感染有关。胎膜破裂后羊水外漏速度超过生成速度，导致羊水过少。

（4）**母体因素**：妊娠期高血压疾病可致胎盘血流减少；当孕妇脱水、血容量不足时，血浆渗透压增高，胎儿血浆渗透压亦相应增高，尿液形成减少。前列腺素合成酶抑制剂、血管紧张素转化酶抑制剂等药物有抗利尿作用，孕妇如服用时间过长，可发生羊水减少。

3. 临床表现　临床表现多不典型。检查见宫高、腹围小于同期正常孕周；孕妇于胎动时感到腹痛，胎盘功能减退时常有胎动减少；子宫的敏感度较高，轻微刺激即易引发宫缩；临产后阵痛明显，宫缩多不协调；阴道检查发现前羊水囊不明显，人工破膜羊水流出极少。

4. 相关检查

（1）**实验室检查**：羊水或脐血穿刺获取胎儿细胞进行细胞或分子遗传学的检查，了解胎儿染色体数目、结构有无异常。

（2）**超声检查**：通过超声测定羊水最大暗区垂直深度（AFV），≤2cm为羊水过少，≤1cm为严重羊水过少；羊水指数（AFI）≤5cm为羊水过少，≤8cm为羊水偏少。

（3）**电子胎心监护**：羊水过少胎儿的胎盘储备功能减低，无应激试验（NST）可呈现无反应型。

（4）**羊水量测定**：破膜时直接测量羊水量少于300ml即可诊断。但仅限于分娩时操作。

5. 治疗原则　根据胎儿有无畸形及孕周大小选择治疗方案。羊水过少合并胎儿畸形应尽早终止妊娠。羊水过少合并胎儿正常者，寻找并去除病因；增加补液量，改善胎盘功能，抗感染；严密监测胎儿宫内情况。对妊娠已足月、胎儿可宫外存活者，应及时终止妊娠。对妊娠未足月、胎肺未成熟者，可行增加羊水量期待治疗，延长妊娠期。

（二）心理-社会评估

孕妇及家属因为担心胎儿结构异常、胎儿宫内窘迫、早产等，会感觉到恐惧、害怕。

【常见的护理诊断/问题】

1. 焦虑　与担心胎儿安危有关。

2. 有胎儿受伤的危险　与羊水过少导致对胎儿保护作用降低有关。

【护理措施】

（一）一般护理

指导孕妇休息时取左侧卧位，以改善胎盘血供；教会孕妇自我检测胎儿宫内情况的方法。

（二）心理护理

鼓励孕妇说出内心的担忧，护理人员在倾听过程中给予及时、恰当的反馈，了解孕妇的需求，针对孕妇焦虑的原因给予心理疏导，增加其信心，减轻焦虑并使其理性对待妊娠及分娩结局。

（三）对症护理

1. 病情观察 观察孕妇的生命体征，定期测量宫高、腹围和体重，及时判断病情进展。依据胎盘功能测定结果，结合胎动、胎心监测和宫缩情况，及时发现并发症。密切关注超声动态监测羊水量，并注意观察有无胎儿畸形。胎儿出生后应认真全面评估、识别畸形。

2. 治疗护理 若合并胎盘功能不良、胎儿窘迫或破膜时羊水少且胎粪污染严重者，估计短时间内不能结束分娩的，做好剖宫产准备。无明显宫内缺氧、人工破膜羊水清亮者，可以阴道试产，需密切观察产程进展，连续监测胎心变化，有异常及时汇报医生处理。增加羊水量期待治疗者，如采用羊膜腔灌注液体法，应注意严格无菌操作，防止发生感染，同时按医嘱给予抗感染治疗。

（四）健康指导

向孕妇及家属介绍羊水过少的相关知识；规律产检，定期超声监测羊水情况；自我监测胎动。

（李仁兰）

思考题

（一）简答题

1. 简述前置胎盘的分类。

2. 简述胎盘早剥的定义。

（二）论述题

某女，32岁，G₃P₁，平素月经规律。因"停经32周，持续性腹痛伴阴道流血1小时"急诊入院。1小时前跌倒出现腹痛伴阴道流血，湿透一片卫生巾。入院后查体：血压110/68mmHg，心率80次/min，胎心142次/min。超声检查：宫内妊娠32周，LOA，单活胎，胎盘后方见混合回声包块。

ER 9-3

练习题

1. 该孕妇最可能的临床诊断。

2. 该类孕妇对症护理的主要措施。

第十章 | 妊娠合并症妇女的护理

教学课件

思维导图

ER 10-1   ER 10-2

学习目标

1. 掌握妊娠合并症的护理评估及护理措施。
2. 熟悉常见妊娠合并症与妊娠、分娩及产褥之间的相互影响。
3. 了解妊娠合并症的病因、病理生理及护理诊断。
4. 能够运用所学知识识别常见妊娠合并症，并对孕产妇开展健康指导。
5. 具有较强的责任心，关心理解孕妇。

第一节 心 脏 病

情境导入

某女，25岁，G_1P_0，平素月经规则。因"妊娠28周，活动后感心慌、气短、双下肢水肿、休息后不能缓解5日"来院就诊。查体：心率110次/min，呼吸24次/min，双下肢水肿（＋），胎心听诊138次/min。该孕妇幼时曾行房间隔缺损封堵术。

根据以上资料，请回答：
1. 该孕妇最可能的临床诊断。
2. 该类孕妇应采取的主要护理措施。

【概述】

妊娠合并心脏病是非产科因素导致孕产妇死亡的首要原因，在我国孕产妇死因顺位中居第2位。心脏病孕产妇死亡的主要原因是心力衰竭和严重感染。在妊娠合并心脏病的孕产妇中，先天性心脏病占35%~50%，位居第1位。

【护理评估】

（一）生理评估

1. **健康史**　询问孕妇妊娠、分娩或产褥期情况，包括既往妊娠经过、分娩过程、分娩方式及产褥恢复情况等。询问其心脏病史及诊治情况，了解孕产妇心脏功能。了解是否存在导致心力衰竭的诱因，如呼吸道感染、贫血、妊娠并发症以及过度疲劳。

2. **妊娠、分娩与心脏病的相互影响**

（1）**妊娠、分娩及产褥对心脏病的影响**

1）妊娠期：妊娠早期随着循环血量的增加，心排出量开始增加，心率加快。妊娠晚期子宫增大，膈肌上抬，心脏向上和向左前移位，心脏大血管轻度扭曲。孕32~34周，孕妇循环血量达最高峰（较孕前增加30%~45%），合并心脏病孕妇最易在此阶段因各种原因诱发心力衰竭。

2）分娩期：第一产程，子宫收缩导致回心血量增加，右心房压力增高，心排出量增加约20%。

第二产程中，子宫收缩加强，产妇屏气，腹压增高，内脏血液向心脏回流，肺循环压力增加，故导致心脏前后负荷显著加重。第三产程，胎儿娩出时，腹压骤减，大量血液灌注内脏，回心血量减少。继之，胎盘娩出，胎盘循环停止，子宫收缩使子宫血窦内血液进入体循环，回心血量骤增。分娩期孕妇血流动力学变化最为显著，加之，机体能量及氧的消耗增加，心脏负担明显加重，故最易发生心力衰竭。

3）产褥期：子宫缩复使血液继续进入体循环，同时，因产后激素水平的改变，妊娠期潴留的水钠回到体循环。产后3日内，回心血量增加持续保持较高水平，故仍易出现心力衰竭。

（2）**心脏病对妊娠、分娩的影响**：心脏病一般不影响受孕。心功能正常者，大多数可顺利妊娠及安全分娩。心功能不全者，可因缺氧，诱发宫缩导致早产、胎儿宫内生长发育受限、急性胎儿窘迫甚至死胎。此外，部分先天性心脏病具有较高的遗传性，某些治疗心脏病的药物，如地高辛对胎儿具有毒性作用。

3. 临床表现

（1）**与心脏病有关的表现**：常见表现包括心悸、气促、发绀、踝部水肿、乏力、心动过速、心脏舒张期杂音及Ⅱ级以上收缩期杂音等。

（2）**产科情况**：多表现为胎心和胎动异常、胎儿宫内生长发育受限及早产等。

（3）**心脏代偿功能分级**：目前国内通用美国纽约心脏病协会（NYHA）的分级方案，主要依据孕产妇自觉的活动能力划分为四级：

Ⅰ级：一般体力活动不受限制（无症状）。

Ⅱ级：一般体力活动轻度受限，活动后心悸、轻度气短，休息时无症状。

Ⅲ级：一般体力活动明显受限，休息时无不适，轻微日常工作即感不适、心悸、呼吸困难，或既往有心力衰竭史者。

Ⅳ级：一般体力活动严重受限，不能进行任何体力活动，休息时有心悸、呼吸困难等心力衰竭表现。

（4）**早期心力衰竭表现**：①轻微活动后感胸闷、心悸、气短。②休息时心率超过110次/min，呼吸超过20次/min。③夜间常因胸闷，需坐起呼吸。④肺底部少量持续性湿啰音，咳嗽后不消失。

4. 相关检查

（1）**心电图检查**：可见心房颤动、心房扑动、房室传导阻滞、ST段改变和T波异常等。

（2）**X线检查**：显示心脏显著扩大，尤其个别心腔扩大。

（3）**超声心动图**：可显示心肌肥厚、瓣膜运动异常、心内结构畸形。

（4）**电子胎心监护**：胎儿基线率改变、NST及OCT结果异常提示胎儿窘迫。

5. 治疗原则　心脏病变较轻，心脏代偿功能Ⅰ~Ⅱ级，无心力衰竭病史、无其他并发症者可以妊娠，妊娠后须加强监护。心脏病变较重，心功能Ⅲ~Ⅳ级、既往有心力衰竭病史、肺动脉高压、严重心律失常、风湿热活动期、急性心肌炎和发绀型先天性心脏病等，不宜妊娠。此外，年龄35岁以上，心脏病病程较长者，发生心力衰竭的可能性极大，不宜妊娠。不宜妊娠者一旦受孕，则应尽早终止妊娠。若妊娠到中期再行引产术，其危险性不亚于继续妊娠。一般不主张在妊娠期行心脏手术。

（1）**妊娠期**：①加强孕期保健，发现异常均应及时住院治疗。②减轻心脏负担，及时去除心衰诱因。③积极控制心衰。妊娠晚期发生心力衰竭，原则是待心力衰竭控制后再行产科处理，应放宽剖宫产手术指征。严重心力衰竭，经内科治疗无效者，可在积极控制心力衰竭的同时，急诊剖宫取出胎儿，减轻心脏负担，以挽救孕妇生命。④于预产期前1~2周入院待产。

（2）**分娩期**：提前选择适宜的分娩方式，心功能Ⅰ~Ⅱ级无产科手术指征者，可在严密监护下经阴道分娩，也可选择剖宫产。

（3）**产褥期**：产后1周内，尤其是产后3日内，应卧床休息并严密观察。心功能Ⅲ级及Ⅳ级者，不宜哺乳，应及时退乳。预防并控制感染。

（二）心理-社会评估

评估孕产妇及家属的相关知识认知情况，由于缺乏相关知识，孕产妇及家属心理负担会加重，甚至产生焦虑、恐惧而拒绝合作。加强沟通，判断孕产妇有无良好家庭及社会支持系统。

【常见的护理诊断/问题】

1. **知识缺乏**：缺乏有关妊娠合并心脏病的自我护理知识。

2. **焦虑**　与担心无法承担妊娠分娩压力有关。

3. **活动耐受性降低**　与心排血量下降有关。

4. **自理能力缺陷**　与心功能不全需绝对卧床休息有关。

5. **潜在并发症**：心力衰竭和感染。

【护理措施】

（一）一般护理

1. **膳食营养**　指导孕妇摄入高热量、高维生素、低盐低脂饮食，饮食宜多样化以保障微量元素的需求。加强孕期体重管理，孕期体重增加不超过12.5kg。妊娠20周以后预防性应用铁剂防止贫血，孕中晚期，每日盐的摄入量不超过4~5g。

2. **充分休息，避免劳累**　保证每晚10小时以上的睡眠及2小时的午休，避免劳累及情绪激动。必要时，妊娠30周后可完全卧床休息。宜采取左侧卧位或半卧位。

（二）心理护理

为孕产妇提供安静、舒适的休养及分娩环境，实施无痛陪伴分娩。及时提供相关信息，告知医疗和护理计划及围生儿情况，增加孕产妇的安全感和自信心。根据妊娠及分娩的结局的不同，为产妇及家属提供相应的心理支持，减轻孕产妇及其家属的焦虑、紧张或失去围生儿伤心等不良情绪。

（三）对症护理

1. **加强孕期保健**　妊娠早期开始进行产前检查，随妊娠风险级别增高，增加产前检查次数。妊娠32周后，需1周检查1次，根据病情随时进行产检。若孕期经过顺利，应在36~38周提前住院待产。发现早期心力衰竭征象，应立即住院。

2. **及时去除诱发心衰的因素**　如控制上呼吸道感染、纠正贫血及控制其他合并症。

3. **急性心力衰竭的紧急护理**

（1）**体位**：帮助孕产妇取半卧位或端坐位，双腿下垂，以减少回心血量。

（2）**吸氧**：立即给予高浓度面罩吸氧。

（3）**遵医嘱及时给药**：注意观察疗效及有无不良反应。妊娠晚期发生心力衰竭，原则是待心力衰竭控制后再行产科处理，应放宽剖宫产手术指征。严重心力衰竭，经内科各种治疗措施均无效，继续发展危及母儿安全时，可积极控制心力衰竭的同时立即行剖宫产。

4. **分娩期护理**　选择阴道分娩者应严密监护产程进展。

（1）**第一产程**：①专人陪伴护理。②鼓励产妇左侧卧位，头、躯干部抬高30°。遵医嘱给予吸氧。③每15分钟测量血压、脉搏、呼吸、心率各1次；严密观察产程进展，注意子宫收缩、胎心、胎动及胎先露下降情况。④根据产妇情况提供无痛分娩支持，以减轻产妇疼痛，缓解其紧张情绪。⑤注意保持外阴清洁，防止感染，遵医嘱及时给予抗生素。⑥发现异常及时报告医生。

（2）**第二产程**：①尽量缩短第二产程，减少产妇体力消耗。宫口开全后应避免产妇屏气用力，继续无痛分娩支持，必要时给予硬膜外麻醉。积极配合医生行会阴切开阴道助产术，并做好新生儿抢救准备。②胎儿娩出后，立即在产妇腹部放置沙袋，持续24小时，以防腹压骤降诱发心力衰竭。③预防产后出血，给予按摩子宫同时静脉或肌内注射缩宫素以减少出血，禁用麦角新碱。出血多者，遵医嘱输血或输液，但应严格控制输液速度及输液量。

5. 产褥期护理

（1）产后72小时内密切观察生命体征及心功能变化，及时发现早期心衰。

（2）保证充足的睡眠，必要时遵医嘱给予小剂量镇静剂，如地西泮口服。

（3）指导产妇注意饮食，预防便秘。

（4）**预防感染**：保持外阴清洁，使用消毒会阴垫。遵医嘱给予抗生素，并适当延长给药天数。

（5）**母乳喂养**：心功能Ⅰ~Ⅱ级的产妇可以母乳喂养，但应避免过度劳累；心功能Ⅲ级或以上者不宜哺乳，应及时回乳，退乳时不宜使用雌激素，以避免加重水钠潴留。指导家属人工喂养。

（四）健康指导

1. 指导开展避孕节育措施，不宜妊娠者，指导采取有效措施严格避孕或实施绝育术。

2. 帮助孕产妇及其家属识别早期心衰的表现及应对措施，发现异常应及时住院治疗。

3. 鼓励产妇适度参与照顾新生儿，促进亲子关系建立。

第二节　糖　尿　病

【概述】

妊娠合并糖尿病为高危妊娠，是以慢性血糖水平增高为特征的糖、蛋白质、脂肪代谢异常性疾病。妊娠合并糖尿病包括两种类型，一种是糖尿病合并妊娠，在原有糖尿病的基础上合并妊娠，也称为孕前糖尿病（pregestational diabetes mellitus, PGDM）。另一种是妊娠前糖代谢正常，妊娠期才出现的糖尿病，称为妊娠糖尿病（gestational diabetes mellitus, GDM），90%以上糖尿病孕妇为此类型，PGDM 者不足 10%。GDM 患者糖代谢异常大多于产后能恢复正常，但日后 2 型糖尿病的患病机会增加。妊娠合并糖尿病对母儿均有较大危害，必须引起高度重视。

【护理评估】

（一）生理评估

1. 健康史　了解本次妊娠经过及病情发展、用药等情况。评估孕妇糖尿病病史及家族史，妊娠前有无肥胖、糖耐量异常情况，有无外阴阴道假丝酵母菌病、不明原因反复流产、死胎、巨大儿或分娩足月新生儿呼吸窘迫综合征、胎儿畸形、新生儿死亡等不良孕产史。

2. 妊娠、分娩及产褥对糖尿病的影响　妊娠使隐性糖尿病显性化，也可使原有糖尿病病情加重，出现急性糖尿病并发症。孕早、中期随着妊娠进展，孕妇空腹血糖随着孕周的增加而降低。主要原因是：①随孕周增加，胎儿对营养物质的需求不断增加，胎儿所需营养物质主要是通过胎盘从母体中获取的葡萄糖。②妊娠期肾小球滤过率及肾血浆流量均增加，但肾小管对糖的再吸收率并不能相应增加，导致部分孕妇自尿中排糖量增加。③妊娠期母体内雌孕激素增加对葡萄糖的利用；妊娠中晚期，母体体内抵抗胰岛素样物质如雌激素、胎盘催乳素等增加，使孕妇对胰岛素敏感性下降而导致血糖升高，为维持正常糖代谢水平，应相应增加胰岛素的量；分娩过程中糖原消耗较大，进食少，若不及时减少胰岛素的用量，容易导致低血糖；胎盘娩出后，胎盘分泌的抗胰岛素物质迅速减少，全身内分泌激素逐渐恢复到非妊娠期水平，机体对胰岛素需要量应立即减少。

3. 糖尿病对母儿的影响

（1）糖尿病对孕妇的影响：可使胚胎发育异常甚至死亡，流产发生率达 15%~30%。羊水过多的发生率较非糖尿病孕妇增加 10 倍。妊娠期高血压疾病的发生率为非糖尿病孕妇的 2~4 倍。孕妇泌尿生殖系统的感染率增加，感染也可加重糖代谢紊乱，甚至诱发酮症酸中毒等。巨大儿发生率明显增高，可使难产、剖宫产率、产伤、产后出血的发生率增加。当孕妇再次妊娠时，复发率高达33%~69%。

（2）**糖尿病对胎儿的影响**：巨大儿的发生率高达 25%~42%，与胎儿处于高血糖状态有关。胎儿生长受限发生率为 21%。高血糖可使胚胎发育异常，导致胚胎畸形、死亡而流产或早产。可因妊娠中晚期发生酮症酸中毒而导致胎儿窘迫和胎死宫内。

（3）**糖尿病对新生儿的影响**：易出现新生儿呼吸窘迫综合征和新生儿低血糖。

4. 临床表现

（1）**糖代谢紊乱综合征**：即"三多一少"症状（多饮、多食、多尿及体重下降），羊水过多或巨大儿者，应警惕妊娠合并糖尿病的可能。但大多数 GDM 患者无明显临床表现。

（2）**糖尿病的急性并发症**：并发酮症酸中毒者述心悸、出汗、饥饿感、呕吐等，检查可见孕产妇面色苍白、呼吸快，有烂苹果味。并发高渗性昏迷则出现精神神经症状，表现为嗜睡、幻觉、定向力障碍、偏盲、偏瘫以及昏迷等。此外，合并皮肤感染者可见皮肤疖痈，合并泌尿生殖系统感染者则可出现尿频、尿急、尿痛及阴道分泌物增多等。

根据糖尿病的发病年龄、病程、是否存在血管合并症和器官受累等，对妊娠合并糖尿病进行分期，有助于估计病情的严重程度及预后。按怀特（White）分类法分为：

A 级：妊娠期诊断的糖尿病。

A1 级：经控制饮食，空腹血糖 <5.3mmol/L，餐后 2 小时血糖 <6.7mmol/L。

A2 级：经控制饮食，空腹血糖 ≥5.3mmol/L，餐后 2 小时血糖 ≥6.7mmol/L。

B 级：显性糖尿病，20 岁以后发病，病程 <10 年。

C 级：发病年龄 10~19 岁或病程达 10~19 年。

D 级：10 岁前发病或病程 ≥20 年，或合并单纯性视网膜病。

F 级：糖尿病性肾病。

R 级：眼底有增生性视网膜病变或玻璃体积血。

H 级：冠状动脉粥样硬化性心脏病。

T 级：有肾移植史。

5. 相关检查

（1）**PGDM 的诊断**：符合下列 2 项中任意一项者即可诊断。

1）妊娠前已确诊为糖尿病的患者。

2）妊娠前未进行过血糖检查的孕妇，尤其存在糖尿病高危因素者，如肥胖、GDM 史、一级亲属为 2 型糖尿病及妊娠早期空腹血糖反复阳性等，首次产前检查时需明确是否存在糖尿病，妊娠期血糖升高达到以下任何一项标准应诊断为 PGDM。

空腹血糖：空腹血糖 ≥7.0mmol/L（126mg/dl）。

口服葡萄糖耐量实验（oral glucose tolerance test，OGTT），服糖后 2h 血糖 ≥11.1mmol/L（200mg/dl）。孕早期不作为常规推荐检查项目。

伴有典型的高血糖症状或高血糖危象，同时任意血糖 ≥11.1mmol/L（200mg/dl）。

糖化血红蛋白：≥6.5%。妊娠期不作为常规推荐筛查项目。

（2）**GDM 的诊断**

1）推荐医疗机构对所有尚未被诊断为 PGDM 或 GDM 的孕妇，在妊娠 24~28 周及 28 周后首次就诊时行口服葡萄糖耐量试验。

口服葡萄糖耐量试验的方法：实验前连续 3 日正常体力活动、正常饮食。试验前 1 日晚餐后禁食至少 8 小时至次日晨。检查前静坐、禁烟。检查时，5 分钟内口服含 75g 葡萄糖的液体 300ml，分别抽取服糖前、服糖后 1h、服糖后 2h 的静脉血（从开始饮用葡萄糖水计算时间），测定血浆葡萄糖水平。

口服葡萄糖耐量试验的诊断标准：空腹及服糖后 1 小时、2 小时的血糖值分别为 5.1mmol/L、

10.0mmol/L、8.5mmol/L（92、180、153mg/dl）。任何一点血糖值达到或超过上述标准即诊断为 GDM。

2）孕妇存在 GDM 高危因素或医疗资源缺乏地区，建议妊娠 24~28 周首先检查空腹血糖，空腹血糖≥5.1mmol/L 即可诊断为 GDM，不必进行口服葡萄糖耐量试验。

（3）胎儿监测

1）胎儿超声检查：注意检查胎儿中枢神经系统和心脏的发育；妊娠晚期应每 4~6 周进行 1 次超声检查，尤其注意监测胎儿腹围和羊水量的变化。

2）无应激试验（NST）：需要应用胰岛素或口服降糖药物者，应自妊娠 32 周起，每周行 1 次 NST 检查，36 周后每周 2 次。

3）胎盘功能测定：连续动态测定孕妇尿雌三醇及血中 HPL 值。

（4）**肝肾功能检查**：24 小时尿蛋白定量、尿酮体及眼底检查。

6. 治疗原则　糖尿病妇女于妊娠前应确定糖尿病严重程度，未经治疗的 D、F、R 级糖尿病一旦妊娠，母儿有较大危险，故不宜妊娠。糖尿病不宜妊娠者，应严格避孕，避孕失败应及早终止妊娠。加强孕期产前检查，在内科和产科医生的严密监护下，积极控制血糖在接近正常范围内，防止并发症发生，并选择合适的分娩时间和分娩方式。终止妊娠时间：原则上在控制血糖、确保母儿安全的前提下，尽量延长孕周至预产期。血糖控制不良，伴有严重合并症及并发症，如重度子痫前期、心血管病变、酮症酸中毒、胎儿窘迫者等，则在促进胎儿肺成熟后立即终止妊娠。一般于终止妊娠前给予地塞米松 10~20mg 静滴，连用 2~3 日，以减少新生儿呼吸窘迫综合征的发生。分娩方式的选择：胎儿发育正常，宫颈条件较好者，适宜阴道分娩。妊娠合并糖尿病伴胎位异常、巨大儿或因病情严重需终止妊娠者，临床上多选择剖宫产。

（二）**心理－社会评估**

糖尿病病情复杂，母婴并发症多，评估时应注意孕产妇及家属对疾病的认知情况，了解有无焦虑、恐惧心理。当发生不良妊娠及分娩结局时，应及时评估孕产妇及家属的反应。评估孕妇社会及家庭支持系统是否完善等。

【**常见的护理诊断／问题**】

1. 营养失调：低于或高于机体需要量　与血糖代谢异常有关。

2. 知识缺乏：缺乏饮食控制及胰岛素治疗的相关知识。

3. 有感染的风险　与糖尿病导致抵抗力下降有关。

4. 有胎儿受伤危险　与糖尿病引起巨大儿、畸形胎儿有关。

5. 潜在并发症：低血糖、产后出血。

【**护理措施**】

（一）**一般护理**

1. 控制饮食　控制饮食是糖尿病治疗的基础，目的是通过控制饮食使孕妇血糖控制在正常范围并保证胎儿发育生长。理想的饮食控制目标是：每日摄入的碳水化合物应占总能量 50%~60%，且每日摄入量应≥175g，以保证胎儿大脑获得足够的能量并避免发生酮症酸中毒。碳水化合物应选择血糖生成指数较低的粗粮，如莜麦面、荞麦面等富含维生素 B、微量元素及食物纤维的主食。每日摄入的蛋白质占总能量的 15%~20%，其中动物性蛋白质至少占 1/3。禽、畜和鱼肉、蛋类、豆类食品等应推荐孕妇食用。每日摄入的脂肪占总能量的 25%~30%，以不饱和脂肪酸为主。烹调油选用橄榄油、大豆油等为宜。增加含铬丰富食物的摄入，如猕猴桃、苦瓜、洋葱、牡蛎等。增加含铁、钙、维生素的食物摄入，可饮用加入维生素 D 的牛奶或每天阳光下散步。适当限制钠盐的摄入。

2. 适度运动　运动可提高机体对胰岛素的敏感性，改善血糖及脂代谢紊乱，避免体重增长过快。整个妊娠期体重增加控制在 10~12kg。宜采用散步和中速步行等有氧运动方式，每日至少 1 次，每次 20~40 分钟，于餐后 30 分钟进行。

3. 卫生清洁 注意个人卫生,保持外阴部清洁,预防感染。

（二）心理护理

护理人员应及时告知护理计划,帮助患者树立正确的观念,调动其积极性,使其主动配合治疗护理。糖尿病孕妇常担心妊娠及分娩不能顺利进行,护理人员应鼓励孕妇说出自己的担心,缓解其紧张情绪。妊娠终止或出生畸形儿等,均可打击孕产妇自尊心,护理人员应表示理解与同情。

（三）对症护理

1. 妊娠期护理

（1）**孕期监护**:妊娠 10 周内每周检查 1 次,妊娠中期每 2 周检查 1 次,妊娠 32 周后每周检查 1 次。

（2）**血糖及尿常规检查**:应对孕妇进行严格的血糖监测,确保血糖接近正常水平,必要时可行动态血糖监测,每次产前检查应行尿常规检查,监测尿酮体及尿蛋白情况。妊娠期血糖控制满意标准:孕妇无明显饥饿感,空腹血糖≤5.3mmol/L;餐后 2 小时≤6.7mmol/L;夜间≥3.3mmol/L。

（3）**合理用药**:目前认为胰岛素对胎儿安全。因此,不能达标的 GDM 患者首选胰岛素治疗。当前,口服二甲双胍和格列本脲在 GDM 患者中应用的安全性和有效性不断得到证实,但我国尚缺乏相关研究。胰岛素注射途径包括静脉滴注及皮下注射两种。使用胰岛素应遵医嘱给药,做到制剂、种类正确,剂量准确,按时注射。使用后应注意观察有无不良反应或注射部位皮下脂肪异常等,发现异常应及时汇报医生,给予处理。

（4）**胎儿监测**:观察孕妇宫高、腹围变化,行 B 超检查了解胎儿宫内发育情况,有无胎儿畸形,孕晚期 B 超检查还有助于了解胎儿成熟度、羊水量及胎盘成熟度。指导孕妇 28 周后每日坚持自数胎动,加强胎儿宫内监测,必要时可行电子胎心监护。

2. 分娩时护理 应加强监测和护理,严格控制产时血糖水平对母儿十分重要。①剖宫产或阴道分娩当日晨胰岛素减为原用量的 1/2 或 1/3,防止低血糖。②密切观察产程进展,有条件给予连续电子胎心监护,发现产程进展缓慢或出现胎心改变,应及时通知医生,并做好阴道助产或剖宫产准备。③阴道分娩时鼓励孕妇进食,保证热量供应。每 2 小时监测血糖、尿糖和尿酮体,以便及时调整胰岛素的用量,使血糖不低于 5.6mmol/L。④按医嘱于胎肩娩出后,给予缩宫素 20U 肌内注射或静脉注射,预防产后出血。

3. 产后监测和护理 ①密切观察有无出汗、脉搏快等低血糖表现,应给糖水或静脉注射 5% 葡萄糖 40~60ml,并通知医生。②分娩后 24 小时内胰岛素减至原用量的 1/2 或 1/3,48 小时减少到原用量的 1/3,产后须重新评估胰岛素的需要量。③观察子宫收缩情况及恶露情况等,鼓励开展新生儿早接触和早吸吮,预防产后出血。④保持腹部及会阴伤口清洁,遵医嘱使用抗生素,预防感染,适当推迟创口拆线时间。

4. 新生儿护理 无论体重大小均按早产儿给予护理。注意保暖、吸氧并尽早开奶。密切观察有无低血糖、低血钙、高胆红素血症及新生儿呼吸窘迫综合征等症状。新生儿娩出 30 分钟后开始定时滴服 25% 葡萄糖液,预防新生儿低血糖。新生儿出生时留脐血,进行血糖、胰岛素、胆红素、血细胞比容、血红蛋白、钙、磷、镁的测定。

（四）健康指导

1. 定期监测血糖,按计划到医院开展复查。

2. 鼓励接受胰岛素治疗的产妇母乳喂养。

3. 糖尿病产妇产后应坚持避孕,宜使用避孕套。

4. 再次妊娠前应详细咨询医生,判断糖尿病的类型和程度,确定能否妊娠。不宜妊娠者,一旦妊娠应尽早终止妊娠。

第三节　急性病毒性肝炎

【概述】

病毒性肝炎是由多种嗜肝病毒引起的、以肝脏病变为主的全身性疾病。目前,已确定的肝炎病毒有甲型、乙型、丙型、丁型和戊型五种,其中,以乙型肝炎病毒(hepatitis B virus,HBV)感染多见。各型病原不同,但临床表现基本相似,临床上以疲乏、食欲减退、肝大及肝功能异常为主要表现,部分孕产妇可出现黄疸。临床上病毒性肝炎可分为急性肝炎、慢性肝炎、重型肝炎、淤胆型肝炎及肝炎后肝硬化等类型。我国是乙型肝炎的高发国家,妊娠合并重型肝炎仍然是我国孕产妇死亡的主要原因之一。

【护理评估】

(一)生理评估

1. 健康史　了解急性病毒性肝炎病史及诊治情况,了解近期有无与肝炎患者密切接触史或半年内是否有输血和注射血制品史,询问有无肝炎病家族史及是否在肝炎流行地区生活史等。

2. 妊娠和分娩与病毒性肝炎的相互影响

(1)妊娠和分娩对病毒性肝炎的影响:①妊娠期孕妇免疫功能改变,孕妇易感染肝炎病毒。②肝脏负担增加,加重原有的肝炎病情,甚至发展为重症肝炎。妊娠期新陈代谢增加,肝内糖原储备降低,大量雌孕激素等需在肝内灭活,同时胎儿代谢产物需在母体肝脏内解毒。③分娩时体力消耗、出血及手术等加重了对肝脏的损害,易发生暴发性肝衰竭。

(2)病毒性肝炎对妊娠、分娩的影响:①对母体的影响:妊娠早期合并病毒性肝炎,可使早孕反应加重,甚至出现妊娠剧吐,而出现的水电解质紊乱,导致肝脏损伤。妊娠晚期则易并发妊娠期高血压疾病,可能与体内因肝功能下降、醛固酮的灭活能力下降有关。分娩期因肝功能受损,凝血因子合成减少,产妇易发生产后出血。②对胎儿和新生儿的影响:肝炎病毒可通过胎盘进入胎儿体内,妊娠早期合并病毒性肝炎,胎儿畸形发生率高出正常约 2 倍;胚胎及胎儿感染后则易导致流产、早产、死胎、死产及新生儿感染,围生儿死亡率明显增高。妊娠期胎儿垂直传播而感染肝炎病毒者,以乙型肝炎病毒为多见。

3. 临床表现

(1)与急性病毒性肝炎相关的表现:不能用早孕反应或其他原因解释的消化系统症状,如食欲下降、恶心、呕吐、腹胀及厌油腻等,部分孕产妇有乏力、畏寒、发热及皮肤巩膜黄染。腹部检查可触及肝大、肝区叩击痛等。

(2)与重症肝炎相关的表现:多见妊娠晚期,起病急,病情重,表现为畏寒发热、皮肤巩膜黄染迅速,尿色深黄,食欲极度减退,频繁呕吐,腹胀,腹腔积液(腹水),肝臭气味,肝脏进行性缩小,甚至出现肝性脑病表现,如嗜睡、烦躁、神志不清,甚至昏迷。重症肝炎可出现产后出血,是导致产妇死亡的主要原因。

(3)产科情况:早孕反应出现时间早,症状重,部分甚至发展为妊娠剧吐。其他并发症有流产、妊娠期高血压疾病、早产、死胎、死产及产后出血等。妊娠期早期急性发病者可导致胎儿畸形。

4. 相关检查

(1)血常规检查:白细胞稍低或正常,淋巴细胞相对增多,偶可有异型淋巴细胞,但一般不超过10%;急性重症肝炎则白细胞总数及中性粒细胞百分比均显著增加。

(2)肝功能检查:血清丙氨酸转氨酶(ALT)和天门冬氨酸转氨酶(AST)升高。其中,ALT 是反映肝细胞损伤程度最常用的敏感指标。

(3)血清病原学检测:①甲型肝炎:孕产妇血清中 HAV-IgM 阳性代表有近期感染。②乙型肝炎:HBsAg 阳性是 HBV 感染的特异性标志,慢性肝炎、无症状携带者可长期检出 HBsAg。③丙型肝炎:

血清中出现 HCV 抗体可诊断为既往感染。

（4）**超声检查**：超声检查观察肝脏大小，有无肝硬化、肝脏脂肪变性以及腹腔有无积液等。

5. 治疗原则　妊娠前加强咨询，孕前接受抗病毒治疗，口服抗病毒药物（如替比夫定、替诺福韦）者，可延续至妊娠期继续，直至疗程完成。使用干扰素者，应在停药半年后方可妊娠。最佳的受孕时机是肝功能正常、血清 HBV DNA 检测低水平、肝脏超声检查无特殊改变。妊娠后，病情较轻者其处理原则与非妊娠期肝炎相同，出现黄疸者应立即住院治疗，防止重症肝炎的发生，治疗效果不佳者应考虑终止妊娠。加强分娩监护，防止产后出血，采取有效措施阻断肝炎病毒的垂直传播。

（二）心理-社会评估

评估孕妇及家人对疾病的认知程度，因担心感染胎儿，孕妇可出现焦虑、矛盾、自责及自卑等心理反应。评估产妇家庭、社会支持系统是否完善。

【 **常见的护理诊断/问题** 】

1. 营养失衡：低于机体需要量　与食欲下降、恶心、呕吐、厌油等有关。

2. 知识缺乏　缺乏有关病毒性肝炎感染途径、传播方式、母儿危害及预防保健等知识。

3. 预感性悲哀　与肝炎病毒感染导致的不良结局有关。

4. 潜在并发症：肝性脑病、产后出血等。

【 **护理措施** 】

（一）一般护理

提供安静、舒适的家庭休养环境或住院环境。增加休息，加强营养，每日保证充足睡眠和适当午休，避免重体力劳动；严格限制蛋白质的摄入量，增加碳水化合物摄入和低脂肪的饮食，多摄入富含纤维素的蔬菜和新鲜水果，保持大便通畅。

（二）心理护理

向孕产妇及家属讲解病毒性肝炎的相关知识及常用的隔离方法，取得孕产妇及家属的理解与配合。安慰及鼓励孕产妇，帮助其消除自卑心理，消除孕产妇紧张、焦虑、自责、自卑等消极情绪，提高其自我照顾能力。

（三）对症护理

1. 妊娠期护理　妊娠合并急性病毒性肝炎的护理措施基本与非妊娠患者相同，但应特别注意以下内容：

（1）**加强产前检查，防止交叉感染**：慢性 HBV 感染者妊娠后，须定期检查肝功能。首次检测肝功能正常者，如无肝炎临床症状，每 1~2 个月复查 1 次。及时发现各种妊娠期并发症，防止感染，避免加重肝炎损害。严格执行消毒隔离制度。所有器械用 0.5% 过氧乙酸浸泡后再消毒或焚烧。

（2）**阻断垂直传播**：乙肝病毒表面抗原阳性的孕妇，在与孕妇充分沟通和知情同意后，可于妊娠 24~28 周起开始抗病毒治疗。

2. 分娩期护理

（1）将产妇安置在隔离待产室和产房，避免交叉感染；严格执行各项操作程序，避免软产道损伤及新生儿产伤等引起的垂直传播。

（2）密切观察产程进展，避免各种不良刺激，提供无痛分娩措施，防止并发症的发生。妊娠中、晚期应积极防治妊娠期高血压疾病，密切观察，若经治疗后病情继续发展，可考虑终止妊娠。宫口开全后，应缩短第二产程，必要时配合医生行阴道助产术。

（3）**防止产后出血**：产前备新鲜血液。产前 1 周肌内注射维生素 K_1，每日 20~40mg。产后按医嘱给予维生素 K_1 肌内注射，第二产程胎肩娩出后立即遵医嘱静脉注射缩宫素 10~20U。产前 4 小时及产后 12 小时内不宜使用肝素治疗。

3. 产褥期护理　产后密切观察子宫收缩及阴道出血情况；遵医嘱继续使用保肝药物治疗，选用对肝损害小的抗生素；HBsAg 阳性产妇可以母乳喂养，HBeAg 阳性产妇不宜母乳喂养。退乳不宜采用雌激素，可口服生麦芽或用芒硝外敷乳房。

4. 新生儿护理　产后新生儿联合使用乙型肝炎疫苗和乙型肝炎免疫球蛋白（HBIG），可有效阻断 HBV 垂直传播。HBsAg 阳性母亲的新生儿，在出生后 24 小时内（最佳时间是出生后 12 小时内）注射 HBIG 100~200IU，同时，在不同部位接种乙肝疫苗（第一针），出生后 1 个月、6 个月再接种第 2 针和第 3 针乙肝疫苗（0、1、6 方案）。

（四）健康指导

1. 重视围婚期保健，提倡生殖健康，夫妇一方如患有肝炎应使用避孕套避免交叉感染。乙型肝炎病毒携带者约 40% 为垂直传播，已患病毒性肝炎的育龄妇女应指导避孕，待肝炎痊愈后至少半年，最好 2 年后在医生指导下妊娠。

2. 大力宣传肝炎的传播方式、传染途径及危害，增强防病意识。指导产妇按时完成乙肝主动免疫计划。

3. 指导不宜母乳喂养的产妇采用科学的人工喂养方式。

第四节　贫　血

【概述】

贫血是指人体外周血红细胞容量减少，低于正常范围下限的一种常见的临床症状。由多种病因引起。红细胞容量测量较复杂，临床上常用以血红蛋白（Hb）浓度作为衡量指标。世界卫生组织标准：孕妇外周 Hb < 110g/L 和血细胞比容 < 0.33，即为妊娠期贫血。妊娠期血容量增加，且血浆的增加多于红细胞的增加，故孕妇血液呈稀释状态，此为生理性贫血。妊娠期缺铁性贫血最常见，占妊娠期贫血的 95%。此外，也可见巨幼细胞贫血和再生障碍性贫血等。

【护理评估】

（一）生理评估

1. 健康史　了解孕妇既往史及其饮食习惯，有无长期挑食偏食以及不良的食物加工方法。了解有无消化系统疾病，如慢性腹泻和胃十二指肠溃疡等。询问有无慢性失血、营养不良以及胃肠道手术病史等。

2. 病因及发病机制　机体对铁的需求与供给失衡，可导致体内储存铁耗尽，继之红细胞内铁缺少，最终引起缺铁性贫血的发生。铁摄入不足、吸收不良以及铁利用障碍等影响血红素合成，导致血红素合成异常，故引起的贫血为小细胞低色素性贫血。妊娠期血容量增加及哺乳期泌乳导致机体对铁的需要量增加，特别是在妊娠后半期，为满足胎儿生长发育的需求，孕妇对铁的需要量增加更为明显。孕妇及哺乳期妇女维持体内铁代谢平衡，需每日从食物中摄铁 2~4mg。叶酸或维生素 B_{12} 缺乏则导致细胞核脱氧核糖核酸（DNA）合成障碍，幼红细胞增殖异常，出现巨幼细胞贫血，临床较为少见。

3. 妊娠与贫血的相互影响　妊娠期合并贫血，即使是轻度贫血，均增加女性妊娠和分娩期间的风险。贫血时机体抵抗力低下，分娩、手术和麻醉的耐受能力低。重度贫血可导致贫血性心脏病、妊娠期高血压疾病性心脏病、产后出血、失血性休克及产褥感染等并发症，危及孕产妇生命。孕妇骨髓和胎儿在竞争摄取孕妇血清铁的过程中，胎儿组织占优势，加之，铁通过胎盘，单向地从孕妇运输至胎儿，故一般情况下，胎儿缺铁程度不会太严重。孕妇发生严重缺铁时，贫血导致胎盘供氧和营养物质供给不足，则可导致胎儿生长受限、胎儿窘迫、早产、死胎或死产等不良后果。

4. 临床表现

(1) **分度**：根据血红蛋白水平，妊娠期贫血可分为轻度贫血（100~109g/L）、中度贫血（70~99g/L）、重度贫血（40~69g/L）和极重度贫血（< 40g/L）。

（2）**与贫血相关的表现**：孕妇自觉头晕、乏力、倦怠、气短、心悸、皮肤黏膜苍白等症状，严重者可出现消化道及周围神经炎症状如手足麻木、针刺、冰冷等感觉异常及肝脾大等。

（3）**产科情况**：孕妇宫高及腹围低于正常水平，检查可见胎心胎动异常，严重者可造成早产、死胎、死产、宫缩乏力、产后出血及产褥感染等。

5. 相关检查

（1）**缺铁性贫血**：①血常规：外周血涂片为小细胞低色素性贫血。血红蛋白 <110g/L，红细胞 <3.5×10^{12}/L，血细胞比容 <0.33，红细胞平均体积 <80fl，红细胞平均血红蛋白浓度 <32%，白细胞计数及血小板计数均在正常范围内。②骨髓象：红系造血为轻度或中度增生活跃，以中、晚幼红细胞增生为主，骨髓铁染色可见细胞内外铁均减少，以细胞外铁减少明显。③铁代谢检查：血清铁浓度是评估铁缺乏最有效和最容易获得的指标。正常成年妇女血清铁为 7~27μmol/L，孕妇血清铁 <6.5μmol/L 可诊断为缺铁性贫血。

（2）**巨幼细胞贫血**：血常规呈大红细胞性贫血，血细胞比容降低；骨髓象呈巨细胞增生，占骨髓细胞的 30%~50%；血清叶酸值 <6.8mmol/L，红细胞叶酸值 <227nmol/L，提示叶酸缺乏；维生素 B$_{12}$<74pmol/L 时提示其缺乏。

6. 治疗原则

（1）**病因治疗**：尽可能去除病因。如改善饮食，增加营养，积极治疗消化系统疾病等。

（2）**补铁治疗**：以口服给药为主。血红蛋白在 70g/L 以上者，可以口服给药，常用口服药有多糖铁复合物、硫酸亚铁、琥珀酸亚铁等。对严重贫血、口服铁剂不能耐受或胃肠铁吸收障碍者，可采用肌内注射，如右旋糖酐铁或山梨醇铁等深部肌内注射或静脉滴注，其用法为：第一日，首先注射 0.5ml 行过敏试验，观察 1 小时无过敏反应者，给予 50mg，以后每日或隔日 100mg，直至总需要量。注射用铁的总需要量（mg）计算公式：（需要达到的血红蛋白浓度 - 孕妇的血红蛋白浓度）×0.33× 孕妇体重（kg）。

（3）**补充叶酸及维生素 B$_{12}$**：确诊巨幼细胞贫血孕妇，应每日口服叶酸 15mg，或肌内注射叶酸 10~30mg，直至症状消失、贫血纠正。伴有神经系统症状者，应及时补充维生素 B$_{12}$，100~200μg 肌内注射，每日 1 次，2 周后改为每周 2 次，直至血红蛋白值恢复正常。当血红蛋白 <70g/L 时建议输血。

（二）**心理－社会评估**

评估孕妇对贫血的认知程度，了解孕妇有无紧张焦虑情绪。了解其家庭经济状况，评估其家庭及社会支持系统情况。

【**常见的护理诊断/问题**】

1. 活动耐受性降低　与贫血引起的疲倦有关。

2. 有感染的危险　与血红蛋白低、组织低氧血症、机体免疫力低下有关。

3. 有受伤的危险　与贫血引起的头晕、眼花等症状有关。

【**护理措施**】

（一）**一般护理**

加强休息，增加营养，纠正偏食及挑食的不良饮食习惯，建议孕妇摄取高铁、高蛋白质及高维生素 C 的食物，如动物肝脏、瘦肉、蛋类、葡萄干以及深色蔬菜。注意饮食搭配，避免蔬菜、谷类、茶叶中的磷酸盐和鞣酸等影响铁的吸收。

（二）**心理护理**

加强护患沟通，耐心倾听孕产妇主诉，缓解孕产妇紧张情绪，告知医疗和护理计划，增加孕产妇的安全感和自信心。及时向孕妇家属通报病情，减轻家庭成员的焦虑，取得其配合。

（三）**对症护理**

1. 补铁护理　指导孕妇遵医嘱正确补充铁剂。注意观察有无不良反应，口服铁剂对胃黏膜有刺激作用,可引起恶心、呕吐、胃部不适等症状,应指导孕妇饭后或餐中服用铁剂。此外,铁与肠内硫化氢作用可形成黑色便,护理人员应予以解释。注射法补充铁剂应行深部肌内注射法。

2. 分娩期护理 在临产前给予止血药维生素 K_1、卡巴克络(安络血)、维生素 C 等药物,并配新鲜血备用,必要时可考虑输血。产前输血以浓缩红细胞为最好,输血不可过多过快。严密观察产程,加强胎心监护,第二产程酌情给予阴道助产,减少产妇的体力消耗;胎儿前肩娩出时,立即遵医嘱肌内注射或静脉注射宫缩剂,加强宫缩,预防产后出血。

3. 产褥期护理 产后密切观察子宫收缩及阴道流血情况,遵医嘱使用缩宫素促进子宫收缩,防止产后出血;加强会阴部护理同时给予抗生素防治感染。产前贫血未纠正者应继续治疗。严重贫血或有严重并发症者,不宜哺乳,指导产妇退乳;加强新生儿监护,吸氧,注意保暖,降低围产儿的死亡率。

(四)健康指导

1. 加强营养保健,增加铁储备。改变长期偏食、挑食等不良饮食习惯,积极治疗慢性失血性疾病,如月经过多、消化不良和寄生虫病等;适度增加营养,鼓励孕妇摄取高铁、高蛋白质及高维生素 C 的食物,必要时补充铁剂及叶酸。

2. 监测血红蛋白和全身情况,坚持治疗及随访。

3. 产后保证足够的休息,保持会阴部清洁,预防感染。轻度贫血者鼓励加强营养,坚持母乳喂养。不能哺乳者开展新生儿人工喂养指导。

(秦 雯)

思考题

(一)简答题

1. 简述妊娠合并心脏病孕妇第二产程的护理措施。

2. 简述妊娠合并缺铁性贫血补铁孕妇的护理。

(二)论述题

某女,30 岁,G_1P_0,平素月经规则,既往体健。因"妊娠 38 周,近半月出现多饮、多尿、多食症状"而入院。查体:BP 120/80mmHg,P 86 次 /min,宫高剑突下一横指,LOA,胎心 142 次 /min,空腹血糖 8.9mmol/L。其他未见异常。

ER 10-3
练习题

根据以上资料,请回答:

1. 该孕妇当前最可能的临床诊断。

2. 该类孕妇所进行的健康教育内容。

第十一章 | 异常分娩妇女的护理

异常分娩（abnormal labor）[俗称难产（dystocia）]是指影响分娩的因素产力、产道、胎儿及产妇精神心理因素在分娩过程中，任何一个或一个以上因素发生异常或相互不能适应，而使分娩进程受到阻碍，危及产妇和胎儿生命。

在分娩过程中，决定分娩的四个因素相互作用，相互影响，在一定条件下，顺产与难产可以相互转化。如果处理得当，难产也可转化为顺产；否则，顺产也可变为难产。在临床判断和处理时，一定要综合分析四个因素及其相互关系，做出正确判断，及时恰当处理，使产妇和胎儿安全度过分娩期。

情境导入

初产妇，34 岁，G_1P_0，平素月经规则。因"孕 39^{+3} 周，下腹部阵痛 3 小时"入院待产。待产 10 小时后查体：宫缩 30s/5~6min，触摸子宫体隆起不明显，腹壁不硬，下压可出现凹陷，宫口开大 1cm，胎先露 S^{-2}，胎心 140 次 /min，待产妇无痛苦面容。

根据以上资料，请回答：

1. 该产妇当前最可能的临床诊断。
2. 该类产妇主要的护理措施。

第一节　产力异常

产力异常可分子宫收缩力异常和辅力异常，辅力异常多为医源性，临床上通过医护人员科学指导产妇正确加腹压，辅力异常很少发生。在分娩过程中，子宫收缩的节律性、对称性及极性不正常或强度、频率有改变，称子宫收缩力异常。子宫收缩力异常分乏力和过强两类（图 11-1）。最常见的是子宫收缩乏力（uterine inertia）。

一、子宫收缩乏力

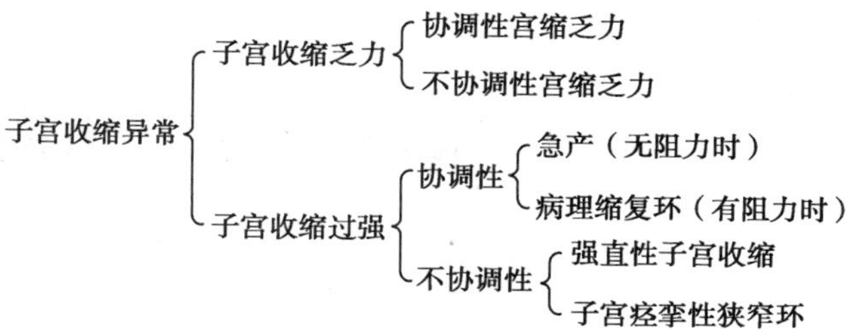

【护理评估】

（一）生理评估

1. 健康史　了解产妇婚孕史、本次妊娠经历、产前检查过程；了解产妇精神状态、对分娩相关知识的了解程度。

图 11-1　子宫收缩力异常分类

2. 病因

（1）**精神因素**：产妇对分娩表现为精神紧张、恐惧等负性情绪是大脑皮质功能紊乱，产程延长、休息减少、过于疲劳、体力过多消耗、水电解质紊乱、膀胱充盈等，均可导致原发性宫缩乏力。

（2）**子宫因素**：任何导致子宫肌纤维过度伸展而影响其正常收缩的因素，如双胎妊娠、羊水过多及巨大胎儿以及子宫肌瘤、子宫畸形、经产妇、高龄产妇等均可导致子宫收缩乏力。

（3）**产道与胎儿因素**：当骨盆狭窄、头盆不称或胎位异常时，胎儿先露部下降受阻，胎先露不能紧贴子宫下段及子宫颈内口，因而不能反射性引起有效子宫收缩，此类原因多表现为继发性宫缩乏力。

（4）**药物影响**：临产后不恰当地使用大剂量镇静剂、止痛剂与宫缩抑制剂，如吗啡、氯丙嗪、哌替啶、硫酸镁，可直接抑制子宫收缩。

（5）**内分泌失调**：临产后产妇体内雌激素、缩宫素、前列腺素合成及乙酰胆碱等分泌不足，缩宫素受体量减少及子宫对宫缩物质的敏感性降低，胎盘合成分泌的硫酸脱氢表雄酮量减少，致宫颈成熟度不良，从而直接或间接导致宫缩乏力。

3. 临床表现

（1）**协调性子宫收缩乏力（低张性宫缩乏力）**：其特点是子宫收缩具有正常的节律性、对称性和极性，但收缩力弱，宫腔内压力 <15mmHg，宫缩 <2 次 /10min，持续时间短，间歇时间长。当宫缩高峰时，子宫体隆起不明显，用手指按压子宫底部肌壁仍可出现凹陷。协调性子宫收缩乏力多属继发性宫缩乏力，即产程早期宫缩正常，于第一产程后期或第二产程时宫缩减弱，常见于中骨盆与骨盆出口平面狭窄，胎先露下降受阻，持续性枕横位或枕后位等。

（2）**不协调性子宫收缩乏力（高张性宫缩乏力）**：多见于初产妇，其特点为宫缩失去正常节律性、对称性，特别是极性，宫缩的兴奋点不是起自两侧子宫角部，而是来自子宫下段的任何一处或多处，子宫收缩波由下向上扩散，宫缩时子宫底部收缩力弱而下段强，虽说宫缩力量减弱，但间歇期子宫壁不能完全松弛，宫腔内压力持续存在，这种宫缩不能使产程进展，不能使宫口如期扩张，不能使胎先露如期下降，属无效宫缩。此种宫缩乏力多属于原发性宫缩乏力，即产程一开始就出现，需与假临产鉴别。产妇往往有头盆不称和胎位异常，易导致胎儿窘迫。

（3）**产程异常**：宫缩乏力可导致宫口扩张及胎先露下降缓慢，甚至停滞，从而使产程受阻，具体表现如下：

1）潜伏期延长：从临产规律宫缩开始至活跃期起点 4~6cm 称为潜伏期。初产妇 >20h、经产妇 >14h 称为潜伏期延长。

2）活跃期延长、停滞：从活跃期起点 4~6cm 至宫颈口开全称为活跃期。活跃期宫颈口扩张速度 <0.5cm/h，称为活跃期延长。当破膜且宫颈口扩张 ≥6cm 后，如果宫缩正常，宫颈口停止扩张 ≥4h；或若宫缩欠佳，宫颈口停止扩张 ≥6h 称为活跃期停滞。

3）第二产程延长：初产妇 >3h，经产妇 >2h（硬膜外麻醉镇痛分娩时，初产妇 >4h，经产妇 >3h），产程无进展，称为第二产程延长。

4）胎头下降延缓：第二产程初产妇胎头下降速度 <1cm/h，经产妇 <2cm/h，称为胎头下降延缓。

5）胎头下降停滞：第二产程胎头先露停留在原处不下降 >1h，称为胎头下降停滞。

（4）对母儿影响

1）对母体的影响：子宫收缩乏力易导致产程延长、产妇疲劳、肠胀气、排尿困难等，严重时可引起水电解质平衡失调；宫缩乏力引起产后出血、胎膜早破和产褥感染等并发症。

2）对胎儿、新生儿的影响：由于产程延长，尤其是不协调宫缩乏力时子宫肌壁不能完全放松，致使胎盘血流障碍，胎儿易发生胎儿窘迫甚至胎死宫内；因产程长、医疗干预机会增多等可致产伤增加、新生儿窒息、颅内出血、吸入性肺炎等发病率和新生儿死亡率增加。

4. 相关检查

（1）胎心听诊、骨盆测量及四步触诊等常规检查。

（2）**电子胎儿监护**：监测宫腔压力下降，胎动、胎心音有无异常。

（3）**实验室检查**：尿液检查可出现尿酮体阳性，血液生化检查可了解血钾、钠、氯、钙及二氧化碳结合力的变化。

（4）**宫颈成熟度毕晓普（Bishop）评分**：通过阴道检查了解子宫颈口的扩张情况、宫颈管消退程度、宫颈硬度、宫颈口位置、胎先露位置五项指标打分，通过评分评估引产和加强宫缩的成功率。每项满分 2~3 分，总分 13 分，≥10 分加强宫缩均成功，7~9 分成功率为 80%，4~6 分成功率为 50%，≤3 分成功率几乎为零（表 11-1）。

表 11-1　宫颈成熟度毕晓普（Bishop）评分法

指标	分值			
	0	1	2	3
宫口开大 /cm	0	1~2	3~4	≥5
宫颈管消退 /%	0~30	40~50	60~70	≥80
胎先露位置	−3	−2	−1~0	+1~+2
宫颈硬度	硬	中	软	
宫口位置	后	中	前	

5. 治疗原则

（1）**协调性子宫收缩乏力**：确定病因，针对病因加以处理。若排除头盆不称等产科指征，应予加强宫缩处理。

（2）**不协调性子宫收缩乏力**：调节宫缩，使其转为协调性宫缩后，按协调性宫缩乏力处理。处理无效或处理过程中出现胎儿窘迫等产科手术指征者均应行剖宫产术。

（二）**心理-社会评估**

了解临产后产妇精神心理情况，对分娩有无信心等心理变化，有无焦虑、恐惧及来自家庭的压力等。进入产程后，由于产程延长、胎儿下降受阻等一系列问题，该类产妇出现焦虑、烦躁不安等情绪。产妇及家属对阴道分娩失去信心，也表现为焦虑、恐惧，通常要求手术分娩。

【常见的护理诊断/问题】

1. **焦虑**　与担心母儿的安危有关。

2. **舒适度减弱**　与宫缩疼痛有关。

3. **疲乏**　与产程延长、过度疲乏有关。

4. **有体液不足的危险**　与产程延长、体力消耗有关。

【护理措施】

（一）一般护理

指导产妇保证充分休息，以左侧卧位为佳；在充分休息的前提下，宫缩间歇期鼓励产妇加强活动。遵医嘱补充营养、水分和电解质，鼓励产妇多进易消化、高热量饮食；嘱产妇及时排空直肠和膀胱，必要时可遵医嘱给予导尿。

（二）心理护理

耐心倾听产妇真实感受并给予心理支持；通过关心、关爱、安慰产妇消除其紧张心理；将产程进展情况和护理措施如实告知产妇，使其能积极配合医护人员，增强分娩信心。

（三）对症护理

1. 产程观察　主要观察宫缩情况、胎心音变化和产程进展情况。临床常用腹壁触诊法观察宫缩时产妇的阵发性腹痛：当产妇腹痛时，记录开始时间、腹痛结束时间以及相邻两次腹痛之间的间隔时间；腹痛剧烈时将手指放于子宫体处，感觉腹壁硬度，手指下压腹壁观察能否下压出凹陷。当协调性宫缩乏力时，腹壁不硬，下压可出现凹陷。不协调性宫缩乏力，腹壁紧张，拒按，产妇精神欠佳，焦虑、烦躁不安。

2. 检查配合　根据产程观察做好产程记录；配合助产士做好电子胎心监护等检查。

3. 治疗护理

（1）**协调性子宫收缩乏力**：一旦发生宫缩乏力应配合医生查明原因。估计能经阴道分娩者，应积极改善全身情况。鼓励及时进食，必要时静脉补充营养。有明显头盆不称、胎位异常、骨盆狭窄及胎儿窘迫等产科指征者，积极做好剖宫产的术前准备。纠正酸中毒及水电解质紊乱。嘱产妇及时排空膀胱与直肠，避免膀胱或直肠充盈影响胎儿下降。

1）促宫颈成熟：地西泮静脉推注可使宫颈平滑肌松弛，软化宫颈，促进宫口扩张，适用于活跃期宫颈扩张缓慢及宫颈水肿，常用剂量 10mg，缓慢静脉推注，与缩宫素联合使用效果更佳。

2）加强宫缩方法：经上述处理后子宫收缩力仍弱，确诊为协调性宫缩乏力，产程无明显进展，可遵医嘱加强宫缩。

人工破膜：宫口扩张≥3cm，无头盆不称，胎头已衔接者，可行人工破膜；破膜后先露部下降紧贴子宫下段及宫颈内口，反射性加强宫缩，促进宫口扩张。

人工破膜护理要点：破膜前应检查有无脐带先露，破膜应在宫缩间歇期进行，破膜时立即听取胎心音，注意胎心变化，若发现胎心异常，即刻汇报医生，慎防脐带脱垂。准确记录破膜时间，破膜前、后胎心音情况，破膜时流出羊水量及性状。

静脉滴注缩宫素：适用于协调性宫缩乏力、胎心良好、胎位正常、宫口扩张≥3cm、头盆相称者。原则是以最小浓度获得最佳宫缩效果。常用缩宫素 2.5U 加入 0.9% 生理盐水 500ml 中，从 1~2mU/min 即 4~5 滴 /min 开始滴，根据宫缩强弱进行调整，15~30 分钟调整一次，每次增加 1~2mU/min 为宜，最大药量通常不超过 20mU/min（60 滴 /min）。缩宫素静脉滴注过程中，应有医护人员专人监护，监测宫缩、血压和胎心等变化并及时做好记录，根据宫缩强弱及时调节剂量、浓度和滴速，使宫腔内压达 50~60mmHg、宫缩间歇 2~3 分钟、宫缩持续 40~60 秒维持宫缩。若 10 分钟内宫缩 >5 次、宫缩持续 1 分钟以上或听胎心率有变化，应立即停止滴注缩宫素，以免因宫缩过强而导致胎儿窘迫、子宫破裂等并发症。

经上述处理产程无进展或出现胎儿窘迫、产妇衰竭等应做好剖宫产手术的准备；若宫口开全，胎头双顶径已达坐骨棘平面，等待自然分娩，或配合医生行阴道助产术。第三产程应注意预防产后出血和感染。

（2）**不协调性子宫收缩乏力**：治疗原则是调节子宫收缩，恢复正常节律性和极性。遵医嘱给予强镇静剂如哌替啶 100mg 肌内注射或吗啡 10mg 肌内注射或地西泮 10mg 静脉推注，使产妇充分休息，并做好心理护理，稳定其情绪，多数产妇能恢复为协调性宫缩，若此时宫缩仍较弱，则按协调性宫缩乏力处理。在宫缩未恢复为协调性之前，严禁使用缩宫剂。若宫缩仍不协调或伴有胎儿窘迫及头盆不称者等，应做好剖宫产手术和抢救新生儿的准备。

4. 预防产后出血和产褥感染　由于产程延长、医学干预多等因素,患者产褥期易并发产后出血、产褥感染。产后认真观察子宫复旧和恶露情况,做好会阴护理,遵医嘱给予抗生素预防感染。

二、子宫收缩过强

【护理评估】

(一) 生理评估

1. 健康史　仔细询问和查看产前检查记录以了解本次妊娠情况,包括骨盆测量值、胎儿情况及妊娠并发症等;核实孕周、临产时的宫缩情况,重点评估临产时间、宫缩频率、强度及胎心、胎动情况;经产妇要了解有无急产史和既往分娩情况;了解产妇母亲分娩经历。

2. 病因

(1) 缩宫素使用不当,如剂量过大、个体对缩宫素过于敏感。

(2) 精神过度紧张,引起子宫局部肌纤维持续收缩导致痉挛性狭窄环。

(3) 过多粗暴的阴道检查及宫腔操作刺激,引起子宫不协调性宫缩过强。

3. 临床表现

(1) 协调性子宫收缩过强:表现为宫缩的节律性、对称性和极性均正常,仅宫缩力量过大、过频(宫腔压力≥60mmHg, 10 分钟内宫缩≥5 次且持续时间达 60 秒以上,宫口扩张速度初产妇≥5cm/h、经产妇≥10cm/h)。若产道无阻力,头盆相称,分娩在短时间内结束,总产程 <3 小时称为急产。若产道有梗阻、头盆不称,可出现病理性缩复环甚至发生子宫破裂。

(2) 不协调性子宫收缩过强

1) 强直性子宫收缩:表现为子宫肌纤维强直性收缩,无节律性,无间歇期,多由医源性因素引起。胎位触诊不清、胎心音听不清。有时可出现病理性缩复环、血尿等先兆子宫破裂征象。

2) 子宫痉挛性狭窄环:表现为子宫局部肌纤维痉挛性收缩形成的环状狭窄,持续不放松,狭窄环多发生在子宫上、下段交界处,也可在胎体某一狭窄部如胎颈、胎腰处,宫颈扩张缓慢,胎先露下降停滞,胎心音时快时慢。此环特点是不随宫缩上升,阴道检查可触及宫腔内较硬而无弹性的狭窄环(图 11-2)。

(3) 对母儿的影响

1) 对母体的影响:急产可致产妇软产道损伤,由于来不及接产可

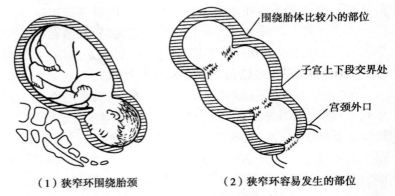

(1) 狭窄环围绕胎颈　　(2) 狭窄环容易发生的部位

围绕胎体比较小的部位

子宫上下段交界处

宫颈外口

图 11-2　子宫痉挛性狭窄环

致产褥感染;强直性宫缩和痉挛性狭窄环由于产程长、产妇持续性腹痛消耗可导致产妇衰竭;胎先露部下降受阻,甚至引起子宫破裂危及母儿生命;产后肌纤维缩复不良可导致产后出血。

2) 对胎儿、新生儿的影响:易发生胎儿窘迫、新生儿窒息甚至死亡。胎儿娩出过快或产程停滞均可使颅内压改变,致新生儿颅内出血等新生儿损伤。如果来不及消毒即分娩,新生儿易感染,新生儿坠地可致骨折、外伤等。

4. 相关检查　产时重点检查有无病理性缩复环和尿常规,慎防先兆子宫破裂;产后重点检查有无软产道裂伤,新生儿有无外伤、颅内出血等并发症。

5. 治疗原则

(1) **急产的处理**:有急产史者应提前住院待产,慎用宫缩剂及其他促进宫缩等处理,如人工破膜。

出现分娩先兆后避免胎儿娩出过快,预防产伤及感染。

(2)不协调性子宫收缩过强

1)强直性子宫收缩:抑制宫缩,若产道有梗阻,应立即行剖宫产术。

2)子宫痉挛性狭窄环:认真寻找原因,停止一切刺激,给予镇静剂或宫缩抑制剂,若经处理无效或出现胎儿窘迫,应立即行剖宫产术。

(二)心理-社会评估

由于产妇临产后腹部阵痛难忍,子宫收缩过频、过强,无喘息之机,产程进展很快,产妇毫无思想准备,多有恐惧和无助感,担心胎儿和自身的安危。

【常见的护理诊断/问题】

1.急性疼痛 与宫缩过频、过强有关。

2.焦虑 与担心胎儿和自身安危有关。

【护理措施】

(一)一般护理

为产妇提供一个舒适、安静的休息环境。经常巡视,反复告知产妇勿远离病房。应卧床休息取左侧卧位。

(二)心理护理

做好与待产妇的沟通,使其了解分娩过程,减轻其焦虑与紧张等不良情绪;鼓励产妇深呼吸,给予减轻和转移痛感的背部按摩等护理。

(三)对症护理

1.严密观察产程进展 观察宫缩持续的时间、强度、间歇时间,勤听胎心音。待产妇主诉有便意时,先判断宫口开大情况及胎先露下降情况,以防分娩在厕所造成意外伤害。

2.协调性宫缩过强 既往有急产史的产妇,应提前做好接生准备,临产后不宜灌肠,慎用缩宫素及其他促进宫缩的处理方法。当胎儿娩出时,嘱产妇不要屏气用力而做深呼吸,以免胎儿娩出过快来不及消毒及保护会阴,导致软产道撕裂、产褥感染。产后检查软产道有无裂伤并及时处理。认真观察新生儿有无外伤,肌内注射维生素 K_1 预防颅内出血。

3.不协调性宫缩过强 当出现痉挛性狭窄环时,立即停止产科操作,避免刺激。尽快查明原因,遵医嘱使用镇静解痉剂以缓解狭窄环,并做好阴道助产术的准备工作。经上述处理无效或伴有胎儿窘迫时,应做好剖宫产术前准备及抢救新生儿窒息的准备工作。出现病理性缩复环者,立即遵医嘱用哌替啶 100mg 肌内注射,同时行剖宫产术前准备。

(四)健康指导

有急产史者,应叮嘱其接近预产期 1~2 周住院待产。出院后注意休息,加强营养。产褥期禁止性生活及盆浴,促进身体清洁舒适,防止感染。坚持母乳喂养,及时避孕。

第二节 产道异常

产道异常包括骨产道异常和软产道异常,临床以骨产道异常多见,产道异常可使胎儿娩出受阻。

一、骨产道异常

【概述】

骨盆径线过短或伴有形态异常,致使骨盆腔小于胎先露可通过的限度,阻碍胎儿下降,影响产程顺利进展,称为狭窄骨盆。骨产道异常分为骨盆形态异常及骨盆径线异常。

【护理评估】

(一) 生理评估

1. 健康史 评估产妇既往分娩史,内、外科疾病史,询问产妇有无佝偻病、脊髓灰质炎、脊柱和髋关节结核以及外伤史等。若为经产妇,应了解既往有无难产史及新生儿产伤史等。

2. 狭窄骨盆分类

(1)骨盆入口平面狭窄:骨盆入口平面横径正常,以入口平面前后径狭窄为主,入口平面前后径≤10cm,常见以下两种:

1)单纯扁平骨盆:临床多见,入口平面呈横椭圆形,骶骨岬向前下突出,使骨盆入口前后径缩短而横径正常(图11-3)。

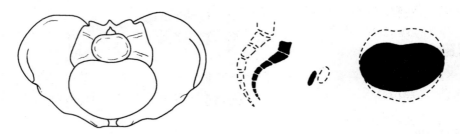

图 11-3 单纯扁平骨盆

2)佝偻病性扁平骨盆:骨盆入口成横的肾形,骶岬向前突,骨盆入口前后径短,骶骨变直向后翘,尾骨呈钩状突向骨盆出口平面。坐骨结节外翻,耻骨弓角度增大,骨盆出口横径变宽(图11-4)。

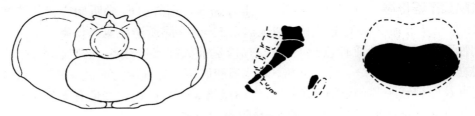

图 11-4 佝偻病性扁平骨盆

(2)中骨盆平面狭窄:主要见于男子型骨盆和类人猿型骨盆,临床常见。以坐骨棘间径及中骨盆后矢状径狭窄为主。

(3)骨盆出口平面狭窄:常与中骨盆平面狭窄并存,多见于男子型骨盆,以坐骨结节间径和出口后矢状径狭窄为主。常见以下两种:

1)漏斗骨盆:骨盆入口平面各径线正常,两侧骨盆壁内收,状似漏斗。其特点是中骨盆及骨盆出口平面明显狭窄,坐骨棘间径<10cm,坐骨结节间径<8cm,耻骨弓角度<90°,骶棘韧带宽度(坐骨切迹宽度)<2横指,坐骨结节间径与后矢状径之和<15cm(图11-5)。

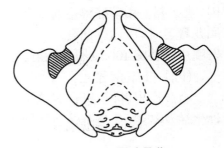

图 11-5 漏斗骨盆

2)横径狭窄骨盆:其特点为骨盆各个平面横径均缩短,而前后径稍长,坐骨切迹宽,入口平面呈纵椭圆形(图11-6)。

(4)骨盆三个平面狭窄:骨盆形态正常,骨盆各个平面径线均较正常值小2cm或更多,称均小骨盆。其多见于身材矮小、体形匀称的妇女。

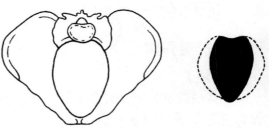

图 11-6 横径狭窄骨盆

（5）畸形骨盆：骨盆失去正常形态及对称性,称畸形骨盆。分两类:

1）外伤致骨盆骨折畸形愈合。

2）偏斜骨盆：骨盆两侧的侧斜径或侧直径之差 > 1cm。

3. 临床表现

（1）骨盆入口平面狭窄：妊娠末期或临产后胎头衔接受阻,多引起臀先露、肩先露、面先露等异常胎位。如果先露是头,跨耻征阴性,经一定时间试产,胎头可调整为不均倾位或仰伸位入盆,胎头双顶径通过入口平面,胎儿可经阴道分娩;如果跨耻征阳性,胎头不能入盆,强行经阴道分娩可致子宫破裂。由于先露衔接障碍,临产后前羊水囊受力不均,易致胎膜早破及脐带脱垂。骨盆入口狭窄,常导致继发性宫缩乏力,潜伏期或活跃早期延长。

（2）中骨盆平面狭窄：临产后胎先露衔接入盆正常,胎先露降至中骨盆时俯屈、内旋转受阻,易导致持续性枕横位或枕后位。中骨盆狭窄,常导致产程进入活跃期晚期及第二产程延长,甚至第二产程停滞。

（3）骨盆出口平面狭窄：临床上常与中骨盆狭窄同时存在(多见漏斗形骨盆),产程表现为:第一产程正常,第二产程停滞,继发性宫缩乏力,易引起严重软产道裂伤和新生儿产伤。若出口绝对狭窄,不能经阴道分娩,需剖宫产结束分娩。

（4）骨盆三平面狭窄：若为均小骨盆,头盆相称,产力正常,胎位正常者可经阴道分娩;若为畸形骨盆,胎儿发育正常,需剖宫产结束分娩。

（5）对母儿的影响

1）对母体的影响：常因胎位异常、继发性宫缩乏力导致产程延长或停滞;易发生产后出血、产褥感染、生殖道瘘;或因宫缩过强致子宫破裂,危及产妇生命。

2）对胎儿、新生儿影响：骨盆入口狭窄使胎头高浮,容易发生胎膜早破及脐带脱垂,导致胎儿窘迫、胎死宫内、新生儿窒息及死亡等。产程延长、胎头受压、手术助产易发生颅内出血、新生儿产伤和感染。

4. 相关检查

（1）骨盆测量：分骨盆外测量和骨盆内测量;CT 和 MRI 检查精确测量骨盆腔大小;产科超声检查了解胎儿、胎位与骨盆关系。

（2）跨耻征检查：产妇已进入产程但胎头仍未衔接入盆,应行跨耻征检查(图 11-7)。具体方法:产妇排空膀胱仰卧,两腿伸直,检查者一手放在耻骨联合上方,另一手将胎头向盆腔方向推压,若胎头低于耻骨联合平面表示头盆相称,称为跨耻征阴性;若胎头与耻骨联合在同一平面,称跨耻征可疑阳性,可能存在头盆不称,也可能为骨盆倾斜度过大所致;若胎头高于耻骨联合平面,则表示头盆明显不称,称为跨耻征阳性。

5. 治疗原则　根据骨盆狭窄类型、程度,围绕母儿生命安全进行综合分析、判断,决定分娩方式。

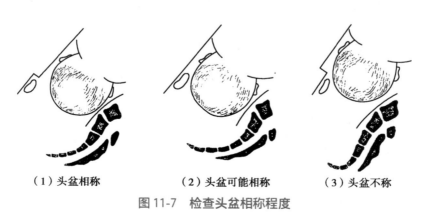

（1）头盆相称　　　　　（2）头盆可能相称　　　　　（3）头盆不称

图 11-7　检查头盆相称程度

（二）心理－社会评估

评估产妇对产道异常的认知及配合程度，向其做好详细的解释工作，选择较适合的方式分娩。了解产妇情绪，妊娠期的经过，是否有病理妊娠问题与妊娠并发症的发生，以及产妇的心理状态及社会支持系统等情况。

【常见的护理诊断/问题】

1. 恐惧　与分娩过程的结果未知及害怕手术有关。

2. 有感染危险　与胎膜早破、产程延长、手术操作有关。

3. 有新生儿窒息的危险　与产道异常、产程延长有关。

4. 潜在并发症：子宫破裂、胎儿窘迫。

【护理措施】

（一）一般护理

产道异常易并发胎膜早破及产程延长等并发症，产程延长者注意补充能量，充分供给营养和水分，必要时静脉滴注葡萄糖溶液，补充电解质、维生素 C，以保证良好精力与体力；若胎膜已破，头先露未衔接或胎位异常者应抬高床尾，防止脐带脱垂；若引起胎膜早破、脐带脱垂者，临产后卧床休息，少做肛门检查，勿灌肠。产后加强会阴护理。

（二）心理护理

与产妇多接触，建立良好的护患关系。认真解答产妇及家属提出的疑问，使其了解产程进展的情况。提供有关资料，说明骨盆狭窄对母儿的影响，提高产妇对骨盆狭窄造成危害的认识。向产妇解释病情，详细讲解有关阴道助产术或剖宫产术的必要性及可靠性，增加其安全感，消除其恐惧心理。

（三）对症护理

1. 观察产程

（1）观察产程进展情况：产程开始就进展缓慢，且伴有先露衔接障碍，多为骨盆入口狭窄所致；产程开始正常，进入中期停滞，多为中骨盆狭窄所致。

（2）密切观察胎儿宫内状况。

2. 骨盆异常产科助产手术的护理配合

（1）**骨盆入口平面狭窄**：有明显头盆不称，骶耻外径≤16cm，入口前后径≤8cm，胎头跨耻征阳性者，足月活胎不能经阴道分娩，需在临近预产期或临产后遵医嘱做好剖宫产的术前准备与护理；轻度头盆不称者，严密监护下可以试产 2~4 小时。试产过程中护理要点如下：

1）专人守护，保证良好的产力。

2）密切观察胎儿情况及产程进展，若发现胎儿窘迫、子宫先兆破裂征象或试产 2~4 小时胎头仍未入盆，应通知医生，停止试产，并做好剖宫产的术前准备。

（2）**中骨盆平面狭窄**：若宫口已开全，胎先露降至坐骨棘水平以下，做好阴道助产手术护理，备好胎头吸引、产钳等助产器械包，做好抢救新生儿窒息的准备。若胎先露降至坐骨棘水平以上，或胎儿出现窘迫，应做好剖宫产的术前准备，告诉产妇禁食禁饮，做好手术心理护理。

（3）**骨盆出口平面狭窄**：坐骨结节间径加出口后矢状径≥15cm，多行阴道助产结束分娩；坐骨结节间径加出口后矢状径<15cm，足月胎儿不易经阴道分娩，应行剖宫产术结束分娩。

（四）健康指导

加强产前检查，发现有骨盆狭窄者叮嘱其适当提前来医院待产，避免在家分娩而造成难产。

二、软产道异常

【概述】

软产道包括子宫下段、宫颈、阴道及盆底软组织。软产道异常所致的难产临床较少见，容易被忽视。

【护理评估】

（一）生理评估

1. 健康史 了解产妇在妊娠早期行妇科检查时有无软产道异常的情况。经产妇了解既往有无难产史。

2. 分类及临床特点

（1）阴道异常

1）阴道横隔：多位于阴道中、上段，于横隔中央或偏侧有一小孔，易被误认为宫颈外口，横隔常影响胎先露下降。如果横隔位置低又较薄，可行 X 形切开，胎儿经阴道分娩，分娩结束后，切除多余的横隔残端，断缘采用锁边缝合；如果横隔位置高又坚厚，需剖宫产结束分娩。

2）阴道纵隔：多较薄弱，先露可将其推向对侧，经阴道分娩；如纵隔很厚，需纵向剪开，分娩结束后再剪断剩余纵隔后，用可吸收线间断或连续缝合残端。

3）阴道包块：包括囊肿和肿瘤。囊肿于临产后可穿刺抽出囊液，然后经阴道分娩；较大肿瘤，可阻碍胎先露下降，拟行剖宫产术结束分娩。

4）阴道尖锐湿疣：体积大、范围广的尖锐湿疣可阻塞产道，阴道分娩时易发生裂伤、血肿，应行剖宫产。

5）阴道狭窄：产伤、药物腐蚀所致。以剖宫产结束分娩为宜。

（2）宫颈异常

1）宫颈水肿：多见于扁平骨盆、持续性枕后位或滞产，宫口未开全时过早使用腹压所致。分娩时影响宫颈扩张。宫颈两侧注入 0.5% 利多卡因 5~10ml 或静脉推注地西泮 10mg，无效则行剖宫产。

2）宫颈坚韧：常见于高龄初产妇，宫颈缺乏弹性或精神过度紧张使宫颈挛缩、不易扩张。静脉推注地西泮 10mg 或宫颈两侧注入 0.5% 利多卡因 5~10ml，无效则行剖宫产。

3）宫颈瘢痕：多由宫颈锥形切除术后、宫颈裂伤修补术后等感染所致。分娩时扩张困难，产力强时可引起严重撕裂。临床多择期剖宫产结束分娩。

3. 临床表现 产程进展慢，主要因软产道异常阻碍胎儿先露部下降和影响宫口扩张，多为活跃晚期及第二产程的延长。

4. 治疗原则 根据局部组织的病变种类、程度及对阴道分娩的影响综合而定。

（二）心理-社会评估

产妇对软产道异常的原因认识不够，故而有忧虑感。另外产程延长、担心自身与胎儿安危，可加重产妇的紧张和恐惧感。倘若家属对此不理解，护理人员应做好解释和沟通工作。

【常见的护理诊断/问题】

1. 焦虑 与产程延长、担心难产及胎儿安全有关。

2. 有胎儿受伤的危险 与产程延长及手术产有关。

3. 组织完整性受损 与软产道异常有关。

【护理措施】

（一）一般护理

临产前后注意保存产妇体力补充能量，鼓励多进食、多休息，宫缩痛时减少高声喊叫。及时排空大小便，避免引起宫缩乏力。产后多巡视病房，随时解决产妇的生活需要。加强会阴护理，协助指导母乳喂养。

（二）心理护理

鼓励家属多关心、体贴产妇。帮助产妇找出引起软产道异常的原因。向产妇及家属说明相关检查及治疗方案，使其了解病情，增加其对医护人员的信任度和安全感。

（三）对症护理

1. 病情观察　密切观察产程进展情况，监测胎心音、宫缩，胎先露下降及宫口扩张情况，发现异常及时报告医生。临产后根据软产道异常阻碍分娩的程度，选择适当的分娩方式。

2. 治疗配合

（1）**胎儿窘迫的处理**：遵医嘱吸氧、纠正酸中毒等处理。

（2）各种严重的软产道异常，明显阻碍胎先露下降者，协助医生做好剖宫产术的术前准备及新生儿窒息抢救准备工作。术后保持外阴清洁卫生，遵医嘱用抗生素预防感染。

（四）健康指导

妊娠早期应常规行妇科检查，发现软产道异常及时处理，避免分娩时阻碍产程进展。嘱产妇出院后注意休息，保持外阴清洁，禁止性生活及盆浴，避免发生感染。指导坚持母乳喂养，并及时采取合适方法避孕。加强产后锻炼，勿过早参加重体力劳动。

第三节　胎儿异常

胎儿异常包括胎位异常和胎儿发育异常。胎位异常较常见，本节重点介绍胎位异常。

胎位异常（abnormal fetal position）是引起难产的主要因素，包括胎头位置异常、臀先露及肩先露等胎位异常。其中以头先露胎位异常最常见。

一、持续性枕后位、枕横位

在分娩过程中，胎头以枕后位或枕横位衔接，胎头枕部持续不能转向前方，直至分娩后期仍位于母体骨盆的后方或侧方，致使分娩发生困难者，称为持续性枕后位或枕横位。

1. 病因　多因中骨盆平面狭窄引起，凡是导致胎头俯屈不良、内旋转受阻、宫缩乏力等因素均可引起。其多见于男型骨盆、类人猿骨盆、扁平骨盆及均小骨盆。

2. 持续性枕后位、枕横位的产程特点

（1）临产后胎头俯屈不良、下降缓慢，胎先露部与子宫下段相贴不紧密，宫颈不能有效扩张及不能反射性刺激内源性缩宫素释放，易导致协调性宫缩乏力、产程延长，常表现为第二产程延长。若枕后位，因胎头枕骨持续位于母体骨盆后方，直接压迫直肠，产妇自觉肛门坠胀、宫口未开全就出现排便感，过早使用腹压，易致宫颈前唇水肿、产妇疲劳，胎头下降延缓或停滞，产程延长。若在阴道口已见到胎发，产妇多次宫缩时屏气用力却不见胎头下降，应考虑持续性枕后位。

（2）**腹部触诊**：前腹壁容易触及胎儿肢体，在宫底部可触及胎臀，胎背偏向母体后方或侧方；听诊胎心在脐下一侧偏外方最响亮。

（3）**肛门检查或阴道检查**：枕后位时骨盆后部空虚，胎头矢状缝位于骨盆斜径上，大囟门在骨盆前方，小囟门在骨盆后方。枕横位时，胎头矢状缝位于骨盆横径上，大小囟门分别位于骨盆的两侧，也可借助胎儿耳郭、耳屏的方向判断胎位。

（4）**超声检查**：通过超声探测胎头枕部及眼眶方位即可明确胎头的位置。

3. 对母儿影响

（1）**对产妇的影响**：胎位异常导致继发性宫缩乏力，使产程延长，常需阴道助产，容易发生软产道损伤，增加产后出血及感染的机会。若胎头长时间压迫软产道，可发生缺血、坏死，形成生殖道瘘。

（2）**对胎儿、新生儿的影响**：第二产程延长及手术助产概率增加，容易导致胎儿窘迫及新生儿窒息等，使围生儿死亡率增高。

4. 分娩机制

（1）**枕后位**：胎头俯屈较好，以前囟门为支点，胎头先俯屈娩出胎头顶部、枕部，继而胎头仰伸，娩出额、鼻、口、颏，此种分娩方式较为常见（图11-8）。胎头俯屈不良，以鼻根为支点，胎头先俯屈娩出胎头前囟、顶部、枕部，继而胎头仰伸，娩出鼻、口、颏，此种分娩方式常需阴道手术助产（图11-9）。

（2）**枕横位**：临床多需助产士手法或借助胎头吸引器将胎头转成枕前位娩出。少数枕横位可自行转成枕前位娩出。

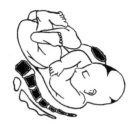 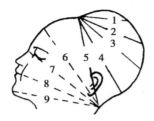 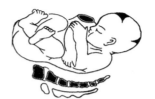 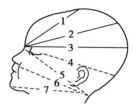

图11-8　枕后位分娩（胎头俯屈较好）　　　　　图11-9　枕后位分娩（胎头俯屈不良）

5. 处理原则　骨盆无异常、胎儿不大时可试产；试产失败则需行剖宫产术。

6. 护理要点

（1）当宫口未开全时，嘱产妇不要过早屏气用力以防宫颈水肿。

（2）嘱产妇朝向胎儿肢体方向侧卧或者采取自由体位以利于胎头枕部转向前方。

（3）严密观察胎心及产程进展。

（4）可行人工破膜，若产力欠佳，遵医嘱静滴缩宫素促进产程进展。

（5）嘱产妇侧卧，给予背部按摩，教其放松、减轻疼痛的技巧。

（6）有头盆不称或试产过程中出现胎儿窘迫，应做好剖宫产准备。

（7）**做好阴道助产术的准备并给予配合**：当胎头双顶径达坐骨棘平面以下2cm或更多时，配合医生行胎头吸引术或产钳术。

二、臀先露

臀先露即臀位，是最常见的异常胎位，占妊娠足月分娩总数的3%~4%。因胎头比胎臀大，分娩时后出的胎头无变形机会，易造成娩出困难。臀先露容易发生胎膜早破、脐带脱垂、新生儿产伤等并发症，围产儿的发病率、死亡率均增高。

1. 分类　根据胎儿两下肢所取的姿势分为3类。

（1）**单臀先露或腿直臀先露**：胎儿双髋关节屈曲，双膝关节直伸，以臀部为先露。最多见。

（2）**完全臀先露或混合臀先露**：胎儿双髋关节及双膝关节均屈曲犹如盘膝坐，以臀部和双足为先露。较多见。

（3）**不完全臀先露**：胎儿以一足或双足，一膝或双膝、一足一膝为先露。较少见。

2. 病因　胎儿在宫腔内活动范围过大或受限以及胎头衔接受阻都可导致臀位。

3. 臀位的临床产程特点　产妇常感肋下有硬而圆的胎头。由于胎臀不能紧贴子宫下段及宫颈内口，常导致宫缩乏力，产程延长。腹部检查：子宫为纵椭圆形，在宫底部可触及硬而圆、有浮球感的胎头，若未衔接，耻骨联合上方触及宽而软、不规则的胎臀，胎心在脐左上方或右上方听得最清楚。肛查可触及软而不规则的胎臀或胎足；若胎膜已破，阴道检查可触及胎臀、外生殖器、肛门以及胎足，应注意鉴别胎臀、颜面、胎足或胎手。

4. 对母儿的影响

（1）**对产妇的影响**：胎臀形状不规则，不能紧贴子宫下段及宫颈内口，容易发生胎膜早破和脐带脱垂、继发性宫缩乏力及产程延长，使产后出血与产褥感染的机会增多，产伤和手术产率升高，若宫口未开全强行牵拉，容易造成宫颈撕裂甚至延及子宫下段。

（2）对胎儿、新生儿的影响：脐带脱垂受压可致胎儿窘迫甚至死亡，胎膜早破使早产儿、低体重儿增多，因后出头困难及手术助产使新生儿窒息、产伤增多，故臀先露导致围生儿的发病率、死亡率均增高。

5. 分娩机制　臀位分娩以骶右前为例：胎儿娩出是头位分娩的三次旋转（胎臀娩出、胎肩娩出、胎头娩出）。

6. 处理原则

（1）**妊娠期**：妊娠30周前，臀先露多能自行转为头先露。若30周后仍为臀先露应予以矫正。

（2）**分娩期**：应根据产妇年龄、产次、骨盆类型、胎儿大小、胎儿是否存活、臀先露类型以及有无合并症，于临产初期做出正确判断，决定分娩方式。

7. 护理要点

（1）**协助医生纠正胎位**：妊娠30周后仍为臀先露者，应采取以下方法矫正。

1）胸膝卧位：嘱孕妇排空膀胱，松解裤带，行胸膝卧位（图11-10），每日2次，每次15分钟，一周后复查。

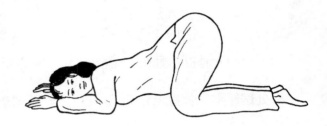

图11-10　胸膝卧位

2）激光照射或艾灸至阴穴：近年来多用激光照射两侧至阴穴（足小趾外侧，距趾甲角3mm），也可用艾灸条，每日1次，每次15~20分钟，5次为一疗程。

（2）**产程观察护理**：由于臀位易并发胎膜早破、脐带脱垂，产妇待产中少活动，尽可能卧床休息，少做肛查及阴道检查，禁止灌肠，尽量避免胎膜破裂。在护理中要密切注意胎心音变化，若发生胎膜早破，应立即抬高床尾，若有胎儿窘迫征象，及时报告医生和助产士，慎防脐带脱垂。

（3）**助产协助护理**：臀位阴道助产手术包括臀助产（胎儿脐至头由助产士协助娩出者）及臀牵引（从脚到头均由助产士协助娩出者）。在臀位阴道分娩过程中，如果宫口未开全，胎足已脱出阴道口，为使宫颈充分扩张，在外阴消毒后，助产士用手于宫缩时"堵住"阴道口，在堵的过程中，每隔10~15分钟听取胎心音，并做好新生儿窒息的抢救准备。

（4）**做好剖宫产术前准备**：狭窄骨盆、软产道异常、胎儿体重>3 500g、胎儿窘迫、脐带脱垂、妊娠合并症、高龄初产妇、有难产史及不完全臀先露者，均应行剖宫产结束分娩。

（5）**第三产程护理**：仔细检查新生儿有无产伤；检查胎盘、胎膜和软产道情况，遵医嘱应用宫缩剂和抗生素，预防产后出血和感染。

第四节　分娩焦虑及恐惧

【概述】

分娩焦虑是指产妇在分娩的生理过程中，由于阵痛、医疗检查干预、缺少分娩经验等因素，表现出一种强烈的心理生理负性情绪反应。产妇常表现为情绪紧张，心理处在焦虑状态，甚至对分娩过程产生恐惧。

随着预产期的接近及孕妇腹部负重不断增大，孕妇妊娠初期得知妊娠后的欣喜心情转化成未知的恐惧和担忧焦虑，担心孩子发育以及自己能否顺利度过分娩期等。

焦虑心理对分娩有着重大影响。焦虑可引起神经内分泌系统发生应激等连锁反应，去甲肾上腺素分泌增加，引起孕妇周围血管收缩，导致子宫胎盘血流减少，影响胎儿供氧，使胎儿发生宫内窘迫。焦虑可刺激下丘脑分泌促肾上腺释放激素，通过刺激肾上腺皮质释放糖皮质激素，使血糖增加；焦虑可促使肝脏分解肝糖原，释放葡萄糖以供机体需要，使机体能量储备减少；长期焦虑会使机体葡萄糖储存减少，临产后子宫收缩的能量缺乏，常引起子宫收缩乏力，导致产程延长和胎儿窘迫。

【护理评估】

1. 健康史 评估产妇孕产史，对分娩过程了解情况，产前检查过程中参加产前宣教情况；评估丈夫及家人对胎儿预期等情况是否给产妇造成心理压力。

2. 身心状况 评估产妇睡眠状况、血压、呼吸和脉搏等情况，分娩焦虑产妇表现为失眠、血压升高、呼吸加快、脉搏快、身体肌肉僵硬，对分娩有畏惧情绪，缺乏自信，表现为情绪易激动、易怒。

【常见的护理诊断/问题】

1. 焦虑 与担心胎儿和自身安危有关。

2. 个人应对无效 与未能将所学应对技巧运用有关。

【护理措施】

1. 加强孕期保健宣讲，对孕妇及其支持系统进行产前教育，向孕妇介绍产前检查的重要性和有关分娩的知识。

2. 提供医护技术条件等信息，增强产妇对医院的信任感，使产妇能配合医疗和护理，从而增强产妇自然分娩信心。

3. 让产妇和家属积极参与分娩方式的选择和产程的管理，向其讲明阴道分娩的可能性及优点，并提供最佳的服务，以缓解其恐惧心理，使其安全、顺利度过分娩。

4. 提供舒适良好的待产环境 给产妇提供舒适的待产室，安静、清洁。鼓励家属或丈夫陪伴分娩，条件允许时由有经验、有爱心及责任心的助产士提供分娩全程陪伴和护理，称为"导乐陪伴分娩"。消除产妇对产房环境的陌生感，以增加产妇安全归属感。

5. 产后提供心理支持 第三产程及产褥期，由于家属的关注倾向于新生儿，产妇往往有被忽略、被冷落的感觉。医护人员一定让产妇明白她仍是被关心的对象，尽可能满足产妇心理和身体上的照顾和护理。

（秦　雯）

思考题

···

（一）简答题

1. 简述不协调性子宫收缩过强的治疗原则。

2. 简述人工破膜的护理要点。

（二）论述题

初产妇，28岁，G_1P_0，平素月经规则。因"妊娠40周临产"入院。查体：宫缩40s/3~4min，LOA，胎心140次/min，宫口开大1cm，骨盆外测量正常。现临产8小时，宫缩减弱，持续20~25秒，间歇7~8分钟，胎先露S^{-1}。医嘱给予静脉滴注缩宫素促进宫缩。其他未见异常。

ER 11-3

练习题

根据以上资料，请回答：

1. 产妇目前最可能的情况。

2. 该类产妇给予静脉滴注缩宫素时的注意事项。

第十二章 │ 分娩期并发症妇女的护理

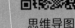

教学课件　　　　思维导图

学习目标

1. 掌握分娩期并发症的临床表现和护理措施。
2. 熟悉分娩期并发症的相关检查方法和治疗原则。
3. 了解分娩期并发症的病因、病理和护理诊断。
4. 能识别正常分娩和分娩期并发症，熟练运用各项护理操作技能。
5. 具有团队意识、救死扶伤及尽全力保障母婴安全的职业素养。

在分娩过程中，可能会出现一些严重威胁母婴生命安全的并发症，如胎膜早破、产后出血、子宫破裂、羊水栓塞等。这些并发症是导致孕产妇死亡的主要原因，应及时发现，并正确处理，以保证母婴安全。

第一节　胎膜早破

情境导入

某女，28岁，G_1P_0。因"孕39周，阴道排液1小时"来院就诊。孕妇晨起后突然感觉有一股液体自阴道流出，不伴腹痛。查体：宫高34cm，腹围102cm，LOA，胎心145次/min。嘱孕妇咳嗽可见阴道有液体流出，测试液体PH 7.2。产前常规产检，未见其他异常。

根据以上资料，请回答：
1. 该患者最可能的临床诊断。
2. 该类患者应采取的主要护理措施。

【概述】

临产前发生胎膜自然破裂，称为胎膜早破（premature rupture of membranes，PROM）。发生在37周后，称足月胎膜早破。发生在37周前者，称为未足月胎膜早破。

【护理评估】

（一）生理评估

1. 健康史　详细询问病史，了解有无外伤、感染等诱发胎膜早破的诱因，确定破膜时间及妊娠周数。观察是否存在宫缩及感染征象。

2. 病因　导致胎膜早破的因素很多，常为多因素互相作用的结果。主要为以下因素：

（1）生殖道感染：病原微生物上行感染，引起胎膜炎，使胎膜局部张力下降而破裂。

（2）胎膜受力不均：头盆不称、胎先露部高浮、胎位异常可使前羊水囊受压不均导致破裂；宫颈内口松弛，前羊水囊楔入，胎膜受力不均容易导致胎膜早破。

（3）**羊膜腔内压力升高**：多胎妊娠、羊水过多、巨大儿等，使宫内压力增加易发生胎膜破裂。

（4）**营养因素**：缺乏维生素 C、钙、锌及铜等，可使胎膜抗张能力下降，易引起胎膜早破。

（5）**其他**：细胞因子 IL-1、IL-6、IL-8、TNF-α 升高，可激活溶酶体酶，破坏羊膜组织；羊膜穿刺不当、妊娠晚期性生活不当、腹部受碰撞等均可导致胎膜早破。

3. 临床表现 孕妇突然感觉有较多液体自阴道流出，有时可混有胎脂及胎粪，不伴有腹痛。当咳嗽、打喷嚏、负重等增加腹压时阴道排液量增多。肛诊触不到前羊水囊，上推胎先露时有羊水流出。

4. 相关检查

（1）**阴道液酸碱度检查**：正常阴道液 pH 为 4.5~6.0，羊水 pH 为 7.0~7.5；用石蕊试纸测试阴道液，若 pH≥6.5 提示胎膜早破。

（2）**阴道液涂片检查**：阴道液干燥片镜检，可见羊齿植物叶状结晶。

（3）**宫颈阴道液生化检查**：宫颈阴道液生化检查对 PROM 诊断具有较高的敏感性和特异性，且不受精液、尿液、血液或阴道感染的影响。常用的检查有：①胰岛素样生长因子结合蛋白 -1（IGFBP-1）检测。②可溶性细胞间黏附分子 -1（sICAM-1）检测。③胎盘 α 微球蛋白 -1（PAMG-1）。

（4）**胎儿纤连蛋白(fFN)测定**：fFN 是胎膜分泌的细胞外基质蛋白。当宫颈及阴道分泌物内 fFN 含量 >0.05mg/L 时，胎膜抗张能力下降，易发生胎膜早破。

（5）**超声检查**：可发现羊水量较破膜前减少。

5. 治疗原则

（1）**期待疗法**：妊娠 24~33^{+6} 周，不伴有感染。卧床休息、外阴清洁、预防感染、抑制宫缩、防止脐带脱垂、促进胎肺成熟等，纠正羊水过少。

（2）**终止妊娠**：妊娠 34 周及以后，或任何孕周明确诊断绒毛膜羊膜炎、胎儿窘迫、胎盘早剥等不宜继续妊娠者，视具体情况可以在抗感染的基础上，选择终止妊娠的时机和分娩方式。

（二）**心理 – 社会评估**

孕妇及家属会因为突然发生阴道排液而惊慌，担心因羊水流尽而影响孕妇及胎儿健康，惧怕发生早产及感染。

【**常见的护理诊断/问题**】

1. 焦虑 与担心胎膜早破影响胎儿健康有关。

2. 有感染的危险 与胎膜破裂后造成羊膜腔内感染有关。

3. 潜在并发症：早产、脐带脱垂、胎盘早剥。

【**护理措施**】

（一）**一般护理**

指导孕妇卧床休息，禁止性生活，避免不必要的肛查和阴道检查。提供生活护理，协助孕妇床上排泄。

（二）**心理护理**

了解孕妇及家属的心理感受，讲解胎膜早破的危害及治疗方案，减轻孕妇及家属的焦虑与担心，使他们能积极配合各项治疗及护理措施。

（三）**对症护理**

1. 病情观察 密切观察胎心率的变化，嘱患者自数胎动，必要时给予电子胎儿监护。定时观察羊水性状、颜色、气味等。如羊水中混有胎粪，提示胎儿宫内缺氧，应及时给予吸氧等处理。对孕龄 <34 周者，遵医嘱予地塞米松静脉滴注，促胎肺成熟。已临产者，按医嘱尽快结束分娩。

2. 预防感染 保持外阴清洁干燥，每日会阴擦洗 2 次，勤换会阴垫。大小便后清洁外阴。严密观察患者生命体征，监测血常规、C 反应蛋白等，及时发现感染征象。破膜超过 12 小时者，遵医嘱给予抗生素预防感染。

3. 脐带脱垂的预防及护理 胎膜破裂脐带脱出于宫颈口外，降至阴道内甚至露于外阴部，称为脐带脱垂。脐带脱垂若受压于胎先露部和骨盆之间，可引起胎儿缺氧，从而发生胎儿窘迫甚至胎死宫内。胎膜早破胎先露未衔接者应绝对卧床，左侧卧位，同时抬高左髋，防止脐带脱垂造成胎儿缺氧、宫内窘迫。密切观察胎心变化，通过阴道检查确定有无隐性脐带脱垂，若有脐带先露或脐带脱垂，应在数分钟内结束分娩（图12-1）。

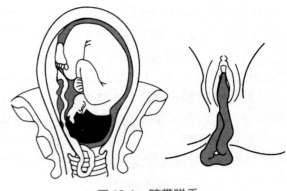

图12-1 脐带脱垂

（四）健康指导

向患者讲解胎膜早破的相关知识，使其重视妊娠期保健。补充足量的维生素、钙、锌及铜等营养素；如有下生殖道感染，需积极进行治疗；妊娠晚期禁止性生活；避免突然增加腹压；宫颈内口松弛者，可于妊娠14~16周行宫颈环扎术并卧床休息。

第二节 产后出血

情境导入

　　某产妇，29岁，身高167cm，G_3P_1，平素月经规则。因"妊娠39周，下腹规律性疼痛3小时"入院待产。第一产程宫缩弱，予小剂量缩宫素静脉滴注，入院20小时后经阴道分娩一健康男婴，体重3 500g。男婴娩出约半小时后胎盘胎膜完整娩出，软产道无裂伤。查体：腹软，子宫轮廓不清，按压宫底，阴道流血约700ml。BP：90/65mmHg。产前规律产检，未见其他异常。

　　根据以上资料，请回答：
　　1. 该产妇最可能的临床诊断。
　　2. 该类产妇造成上述临床表现的主要原因。

【概述】

　　产后出血（postpartum hemorrhage，PPH）是指胎儿娩出后24小时内，阴道分娩者出血量≥500ml，剖宫产者≥1 000ml。产后出血是分娩期的严重并发症，居我国产妇死亡原因首位。

　　产后出血预后随失血量、失血速度及孕产妇体质不同而异，产后短时间内大量失血，可迅速发生失血性休克、死亡，存活者可因休克时间过长引起垂体坏死，继发严重的腺垂体功能减退而导致一系列临床症状，称为希恩综合征。

【护理评估】

（一）生理评估

　　1. 健康史 详细询问病史，重点评估患者有无产后出血的高危因素：出血性疾病、重症肝炎等；多次人工流产史、子宫肌壁损伤史及产后出血史；重度子痫前期、胎盘早剥、前置胎盘、多胎妊娠、羊水过多、死胎滞留过久；分娩期产妇过度紧张；临产后过多使用镇静剂、麻醉剂；产程过长、产妇体力过度消耗；急产、宫缩过强或软产道裂伤等。

　　2. 病因 子宫收缩乏力、胎盘因素、软产道损伤及凝血功能障碍是产后出血的主要原因。这些原因可共存、相互影响或互为因果。

　　（1）子宫收缩乏力：是产后出血最常见的原因。任何影响子宫收缩和缩复功能的因素均可引起子宫收缩乏力性出血，常见因素有：

1）全身因素：体质虚弱或合并慢性全身性疾病；患者精神紧张，对分娩恐惧等。

2）产科因素：前置胎盘、胎盘早剥、妊娠期高血压疾病、宫腔感染等，可使子宫肌水肿或渗血，影响收缩；产程延长致使体力过度消耗。

3）子宫因素：①子宫过度膨胀，如多胎妊娠、羊水过多、巨大儿等，使子宫肌纤维过度伸展失去弹性。②子宫肌壁损伤，如剖宫产史、产次过多以及急产等，均可造成子宫肌纤维受损。③子宫病变，如子宫肌瘤、子宫畸形、子宫肌纤维变性等可影响子宫平滑肌的收缩。

4）药物因素：临产后过多使用镇静剂、麻醉剂或子宫收缩抑制剂。

（2）**胎盘因素**

1）胎盘滞留：胎盘多在胎儿娩出15分钟内娩出，若30分钟后胎盘仍未排出者可导致出血。膀胱充盈、胎盘嵌顿、胎盘剥离不全可使胎盘滞留宫腔而导致出血。

2）胎盘植入：指胎盘组织不同程度地侵入子宫肌层。按侵入深度分为粘连性、植入性和穿透性胎盘植入。按胎盘粘连或植入的面积分为部分性或完全性，部分性胎盘粘连或植入表现为胎盘部分剥离，部分未剥离，已剥离面血窦开放可致严重出血。完全性胎盘粘连或植入因胎盘未剥离者出血不多。

3）胎盘部分残留：部分胎盘小叶、副胎盘或部分胎膜残留于子宫腔，影响子宫收缩而出血。

（3）**软产道裂伤**：阴道手术助产、巨大儿分娩、急产、软产道静脉曲张、外阴水肿、软产道组织弹性差等，都可能造成软产道裂伤而导致产后出血。

（4）**凝血功能障碍**：任何原发或继发的凝血功能异常，均能导致产后出血。产科并发症，如胎盘早剥、死胎、羊水栓塞、重度子痫前期等，可引起弥散性血管内凝血（DIC），从而导致大出血。

3. 临床表现　分娩后2小时是产后出血的高发时段，应密切关注。产后出血主要表现为胎儿娩出后阴道流血，严重出血者可继发失血性休克、贫血等。

（1）**症状**：出血量多、出血速度快时，患者可出现面色苍白、皮肤湿冷、主诉口渴、头晕、心慌、血压下降、脉搏细速等休克表现；严重时表现怕冷、寒战、打哈欠、懒言或表情淡漠、呼吸急促甚至烦躁不安，继而可转入昏迷状态。软产道损伤或阴道壁血肿的患者可有尿频或肛门坠胀感。

（2）**体征**：因产后出血病因不同而异。

1）子宫收缩乏力性出血：往往伴有产程延长、胎盘剥离延缓。出现间歇性阴道流血、血色暗红、有凝血块。子宫软，轮廓不清，按摩后子宫收缩变硬，停止按摩又变软，按摩子宫时有大量血液或血块自阴道流出。

2）胎盘因素出血：胎儿娩出后15分钟胎盘未娩出并伴大量阴道流血，可能为胎盘剥离不全、粘连或植入。如胎盘娩出后出血，多为胎盘、胎膜残留。

3）软产道裂伤出血：胎儿娩出后，立即出现持续不断的阴道流血，且颜色鲜红能自凝。当隐匿性软产道损伤时，常伴阴道疼痛或肛门坠胀感，而阴道出血不多。

4）凝血功能障碍：表现为阴道大量出血或少量持续不断出血，血液不凝，可伴有全身各部位出血，止血困难。

4. 相关检查

（1）**实验室检查**：检查血常规、出凝血时间、凝血酶原时间及纤维蛋白原等。

（2）**产后出血量估测**：正确估测出血量有助于产后出血的判断和预后。目前临床常用估测方法有4种。

1）称重法：失血量（ml）=[胎儿娩出后接血敷料湿重（g）−接血前敷料干重（g）]/1.05（血液比重 g/ml）。

2）容积法：用有刻度的容器收集阴道流出的血液，或用普通容器收集后倒入量杯测量。

3）面积法：将血液浸湿的敷料面积按10cm×10cm为10ml计算，该法简单易行，但不同个体对纱布浸湿程度的掌握不尽相同，可能导致结果不准确，目前临床较少用。

4) 休克指数法（shock index，SI）：休克指数 = 脉率/收缩压（mmHg）。SI=0.5，血容量正常；SI=1，失血量约为全身血容量的10%~30%；SI=1.5，失血量约为30%~50%；SI=2.0，失血量约为50%~70%。休克指数与估计出血量的关系见表12-1。

表12-1　休克指数与估计出血量

休克指数	估计出血量/ml	占总血容量百分比/%
< 0.9	< 500	< 20
1.0	1 000	20
1.5	1 500	30
2.0	≥2 500	≥50

知识链接

产后出血的"四早原则"

产后出血的"四早原则"：①尽早呼救及团队抢救。发生严重产后出血时，应进行多学科团队抢救。②尽早综合评估及动态监测。除准确估计出血量外，强调生命体征的严密监测和实验室检查的动态监测。③尽早针对病因止血。快速寻找并确定产后出血的原因，进行针对性的止血治疗，是控制产后出血的关键。④尽早容量复苏及成分输血。及时合理的容量复苏及成分输血是维持和恢复循环血容量、携氧能力及凝血功能的重要措施，控制输入过多晶体液，避免进一步发生稀释性凝血障碍、DIC及多器官功能障碍。

5. 治疗原则　针对出血原因，迅速止血；补充血容量，纠正失血性休克；防治感染。

（二）心理－社会评估

一旦发生产后出血，产妇会表现为惊慌失措、恐惧，失血严重时甚至有濒死感，担心自己生命安危，而精神极度紧张又会加重出血，很快进入休克；家属则会表现出手足无措、恐惧。

【常见的护理诊断/问题】

1. 恐惧　与大量失血担心自身安危有关。

2. 潜在并发症：出血性休克。

3. 有感染的危险　与失血后抵抗力降低及手术操作有关。

【护理措施】

（一）一般护理

为产妇提供安静、舒适的环境，嘱其卧床休息，给予必要的生活护理。鼓励产妇进食营养丰富易消化的饮食，多进食富含铁、蛋白质、维生素的食物，如瘦肉、猪肝、鸡蛋、牛奶、绿叶蔬菜、水果等，加强营养，增加抵抗力。加强会阴护理，每日行会阴擦洗2次，协助产妇更换会阴垫，保持会阴部清洁。

（二）心理护理

大出血紧急抢救的同时，应主动安抚产妇，使其树立战胜疾病的信心，有助于病情转归；因失血产妇抵抗力下降，体质虚弱，活动无耐力，生活自理有困难，护理人员应给予生活的支持，精神的关爱，并寻求家属支持，使产妇情绪稳定，增加其安全感。

（三）对症护理

1. 积极预防产后出血

(1) 做好妊娠期保健：定期产前检查，积极处理高危妊娠，必要时及早终止妊娠。高危妊娠者，如血液病、肝炎、贫血、妊娠期高血压疾病、多胎妊娠、羊水过多等，应提前入院待产。

（2）**分娩期护理**：①第一产程应消除产妇紧张情绪，宫缩间歇保证充分休息，合理饮食与活动，防止产程延长。②第二产程指导产妇正确使用腹压；正确保护会阴，适时、适度做会阴侧切术，胎儿娩出速度不宜过快；严格执行无菌操作规程。③第三产程正确处理胎盘、胎膜娩出；避免过早牵拉脐带或按摩挤压子宫，待胎盘剥离征象出现时，及时娩出胎盘，并仔细检查胎盘、胎膜是否完整。④产后2小时内，仍需在产房监护，因80%的产后出血发生在此时间段内。密切观察产妇的子宫收缩、阴道出血及会阴伤口情况，定时测量血压、脉搏变化，听取产妇主诉；帮助婴儿早吸吮亦能刺激产后子宫收缩。

（3）**产褥期护理**：产妇返回母婴同室后，督促其及时排空膀胱，以免影响宫缩导致产后出血；指导早期哺乳，让婴儿多吸吮产妇乳头，反射性刺激子宫收缩，减少阴道出血量；对可能发生产后出血的高危产妇，要保留静脉通道，做好输血和急救准备，并做好保暖。

2. 产后出血的护理　针对原因迅速止血，纠正失血性休克，控制感染。

（1）**子宫收缩乏力所致大出血**：加强宫缩能迅速止血，导尿排空膀胱后可采用以下方法。

1）按摩子宫：①腹壁单手按摩法：胎盘娩出后，术者一手的拇指在子宫前壁，其余4指在子宫后壁，均匀而有节律地按摩子宫并压迫宫底，挤出宫腔内积血，促使子宫收缩（图12-2）。②腹壁双手按摩法：一手在产妇耻骨联合上缘按压下腹中部，将子宫向上托起，另一手握住宫体，使其高出盆腔，在子宫底部有节律的按摩，同时间断地用力挤压子宫，使积存在子宫腔内的血块及时排出（图12-3）。③腹部-阴道双手按摩子宫：一手在子宫体部按摩子宫体后壁，另一手戴无菌手套伸入阴道，握拳置于阴道前穹隆顶住子宫前壁，两手相对紧压子宫并按摩，既可刺激子宫收缩，又可压迫子宫内血窦，减少出血（图12-4）。注意：按摩子宫一定要有效，有效的标准是子宫轮廓清楚，收缩呈球状，质硬，阴道出血减少；按压时间以子宫恢复正常收缩并能保持收缩状态为止，按摩过程中应配合使用宫缩剂。

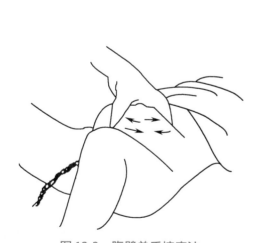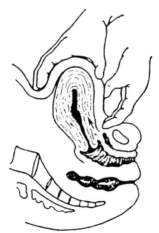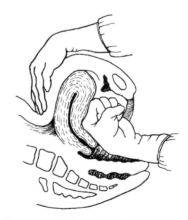

图12-2　腹壁单手按摩法　　　图12-3　腹壁双手按摩法　　　图12-4　腹壁-阴道双手按摩子宫

2）应用宫缩剂：缩宫素是预防和治疗产后出血的一线药物，治疗时将缩宫素10~20U加于0.9%生理盐水500ml中静脉滴注，或者缩宫素10U肌内注射，必要时可直接宫体或宫颈注射。当缩宫素无效时，应尽早使用前列腺素类药物，如卡前列素氨丁三醇、米索前列醇等。

3）宫腔纱条填塞：用于经按摩子宫及应用宫缩剂处理仍无效者。助手在腹部固定子宫，术者用卵圆钳将无菌特制不脱脂纱布条自宫底由内向外有序地填紧宫腔，压迫止血（图12-5）。填塞时应注意无菌操作，填塞后密切观察出血量、生命体征及宫底高度，动态监测血常规、凝血功能，防止因填塞不紧，宫腔内继续出血、积血而阴道流血不多的止血假象。填塞24~48小时后取出纱条，取出前使用宫缩剂，注意预防感染。

4）子宫压缩缝合术：适用于经宫缩剂及按压子宫止血无效者，尤其适用于宫缩乏力导致的产后出血。

5）结扎盆腔血管：上述方法积极处理后出血仍不止时，为抢救产妇生命，可经阴道结扎子宫动脉上行支，若无效再经腹结扎子宫动脉或髂内动脉。必要时按医嘱做好子宫切除的术前准备。

6）经导管动脉栓塞术：适用于保守治疗无效的难治性产后出血且产妇生命体征平稳者。行股动脉穿刺插入导管至髂内动脉或子宫动脉，注入明胶海绵颗粒栓塞动脉，栓剂可在2~3周后吸收，血管复通。

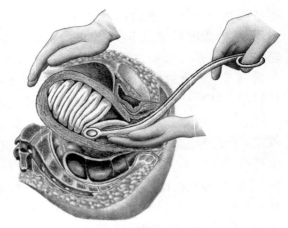

图12-5 宫腔纱条填塞

知识链接

血管内介入治疗的术后护理

在产后出血防治中，血管内介入技术（VIT）包括经导管动脉栓塞术及腹主动脉/髂内动脉球囊预置术。术后合理而规范的管理是减少相关并发症的关键，建议在6~8小时后解除股动脉穿刺点的压迫，并指导患者及时下床活动。对于不适合下床活动的患者，鼓励其在床上适当进行踝泵运动或按摩小腿肌肉。术后护理主要有：①监测生命体征。②观察穿刺点皮肤情况。③观察介入术后阴道流血情况。④指导患者活动，观测下肢皮温，监测足背动脉搏动等情况，预防术后下肢静脉血栓。⑤健康宣教。

7）切除子宫：经积极抢救无效，病情危及产妇生命时，需行子宫次全切除术或子宫全切除术，按医嘱做好切除子宫的术前准备。

（2）胎盘因素所致出血：胎儿娩出后，及时协助胎盘娩出，并检查胎盘、胎膜是否完整；若胎盘粘连，可试行徒手剥离胎盘后取出，胎盘、胎膜残留者可行钳刮术或刮宫术；胎盘植入者，根据产妇出血情况及剥离面积行保守治疗或子宫切除，做好相应的护理配合。

（3）软产道损伤所致的出血：立即缝合，彻底止血。按解剖层次逐层缝合裂伤处直至彻底止血，缝合的第一针需超过裂口顶端0.5cm；软产道血肿者应切开血肿，清除积血，彻底止血、缝合，必要时可置橡皮条引流。同时，加强会阴部清洁、消毒，防止感染。

（4）凝血功能障碍者所致出血：首先应排除子宫收缩乏力、胎盘因素、软产道损伤等原因引起的出血。尽快补充凝血因子，常用的血液制品包括新鲜冰冻血浆、冷沉淀、血小板、纤维蛋白原或凝血酶原复合物等。若并发DIC应按DIC处理。

3. 失血性休克的护理 产后出血量多而急，产妇因血容量急剧下降而发生低血容量性休克。应严密观察并详细记录产妇生命体征、意识状态、皮肤颜色及尿量等；观察子宫收缩情况，发现异常及时报告医生进行抢救；迅速建立双静脉通道，及时补充血容量，有条件者应做中心静脉压指导输液输血；取去枕平卧位，保持呼吸道通畅；给予吸氧、保暖；血压低时遵医嘱使用升压药物及肾上腺皮质激素，改善心、肾功能；抢救过程配合做好血气检查，及时纠正酸中毒；如尿量少于25ml/h，应积极快速补液，监测尿量，防治肾衰竭；出现心衰时遵医嘱应用强心药物同时加用利尿剂；注意预防感染。

（四）出院指导

出院指导既是对产后出血产妇必要的环节，也是预防晚期产后出血的必要手段。指导产妇加强营养和适量活动等产后康复、自我保健技巧；继续观察子宫复旧及恶露情况；提供避孕指导，产褥期禁止盆浴及性生活；告知产后复查的时间、目的和意义，发现问题可以及时调整产后指导方案，以利产妇尽快恢复健康；告知社区组织该产妇访视相关信息，以便取得支持。

第三节 子宫破裂

【概述】

子宫破裂（rupture of uterus）是指妊娠晚期或分娩期子宫体部或子宫下段发生的破裂，是直接危及产妇和胎儿生命的产科严重并发症。子宫破裂多发生在经产妇，特别是瘢痕子宫的女性。

【护理评估】

（一）生理评估

1. 健康史 除一般健康史外，重点评估产妇与子宫破裂相关的高危因素，如是否有子宫瘢痕、剖宫产史、产道异常；此次妊娠是否有胎位异常或头盆不称；是否有缩宫素使用不当及阴道手术助产史。

2. 病因

（1）**瘢痕子宫**：是近年来导致子宫破裂的常见原因，如剖宫产史、子宫肌瘤剔除术、宫角切除术、子宫成形术等病史的产妇，在妊娠晚期或分娩期由于子宫腔内压力增高可使瘢痕破裂。前次手术后伴感染、切口愈合不良、剖宫产后间隔时间过短再次妊娠者，发生子宫破裂的风险更大。

（2）**先露部下降受阻**：骨盆狭窄、头盆不称、宫颈瘢痕、软产道阻塞、胎位异常、巨大儿、胎儿畸形等情况下，胎先露下降受阻，子宫为克服阻力而强烈收缩，使子宫下段过度伸展变薄发生子宫破裂。

（3）**宫缩剂使用不当**：胎儿娩出前，缩宫素或其他宫缩剂使用的剂量、方法或指征等不当，或孕妇对药物敏感性个体差异，均可导致子宫收缩过强发生子宫破裂。

（4）**产科手术创伤**：若宫颈口未开全时行产钳助产或臀牵引术、中 - 高位产钳牵引等可造成宫颈裂伤延及子宫下段；毁胎术、穿颅术可因器械、胎儿骨片损伤子宫导致子宫破裂；肩先露无麻醉下行内倒转术，强行剥离植入性胎盘或严重粘连胎盘，也可引起子宫破裂。

（5）**其他**：子宫发育异常或多次宫腔操作，使得子宫局部肌层菲薄也可导致子宫破裂。

3. 临床表现 子宫破裂多发生于分娩期，也可发生于妊娠晚期。通常子宫破裂是渐进的过程，多数可分为先兆子宫破裂和子宫破裂两个阶段。按破裂程度分为完全性破裂和不完全性破裂。

（1）**先兆子宫破裂**：常见于产程长、有梗阻性难产因素的产妇。早期识别先兆子宫破裂是降低子宫破裂发生的关键。其四大主要临床表现为下腹部疼痛、病理性缩复环、胎心率改变及血尿。

1）症状：在临产过程中，当子宫收缩加强、胎儿下降受阻时，产妇出现下腹部疼痛拒按、烦躁不安、呼吸急促、脉搏加快、表情极其痛苦。膀胱受胎先露部紧压而充血，出现排尿困难，甚至出现血尿。

2）体征：因胎先露部下降受阻，子宫收缩过强，子宫体部肌肉增厚变短，子宫下段拉长变薄，在两者间形成环状凹陷，称为病理性缩复环（图12-6）。因宫缩过强、过频，无法触清胎体，胎心率加快或减慢或听不清。

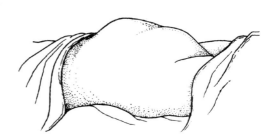

图 12-6 病理性缩复环

（2）**子宫破裂**

1）症状：继先兆子宫破裂症状后，产妇突感下腹一阵撕裂样剧痛，子宫收缩骤然停止。腹痛稍缓和后，由于羊水、血液流入腹腔，继而出现全腹持续性疼痛，伴有面色苍白、冷汗、脉搏细速、呼吸急促、血压下降等低血容量性休克的征象。

2）体征：出现全腹压痛、反跳痛等腹膜刺激症状；在腹壁下可扪及胎体，胎心、胎动消失；缩小的子宫位于胎儿侧方；阴道检查可见鲜血流出，开大的宫颈口缩小，下降的胎先露上升或消失。

4. 相关检查

（1）**腹部检查**：可发现子宫破裂不同阶段相应的症状与体征。

（2）**实验室检查**：血常规检查可见血红蛋白值下降，白细胞计数增加；尿常规检查可见红细胞或肉眼血尿。

（3）**其他**：腹腔穿刺可证实腹腔内出血；超声检查可协助发现子宫破口的部位及胎儿与子宫的关系。

5. 治疗原则

（1）**先兆子宫破裂**：应立即抑制宫缩，可肌内注射哌替啶100mg，立即行剖宫产术。

（2）**子宫破裂**：在积极抢救休克的同时，无论胎儿存活与否，均应尽快手术。使用大剂量广谱抗生素控制感染。

（二）心理-社会评估

子宫先兆破裂与子宫破裂产妇，都可出现烦躁不安、焦虑、恐惧等心理表现，严重时甚至有濒死感。因担心母儿生命安危，家属则会表现出手足无措、恐惧等反应。

【常见的护理诊断/问题】

1. 急性疼痛　与强直性子宫收缩或子宫破裂血液刺激腹膜有关。

2. 周围组织灌注无效　与子宫破裂后大量出血有关。

3. 有感染的危险　与宫腔内损伤、大量出血有关。

4. 预感性悲哀　与切除子宫及胎儿死亡有关。

【护理措施】

（一）一般护理

保持病室环境安静、舒适，指导产妇卧床休息，给予生活上的照顾。指导产妇进食高蛋白、高热量、高铁含量的食物，加强营养。每日进行会阴擦洗，协助产妇更换卫生垫，保持会阴部清洁干燥。

（二）心理护理

关心陪伴产妇，安抚产妇及家属，减轻其紧张、恐惧的心理。向产妇和家属解释子宫破裂的相关知识，取得治疗与护理的配合。对胎儿已死亡的产妇，认真倾听其内心感受，鼓励其宣泄悲痛的情绪，表示同情与理解。帮助产妇尽快调整情绪，接受现实，度过悲伤阶段。

（三）对症护理

1. 预防子宫破裂

（1）加强产前检查，宣传孕期保健知识。

（2）对有瘢痕子宫、产道异常等高危因素的产妇，应提前收入院待产。

（3）严格掌握缩宫素、前列腺素等宫缩剂的用药指征及方法，用药过程严密监测产妇病情变化，特别是子宫收缩情况，严防发生宫缩过强。

（4）正确掌握产科手术助产的指征及操作规范。

2. 先兆子宫破裂患者的护理

（1）密切观察产程进展，早期识别导致难产的诱因，注意胎心率的变化。

（2）若产程中出现宫缩过强、下腹压痛或病理性缩复环时，应立即报告医生，并停止缩宫素引产及一切加速产程的操作，按医嘱给予宫缩抑制剂。

（3）密切监测产妇生命体征，给予吸氧，开通静脉，并快速做好剖宫产术前准备。

（4）协助医生向家属交代病情，并获得家属同意，签订手术同意书。

3. 子宫破裂患者的护理

（1）迅速给予输液、输血，尽快补足血容量；同时补充电解质及碱性药物，纠正酸中毒；积极抗休克处理。

（2）密切观察并记录生命体征、出入量；保暖，给氧；急查血红蛋白，正确评估出血量以指导治疗护理方案。

（3）迅速做好剖宫产术前准备及新生儿抢救准备。

（4）术中、术后按医嘱应用抗生素治疗，防止感染。

（四）健康指导

指导进食营养丰富的食物，以更好地恢复体力；指导产妇及家属制订产后康复计划，做好避孕指导，对行剖宫产或子宫修补术的产妇，应指导其避孕2年后再怀孕。

第四节　羊水栓塞

【概述】

羊水栓塞（amniotic fluid embolism，AFE）指在分娩过程中羊水突然进入母体血液循环引起的过敏样综合征、肺动脉高压、弥散性血管内凝血（DIC）、炎症损伤、休克和肾衰竭等一系列病理变化过程。以起病急骤、病情凶险、难以预测、病死率高为临床特点，是极其严重的分娩期并发症，是孕产妇死亡的主要原因之一。

【护理评估】

（一）生理评估

1.健康史　重点评估患者是否有发生羊水栓塞的诱因，如胎膜早破或人工破膜及破膜后滴注缩宫素、前置胎盘或胎盘早剥、中期妊娠引产或钳刮术、羊膜腔穿刺术、分娩过程中宫缩过强或强直性宫缩等。

2.病因　羊水栓塞的具体原因尚不清楚。一般认为羊水栓塞是由于羊水中的有形物质（胎儿毳毛、角化上皮细胞、胎脂、胎粪）进入母体血循环所引起的。羊膜腔内压力增高、胎膜破裂和宫颈或宫体损伤处有开放静脉或血窦，是导致羊水栓塞发生的基本条件。尤其当第二产程子宫收缩过强时，羊水有可能被挤入破损的微血管而进入母体血循环，导致羊水栓塞。

3.病理　羊水进入母体血循环后，可引起一系列病理生理改变。

（1）**肺动脉高压**：羊水中有形物质直接形成栓子，经肺动脉进入肺循环，阻塞小血管并刺激肺组织产生和释放血管活性物质使肺小血管痉挛，引起肺动脉高压；同时羊水中的有形物质激活凝血过程，使肺毛细血管内形成弥漫性血栓，进一步阻塞肺小血管，加重肺动脉高压。肺动脉高压可致急性右心衰竭，继而呼吸循环功能衰竭、血压下降、休克，甚至死亡。

（2）**过敏样反应**：羊水有形物质成为致敏原作用于母体，引起Ⅰ型变态反应，导致过敏性休克。

（3）**弥散性血管内凝血（DIC）**：妊娠时母体血液呈高凝状态，羊水中含有多量促凝血物质，类似于组织凝血活酶，进入母血后在血管内产生大量微血栓，消耗凝血因子及纤维蛋白原而发生DIC，当DIC时大量凝血物质消耗和纤溶系统激活，产妇血液由高凝状态迅速转为纤溶亢进，血液不凝，极易发生产后出血及失血性休克。

（4）**炎症损伤**：羊水栓塞所致的炎性介质系统的突然激活，引起类似于全身炎性反应综合征。

4.临床表现　羊水栓塞起病急骤、来势凶险，临床表现复杂，多数发生于分娩前2小时至产后半小时之间。70%发生于阴道分娩时。

（1）**典型羊水栓塞**：是以骤然血压下降、低氧血症和凝血功能障碍为特征的急性综合征，称羊水栓塞三联征。

1）前驱症状：30%~40%的患者会出现非特异性的前驱症状，如呼吸急促、胸痛、憋气、寒战、呛咳、头晕、乏力、心慌、恶心、呕吐、麻木、针刺样感觉、焦虑、烦躁和濒死感，胎心减速，胎心基线变异消失等。重视前驱症状有助于及时识别羊水栓塞。

2）心、肺功能衰竭和休克：出现突发呼吸困难、发绀、昏迷、脉搏细速、血压急剧下降、肺底部湿啰音等。患者短时间内可迅速进入休克状态，严重者可于数分钟内死亡。

3）凝血功能障碍：出现以阴道流血为主的全身出血倾向，如切口渗血、全身皮肤黏膜出血、针眼渗血、血尿及消化道大出血。

4）急性肾衰竭：患者出现少尿（或无尿）和尿毒症表现。其主要因循环功能衰竭引起的肾缺血及DIC前期形成的血栓堵塞肾内小血管，引起缺血、缺氧，导致肾组织损害所致。

（2）**不典型羊水栓塞**：有些患者病情发展缓慢，症状隐匿，没有明显的急性呼吸循环系统症状或症状较轻。有些仅在羊水破裂后突然一阵呛咳，之后缓解；也有些仅表现为分娩或剖宫产时的一过性寒战，几小时后才出现大量阴道出血（无凝血块）、伤口渗血、酱油色血尿等，并出现休克症状。

5. 相关检查

（1）**身体检查**：可见阴道大量出血、全身皮肤黏膜有出血点及瘀斑，切口渗血，心率增快，肺部啰音等体征。

（2）**实验室检查**：下腔静脉血涂片检查可找到羊水中的有形物质；DIC各项血液检查指标呈阳性。

（3）**床边心电图检查**：提示右心房、右心室扩大。

（4）**床边X线检查**：双肺弥漫性点片状浸润影，沿肺门周围分布，伴右心扩大。

6. 治疗原则　一旦怀疑羊水栓塞，立刻抢救，应多学科密切协作参与抢救处理。治疗原则是维持生命体征及保护器官功能。其主要包括抗过敏、纠正呼吸循环功能衰竭、改善低氧血症、抗休克、纠正凝血功能障碍防止DIC和肾衰竭、立即终止妊娠等。

（二）**心理-社会评估**

产妇在短时间内出现严重羊水栓塞症状，产妇及家属对此毫无心理准备，容易产生恐惧、紧张、焦虑、愤怒的情绪，甚至出现过激行为。

【**常见的护理诊断/问题**】

1. 气体交换受损　与肺动脉高压致肺血管阻力增加及肺水肿有关。

2. 周围组织灌注无效　与心、肺功能衰竭、弥散性血管内凝血及失血有关。

3. 恐惧　与病情危重、濒死感有关。

4. 有胎儿窘迫的危险　与羊水栓塞引起的母体呼吸循环衰竭有关。

【**护理措施**】

（一）**一般护理**

保持病房安静、整洁，保证产妇休息，协助其取舒适体位，注意给产妇保暖，给予生活上的照护。指导产妇进食营养丰富、易消化吸收的食物。协助产妇更换卫生垫，每日进行会阴擦洗，保持会阴部清洁干燥。

（二）**心理护理**

当患者神志清醒时，应给予安抚、鼓励，使其增强治愈的信心；允许家属表达愤怒情绪，及时通报病情进展及抢救过程，认真解答家属提问，提供相应的情感支持。

（三）**对症护理**

1. 羊水栓塞的预防

（1）**加强产前检查**：注意诱发因素，及时发现前置胎盘、胎盘早剥等妊娠并发症并正确处理。

（2）**严密观察产程**：密切观察宫缩、正确使用宫缩剂，防止宫缩过强。产程中避免产伤、子宫破裂、子宫裂伤等。

（3）**严格掌握破膜时间**：人工破膜应在宫缩间歇期，破口要小，并控制羊水流出速度。

2. 羊水栓塞的处理与配合　一旦患者出现羊水栓塞的临床表现，应早期识别并立即按羊水栓塞抢救流程进行抢救。

（1）**改善低氧血症**：立即保持呼吸道通畅，尽早面罩给氧，必要时气管插管或人工辅助呼吸，维持氧供以避免呼吸、心搏骤停。

（2）**血流动力学支持**：多巴酚丁胺、磷酸二酯酶抑制剂兼具强心和扩张肺动脉的作用，是首选的治疗药物；磷酸二酯酶抑制剂、一氧化氮及内皮素受体拮抗剂等具有特异性舒张肺血管平滑肌作用，可解除肺动脉高压。治疗中注意控制液体出入量，避免左心衰和肺水肿。

（3）**抗过敏**：基于临床实践经验，早期大剂量使用糖皮质激素或对羊水栓塞患者有抢救价值。可按医嘱立即静脉推注地塞米松，或氢化可的松静脉滴注。

（4）**防治 DIC 及肾衰竭**：积极处理产后出血；及时输注新鲜血、血浆、冷沉淀、纤维蛋白原等凝血因子；密切关注尿量，若血容量补足后仍少尿，按医嘱给予呋塞米、甘露醇等利尿剂，预防与治疗肾衰竭，如无效则提示急性肾衰竭，应做好血液透析等急救处理的准备。

（5）**病情监测**：抢救过程中严密监测血压、呼吸、心率、血氧饱和度、肝功能、肾功能、电解质、凝血功能、动脉血气、尿量、心电图、中心静脉压等。

3. 产科处理与配合　原则上应在产妇呼吸循环功能得到明显改善，并已纠正凝血功能障碍后再处理分娩。

（1）临产后密切监测产妇产程进展、宫缩强度与胎儿情况；滴注缩宫素过程中，若发生羊水栓塞疑似症状时，应立即停止滴注，积极准备抢救。严密监测患者的生命体征变化，定时测量并记录，同时做好出入量记录。

（2）第一产程出现羊水栓塞者，应立即行剖宫产结束分娩以去除病因；在第二产程发病者可根据情况经阴道助产快速分娩；同时密切观察出血量、血凝情况，如子宫出血不止，应配合医生做好子宫切除术的术前准备。

（3）中期妊娠钳刮术中或羊膜腔穿刺时发生羊水栓塞者，应立即停止手术进行抢救。

（4）**预防感染**：遵医嘱应用肾毒性小的广谱抗生素预防感染。

（四）健康指导

对产妇进行出院宣教指导，讲解产褥期保健知识，并告知产后 42 日检查时，应复查尿常规及凝血功能；有生育要求者，指导其采用合适的避孕措施，待身体康复后再次妊娠。

（凌银婵）

思考题

（一）简答题

1. 简述胎膜早破的临床表现。
2. 简述产后出血量的估测方法。
3. 简述先兆子宫破裂的临床表现。

（二）论述题

某女，36 岁，G_3P_1，平素月经规则。因"孕 37 周，腹部持续疼痛加剧 1 小时"入院。查体：急性面容，T 36.3℃，P 106 次 /min，R 24 次 /min，BP 95/62mmHg。腹部疼痛拒按，脐部可见一环状凹陷。尿液浅红色。胎心率 169 次 /min。3 年前因前置胎盘行剖宫产术。孕期产检正常，未见其他异常。

ER 12-3

练习题

根据以上资料，请回答：

1. 该患者当前最可能的临床诊断。
2. 该类患者当前最适宜的护理措施。

第十三章 ｜ 产褥期并发症妇女的护理

教学课件　　　　思维导图

学习目标

1. 掌握产褥感染、产褥病率及晚期产后出血的概念，产褥感染、产褥期抑郁症和晚期产后出血的临床表现及护理措施。

2. 熟悉产褥感染、产褥期抑郁症、晚期产后出血的治疗原则。

3. 了解产褥感染、产褥期抑郁症、晚期产后出血的病因及护理诊断，产褥期抑郁症的常用筛查方法。

4. 能运用所学知识为产褥期并发症妇女提供整体护理及健康教育。

5. 具有同理心、耐心和责任心，能够理解并关爱患者。

产褥期因个体因素或其他原因，可出现产褥感染、产褥期抑郁症和晚期产后出血等并发症，影响母体健康。

第一节　产褥感染

【概述】

产褥感染（puerperal infection）是指分娩及产褥期生殖道受病原体侵袭，引起局部或全身感染。产褥病率（puerperal morbidity）是指分娩 24 小时以后的 10 日内，每日测量体温 4 次，间隔时间为 4 小时，有 2 次达到或超过 38℃。产褥病率多由产褥感染引起，但也包括生殖道以外的其他感染如乳腺炎、上呼吸道感染、泌尿系统感染、血栓性静脉炎等原因引起。产褥感染与产后出血、妊娠合并心脏病、严重的妊娠期高血压疾病，是导致孕产妇死亡的四大原因。

【护理评估】

（一）生理评估

1. **健康史**　评估患者是否有产褥感染的诱发因素。评估患者的个人卫生习惯。询问是否有贫血、营养不良或生殖道、泌尿道感染病史。了解本次妊娠经过，是否有妊娠合并症及并发症。询问分娩时是否有胎膜早破、产程延长、手术助产、软产道损伤。了解是否有产前及产后出血史等。

2. **病因**

（1）**诱因**：正常女性生殖道对病原体入侵有一定的防御功能，阴道有自净作用，羊水中含有抗菌物质，妊娠和正常分娩不会给产妇增加感染的机会。机体对入侵病原体的反应与病原体种类、数量、毒力和机体的免疫力有关。只有在机体免疫力、细菌毒力、细菌数量三者之间的平衡失调时，才会增加感染机会。如产妇体质虚弱、营养不良、孕期贫血、孕期卫生不良、胎膜早破、羊膜腔感染、慢性疾病、产程延长、产前产后出血过多、多次阴道检查、产科手术操作等，均可成为产褥感染的诱因。

（2）**病原体种类**

1）需氧菌：①链球菌是外源性产褥感染最常见的致病菌，其中的乙型溶血性链球菌致病性最强，能产生致热外毒素与溶组织酶，引起严重感染，病变迅速扩散，严重者可致败血症。需氧链球菌可以正常寄生在阴道中，也可通过医务人员或患者其他部位感染而进入生殖道。②杆菌：以大肠埃希菌、克雷伯菌属、变形杆菌属多见，是外源性感染的主要致病菌，能产生内毒素，是菌血症和感染性休克最常见的病原菌。它寄生在阴道、会阴、尿道口周围。③葡萄球菌：主要是金黄色葡萄球菌和表皮葡萄球菌。金黄色葡萄球菌多为外源性感染，容易引起伤口严重感染，且可产生青霉素酶，对青霉素产生耐药性。表皮葡萄球菌存在于阴道菌群中，引起的感染较轻，多见于混合感染。

2）厌氧菌：通常是内源性感染，来源于宿主全身的菌群，一般始于皮肤黏膜屏障的破坏。感染的主要特征是化脓，有明显的脓肿形成及组织破坏。包括：①消化球菌和消化链球菌存在于阴道中，当产道损伤、胎盘残留、局部组织坏死缺氧时，细菌迅速繁殖，常与大肠埃希菌混合感染，会释放异常恶臭气味。②脆弱类杆菌多与需氧菌和厌氧性球菌混合感染，形成局部脓肿，产生大量脓液，有恶臭味。感染还可以引起化脓性血栓静脉炎，形成感染性血栓，脱落后可随血液循环到达全身各器官，形成多器官脓肿。③芽孢梭菌主要是产气荚膜杆菌，产生的毒素可溶解蛋白质而产气，也可引起溶血。因此，可引起子宫内膜炎、腹膜炎、败血症，严重者可导致溶血、黄疸、血红蛋白尿、急性肾衰竭、循环衰竭、气性坏疽等。

3）支原体与衣原体：均可存在女性生殖道内，解脲支原体和人型支原体均可引起生殖道感染，衣原体主要是沙眼衣原体，近年引起的感染明显增多，但感染多无明显症状。

3. 感染途径

（1）**外源性感染**：由外界病原体侵入生殖道而引起的感染，常由被污染的衣物、用具、手术器械、物品及产妇临产前性生活等途径感染。

（2）**内源性感染**：正常孕妇生殖道或其他部位寄生的病原体，多数并不致病，当抵抗力降低等感染诱因出现时可致病。相比外源性感染，内源性感染更重要，因此孕妇生殖道病原体不仅会导致产褥感染，而且还能通过胎盘、胎膜、羊水间接感染胎儿，导致流产、早产、胎儿发育不良、胎膜早破、死胎等。

4. 临床表现　发热、疼痛、异常恶露是产褥感染的三大主要症状，由于感染部位、程度、扩散范围不同，其临床表现也不同。

（1）**急性外阴、阴道、宫颈炎**：分娩时会阴部损伤或手术产导致感染，葡萄球菌和大肠埃希菌是主要致病菌。会阴裂伤或会阴切开伤口感染是外阴部感染最常见部位，主要表现为会阴局部灼热、疼痛，坐位困难。检查可见局部伤口红肿、硬结、脓性分泌物流出、压痛明显，甚至伤口裂开，伴有低热。阴道裂伤及挫伤感染表现为黏膜充血、溃疡、脓性分泌物增多，当感染部位较深时，可引起阴道旁结缔组织炎。宫颈裂伤若向深部蔓延，可引起盆腔结缔组织炎。患者可有轻度发热、畏寒、脉速等全身表现。

（2）**子宫感染**：包括急性子宫内膜炎、子宫肌炎。病原体经胎盘剥离面侵入，扩散至子宫蜕膜层称子宫内膜炎，侵及子宫肌层称子宫肌炎，两者常伴发。子宫内膜炎表现为子宫内膜充血、坏死，阴道内有大量脓性分泌物且伴有臭味；子宫肌炎表现为腹痛，恶露增多呈脓性，子宫压痛明显，尤其是宫底部，子宫复旧不良，患者可出现高热、寒战、头痛、心率加快，白细胞明显增多等全身感染征象。

（3）**急性盆腔结缔组织炎、急性输卵管炎**：病原体沿宫旁淋巴和血行达宫旁组织，出现急性炎性反应而引起急性盆腔结缔组织炎，同时累及输卵管时可引起输卵管炎。表现为高热、寒战、脉速、头痛等全身症状，下腹明显压痛、反跳痛、肌紧张及肛门坠胀感，宫旁一侧或两侧结缔组织增厚，触及炎性包块，子宫复旧差，严重者侵及整个盆腔形成"冰冻骨盆"。

（4）**急性盆腔腹膜炎及弥漫性腹膜炎**：炎症继续发展，扩散至子宫浆膜，形成盆腔腹膜炎，继而发展成弥漫性腹膜炎，出现全身中毒症状，如高热、恶心、呕吐、腹胀，检查时下腹部有明显压痛、反跳痛、肌紧张。腹膜炎还可引起肠粘连，也可在直肠子宫陷凹形成局限性脓肿，若脓肿波及肠管与膀胱则可出现腹泻、里急后重与排尿困难。急性期若治疗不彻底，可发展成盆腔炎性疾病后遗症导致不孕。

（5）**血栓性静脉炎**：盆腔内血栓性静脉炎常侵及子宫静脉、卵巢静脉、髂内静脉、髂总静脉及阴道静脉，厌氧性链球菌为常见病原体，这类细菌分泌肝素酶分解肝素，促进血液凝结。病变单侧居多，产后 1~2 周多见，表现为寒战、高热并反复发作，持续数周。下肢血栓性静脉炎病变多在股静脉、腘静脉及大隐静脉，表现为弛张热，下肢持续性疼痛，局部静脉压痛或触及硬索状，使血液回流受阻，引起下肢水肿，皮肤发白，称"股白肿"。小腿深静脉血栓时可出现腓肠肌及足底部疼痛和压痛。

（6）**脓毒血症及败血症**：感染血栓脱落进入血循环可引起脓毒血症，随后可并发感染性休克和迁徙性脓肿（如肺脓肿、肾脓肿）。若病原体大量进入血循环并繁殖可形成败血症，表现为持续高热、寒战、脉搏细数、血压下降、呼吸急促、尿量减少等全身明显中毒症状，可危及生命。

5. 相关检查

（1）**实验室检查**：血液检查结果如白细胞计数升高，血清 C 反应蛋白升高，有助于早期诊断感染。通过宫腔分泌物、脓肿穿刺物、后穹隆穿刺物等进行细菌培养及药物敏感试验，确定病原体及敏感抗生素。

（2）**影像学检查**：超声检查、CT 等确定炎性包块、脓肿、血栓等的定位及辅助诊断。

6. 治疗原则　积极控制感染，并改善全身状况。

（1）**支持疗法**：加强营养，增强全身抵抗力，纠正水、电解质失衡。病情严重或严重贫血者，可考虑输血以增加抵抗力。

（2）**清除感染灶**：患者取半卧位以利于引流或促使炎症局限于盆腔。当会阴伤口感染或盆腔脓肿时，应及时切开引流。盆腔脓肿可经阴道后穹隆或经腹切开引流。胎盘胎膜残留时应及时清除宫腔内容物，若患者急性感染伴高热，应先控制感染再行刮宫。感染严重经积极治疗无效时，应及时行子宫切除术。

（3）**抗生素的应用**：未确定病原体时应选用广谱高效抗生素，然后根据细菌培养和药敏试验结果选择抗生素。中毒症状严重者，短期可选用肾上腺皮质激素，提高机体应激能力。

（4）**血栓性静脉炎的治疗**：在应用足量抗生素的同时，可加用肝素钠，但用药期间需注意监测凝血功能。还可口服双香豆素、阿司匹林等，也可选用活血化瘀中药治疗。

（5）**手术治疗**：切口感染或盆腔脓肿时需行穿刺或切开引流。子宫严重感染，经治疗无效后炎症仍不断扩散，甚至出现感染性休克时，应及时行子宫切除术。

（二）**心理－社会评估**

患者可能因为感染而产生沮丧、烦躁及焦虑情绪，应评估患者的心理变化及感受。评估患者的社会支持系统，判断其家庭成员是否能够理解患者的心理感受。

【常见的护理诊断／问题】

1. 体温过高　与感染及机体抵抗力下降有关。

2. 舒适受损　与疼痛及恶露增多且有异味有关。

3. 焦虑　与疾病导致恢复慢及担心自身健康有关。

【护理措施】

（一）**一般护理**

保持病室及床单位整洁，促进患者良好休息和睡眠。指导患者加强营养，给予高蛋白、高热量、高维生素、易消化饮食，以增强抵抗力。鼓励患者多饮水，保证足够液体摄入，出现不适症状，如高热、呕吐、疼痛时应对症处理。指导患者取半卧位，有利于恶露引流及促进炎症局限于盆腔。

（二）**心理护理**

向患者及家属详细介绍病情及治疗情况，促进家庭支持，增强治疗信心，以配合治疗、促进康复。

（三）对症护理

1. 病情观察 密切观察患者生命体征的变化，每 4 小时测量体温 1 次。询问是否有恶心、呕吐、腹胀、疼痛等状况，并遵医嘱对症处理，解除或减轻不适。观察并记录恶露的色、质、量及气味，观察子宫复旧及会阴伤口情况。

2. 指导检查配合 指导患者配合抽血监测白细胞计数等情况。及时送检宫腔分泌物、脓肿穿刺物、后穹窿穿刺物等样本进行细菌培养及药敏试验。

3. 特殊护理

（1）抗生素治疗时应严格按照时间给药，给药剂量充足，维持血液中有效浓度，达到最佳治疗效果。遵医嘱应用肝素时，要注意监测凝血功能。

（2）感染严重出现感染性休克及肾衰竭者，应配合医生积极抢救。

（3）需要行清宫术、脓肿引流术、后穹窿穿刺术者，应做好术前准备及术后护理。

（四）健康指导

1. 教会患者自我观察，识别异常恶露。指导患者保持会阴部清洁，及时更换会阴垫，每日用温水清洗会阴。采用半卧位，以促进恶露引流。

2. 加强孕期卫生宣传，临产前 2 个月避免性生活及盆浴，加强营养，增强体质。

3. 遵医嘱及时治疗外阴阴道炎及宫颈炎等慢性疾病和并发症，避免胎膜早破、滞产、产道损伤与产后出血。消毒患者用物，接产应严格无菌操作，正确掌握手术指征，保持外阴清洁。必要时给予抗生素预防感染。

第二节　产褥期抑郁症

【概述】

产褥期抑郁症（postpartum depression）是指产妇在产褥期内出现抑郁症状，是产褥期精神障碍中最常见的一种类型。其发病率国外报道约为 30%。产褥期抑郁症不仅影响产妇的康复，还会影响家庭功能及亲子行为，影响婴儿的认知及情感发育。

【护理评估】

（一）生理评估

1. 健康史 询问患者有无抑郁症、精神疾病的个人史和家族史，有无重大精神创伤史，有无孕期不良事件等。了解本次妊娠经过及分娩是否顺利，有无难产、手术助产、滞产及产时并发症等，评估婴儿健康状况、患者婚姻家庭关系及社会支持系统等，及时发现有无产褥期抑郁症的诱发因素。

2. 病因 产褥期抑郁症的病因尚不清楚，可能与以下因素有关。

（1）生物学因素

1）内分泌因素：产褥期抑郁症与内分泌功能密切相关。产后胎盘分泌的绒毛膜促性腺激素、胎盘催乳素、雌激素、孕激素等急剧下降，而皮质醇浓度却升高，可能在产后心理异常方面起着重要作用。

2）产时因素：产时出现并发症、难产、器械助产（如产钳或吸引器助产）、剖宫产、早产等均加剧了患者紧张、焦虑和恐惧的心理，容易导致神经内分泌失调，诱发产褥期抑郁症。

3）躯体疾病：合并如甲状腺功能减退、糖尿病、感染性疾病等，也可能会因巨大的精神压力导致产褥期抑郁症。

4）遗传因素：流行病学调查显示，产褥期抑郁症有明显的遗传倾向。有精神病家族史，特别是有家族抑郁症病史的产妇，产褥期抑郁症发病率明显增加。

（2）心理-社会因素

1）患者的个性特征：个性特征中脆弱敏感、缺乏自信、情绪不稳定、社交能力不良、固执、内向性格的产妇，产褥期抑郁症发病率较高，可能与此类个性的患者对可利用资源及支持系统的感受性较差、对妊娠和分娩带来的压力的应对能力较差有关。

2）不良生活事件：孕期及产后的负性生活事件，如夫妻分离、家庭不和、亲人病丧、失业、经济拮据、新生儿性别不满意、婴儿不健康等因素，会使患者应激性压力增加，负性情绪增加，产褥期抑郁症的风险增大。

3）社会支持缺乏：会显著增加产后抑郁的风险，如单亲、缺少可以坦诚交谈的对象、缺乏知心朋友、感到社交孤立等。产妇的丈夫、父母及亲友的支持是最有力的社会支持，婚姻满意度低、缺乏丈夫支持、家庭矛盾多的产妇容易发展为产褥期抑郁症。

3. 临床表现　多在产后 2 周内发病，产后 4~6 周症状明显，病程可持续 3~6 个月。

(1) 产褥期抑郁症的表现

1）情绪改变：心情压抑、沮丧、情绪淡漠，甚至焦虑、恐惧、易怒，夜间加重；有时表现为孤独、不愿见人或伤心、流泪。

2）自我评价降低：自暴自弃、罪恶感，对身边的人充满敌意，与家人关系不协调。

3）创造性思维受损，主动性降低。

4）对生活缺乏信心，觉得无意义，出现厌食、睡眠障碍、易感疲倦、性欲减退，严重者甚至绝望、自杀或有杀婴倾向，有时陷于错乱或昏睡状态。

(2) 产褥期抑郁症对母婴及家庭的危害：产褥期抑郁症给患者、儿童及家庭带来严重的不良影响。

1）对母婴的危害：研究资料发现抑郁症患者在 5 年内再次患抑郁症的风险增加 1 倍。未及时识别和治疗的产褥期抑郁症会损害母婴间的良性互动，母亲不能及时感知婴儿的需求，不能给予婴儿适当的爱与呵护，导致婴儿安全感下降，信任感发展受阻，情绪发育延缓。产褥期抑郁症母亲还会减少母乳喂养，影响婴儿的体格发育。

2）对家庭的危害：会影响到患者同丈夫及家庭成员之间的关系，患者觉得丈夫及家人不理解自己，不能给自己提供有效的帮助，产生被隔离感和孤独感，可能会导致夫妻分居或离婚，这反过来会加剧患者的抑郁症状。此外，受到抑郁心境的影响，患者不愿或拒绝与人交往，会产生社会行为退缩。

4. 相关检查　产褥期抑郁症的早期诊断较为困难，最好在产后对其进行量表筛查，对于有抑郁症病史的妇女更应该注意早期筛查及早期诊治。

(1) 产褥期抑郁症筛查：可采用爱丁堡产后抑郁量表（Edinburgh postnatal depression scale，EPDS）对产褥期抑郁症进行筛查（表 13-1），该量表包括 10 个条目，分别涉及心境、乐趣、自责、焦虑、恐惧、失眠、应对能力、悲伤、哭泣和自伤等，每个条目根据症状严重程度分为 4 级：从不、偶尔、经常、总是，评分为 0~3 分，得分范围 0~30 分。总分≥13 分为筛查阳性，提示患产褥期抑郁症的可能性大，应转精神科明确诊断。

表 13-1　爱丁堡产后抑郁量表

在过去的 7d 内			
1. 我能够笑并能看到事物美好的方面			
和以前一样	0 分	现在不常做到	1 分
现在偶尔能做到	2 分	绝对做不到	3 分
2. 我会很开心地期待一些事情			
和以前一样	0 分	比以前减少一些	1 分
比以前减少许多	2 分	几乎做不到	3 分

在过去的 7d 内			
3. 当事情变糟时，我会责备自己			
经常	3分	有时	2分
偶尔	1分	从不	0分
4. 在无明显原因的情况下，我会感到非常焦虑或担忧			
从不	0分	偶尔	1分
有时	2分	经常	3分
5. 在无明显原因的情况下，我会感到恐惧或惊慌			
经常	3分	有时	2分
偶尔	1分	从不	0分
6. 事情超出我预期时			
大多我无法像过去一样应对	3分	有时候我不能像过去一样应对	2分
大部分时间我能较好地应对	1分	我能像过去一样应对	0分
7. 我感到不愉快，以致引起睡眠困难			
经常	3分	有时	2分
偶尔	1分	从不	0分
8. 我感到忧伤或痛苦			
经常	3分	有时	2分
偶尔	1分	从不	0分
9. 我因为感到非常不幸而哭泣			
经常	3分	有时	2分
偶尔	1分	从不	0分
10. 我曾出现伤害自己的念头			
经常	3分	有时	2分
偶尔	1分	从不	0分

（2）**产褥期抑郁症的诊断**：可参考《精神疾病的诊断与统计手册》中关于产褥期抑郁症的诊断标准（表13-2），警惕产褥期抑郁症的发生。

表 13-2　产褥期抑郁症的诊断标准

1. 在产后2周内出现下列5条或5条以上的症状，必须具备(1)(2)两条
　(1)情绪抑郁
　(2)对全部或多数活动明显缺乏兴趣或愉悦
　(3)体重显著下降或增加
　(4)失眠或睡眠过度
　(5)精神运动性兴奋或阻滞
　(6)疲劳或乏力
　(7)遇事均感毫无意义或注意力不集中
　(8)思维能力减退或注意力不集中
　(9)反复出现想死亡的想法
2. 在产后4周内发病

5. 治疗原则 主要治疗原则是识别诱因,对症处理。其一般包括心理治疗和药物治疗。

(1)**心理治疗**:是重要的治疗手段。它包括心理支持、咨询及社会干预等。通过咨询解除患者致病心理因素。为产妇提供更多情感及社会支持,指导其对情绪及生活进行自我调节,提高患者的自我价值意识,进而更好地调整好家庭关系。

(2)**药物治疗**:适用于中重度患者及心理治疗无效者。应在专科医生指导下用药。选用抗抑郁药物以不影响哺乳为原则,首选选择性 5- 羟色胺再摄取抑制剂。

(二)心理 - 社会评估

观察母婴间互动及交流情况,了解患者对分娩的体验、感受及对婴儿的喜爱程度,评估患者的家庭、社会支持系统。

【**常见的护理诊断 / 问题**】

1. 有母婴关系受损的危险 与患者无法承担母亲角色有关。

2. 有自残 / 自杀行为的危险 与产后心理障碍有关。

> **知识链接**
>
> ### 围产期抑郁症
>
> 围产期抑郁症是指妊娠期间或分娩后 4 周内出现的抑郁发作。此症容易增加心理健康不良事件的发生,应加强关注和重视,尽早诊断并及时干预。对于围产期抑郁症妇女,还应询问其社会支持、酒精或药物滥用以及家庭暴力等问题;若怀疑围产期抑郁症妇女还存在其他躯体疾病,需进一步进行体格检查及辅助检查。

【**护理措施**】

(一)一般护理

提供舒适的休养环境,指导合理的饮食,保证患者良好的休息和充足营养的摄入,产后最初几日协助患者完成日常生活,促进患者自我护理能力和哺乳技能的掌握。

(二)心理护理

护理人员关爱患者,鼓励患者宣泄、诉说内心感受,耐心倾听并给予适当陪伴,做好心理疏导工作,减少不良精神刺激和压力。给患者提供更多的情感和社会支持,鼓励患者对情绪和生活进行自我调节。鼓励家庭成员多陪伴、参与照顾患者及婴儿的日常生活,使患者感受到被支持、被尊重、被理解,增强自信心和自我控制,建立与他人的良好沟通,以缓解内心的压力和不良情绪。

(三)对症护理

1. 促进患者适应母亲角色 帮助患者适应母亲角色的转换,指导患者多与婴儿沟通、交流,并鼓励患者多参与到照顾新生儿的活动中来,在母婴互动中转移患者的注意力,亦可培养患者的自信心。

2. 预防意外发生 使用爱丁堡产后抑郁量表时,若患者第 10 条评分≥1 分,应密切观察患者的行为和心理表现,警惕患者出现伤害自己或婴儿的行为,并将潜在的风险告知患者家人,做好安全保护,合理安排患者的生活和居住环境。

3. 药物治疗护理 遵医嘱指导患者正确服用抗抑郁药物,耐心解释,解除患者服用药物的心理压力,并注意观察药物疗效及不良反应。重症患者需要心理医生或精神科医生进行会诊治疗。

(四)健康指导

早期识别、早期干预是预防产褥期抑郁症加重的重要措施。因此,应该加强护理人员的教育和培训,及早识别患者的抑郁症状。完善孕期保健,重视孕妇的心理变化,减轻孕妇对妊娠、分娩的紧张情绪。有精神疾病家族史的患者应重点观察,避免不良刺激。对有不良分娩史、死胎、畸形儿、分娩不顺利的患者,产后应加强护理和关心患者。出院后社区保健人员应及时进行家庭访视,评估患者抑郁症状的变化,提供心理咨询和指导。

第三节　晚期产后出血

【概述】
晚期产后出血(late postpartum hemorrhage)是分娩结束 24 小时后,在产褥期内发生的子宫大量出血。其多见于产后 1~2 周内,亦可迟至产后 8 周左右发病,应予以高度警惕。临床表现为持续或间断阴道流血,亦可表现为突然阴道大量流血,可引起失血性休克。患者常伴有感染症状。

【护理评估】
(一)生理评估
1. 健康史　了解有无难产史或剖宫产史。询问孕前有无慢性子宫内膜炎、子宫肌瘤等病史。
2. 病因及临床表现
(1)**胎盘、胎膜残留**:是晚期产后出血的最常见原因,多发生于产后 10 日左右,黏附在子宫腔内的小块胎盘组织发生变性、坏死、机化,形成胎盘息肉,当坏死组织脱落时,暴露基底部血管,引起大量出血。临床表现为血性恶露持续时间长,反复出血或突然大量出血,宫口松弛。
(2)**其他原因**:蜕膜残留多在产后 10 日内发生。子宫胎盘附着面感染或复旧不全常发生在产后 2 周左右。剖宫产子宫切口裂开或愈合不良所致的阴道流血,多在 2~3 周内发生,常常是子宫突然大量出血,可导致失血性休克。子宫黏膜下肌瘤、绒癌等均可引起晚期产后出血。
3. 相关检查
(1)**超声检查**:了解子宫大小、宫腔有无残留物及剖宫产术后子宫切口愈合情况。
(2)**实验室检查**:血常规检查可了解感染和贫血情况。病原菌检测和药敏试验便于选择有效广谱抗生素。血 hCG 测定有助于排除胎盘残留及滋养细胞肿瘤。
(3)**病理检查**:若有宫腔刮出物或切除子宫标本,应送病理检查。
4. 治疗原则　抗感染、使用宫缩剂促使子宫收缩,针对原因行清宫术或剖腹探查术。
(二)心理-社会评估
由于反复阴道流血或出血量较多,患者可表现为焦虑、惊慌失措等情绪。应评估患者的心理变化及感受;其家人是否因出血而出现焦虑或恐惧。

【常见的护理诊断/问题】
1. 焦虑/恐惧　与反复阴道流血或出血量较多有关。
2. 有感染的危险　与失血后抵抗力降低及手术操作有关。
3. 潜在并发症:贫血、失血性休克。

【护理措施】
(一)一般护理
指导患者注意休息,及时下床活动,室内开窗通风,保持空气流通。鼓励患者进食营养丰富易消化饮食,多进食富含铁、蛋白质、维生素的食物。保持外阴清洁,及时更换会阴垫。
(二)心理护理
患者由于出血时间长、迁延淋漓或一次出血量较大,易产生紧张、恐惧、焦虑等心理,可能出现不配合治疗等现象。向患者及家属解释出血的原因及药物、手术治疗的知识,安慰和关心患者,允许家属陪伴,消除其不良情绪,保持良好的心理状态,取得患者的主动配合。
(三)对症护理
1. 病情观察　注意观察患者的神志、体温、血压、脉搏及尿量的变化,如患者由烦躁不安转为表情淡漠、意识模糊，出现血压下降、脉搏增快、尿量减少，说明病情加重，应立即报告医生并遵医嘱实施抢救。同时注意观察患者阴道出血的颜色、性状、气味，评估出血量、出血速度及阴道有无排出物等，必要时留取标本送检。观察产后子宫收缩及复旧情况、子宫硬度和宫底高度。判断有无感染征象。密切配合医生积极查找出血原因，给予对症治疗。

2. 药物治疗护理　遵医嘱应用止血药、宫缩剂及抗感染药。

3. 手术前后护理　向患者及家属解释手术过程及配合方法等，保持静脉输液通畅、做好备血及输血准备。对于经药物治疗效果不佳者行清宫术准备。怀疑剖宫产子宫切口裂开者需要手术探查时，除了做好围手术期护理，术后继续注意观察阴道流血情况，做好会阴护理。

（四）健康指导

告知患者出院后应继续观察子宫复旧及恶露的情况，发现异常及时就诊。做好产褥期卫生指导，告知患者产褥期禁止盆浴及性生活。做好产后复查指导，告知产后复查的时间、目的和意义，使患者能按时接受检查。

（孔庆亮）

思考题

（一）简答题

1. 简述产褥感染与产褥病率的异同。

2. 简述产褥期抑郁症的临床表现。

（二）论述题

某女，32岁，G_1P_0。因"足月产后9日，下腹部疼痛伴恶露增多1日"来院就诊。查体：体温38.2℃，子宫底在耻骨联合上3横指，有压痛，宫颈外口见脓性恶露流出，有臭味。其他未见异常。

ER 13-3

练习题

根据以上资料，请回答：

1. 该患者最可能的临床诊断。

2. 该类患者应给予的健康指导的内容。

第十四章 | 女性生殖系统炎症患者的护理

教学课件

思维导图

学习目标

1. 掌握外阴炎、阴道炎、子宫颈炎和盆腔炎性疾病的临床表现及护理措施。
2. 熟悉女性生殖系统的自然防御功能、常见女性生殖系统炎症的病因及治疗原则。
3. 了解女性生殖系统炎症常见的病原体、传染途径及护理诊断。
4. 能运用所学知识对女性生殖系统炎症患者进行健康教育。
5. 具有尊重患者、保护患者隐私的人文素养及良好的沟通能力。

女性生殖系统炎症是女性生殖系统常见病、多发病，主要包括外阴炎、阴道炎、子宫颈炎及盆腔炎性疾病。女性生殖系统的解剖、生理、生化和免疫学特点，使其具有比较完善的自然防御功能，但是妇女在特殊生理时期如月经期、妊娠期、分娩期及产褥期，防御功能易受到破坏，而且其解剖位置与肛门及尿道相邻，病原体容易侵入生殖道造成炎症。炎症可以是急性发作，也可由于患者抵抗力低、治疗不及时、不彻底而转变为慢性炎症，严重者可引起败血症甚至感染性休克而导致死亡。因此，对于生殖系统炎症应积极防治。

第一节　概　述

【女性生殖系统自然防御功能】

1. 外阴　两侧大阴唇自然合拢遮掩阴道口、尿道口，防止外界微生物污染。

2. 阴道　由于盆底肌的作用，阴道口闭合，阴道前后壁紧贴，可防止外界的污染。经产妇的阴道较为松弛，这种防御功能较差。阴道黏膜被覆鳞状上皮，青春期后，受卵巢分泌的雌激素的影响，阴道上皮增生变厚，上皮细胞内的糖原含量增加，在阴道乳酸杆菌的作用下，分解为乳酸以维持阴道正常酸性环境（pH 多在 3.8~4.4），使适于弱碱性环境的病原菌的活动和繁殖受到抑制，称为阴道自净作用。此外，阴道分泌物可维持巨噬细胞活性，防止细菌侵入阴道黏膜。

3. 子宫颈　子宫颈阴道部表面覆以复层鳞状上皮，具有较强的抗感染能力。子宫颈管黏膜分泌的大量黏液可形成胶冻状"黏液栓"，堵塞子宫颈管，且子宫颈内口平时紧闭，病原体不易侵入。

4. 子宫内膜　子宫内膜分泌液含有乳铁蛋白、溶菌酶，可清除少量进入宫腔的病原体。生育年龄妇女子宫内膜周期性剥脱，能及时消除宫内感染。

5. 输卵管　输卵管黏膜上皮细胞的纤毛向宫腔方向摆动及输卵管的蠕动，都有利于阻止病原菌侵入。子宫颈黏液栓、子宫内膜分泌液和输卵管分泌液均含有乳铁蛋白、溶菌酶，可抑制和清除进入子宫和输卵管的病原体。

6. 生殖道的免疫系统　生殖道黏膜还聚集有不同数量的淋巴组织及散在的淋巴细胞，包括 T 细胞、B 细胞。此外，中性粒细胞、巨噬细胞、补体以及一些细胞因子也有重要的免疫作用。

【阴道微生态】

阴道微生态是由阴道微生物群、宿主的内分泌系统、阴道解剖结构及阴道局部免疫系统共同组成的生态系统。正常阴道内有多种微生物寄居，包括：①革兰氏阳性需氧菌和兼性厌氧菌：乳酸杆菌、棒状杆菌、非溶血性链球菌、肠球菌等。②革兰氏阴性需氧菌和兼性厌氧菌：加德纳菌、大肠埃希菌等。③专性厌氧菌：消化球菌、消化链球菌等。④其他：支原体、假丝酵母菌等。这些微生物在阴道内相互依赖、相互制约形成生态平衡，并不致病。其中乳酸杆菌为优势菌，在维持阴道生态平衡中起关键作用，既促进阴道酸性环境，又能产生过氧化氢（H_2O_2）、细菌素及其他抗微生物因子，从而抑制或杀灭致病微生物。若阴道微生态平衡被打破，则可能导致阴道感染的发生。

【病原体】

1. 细菌 以化脓菌多见，如葡萄球菌、非溶血性链球菌、大肠埃希菌、变形杆菌、淋病奈瑟菌、结核分枝杆菌等。

2. 原虫 以阴道毛滴虫多见，偶见阿米巴原虫。

3. 真菌 以假丝酵母菌为主。

4. 病毒 如疱疹病毒、人乳头瘤病毒。

5. 螺旋体 如苍白密螺旋体。

6. 衣原体 以沙眼衣原体多见，感染症状不明显，但常导致输卵管黏膜结构及功能的破坏，并引起盆腔广泛粘连。

7. 支原体 正常阴道菌群的一种，在一定条件下可引起生殖道炎症。

不同病原体可单独引发感染，也可两种或两种以上病原体引起混合感染。

【传染途径】

1. 沿生殖道黏膜上行蔓延 病原体由外阴侵入阴道，沿黏膜上行，通过子宫颈、子宫内膜、输卵管内膜到达卵巢及腹腔，是非妊娠期、非产褥期盆腔炎性疾病的主要感染途径。葡萄球菌、淋病奈瑟菌、沙眼衣原体多沿此途径蔓延（图14-1）。

2. 经淋巴系统蔓延 病原体由外阴、阴道、子宫颈及子宫体等创伤处的淋巴管侵入后经丰富的淋巴系统扩散至盆腔结缔组织、子宫附件与腹膜，是产褥感染、流产后感染及放置宫内节育器后感染的主要传播途径。链球菌、大肠埃希菌、厌氧菌多沿此途径感染（图14-2）。

3. 经血液循环播散 病原体先侵入人体其他器官组织，再通过血液循环侵入生殖器官，是结核分枝杆菌的主要传播途径（图14-3）。

4. 直接蔓延 腹腔脏器感染后直接蔓延到内生殖器官，如阑尾炎可引起输卵管炎。

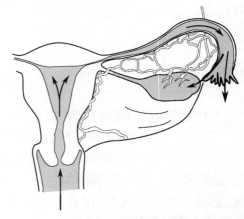

图 14-1 炎症沿生殖道黏膜上行蔓延

【护理评估】

（一）生理评估

1. 健康史 ①询问患者年龄、月经史、婚育史、曾采用的避孕或节育措施。有无流产史、宫腔手术史、产褥感染史。②询问生殖系统手术史。③询问发病后有无发热、寒战、腹痛、阴道分泌物增多、阴道分泌物颜色和性状改变，有无排尿、排便改变，外阴有无灼热感、痒、痛、

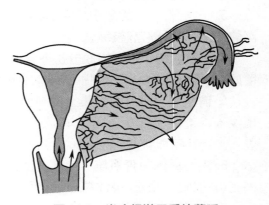

图 14-2 炎症经淋巴系统蔓延

肿胀等，此次疾病的诊治经过和效果。④询问既往有无结核、肝炎及糖尿病病史等，有无接受性激素治疗或长期应用抗生素治疗病史。⑤询问有无性病史、吸毒史、输血史。

2. 临床表现

（1）**症状**：因炎症轻重及范围大小，可以有不同的临床表现。

1）阴道分泌物增多：正常阴道分泌物呈白色、透亮、稀糊状或蛋清样，无腥臭味，量少，称为生理性阴道分泌物。若生殖道出现炎症时，特别是阴道炎和子宫颈炎时，阴道分泌物量显著增多且有臭味，称为病理性阴道分泌物。

2）外阴不适：外阴、阴道在阴道分泌物的刺激下，可有瘙痒、疼痛、烧灼感等不适。

3）下腹不适：为妇科常见症状，多为下腹痛。急性下腹痛起病急骤，疼痛剧烈，常伴有恶心、呕吐、出汗及发热等症

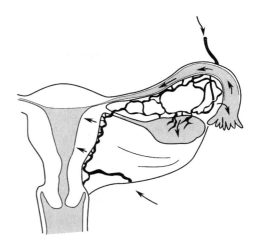

图 14-3　炎症经血液循环播散

状，见于盆腔炎性疾病、子宫内膜炎或输卵管、卵巢脓肿患者。慢性下腹痛起病缓慢，多为隐痛或钝痛，病程长，慢性输卵管炎常有非周期性慢性下腹痛，盆腔炎性疾病常有月经期慢性下腹痛。

4）其他：炎症形成盆腔脓肿时，可有下腹部包块及局部压迫症状；若形成腹膜炎，可有消化系统症状，如恶心、呕吐、腹胀等；部分患者可因慢性炎症导致盆腔粘连、输卵管堵塞造成不孕。

（2）**体征**：轻者无明显体征，严重患者可出现急性病容，体温升高，脉搏增快，下腹部压痛、反跳痛及肌紧张等腹膜刺激征象。检查外阴、阴道潮红充血，分泌物增多并有特殊臭味；子宫颈充血，有举痛，子宫体活动受限，触痛明显；附件区增厚、有压痛等。

3. 相关检查

（1）**阴道和子宫颈分泌物检查**：棉签取少量分泌物涂于玻片上，查找病原体。还可利用阴道微生态评价系统，了解阴道菌群、炎性反应和检测病原菌，对阴道微生态环境进行综合评价。阴道微生态评价系统包括形态学检测和功能学检测，形态学检测包括阴道分泌物湿片及革兰氏染色涂片的显微镜检查，功能学检测包括 pH、H_2O_2 和白细胞酯酶等指标。必要时可做细菌培养加药敏试验。

（2）**聚合酶链反应（PCR）**：可确诊人乳头瘤病毒感染、淋病奈瑟菌感染等。

（3）**超声检查**：可了解子宫、附件是否有包块、输卵管是否有积水、是否存在盆腔积液等情况。

（4）**子宫颈细胞学检查或分段诊刮术**：适于有血性阴道分泌物者，需要和子宫或子宫颈恶性肿瘤鉴别者。

（5）**局部组织活检**：凡在外阴、阴道及子宫颈发现的异常增生物均可做活体组织检查，可明确诊断，如尖锐湿疣、息肉等，并排除恶性肿瘤。

（6）**阴道镜及宫腔镜检查**：有助于发现子宫颈微小病变及子宫内膜病变并取材进行病理检查。

（7）**腹腔镜检查**：能直接观察到子宫、卵巢、输卵管及盆腔腹膜表面是否有炎症表现，如充血、附着脓性物、形成包块等，可在镜下直接取腹腔内液体行细菌培养，或在病变处做活组织检查。此项检查属于微创，费用较高。

4. 治疗原则

（1）**病因治疗**：积极寻找病因，针对病因进行保守或手术治疗。

（2）**控制炎症**：针对不同的病原体选用相应的抗生素进行治疗，要求及时、规范、足量、有效、彻底。使用途径可经全身或局部使用，必要时加用辅助药物以提高疗效。

（3）**物理或手术治疗**：物理治疗有微波、短波、激光、冷冻、离子透入（可加入各种药物）等，能

促进局部血液循环,改善组织营养状态,促进新陈代谢,以利于炎症吸收和消散。手术治疗可根据情况选择经阴道、经腹部手术或腹腔镜手术,手术以彻底治愈为原则,避免遗留病灶而复发。

（4）**中药治疗**：根据不同病情,选用活血化瘀、清热解毒、清热利湿的中药。

（5）**加强预防**：加强营养,增强体质,提高机体抵抗力。注意个人卫生,穿纯棉内裤并经常更换,保持外阴清洁干燥。避免治疗不彻底及重复感染的可能。定期进行妇科检查,及早发现炎症并积极治疗。

（二）心理-社会评估

通过与患者接触、交谈,了解患者心理状态的改变。许多患者只有在出现典型的临床症状后,出于无奈才被迫就医。有些未婚或未育女性,常因恐惧、害羞、担心被歧视等心理原因未及时就诊,或自行寻找非正规医疗机构处理,以致延误病情,给治疗和护理带来一定的困难。

【**常见的护理诊断/问题**】

1.组织完整性受损　与炎性分泌物刺激引起局部瘙痒有关。

2.舒适受损　与炎症引起的瘙痒、疼痛等不适有关。

3.焦虑　与治疗效果不佳有关。

【**护理措施**】

（一）一般护理

嘱患者多休息,避免劳累,急性炎症期应卧床休息。指导患者采取半卧位姿势,以利于分泌物积聚于直肠子宫陷凹而使炎症局限或便于引流。指导患者增加营养,进食高热量、高蛋白、高维生素饮食。发热时多饮水。指导患者定时更换消毒会阴垫,保持会阴部清洁,便后冲洗及会阴擦洗时,遵循由前向后、从尿道到阴道、最后肛门的原则。

（二）心理护理

由于炎症部位为患者的隐私处,患者往往有害羞心理,不利于及时就医。护理人员应耐心向患者进行解释,讲解及时就医的重要性,并鼓励其坚持治疗和随访。对待慢性病患者要及时了解其心理问题,耐心倾听其诉说,主动向患者解释各种诊疗的目的、方法、副反应和注意事项,向患者及家属讲明治疗、护理方案,减轻患者的恐惧和焦虑程度,争取家属的理解和支持,必要时提供直接帮助。

（三）对症护理

1.病情观察　巡视患者过程中,认真倾听患者的主诉,观察其生命体征、分泌物的量和性状、用药反应等并详细记录,如有异常情况及时与医生取得联系。

2.治疗、检查及护理　评估患者对诊疗方案的了解程度及执行能力,帮助其接受妇科诊疗时的体位、方法及各种治疗措施。护理人员应尽可能陪伴患者,为其提供有助于保护隐私的环境,缓解患者不安、恐惧的情绪。执行医嘱时尽量使用通俗易懂的语言与患者及家属进行沟通,认真回答其提出的问题,准确执行医嘱,及时、正确收集各种标本,协助医生完成诊疗过程。

3.其他护理　对发热患者做好物理降温并及时为其更换衣服、床单。对疼痛症状明显者,按照医嘱给予镇痛药。当局部奇痒难忍时,酌情给予止痒药膏,并嘱患者避免搔抓而加重病变。

（四）健康指导

1.卫生宣教　向患者及家属讲解常见女性生殖系统炎症的病因、诱发因素及预防措施,指导患者穿用棉织品内裤,减少局部刺激。治疗期间勿去公共浴池、游泳池,浴盆、浴巾等用具应消毒,禁止性生活。注意月经期、妊娠期、分娩期和产褥期卫生。与患者及家人共同讨论适用于个人、家庭的防治措施,并鼓励其使用。

2.普查普治　积极开展普查普治,指导患者定期进行妇科检查,对疾病做到早发现、早诊治。

3.指导用药　生殖系统炎症除全身用药外,常需局部用药,要耐心教会患者自己用药的方法及注意事项,向患者讲解有关药物的作用、副反应,使患者明确各种不同剂型药物的用药途径,以保证疗程和疗效。避免擅自使用抗生素。

4. 生活指导 嘱患者多休息,增加营养,发热时多饮水,避免劳累,保持外阴清洁。急性炎症期如盆腔炎性疾病时,应卧床休息,嘱患者取半卧位,做好外阴护理。

第二节 外阴炎症

一、非特异性外阴炎

非特异性外阴炎是由物理、化学等非病原体因素所致的外阴部皮肤或黏膜的炎症。

【病因】

1. 外阴卫生不良 外阴部暴露在外,且与尿道、肛门邻近,经常受到阴道分泌物、经血、恶露、尿液和粪便的刺激;尤其是糖尿病患者的糖尿刺激,尿瘘和粪瘘患者尿液和粪便的长期浸渍,如不注意皮肤清洁,可引起外阴炎。

2. 其他因素 穿化纤内裤、紧身衣,卫生巾使用不当,致局部潮湿,透气性差,也易引起非特异性外阴炎。

【临床表现】

1. 症状 常表现为外阴瘙痒、疼痛、灼热,性交及排尿、排便时加重。

2. 体征 检查可见局部充血、肿胀、糜烂,有抓痕,局部红肿、湿疹,偶见溃疡,慢性炎症可见外阴皮肤粗糙、增厚、皲裂甚至苔藓样变。

【治疗原则】

去除病因,积极治疗阴道炎、生殖道瘘、糖尿病。消除物理刺激,注意个人卫生,保持外阴清洁、干燥。局部可坐浴,如有破溃可涂抗生素软膏或中成药药膏。

【护理要点】

1. 对症护理 可用 0.1% 聚维酮碘溶液或 1:5 000 高锰酸钾溶液坐浴,水温 40℃,每日 2 次,每次 15~30 分钟,5~10 次一个疗程。指导患者配制坐浴溶液的方法,高锰酸钾结晶颗粒要充分溶化,不要过浓,避免灼伤皮肤黏膜。局部坐浴时注意溶液浓度、温度、浸泡深度及坐浴时间,月经期禁止坐浴。坐浴后,局部涂抗生素软膏或中成药药膏,也可以用中药水煎熏洗外阴部,每日 1~2 次。急性期患者还可用微波或红外线进行局部物理治疗。

2. 健康指导

(1)养成良好的卫生习惯,每日清洗外阴,保持外阴部清洁干燥,尤其是月经期、妊娠期、分娩期和产褥期等特殊时期。急性期注意休息,禁止性生活。嘱患者不要搔抓皮肤,勿用刺激性药物或肥皂清洗外阴,应使用柔软消毒会阴垫,以减少摩擦,如有破溃要注意预防继发感染。

(2)选择透气性好的内裤,不穿化纤内裤和紧身衣。勤换内裤,内裤要及时清洗并在日光下晒干,避免悬挂于潮湿处。

(3)指导尿瘘、粪瘘患者注意个人卫生,便后及时清洗会阴,更换内裤。指导糖尿病患者监测和控制血糖。

(4)指导患者纠正不正确的饮食及生活习惯,不饮酒,限制辛辣食物的摄入。

二、前庭大腺炎症

前庭大腺炎症是由病原体侵入前庭大腺所致,可分为前庭大腺炎、前庭大腺脓肿和前庭大腺囊肿。以育龄期妇女多见。

【病因】

前庭大腺炎症多为混合性细菌感染所致。常见病原体有葡萄球菌、大肠埃希菌、链球菌、淋病奈瑟菌及沙眼衣原体等。

当急性炎症发作时,病原体先侵犯腺管引起前庭大腺导管炎,腺管口因肿胀或渗出物凝聚而阻塞,分泌物积存不能外流,感染进一步加重形成前庭大腺脓肿。在急性炎症消退后,腺管阻塞,脓液吸收后被黏液分泌物所替代,形成前庭大腺囊肿。囊肿可继发感染,形成脓肿并反复发作。

【临床表现】

1.症状 前庭大腺炎起病急,常发生于单侧,初期外阴局部肿胀、疼痛、灼热感。脓肿形成时,患者疼痛加剧,行走不便,出现发热等全身症状。当脓肿内压力增大时可自行破溃,若破口大,脓性分泌物流出通畅,炎症较快消退而痊愈;若破口小,脓液流出不畅,则炎症持续存在,并反复发作。前庭大腺囊肿多为单侧,也可为双侧。若囊肿小且无急性感染,患者一般无自觉症状;若囊肿大可感外阴坠胀或性交不适。

2.体征 急性发作时检查见局部皮肤红肿、压痛明显,前庭大腺开口处有时可见白色小点,若感染进一步加重,形成脓肿,直径可达 3~6cm,可触及波动感,出现腹股沟淋巴结肿大。前庭大腺囊肿可在外阴部后下方触及圆形、边界清楚的无痛性囊性肿物。

【治疗原则】

根据病原体选用敏感的抗生素控制急性炎症,常选择使用喹诺酮或头孢菌素与甲硝唑联合抗感染。前庭大腺脓肿需尽早切开引流并做造口术。无症状的前庭大腺囊肿可随访观察,对囊肿较大或反复发作者可行囊肿造口术。

【护理要点】

1.一般护理 急性炎症期要卧床休息,注意保持外阴部清洁、干燥。饮食清淡,勿进食辛辣食物。

2.用药护理 协助取前庭大腺开口处分泌物做细菌培养和药敏试验,遵医嘱给予抗生素及镇痛药。可用 0.1% 聚维酮碘液坐浴或擦洗,每日 2 次,也可口服清热、解毒中药,或局部坐浴。

3.术后护理 脓肿形成后可协助医生切开引流并做造口,术后局部放置引流条引流,引流条应每日更换。外阴用消毒液常规擦洗,伤口愈合后,可改为坐浴。

4.健康指导

(1)对患者及家属讲解前庭大腺炎的相关防治知识。

(2)指导患者注意局部卫生,每日清洗外阴,经期、产褥期禁止性交。

第三节 阴道炎症

情境导入

某女,30 岁,G_2P_2,平素月经规律。因"阴道分泌物增多伴外阴瘙痒 3 日"来院就诊。妇科检查:外阴充血,有抓痕;阴道畅,黏膜附着白色膜状物,后穹隆处可见较多豆渣样分泌物。其他未见异常。

根据以上资料,请回答:

1.该患者最可能的临床诊断。

2.该类患者应采取的主要护理措施。

一、滴虫阴道炎

滴虫阴道炎（trichomonal vaginitis）是由阴道毛滴虫引起的常见阴道炎。

【病因】

阴道毛滴虫呈梨形，体积约为中性粒细胞的 2~3 倍，其顶端有 4 根鞭毛，体部有波动膜，后端尖并有轴柱凸出。活的阴道毛滴虫透明无色，呈水滴状，鞭毛随波动膜的波动而活动。温度 25~40℃、pH 5.2~6.6 的潮湿环境最适宜其生长繁殖，能在 3~5℃生存 21 日，在 46℃生存 20~60 分钟。月经前后阴道 pH 发生变化，月经后接近中性，隐藏在腺体及阴道皱襞中的滴虫在月经前后得以繁殖，造成滴虫阴道炎。其次，妊娠期、产后等阴道环境改变，适合滴虫生长繁殖而发生炎症。滴虫能消耗或吞噬阴道上皮细胞内的糖原，阻碍乳酸生成，以降低阴道酸度而有利于繁殖。阴道毛滴虫还可寄生于女性尿道、尿道旁腺、膀胱、肾盂以及男性包皮褶、尿道、前列腺等处。滴虫能消耗氧，有利于厌氧菌繁殖，约 60% 患者合并有细菌性阴道病。

【传播方式】

1. 经性交直接传播　是主要的传播方式。由于男性感染滴虫后常无症状，易成为感染源。

2. 间接传播　经公共浴池、浴盆、浴巾、游泳池、坐式便器、衣物等间接传播，还可通过污染的器械及敷料传播。

【临床表现】

1. 症状　潜伏期 4~28 日，25%~50% 的患者感染初期无症状，典型症状是稀薄的泡沫状阴道分泌物增多，伴外阴瘙痒。分泌物可呈脓性、黄绿色，有臭味。瘙痒部位主要为阴道口及外阴，间或有灼热、疼痛、性交痛等。若尿道口有感染，可有尿频、尿痛，有时可见血尿。阴道毛滴虫能吞噬精子，并能阻碍乳酸生成，影响精子在阴道内存活，可致不孕。

2. 体征　阴道黏膜充血，严重者有散在出血斑点，甚至子宫颈有出血斑点，形成"草莓样"宫颈，阴道后穹隆有大量阴道分泌物，呈灰黄色、黄白色稀薄分泌物或黄绿色脓性分泌物，多为泡沫状。少数患者阴道内有滴虫存在而无炎症反应，阴道黏膜无异常，称为带虫者。

【治疗原则】

因滴虫可同时感染尿道、尿道旁腺和前庭大腺，故治愈此病需全身用药。主要治疗药物是甲硝唑和替硝唑。

【护理要点】

1. 一般护理　注意个人卫生，保持外阴部清洁、干燥，尽量避免搔抓外阴部致皮肤破损。治疗期间禁止性生活、勤换内裤。内裤、坐浴及洗涤用物应高温消毒以消灭病原体，避免交叉和重复感染。

2. 用药护理　指导患者初次治疗时可选用甲硝唑 2g，单次口服；或替硝唑 2g，单次口服；或甲硝唑 400mg，每日 2 次，连服 7 日。告知患者甲硝唑口服后偶见胃肠道反应，如食欲减退、恶心、呕吐。此外，偶见头痛、皮疹、白细胞减少等，一旦发现应报告医生并停药。由于甲硝唑抑制乙醇在体内氧化而产生有毒的中间代谢产物，嘱患者在甲硝唑用药期间及停药 24 小时内、替硝唑用药期间及停药 72 小时内禁止饮酒。甲硝唑用药后 12~24 小时内，替硝唑用药后 72 小时内不宜哺乳。

3. 指导检查配合　做分泌物培养之前，告知患者取分泌物前 24~48 小时避免性交、阴道灌洗或局部用药。分泌物取出后应及时送检并注意保暖，避免因滴虫活动力减弱影响检查结果。

4. 其他护理

（1）要求性伴侣同时治疗：滴虫阴道炎主要由性行为传播，告知性伴侣应同时进行治疗，治愈前应避免无保护性交。

（2）妊娠期治疗的注意事项：妊娠期滴虫阴道炎可导致胎膜早破、早产及低出生体重儿等不良妊娠结局。规律用药可以缓解滴虫阴道炎的症状，减少传播，防止新生儿呼吸道和生殖道感染。但甲硝唑治疗能否改善滴虫阴道炎患者的不良妊娠结局尚无定论，因此用药前最好取得孕妇及家属的知情同意。替硝唑在妊娠期使用的安全性尚未确定，应避免应用。

5. 随访指导 对症状持续存在及复发者应进行随访及病原体检测。由于滴虫阴道炎患者再感染率高，可考虑对性活跃期患者应在最初感染的 3 个月后重新筛查。对甲硝唑 2g 单次口服治疗失败且排除再次感染者，按医嘱增加甲硝唑疗程及剂量仍有效。若为初次治疗失败，可重复应用甲硝唑 400mg，每日 2 次，连服 7 日；或替硝唑 2g，单次口服。若治疗仍失败，给予甲硝唑 2g，每日 1 次，连服 5 日或替硝唑 2g，每日 1 次，连服 5 日。

二、外阴阴道假丝酵母菌病

外阴阴道假丝酵母菌病（vulvovaginal candidiasis，VVC）由假丝酵母菌引起的外阴阴道炎症。本病发病率仅次于滴虫阴道炎。外阴阴道假丝酵母菌病可分为单纯性 VVC 和复杂性 VVC。单纯性 VVC 包括非孕期妇女发生的散发性、白念珠菌（白假丝酵母菌）所致的轻或中度 VVC；复杂性 VVC 包括非白念珠菌所致的 VVC、重度 VVC、复发性 VVC、妊娠期 VVC 或其他特殊患者如未控制的糖尿病、免疫低下者所患 VVC。

【病因】

最常见的病原体为白念珠菌。酸性环境适合其生长，患者阴道 pH 多在 4.0~4.7，通常 <4.5。外阴阴道假丝酵母菌呈卵圆形，有芽生孢子及假菌丝，此菌不耐热，加热至 60℃持续 1 小时即死亡，但对干燥、日光、紫外线及化学试剂等抵抗力较强。白念珠菌为机会致病菌，当阴道内糖原增多、酸度增加、局部免疫力下降时，最适合假丝酵母菌繁殖。常见诱因有妊娠、糖尿病、大量雌激素治疗、长期应用广谱抗生素、大量应用免疫抑制剂等。穿紧身化纤内裤、肥胖使外阴局部湿度增加也可引起假丝酵母菌繁殖而致阴道炎。

【传播方式】

1. 内源性传染 为主要传播途径，假丝酵母菌为机会致病菌，可寄生在阴道、肠道和口腔，一旦条件适宜可引起感染，这三个部位的假丝酵母菌可以互相传染。

2. 直接传播 部分患者可通过性交传染。

3. 间接传染 少部分患者是通过接触被污染的衣物、毛巾等物品间接传染。

【临床表现】

1. 症状 主要为外阴瘙痒、灼痛，严重时坐卧不安，伴有性交痛、尿痛，部分患者阴道分泌物增多。阴道分泌物的特征是白色，稠厚，呈凝乳状或豆腐渣样。

2. 体征 妇科检查可见外阴红斑、水肿，常伴有皮肤抓痕，严重者可见皮肤皲裂、表皮脱落。阴道黏膜红肿，小阴唇内侧及阴道黏膜附有白色膜状物，擦除后露出红肿黏膜面，急性期还可见到糜烂及浅表溃疡。

【治疗原则】

消除诱因，根据患者情况选择局部或全身应用抗真菌药物，以局部用药为主。

1. 消除诱因 积极治疗糖尿病，及时停用广谱抗生素、雌激素及类固醇皮质激素。

2. 抗真菌治疗 单纯性 VVC 主要以局部短疗程抗真菌药物为主，可全身用药或局部用药，常用唑类抗真菌药物。复发性 VVC 采用强化治疗和巩固治疗。

【护理要点】

1. 用药护理 要向患者说明用药的目的与方法，取得配合，按医嘱完成正规疗程。根据患者的具体情况，选择不同的用药途径。

（1）**局部用药指导**：指导患者可选用下列药物放于阴道内。①克霉唑栓剂：1 粒（500mg），单次用药；或每晚 1 粒（150mg），连用 7 日。②咪康唑栓剂：每晚 1 粒（200mg），连用 7 日；或每晚 1 粒（400mg），连用 3 日；或 1 粒（1 200mg），单次用药。③制霉菌素制剂：每晚 1 粒（10 万 U），连用 10~14 日。阴道用药时应洗手后戴手套，用示指将药沿阴道后壁推进达阴道深部，为保证药物局部作用时间，宜在晚上睡前放置。单纯性 VVC 主要以局部短疗程抗真菌药物为主。重度 VVC 在单纯性 VVC 治疗的基础上延长多 1 个疗程的治疗时间。

（2）**全身用药指导**：对于不能耐受局部用药、无性生活史者及不愿采用局部用药者，可选用口服药物。①单纯性 VVC：常用氟康唑 150mg，顿服。重度 VVC 患者则 72 小时后需加服 1 次。②复发性 VVC 者的治疗分为强化治疗和巩固治疗，根据真菌培养和药物敏感试验选择药物。在强化治疗达到真菌学治愈后，给予巩固治疗半年。③治疗期间注意观察药物副作用及疗效。

2. 其他护理

（1）**妊娠期合并感染者的护理**：为避免胎儿感染，应坚持局部治疗，以小剂量长疗程为宜，禁用口服唑类抗真菌药物。

（2）**性伴侣治疗的护理**：无需对性伴侣进行常规治疗。约 15% 男性与女性患者接触后患有龟头炎，对有症状男性应进行假丝酵母菌检测及治疗，预防女性重复感染。

3. 健康指导

（1）与患者讨论发病的因素及治疗原则，积极按治疗方案配合治疗；培养健康的卫生习惯，保持局部清洁；勤换内裤，内裤、坐浴及洗涤用物应消毒，避免重复感染或交叉感染。

（2）因本病易复发，嘱患者在治疗结束后 7~14 日进行追踪复查。对复发性 VVC 患者在巩固治疗的第 3 个月和 6 个月时，建议进行阴道分泌物真菌培养。

三、萎缩性阴道炎

萎缩性阴道炎是因雌激素水平降低，局部抵抗力下降，引起的以需氧菌感染为主的阴道炎症。其常见于自然绝经或人工绝经后的妇女，也可见于产后闭经或药物假绝经治疗的妇女。

【病因】

因卵巢功能衰退，雌激素水平降低，阴道上皮萎缩，黏膜变薄，上皮细胞糖原减少，阴道内 pH 升高，多为 5.0~7.0，嗜酸性的乳酸杆菌不再是优势菌群，阴道自净作用减弱，其他致病菌过度繁殖或易于入侵引起炎症。

【临床表现】

1. 症状　主要为外阴灼热不适、瘙痒及阴道分泌物增多。阴道分泌物稀薄，呈淡黄色，感染严重者呈血样脓性分泌物。由于阴道黏膜萎缩，可伴有性交痛。

2. 体征　妇科检查可见阴道呈萎缩性改变，上皮皱襞消失、萎缩、菲薄。阴道黏膜充血，常伴有散在小出血点或点状出血斑，有时见浅表溃疡。溃疡面可与对侧粘连，严重时造成狭窄甚至闭锁，炎症分泌物引流不畅形成阴道积脓或宫腔积脓。

【治疗原则】

补充雌激素增强阴道抵抗力，应用抗生素抑制细菌生长。针对病因补充雌激素是萎缩性阴道炎的主要治疗方法（乳腺癌或子宫内膜癌患者慎用）。雌激素制剂可局部给药，也可全身用药。

【护理要点】

1. 用药护理　使患者理解用药的目的、方法与注意事项，主动配合治疗过程。①告知患者增加阴道抵抗力，可选用雌三醇软膏局部涂抹，每日 1~2 次，14 日为一疗程。全身用药可口服替勃龙 2.5mg，每日 1 次，也可选用其他雌孕激素制剂联合用药。②抑制致病菌生长可采用甲硝唑栓剂 200mg 或诺氟沙星制剂 100mg，放入阴道深部，每日 1 次，7~10 日为一疗程。对于阴道局部干涩明显者，可应用润滑剂。患者用药有困难者，指导其家属协助用药或由医务人员帮助使用。

2. **健康指导** 注意保持会阴部清洁,勤换内裤,出现症状应及时诊断并治疗。

四、细菌性阴道病

细菌性阴道病(bacterial vaginosis,BV)是阴道内正常菌群失调所致的一种混合感染,但临床及病理特征无炎症改变。

【病因】

维持正常阴道酸性环境的优势菌乳酸杆菌减少,阴道 pH 升高,阴道微生态失衡,引起其他微生物大量繁殖,主要有加德纳菌、厌氧菌(动弯杆菌、普雷沃菌、类杆菌、消化链球菌等)以及人型支原体感染,导致细菌性阴道病。促使阴道微生物群发生变化的原因仍不明确,可能与多个性伴侣、性交频繁或阴道灌洗等因素有关。

【临床表现】

1. **症状** 10%~40% 患者无症状,有症状者主要表现为阴道分泌物增多,有鱼腥臭味,伴轻度的外阴瘙痒或烧灼感,性交后症状加重。

2. **体征** 阴道黏膜无明显充血等炎症表现,分泌物呈灰白色,稀薄、均匀一致,黏附于阴道壁表面,易从阴道壁拭去。

【治疗原则】

有症状者均需治疗,选用抗厌氧菌药物治疗,主要有甲硝唑、替硝唑和克林霉素。

【护理要点】

1. **一般护理** 注意个人卫生,保持外阴清洁干燥,勤换内裤。

2. **用药护理** ①指导患者全身用药首选口服甲硝唑 400mg,每日 2 次,连用 7 日;其次为替硝唑 2g,每日 1 次,连服 3 日;或克林霉素 300mg,每日 2 次,连服 7 日。告知患者甲硝唑或替硝唑使用的注意事项(见滴虫阴道炎),不能耐受甲硝唑治疗者可改用克林霉素等。②指导患者阴道局部用药可选用甲硝唑栓剂 200mg,每晚 1 次,连用 7 日。哺乳期以局部用药为宜。指导患者掌握阴道上药的方法,经期暂停。

3. **其他护理**

(1)指导准备进行宫腔手术操作或子宫切除的患者即使无症状也需要接受治疗。

(2)本病与不良妊娠结局有关,并且容易上行感染,故妊娠期有症状者均需进行细菌性阴道病的筛查与治疗,并注意随访治疗效果。

4. **健康指导** 指导妇女养成良好的性卫生习惯,避免多个性伴侣或性生活频繁。

知识链接

混合性阴道炎诊治

混合性阴道炎是由两种或两种以上的致病微生物导致的阴道炎症,临床上较常见,常伴随着复杂阴道微生态环境的存在,因此比单一阴道炎症诊治困难。常见的阴道混合性感染类型包括滴虫阴道炎、VVC、BV 和需氧菌性阴道炎。混合性阴道炎特点有症状不典型、病程较长和易复发等。诊断要点:①同时存在至少两种病原体,或同时满足两种或以上阴道炎症的诊断标准。②同时存在两种或以上阴道炎症相应的症状和体征,需要同时药物治疗。治疗原则为针对不同病原体,选择规范的抗菌药物,减少不必要的抗菌药物使用,并纠正阴道微生态失调。

第四节　子宫颈炎症

子宫颈炎症是妇科最常见的生殖道炎症之一，包括子宫颈阴道部炎症及子宫颈管黏膜炎症，临床上子宫颈管黏膜炎较多见。若急性子宫颈炎得不到及时、彻底治疗，可导致慢性子宫颈炎。

一、急性子宫颈炎

【概述】

急性子宫颈炎是指子宫颈发生急性炎症，以子宫颈管黏膜柱状上皮感染为主，表现为局部充血、水肿、上皮变性、坏死，黏膜、黏膜下组织、腺体周围可见大量中性粒细胞浸润，腺腔中有脓性分泌物。

【护理评估】

（一）生理评估

1. 健康史　了解患者既往阴道分娩次数、妇科手术史等。询问其性生活史以及有无其他不良卫生习惯等。

2. 病因　急性子宫颈炎可由多种病原体引起，也可由物理因素、化学因素刺激子宫颈，或机械性子宫颈损伤、子宫颈异物伴发感染所致。本病的病原体包括两类。①性传播疾病病原体：沙眼衣原体及淋病奈瑟菌，见于性传播疾病的高危人群。②内源性病原体：包括需氧菌、厌氧菌，部分子宫颈炎发病与细菌性阴道病原体、生殖支原体感染有关，也有部分患者的病原体不明。

3. 临床表现

（1）症状：大部分患者无症状。有症状者主要表现为阴道分泌物增多，呈黏液脓性，阴道分泌物刺激可引起外阴瘙痒及灼热感。还可出现经间期出血、性交后出血等症状。当合并尿路感染时，可出现尿频、尿急、尿痛等症状。

（2）体征：可见子宫颈组织充血、水肿、黏膜外翻，有大量黏液脓性分泌物附着于子宫颈表面，子宫颈管黏膜质脆，易诱发接触性出血。当混合淋病奈瑟菌感染时，有大量脓性分泌物自子宫颈管流出。

4. 相关检查

（1）白细胞检测：急性炎症时子宫颈管分泌物或阴道分泌物中白细胞增多。

（2）病原体检测：应做沙眼衣原体、淋病奈瑟菌等的检测，以及有无细菌性阴道病或滴虫阴道炎。

5. 治疗原则　主要为抗生素治疗。可根据不同情况采用经验性抗生素治疗及针对病原体的抗生素治疗。

（二）心理-社会评估

患者因阴道分泌物刺激可引起外阴瘙痒及灼热感，出现烦躁、焦虑等情绪。患者常因隐私部位急性发病，往往表现为羞涩、难以启齿，担心被歧视等心理情况。

【常见的护理诊断/问题】

1. 舒适受损　与阴道分泌物增多、灼热或外阴瘙痒有关。

2. 皮肤完整性受损　与炎症刺激有关。

3. 焦虑　与患者担心炎症反复发作有关。

【护理措施】

（一）一般护理

加强会阴部护理，保持外阴清洁、干燥，减少局部摩擦。

（二）心理护理

及时告知患者该疾病的预防、治疗及预后相关知识，以减轻其焦虑。尊重患者，给予关心、安慰,解除就医顾虑。向患者强调急性期及时、彻底治疗的重要性和必要性,帮助患者树立治愈疾病的信心。

(三) 对症护理

1. 用药护理 指导患者遵医嘱及时、足量、规范地应用抗生素。

(1) 经验性抗生素用药指导:对有性传播疾病高危因素的患者(如年龄<25岁,有多个性伴侣或新性伴侣,且为无保护性性交或性伴侣患性传播疾病),在未获得病原体检测结果前,可采用经验性抗生素治疗,阿奇霉素1g,单次顿服;或多西环素100mg,每日2次,连服7日。

(2) 针对病原体抗生素用药指导:已获得病原体者,针对病原体选择适宜的抗生素。①对单纯急性淋病奈瑟菌性子宫颈炎患者,主张大剂量、单次给药。常用药物有头孢菌素及头霉素类药物,对不能接受头孢菌素者,可选择氨基糖苷类抗生素中的大观霉素。②对沙眼衣原体感染所致子宫颈炎患者,常用药物有四环素类、大环内酯类、氟喹诺酮类药物。③由于淋病奈瑟菌感染常伴有衣原体感染,因此,若为淋病奈瑟菌性子宫颈炎者,治疗时除选用抗淋病奈瑟菌药物外,同时应用抗衣原体感染药物。④对合并有细菌性阴道病者,还需同时治疗细菌性阴道病,否则将导致子宫颈炎持续存在。

2. 其他护理 治疗期间禁止性生活,如为淋病奈瑟菌或沙眼衣原体感染,应对其性伴侣进行相应的检查及治疗。

(四) 健康指导

1. 指导女性定期接受妇科检查,如发现急性子宫颈炎,应及时、有效治疗,避免病情反复迁延不愈转为慢性。告知治疗后症状持续存在者须随诊。

2. 提高助产技术,避免宫颈损伤,产后发现损伤应立即缝合。

3. 指导患者注意个人局部卫生,避免不洁性生活及无保护性交。

二、慢性子宫颈炎

【概述】

慢性子宫颈炎指子宫颈间质内有大量淋巴细胞、浆细胞等慢性炎细胞浸润,可伴有子宫颈腺上皮及间质增生和鳞状上皮化生。可由急性子宫颈炎迁延而来,也可以是病原体持续感染所致。病原体与急性子宫颈炎相似。

【护理评估】

(一) 生理评估

1. 健康史 详细询问婚育史,有无阴道分娩史、妇科手术史等造成子宫颈损伤,以评估其发病原因。

2. 病理

(1) 慢性子宫颈管黏膜炎:子宫颈管黏膜皱襞较多,柱状上皮抵抗力弱,感染后易形成持续性子宫颈黏膜炎。

(2) 子宫颈息肉:是子宫颈管黏膜增生形成的局部突起病灶。息肉为单个或多个,色红呈舌型,质软而脆,可有蒂。子宫颈息肉极少恶变,但应与子宫的恶性肿瘤相鉴别。

(3) 子宫颈肥大:慢性炎症长期刺激可使子宫颈增大、变硬。

3. 临床表现

(1) 症状:多无症状,少数患者可有阴道分泌物增多,淡黄色或脓性,性交后出血或月经间期出血,偶有分泌物刺激,引起外阴瘙痒或不适。

(2) 体征:可见位于子宫颈外口处的宫颈阴道部外观呈细颗粒状的红色区,称为子宫颈糜烂样改变。可有黄色分泌物覆盖子宫颈口,或从此流出,也可表现为子宫颈肥大或子宫颈息肉。

4. 相关检查 对于子宫颈糜烂样改变者需进行子宫颈细胞学检查和 / 或 HPV 检测,必要时行阴道镜及活组织检查以除外子宫颈鳞状上皮内病变或宫颈癌。

5. 治疗原则 在排除子宫颈鳞状上皮内病变和宫颈癌的基础上,不同病变采用不同的治疗方法。

(1) **慢性子宫颈管黏膜炎**:子宫颈糜烂样改变如无临床症状,不需治疗,仅需要做子宫颈细胞学筛查,若子宫颈细胞学异常,则根据细胞学结果进行相应处理。对子宫颈呈糜烂样改变、有接触性出血且反复药物治疗无效者,可使用物理治疗,包括激光、冷冻和微波治疗。慢性子宫颈管黏膜炎可针对病因进行治疗;病原体不清者,尚无有效治疗方法。

(2) **子宫颈息肉**:行息肉摘除术,并送病理组织学检查。

(3) **子宫颈肥大**:一般无需治疗。

(二)心理-社会评估

患者因阴道分泌物增多,常出现害羞、烦躁、焦虑等情绪。出现血性分泌物或接触性出血者,患者及家属出现恐惧、担心癌变等表现。

【**常见的护理诊断 / 问题**】

1. 舒适受损 与阴道分泌物增多、外阴瘙痒有关。

2. 知识缺乏:缺乏该病的相关知识。

3. 焦虑 与担心癌变有关。

【**护理措施**】

(一)一般护理

加强会阴护理,保持外阴清洁、干燥,注意休息。

(二)心理护理

向患者及家属耐心讲解慢性宫颈炎的相关知识,稳定患者及家属的情绪,减轻患者对治疗效果及预后的焦虑,鼓励患者积极配合治疗。

(三)对症护理

物理治疗为主要方法。临床常用的物理治疗方法有激光、冷冻、红外线凝结及微波疗法等。其原理是将子宫颈糜烂面的单层柱状上皮破坏,结痂脱落后新的鳞状上皮覆盖创面,为期 3~4 周,病变较深者,需 6~8 周,子宫颈恢复光滑外观。接受物理治疗的患者应注意:①治疗前应常规行子宫颈细胞学检查,排除宫颈癌和子宫颈鳞状上皮内病变。②急性生殖器炎症者列为禁忌。③治疗时间选择在月经干净后 3~7 日内进行。④术后应每日清洗外阴 2 次,保持外阴清洁,在创面尚未愈合期间(4~8 周)禁盆浴、性交和阴道冲洗。⑤患者术后均有阴道分泌物增多,在子宫颈创面痂皮脱落前,阴道有大量黄水流出,在术后 1~2 周脱痂时可有少量血水或少许流血,如出血量多者需急诊处理,局部用止血粉或压迫止血,必要时加用抗生素。⑥一般于两次月经干净后 3~7 日复查,了解创面愈合情况,同时注意观察有无子宫颈管狭窄。未痊愈者可择期再次治疗。

(四)健康指导

1. 指导女性定期接受妇科检查和子宫颈细胞学检查,及早发现子宫颈鳞状上皮内病变。

2. 指导患者养成良好的卫生习惯,避免无保护性交。

第五节 盆腔炎性疾病

【**概述**】

盆腔炎性疾病(pelvic inflammatory disease,PID)是指女性上生殖道的一组感染性疾病,主要包括子宫内膜炎、输卵管炎、输卵管卵巢脓肿、盆腔腹膜炎。炎症可局限于一个部位,也可同时累及几个部位,最常见的是输卵管炎及输卵管卵巢炎,单纯的子宫内膜炎或卵巢炎较少见。盆腔炎性疾病多发生在性活跃期、有月经的妇女，初潮前、绝经后或未婚者很少发生盆腔炎性疾病，若发生盆腔炎性疾病也往往是邻近器官炎症的扩散。盆腔炎性疾病若被延误诊断和未能得到有效治疗，有可能导致上生殖道感染后遗症（不孕、输卵管妊娠、慢性盆腔痛等），称为盆腔炎性疾病后遗症，从而影响妇女的生殖健康，增加家庭与社会的经济负担。

【护理评估】

（一）生理评估

1. 健康史　询问患者月经史及日常卫生习惯。了解患者有无宫腔内手术史、性生活史。了解是否为盆腔炎性疾病反复发作者及既往治疗情况。

2. 病因　当女性生殖系统自然防御功能遭到破坏、内分泌发生变化，使机体免疫力下降时，如病原体侵入，即可导致炎症的发生。PID的病原体有内源性和外源性两种类型。前者来自寄居阴道内的菌群，包括需氧菌和厌氧菌；后者主要是淋病奈瑟菌、沙眼衣原体、支原体等性传播疾病的病原体。两种病原体可同时存在，也可单独存在，以混合感染多见。淋病奈瑟菌、沙眼衣原体及葡萄球菌常沿生殖器黏膜上行蔓延；链球菌、大肠埃希菌、厌氧菌多沿淋巴系统蔓延感染；结核分枝杆菌经血液循环传播感染；腹腔脏器感染后，如阑尾炎可直接蔓延到邻近生殖器官。

引发PID的高危因素有：①年龄，年轻妇女容易发病。②性行为不良，如性生活年龄过早、性生活紊乱、性卫生不良及性伴侣有性传播疾病。③下生殖道感染，尤其是淋病奈瑟菌性子宫颈炎、衣原体性子宫颈炎。④子宫腔内手术操作后感染。⑤经期卫生不良。⑥邻近器官炎症直接蔓延。⑦盆腔炎性疾病再次急性发作。

3. 病理　PID病理类型包括：①急性子宫内膜炎及子宫肌炎。②急性输卵管炎、输卵管积脓、输卵管卵巢脓肿。③急性盆腔腹膜炎。④急性盆腔结缔组织炎。⑤败血症及脓毒血症。⑥肝周围炎：是指肝包膜炎症而无肝实质损害的肝周围炎，淋病奈瑟菌及衣原体感染均可引起。由于肝包膜水肿，吸气时患者的右上腹疼痛。肝包膜上有脓性或纤维渗出物，早期在肝包膜与前腹壁腹膜之间形成松软粘连，晚期形成琴弦样粘连。5%~10%输卵管炎患者可出现肝周围炎。⑦盆腔炎性疾病后遗症：是指盆腔炎性疾病未得到及时、正确的治疗，可能会发生的一系列后遗症。主要病理改变为组织破坏、广泛粘连、增生及瘢痕形成，导致输卵管阻塞、输卵管增粗、输卵管卵巢肿块、输卵管积水或输卵管卵巢囊肿，盆腔结缔组织炎的遗留改变表现为主韧带、宫骶韧带增生、变厚，若病变广泛可使子宫固定。

4. 临床表现　因炎症范围大小及轻重不同而有不同的临床表现。

（1）盆腔炎性疾病

1）症状：①轻者无症状或症状轻微不易被发现，常因延误正确治疗而导致上生殖道感染后遗症。常见症状为下腹痛、发热、阴道分泌物增多。腹痛为持续性，活动或性交后加重。②重者可有寒战、高热、头痛、食欲缺乏等。月经期发病者可出现经量增多、经期延长。腹膜炎者出现消化系统症状如恶心、呕吐、腹胀、腹泻等。若有脓肿形成，可有下腹包块及局部压迫刺激症状。患者若有输卵管炎的症状及体征，并同时伴有右上腹疼痛，应怀疑有肝周围炎。

2）体征：轻者无明显异常发现。严重者呈急性病容，体温升高，心率加快；下腹部有压痛、反跳痛及肌紧张，叩诊鼓音明显，肠鸣音减弱或消失。妇科检查：阴道充血，可见大量脓性臭味分泌物从子宫颈口流出；阴道穹隆有明显触痛，子宫颈充血、水肿、举痛明显；子宫体增大，有压痛，活动受限；宫旁一侧或两侧片状增厚，或有包块，压痛明显。

（2）盆腔炎性疾病后遗症

1）症状：患者有时出现低热、乏力等，临床多表现为不孕、异位妊娠、慢性盆腔痛或盆腔炎性疾病反复发作等症状。

2）体征：妇科检查通常发现子宫大小正常或稍大，常呈后位，活动受限或粘连固定，有触痛；宫旁组织增厚,宫骶韧带增粗,有触痛;或在附件区可触及条索状物、囊性或质韧包块,活动受限,有触痛。如果子宫被固定或封闭于周围瘢痕化组织中,则呈"冰冻骨盆"状态。

5. 治疗原则

（1）**盆腔炎性疾病**：主要是经验性、广谱、及时及个体化的抗生素治疗。在盆腔炎性疾病诊断48小时内及时用药将明显降低盆腔炎性疾病后遗症的发生。抗生素控制不满意的输卵管卵巢脓肿或盆腔脓肿可行手术治疗。

（2）**盆腔炎性疾病后遗症**：多采用综合性治疗方案控制炎症,同时注意增强机体抵抗力,缓解症状,增加受孕机会。治疗包括：①物理疗法：能促进盆腔局部血液循环,改善组织营养状态,提高新陈代谢,有利于炎症吸收和消退,常用的有激光、短波、超短波、微波、离子透入等。②中药治疗：结合患者特点,通过清热利湿、活血化瘀或温经散寒、行气活血达到治疗目的。③西药治疗：针对病原菌选择有效抗生素控制炎症,还可采用透明质酸酶等使炎症吸收。④输卵管积水者可手术治疗。⑤不孕妇女可选择辅助生殖技术达到受孕目的。

（二）**心理-社会评估**

患者因疾病反复发作,症状重,容易产生烦躁、恐惧、不安等心理。尚未生育者,因担心影响生育而焦虑。

【常见的护理诊断/问题】

1. 焦虑 与担心病情、知识缺乏及疾病迁延日久有关。

2. 慢性疼痛 与局部炎性刺激有关。

3. 体温过高 与感染有关。

4. 睡眠型态紊乱 与腹痛及担心预后不良有关。

【护理措施】

（一）**一般护理**

嘱患者卧床休息,取半卧位,有利于脓液积聚于直肠子宫陷凹使炎症局限。给予高热量、高蛋白、高维生素、流质或半流质饮食。每日消毒外阴2次,保持外阴清洁,减少不必要的盆腔检查以避免炎症扩散。

（二）**心理护理**

尊重、关心患者,鼓励患者诉说内心的感受,缓解焦虑情绪;告知患者盆腔炎性疾病经及时、恰当的治疗能彻底治愈,使其建立信心,减轻焦虑。

（三）**对症护理**

1. 病情观察 观察患者精神状态及营养;检查生命体征,观察是否有寒战、发热、恶心、呕吐、食欲减退、疲乏无力;观察下腹痛的部位、持续时间及伴随症状,是否有阴道分泌物增多;药物治疗患者观察疗效及不良反应;严密观察有无脓毒血症、败血症及肝周围炎的发生。

2. 指导检查配合 协助抽血检查血常规、血生化,或行阴道分泌物化验检查、培养及药物敏感试验等;超声检查有助于发现盆腔积液或包块。

3. 用药护理 ①要使患者了解及时、足量的抗生素治疗的重要性。告知患者经恰当的抗生素积极治疗,绝大多数盆腔炎性疾病能彻底治愈,使其建立信心,主动配合。②护理人员应经常巡视患者,保证药液在体内的有效浓度,并观察患者的用药反应。③对于接受抗生素治疗的患者,应在72小时内随诊以确定疗效,评估有无临床症状的改善,若此期间症状无改善,则需进一步检查,重新进行评估,必要时行腹腔镜或手术探查。

4. 手术前后护理 对于药物治疗无效、脓肿持续存在、脓肿破裂者,需手术切除病灶,根据患者情况选择经腹手术或腹腔镜手术,也可行超声或CT引导下的穿刺引流。按照妇科围手术期护理常规实施护理。

5. 防治盆腔炎性疾病后遗症的护理 ①严格掌握手术指征，严格遵循无菌操作规程，为患者提供高质量的围手术期护理。②及时诊断并积极正确治疗盆腔炎性疾病。③注意性生活卫生，减少性传播疾病。对于被确定为盆腔炎性疾病后遗症的患者，酌情选择治疗方案：不孕患者多需辅助生殖技术协助受孕；对于慢性盆腔痛可对症处理，或给予中药、理疗等综合治疗；盆腔炎性疾病反复发作者可在抗生素治疗基础上酌情手术；输卵管积水者需行手术治疗。

6. 其他护理 遵医嘱纠正水、电解质紊乱和酸碱失衡；高热时采用物理降温，若有腹胀应行胃肠减压。

（四）健康指导

做好经期、妊娠期及产褥期的卫生宣教；指导性生活卫生，减少性传播疾病，月经期禁止性交；对沙眼衣原体感染的高危妇女进行筛查和治疗可减少盆腔炎性疾病发生率。告知沙眼衣原体及淋病奈瑟菌感染者，在治疗后 4~6 周复查病原体；若有下生殖道感染须及时接受正规治疗，防止发生盆腔炎性疾病后遗症。

（徐洁欢）

思考题

（一）简答题

1. 简述女性生殖系统的自然防御功能。
2. 简述慢性子宫颈炎的治疗原则。

（二）论述题

某女，32 岁，G_1P_1，平素月经规则。因"阴道分泌物增多伴外阴瘙痒、灼热感 2 周"来院就诊。妇科检查：外阴潮红，有抓痕，阴道及子宫颈黏膜充血，有散在出血斑点，阴道后穹隆处有多量分泌物，呈黄绿色泡沫状，质稀薄。其他未见异常。

根据以上资料，请回答：

1. 该患者最可能的临床诊断。
2. 该类患者应给予的随访指导。

ER 14-3

练习题

第十五章 | 妇科手术患者围手术期护理

ER 15-1 教学课件

ER 15-2 思维导图

学习目标

1. 掌握妇科手术术前、术后的护理措施。
2. 熟悉妇科腹部手术术前、术后的护理评估内容。
3. 了解妇科各种手术的名称及术前、术后的护理诊断。
4. 学会妇科各种手术的术前准备和术后护理操作技术。
5. 具有良好的沟通能力，尊重、关爱患者并保护其隐私。

妇科手术是妇科疾病常用的治疗手段之一，主要包括腹部手术和外阴、阴道手术两大类。手术既是治疗的过程，也是创伤的过程。围手术期护理的目标是通过充分的术前准备和精心的术后护理，保证手术顺利进行，减少或消除手术并发症，减轻创伤对患者的负面影响，促进患者尽早康复。

情境导入

某女，47 岁，G₂P₁，平素月经规则。因"发现下腹包块 1 个月余伴阴道流血 20 日"入院。查体：贫血貌，子宫前位，增大如孕 3 月，可活动，无压痛，前壁可触及质硬包块。超声检查提示子宫增大，前壁见 6cm×5cm×4cm 低回声区。患者诉近半年月经不规律、经期延长、经量大。hCG(−)。其他未见异常。

根据以上资料，请回答：
1. 该患者最可能的临床诊断。
2. 如需手术治疗，该类患者应采取的术前准备。

第一节　腹部手术患者围手术期护理

根据手术的范围，可分为剖腹探查术、附件切除术、次全子宫切除术、全子宫切除术、全子宫及附件切除术、子宫根治术、广泛性全子宫切除术及盆腔淋巴结清扫术、肿瘤细胞减灭术等；根据手术的急缓程度，可分为择期手术、限期手术和急诊手术。近年来，腹腔镜下的妇科手术有很大的发展，机器人辅助手术也在部分医院实施。

一、术前护理

【护理评估】

（一）生理评估

1. 健康史　①了解患者的一般情况：年龄、婚姻状况、职业、文化程度、民族；询问患者目前居住的地址、联系方式等。②了解患者当前的情况：疾病诊断、治疗方案、护理措施等。评估老年患者身体各器官退化状况，判断是否存在视力或者听力减退，是否伴有老年病、慢性病，排除手术禁忌证。③了解手术的理由和目的、迫切性及拟施行的手术。④了解月经史、婚姻史和生育史，如末次月经的时间、月经异常病史，以避免月经期手术；了解药物过敏史和其他过敏史。⑤了解既往史，根据年龄了解患者是否有该年龄段常见病或者多发病史。⑥询问饮食情况和睡眠情况，若有异常要评估原因以便及时纠正。⑦评估患者的健康信念，判断是否对治疗和护理产生负面影响。

2. 身体状况

（1）疾病情况：评估疾病相关的症状和体征，判断疾病对患者的影响及其程度，评估自理能力。

（2）评估生命体征：测量体温、脉搏、血压及呼吸，体温高于 37.5℃，要考虑是否为感染；脉搏、血压异常，可能有心血管病变。对异常者应及时报告医生查明原因，给予适当处理。评估患者是否有疼痛，若有则要了解疼痛的性质和程度。目前大多用疼痛量表测量疼痛的程度，若有中度至重度的疼痛要采取干预的措施。

（3）全身状况：了解患者的身高、体重；观察患者的全身营养状况；观察患者皮肤的颜色、弹性等，是否有贫血貌，若有营养不良或贫血，要纠正后再行手术；评估皮肤的完整性，特别是手术部位皮肤完好性；评估睡眠型态和质量；评估目前是否有阴道流血，存在阴道流血的患者要避免手术，但大出血需要抢救者除外；评估有无血液高凝状态、静脉血流缓慢、血管内膜损伤等下肢深静脉血栓形成的高危因素。

（4）了解患者原发病的治疗情况，判断是否对本次手术有影响，若发现手术禁忌证要及时报告医生，纠正后再行手术。

3. 相关检查

（1）实验室检查

1）血、尿、粪三大常规检查：了解患者的一般健康情况；了解红细胞总数、血红蛋白含量，排除贫血。

2）凝血功能测定：测定凝血酶原时间及血小板计数，排除凝血功能异常。

3）水、电解质水平测定：排除水、电解质紊乱。

4）肝肾功能检查：排除肝肾疾病。

5）空腹血糖或糖化血红蛋白测定：排除糖尿病。

（2）影像学检查：常规进行胸部 X 线检查，排除呼吸道感染；年龄＞60 岁，有肺气肿、肺纤维化、胸廓畸形以及肺叶切除术后的患者应做肺功能测定；若有盆腔肿块者可行超声检查、CT、MRI 等检查了解肿块大小与周围组织的情况。

（3）其他检查：行心电图检查，异常者应做 24 小时动态心电图检查；器质性心脏病患者应做超声心动图检查。

（二）心理-社会评估

1. 了解患者对医院陌生环境的适应程度，是否对患者的休息和睡眠有负面的影响。

2. 了解患者对疾病、手术、预后的了解程度和态度，特别是对手术的态度和心理准备情况，与医务人员在手术期间合作配合的可能性和合作度。

3. 了解患者对手术可能引起的术后情况是否存在焦虑、恐惧等心理反应。

4. 如果患者拟施行子宫和／或卵巢切除术，要了解患者对切除子宫后可能的结果是否了解，是否有正确的认识。

5. 评估患者对手术期间不能履行母亲、妻子、女儿等家庭角色和上班等工作角色而产生的焦虑、不安、悲观、抑郁等情况。

6. 了解患者家人如丈夫、子女对患者疾病和手术相关知识的了解程度和态度；对手术和治疗是否存在经济等困难；了解患者家庭的沟通模式、家庭关系和相互间信任、依赖的程度。

【常见的护理诊断/问题】

1. 知识缺乏：缺乏手术相关知识及手术前准备相关知识。

2. 焦虑　与医院陌生环境刺激、担心手术效果有关。

3. 舒适受损　与手术前需要做各种准备工作、改变原有生活形态有关。

【护理措施】

（一）一般护理

在等待手术期间，患者应尽可能保证充足的睡眠、健康的饮食。保持良好的心态，增强体质，预防感冒。

（二）心理护理

当患者接受手术治疗的方案后，会产生心理压力。患者会担心麻醉的安全、手术是否顺利、术后的疼痛程度，手术后是否会因为某些功能的丧失而影响日常生活和夫妻生活。护理人员要亲切、耐心接待患者入院，做好病室环境、病友及医护人员的介绍，减少陌生感。及时充分了解患者的担忧和需要，并尽可能地给予比较满意的解释和满足其需求。用浅显易懂的言语、资料或图片介绍相关疾病的医学知识，让患者了解手术的目的、手术前后的注意事项，纠正错误认知，如子宫切除后会衰老，影响性功能等。近年来，很多医院都开展了手术室护理人员在术前1日到病房了解患者情况，向患者介绍麻醉的方式、手术室的环境、手术过程等做法，有的带患者去手术室参观，减轻或避免患者的术前焦虑和恐惧，使者相信在医院现有条件下，能顺利度过手术全过程。同时，在不影响治疗、护理的前提下，尊重患者的信仰和习惯，鼓励患者说出自己的感受，共同探讨适合于个体的缓解心理应激的方法，从而减轻患者的心理应激。另外，还要向家属进行健康指导，争取他们的支持与配合。

（三）术前指导

1. 提供相关知识和信息　要根据患者年龄和文化程度，使用患者可以理解和接受的方式提供相关知识和信息。可启发患者讨论和提问题，让患者在心情放松的情况下接受知识和信息。

（1）**手术治疗的必要性、重要性和可行性**：给患者提供相关的疾病知识，与患者分析手术治疗对治疗疾病的必要性和重要性。向患者介绍医务人员和医疗设备对此类手术的自信和优势条件。若为腹腔镜手术患者，要告知有可能转成剖腹术。

（2）**围手术期护理知识**：告知患者术前准备的内容，如备皮、阴道准备、肠道准备；介绍拟定的手术、麻醉方式，鼓励患者与医务人员很好地配合完成手术前的准备工作。与患者讨论手术后可能出现的不适和健康问题及可能的处理方法，如术后患者将会进入复苏室，可能继续静脉输液、有留置的导尿管或引流管，可能有手术部位的疼痛感。因为麻醉使胃肠蠕动功能减弱而致术后腹胀，告知术后镇痛的方法及其选择，告知早期活动可促进胃肠功能的恢复、预防坠积性肺炎等好处，并指导怎么进行术后早期活动。若为腹腔镜手术，告知患者术后可能因为腹内气体未排净而有腹胀、胃部不适、肩痛等症状，消除其恐惧心理。

2. 指导适应性功能锻炼　术后患者常因为切口疼痛等不愿意咳嗽和翻身，所以术前要训练患者深呼吸、咳嗽、咳痰的方法，如指导患者双手按住切口两侧，限制腹部活动的幅度，以胸式呼吸用力咳嗽；同时应教会患者在别人协助下床上翻身、肢体运动的方法。让患者反复练习，直到掌握为止。

（四）术前准备

1. 观察生命体征　生命体征与患者病情密切相关，应根据医嘱进行观察测量。术前3日，每8小时测体温、脉搏、呼吸1次，每日测血压1次。若患者出现发热、血压增高等应通知医生，并协助查找原因，若需推迟手术，向患者及家属说明原因，取得患者及家属理解。

2. 保证足够营养 术前营养状况直接影响术后康复。术前应指导患者进高蛋白、高热量、富含维生素的食物；若年老、体弱、进食困难者应与营养师讨论，调整饮食结构，制订合理食谱，必要时通过肠外营养方式补充，如输白蛋白、输血。

3. 处理术前合并症 对合并贫血、营养不良、高血压、糖尿病、心脏疾病等患者，要及时给予适当的治疗，争取调整到最佳身心状态，为手术创造条件。

4. 确认术前检查项目的完整性 确认必要的术前检查，如血常规、尿常规、粪常规、心电图、肝功能、肾功能、出凝血时间及交叉配血试验等，确认没有手术禁忌证。

5. 签手术同意书 尊重患者知情同意的权利，签署手术同意书，一方面使患者和家属了解术前诊断、手术的名称、手术目的、术中和术后可能出现的问题，避免不合意愿的手术。另一方面也是院方手术行为得到患者和家属认可的依据，避免院方因患者不理解病情或产生并发症时遭受指责，甚至引发法律纠纷。签署后的手术同意书要妥善保管。

6. 术前 1 日护理

（1）**输血准备**：是手术前常规工作。与血库取得联系，保证术中血源供给。备血量的多少是根据患者手术的大小、难易程度决定。先由医生填写用血预约申请单，申请单要填写完整和准确。然后采集患者的血液标本，认真核对患者的姓名、年龄、床号等信息，采集到的血标本装入专用备血试管，贴上与用血预约申请单联号一致的标签。由专人将标本、用血预约单、手术预约通知单一并送血库。如有多个患者同时做备血准备，要注意患者间资料和血标本不能混淆。

（2）**清洁**：应淋浴、更衣、剪指甲、去指甲油及其他化妆品等。

（3）**阴道准备**：对于拟行全子宫切除术、广泛性全子宫切除术、卵巢癌肿瘤细胞减灭术的患者，为防止微生物经阴道侵入手术部位，需清洁和消毒阴道和宫颈。可于手术前 1 日行阴道冲洗，在手术室于手术前再次消毒宫颈、阴道，消毒时注意阴道穹隆，消毒后用大棉签拭干。无性生活史者和拟行附件手术者无需做阴道准备。

（4）**肠道准备**：目的是使肠道空虚、暴露手术野、减轻或防止术后肠胀气；防止手术时使用麻醉药物使肛门括约肌松弛致粪便失禁污染手术台。肠道准备分为饮食管理和机械性肠道准备，有时也会根据手术要求及个体情况给予肠道抑菌药物。

1）饮食管理：饮食管理包括无渣饮食、流质饮食以及术前禁食禁饮。伴随着术后康复医学的迅速发展，术前禁食禁饮的时间有所改变。除合并胃排空延迟、胃肠蠕动异常和急诊手术等患者外，建议术前 2 小时禁饮，禁饮前可口服清饮料，包括清水、糖水、无渣果汁、碳酸类饮料、清茶，不包括含酒精类饮品；术前 6 小时禁食，禁食前可食用淀粉类固体食物，但油炸、脂肪及肉类食物则需要更长的禁食时间。

2）机械性肠道准备：机械性肠道准备包括口服导泻剂和灌肠。常用的导泻剂有番泻叶、20%甘露醇、50% 硫酸镁、复方聚乙二醇电解质散。常用的灌肠溶液有 0.1%~0.2% 肥皂水、等渗盐水、甘油灌肠剂、清水。肠道准备对于患者是应激因素，目前建议在未涉及肠道的妇科手术中，取消术前肠道准备；若手术范围涉及肠道，如晚期卵巢恶性肿瘤，可遵医嘱予以肠道准备。

（5）**镇静剂使用**：镇静药物可延迟术后苏醒及活动的时间，故术前 12 小时应避免使用。对于有严重焦虑的患者，可遵医嘱使用短效镇静药物，如地西泮（安定）、异戊巴比妥（阿米妥）等。护理人员应做好用药安全指导，术后应注意观察患者的意识及活动情况。

7. 手术日护理

（1）**测量生命体征**：体温、脉搏、呼吸、血压，了解有无月经来潮，如有异常报告医生。

（2）**皮肤准备**：目前主张避免剃毛，若必须剃毛，需在手术当日实施，以顺毛、短刮的方式进行手术区域剃毛备皮，其范围是上自剑突下，两侧至腋中线，下达两大腿上 1/3 处及外阴部的皮肤，注意清洁脐窝部。腹腔镜手术的患者更要保证其脐部清洁。

（3）取下患者活动义齿、发夹、首饰及贵重物品，交家属妥善保管。

（4）**备好患者去手术室携带的物品**：如病历、术中用药，核对后交给手术室护理人员。

（5）**留置导尿管**：保持导尿管引流通畅，避免术中损伤膀胱。近年来，逐渐采用在患者实施麻醉后放置导尿管，此时患者全身松弛，无痛苦且便于操作。

（6）**与手术室护理人员交接患者**：核对患者姓名、床号、住院号、年龄、诊断、手术名称、携带药物；核对患者腕带信息。

8. 急诊手术护理　妇产科常见的急诊手术有卵巢囊肿蒂扭转、破裂，异位妊娠破裂大出血等，由于发病急、病情重，使患者及家属心情紧张。在给患者及家属提供心理安全感的同时，配合医生在最短的时间内完成术前准备。休克患者在处理休克的同时，快速完成腹部手术准备。应立即询问病史、测量生命体征、观察病情并做好医疗记录；签署手术同意书；完成备皮、输液、配血、导尿等准备工作。若情况允许，刚进食者手术可推迟 2~3 小时进行；阴道准备可与手术准备同时进行；麻醉前不必常规给药。同时，对患者和家属进行手术目的以及术前准备的针对性解释，通过娴熟的技术减轻患者紧张、恐慌的情绪，也使其家属积极配合急诊手术。

二、术后护理

术后护理应从手术完毕至患者出院。术后的短时间内，应以观察患者的生命体征为护理重点，以后则应注意各系统功能的恢复情况，目的是使患者能尽快康复，防止各种手术并发症的发生。针对患者存在的问题，采取相应的护理措施，让患者和家属参与到护理活动中，发挥患者的主观能动性，提高患者自护能力。

【护理评估】

（一）生理评估

1. 健康史　详细阅读手术记录单、麻醉师和手术室护理人员的交接记录单等，了解患者的手术情况，如麻醉方式及效果、手术范围、术中出血量、术中尿量、输血、输液及用药情况。

2. 身体状况

（1）**生命体征**：及时测量患者血压、脉搏、呼吸和体温，观察术后血压并与术前、术中比较；了解呼吸的频率、深度；注意脉搏是否有力，节律是否整齐；了解体温的变化情况。

（2）**神志**：观察全麻患者的神志，以了解麻醉恢复的情况；对蛛网膜下腔麻醉及硬膜外麻醉患者，了解有无神志的异常变化。

（3）**皮肤**：评估皮肤的颜色和温度，特别应观察切口、麻醉针孔处敷料是否干燥，有无渗血；手术过程中受压部位皮肤及骨突出处皮肤是否完整。

（4）**疼痛**：评估患者术后疼痛的部位、性质、程度；了解患者的镇痛方式，如采用硬膜外置管和自控镇痛装置需观察管道是否固定、通畅；采用注射或口服时，则要了解药物剂量和使用间隔时间，观察镇痛后患者疼痛的缓解程度。

（5）**各种引流管**：了解引流管的放置部位和作用，观察引流管是否固定、通畅，评估引流液的质、色、量，是否有异味等，了解术中是否有腹腔内用药。妇科腹部手术患者常见的引流管有导尿管、腹腔引流管、盆腔引流管、胃肠减压管等。

（6）评估有无下肢深静脉血栓形成的高危因素。

3. 相关检查　不做常规要求，根据患者的情况进行相应的检查，如术中出血多的患者要随访红细胞计数以排除贫血；疑有感染发生时做胸部 X 线检查或血液细菌培养。

（二）心理-社会评估

术后患者对手术是否成功，有无并发症最为关心，对术后出现的不适往往感到紧张、焦虑。应通过评估患者对手术的耐受情况，亲切耐心地与患者交流，观察心理反应。同时，了解患者有无家属或丈夫陪伴及其他支持情况。

【常见的护理诊断/问题】

1. 疼痛 与手术创伤有关。

2. 舒适受损 与虚弱、疼痛,携带各种导管影响活动度有关。

3. 有感染的危险 与手术创伤有关。

【护理措施】

(一)一般护理

1. 准备环境 为术后患者提供安静、舒适、空气清新的休息环境,备好麻醉床,根据不同手术做好物品的准备,如输液架、心电监护仪、各种引流袋。根据需要准备好氧气等抢救物品。

2. 交接患者 与手术室护理人员和麻醉师交接患者,测量血压与脉搏,检查静脉通路、各类引流管是否通畅,评估皮肤的完整性。

3. 安置体位 根据手术及麻醉的方式决定体位。

(1)全麻未清醒的患者取平卧位,头偏向一侧,保持呼吸道通畅,防止呕吐物、分泌物呛入气管引起窒息或吸入性肺炎,清醒后可根据患者需要选择卧位。未清醒时防止坠床。

(2)蛛网膜下腔麻醉者去枕平卧 4~6 小时,以防头痛;硬膜外麻醉者,术后可睡软枕平卧,观察 4~6 小时,生命体征平稳后可采取半卧位。半卧位有利于腹腔引流,使术后腹腔内的液体、炎性渗出液局限在直肠子宫陷凹,避免对膈肌的激惹,减少脏器刺激。同时半卧位可松弛腹部肌肉,降低腹部切口张力,减轻疼痛;使肺扩张,有利于呼吸、咳嗽、排痰,减少术后肺部并发症。

无论采取何种卧位,都应注意在保证患者舒适的情况下,定时给患者翻身,协助肢体活动,以促进术后恢复。

4. 管理饮食 不涉及肠道的手术患者,术后 6 小时进流质饮食,应避免产气食物如牛奶、豆浆,以免肠胀气。根据手术范围及患者胃肠道功能恢复情况,可酌情延长流质饮食时间,肛门排气后改流质为半流饮食,以后逐步过渡到普通饮食。涉及肠道的手术患者,术后应禁食,排气后才能进流质饮食,逐步过渡到半流质、普通饮食。术后饮食应以营养丰富、易消化、高热量及富含维生素为原则。鼓励患者进食,促进肠道功能恢复及术后康复,不能进食或进食不足期间,应静脉补充液体和电解质,必要时给予静脉营养。

5. 促进休息与活动 在镇痛的前提下,要保证患者有良好的休息和足够的睡眠。同时按循序渐进的原则,鼓励患者早期活动。每 2 小时协助卧床患者翻身 1 次,及时指导患者进行肢体运动、做深呼吸、咳嗽,鼓励患者在术后 24 小时内尽早下床活动,改善循环,促进肺功能的恢复,防止下肢静脉血栓形成。活动时注意防止患者特别是老年患者因体位变化引起血压不稳定,防止突然起床或站立时发生跌倒。

(二)心理护理

减轻患者疼痛,解除不适,告知手术的情况及术后的注意事项,帮助患者提高自理能力;做好家属的健康教育,取得其积极的配合,有效降低术后患者不良的心理反应。

(三)对症护理

1. 病情观察

(1)**生命体征**:认真观察并记录生命体征。通常术后每 15~30 分钟监测 1 次血压、脉搏和呼吸,直至平稳。平稳后,改为每 4 小时 1 次;24 小时以后,每日测 4 次,正常后再测 3 日。术后有心电监护仪者,根据医嘱监测血压、脉搏、呼吸至平稳后,每 4 小时监测一次直至停止使用心电监护。若测得生命体征异常或有内出血征象,应增加监测的次数,及时报告医生。术后应每日测体温 4 次,由于机体对手术创伤的反应,术后 1~3 日体温稍有升高,但一般不超过 38℃,如果体温持续升高,或正常后再次升高,应观察有无切口、肺部、泌尿道等部位的感染。

（2）**切口**：术后 24 小时内注意观察腹部切口有无出血、渗液，切口敷料是否干燥，切口周围皮肤有无红、肿、热、痛等感染征象，敷料污染或渗出多时要请示医生予以更换。开腹手术患者采用腹带包扎腹部，必要时用 1~2kg 沙袋压迫腹部 6~8 小时。对子宫全切的患者，应观察有无阴道流血及阴道分泌物的量、质、色，以判断阴道切口的愈合情况。

（3）**麻醉的恢复**：观察全麻患者意识的恢复情况；观察蛛网膜下腔麻醉、硬膜外麻醉患者下肢感觉的恢复情况。一般情况下，停药 6 小时后麻醉作用消失。

2. 疼痛护理　疼痛是术后主要的护理问题，麻醉作用消失至术后 24 小时内疼痛最明显。患者常常因为疼痛而拒绝翻身、检查，甚至产生焦虑、恐惧、失眠等。可按医嘱采用多模式镇痛方法，如使用镇痛药或镇痛泵，以缓解患者的疼痛症状。护理人员应掌握镇痛的方法和技巧，正确指导患者使用自控镇痛装置，或在评估患者疼痛的基础上及时给予镇痛药。静脉给予镇痛药后 15~30 分钟，口服镇痛药 1~2 小时后评估疼痛缓解情况，了解镇痛效果。另外，保持病室安静、环境舒适。6 小时后用腹带帮助固定伤口并帮助患者采取半卧位，以减轻疼痛。

3. 留置管的护理

（1）**导尿管的护理**：除子宫根治术外，应避免使用导尿管，或在术后 24 小时内拔除导尿管。宫颈癌、卵巢癌等疾病的手术范围较大，神经损伤难以短期恢复，影响膀胱功能，导尿管常需保留 7 日或更长时间。置管期间定期观察并记录尿液的色、质、量。集尿袋每周更换 2 次，保持引流通畅、避免导管扭曲或受压，避免尿潴留及逆流。置管期间 250mg/L 碘伏溶液每日擦洗会阴 2 次，预防感染。拔管后鼓励患者多饮水、及时排尿，排尿有困难者要测残余尿量。

（2）**引流管的护理**：护理的原则是保持引流管固定、引流通畅，保持引流管周围皮肤清洁、干燥，同时观察引流物的量、质、色，并做好记录。妇科患者术后通常有留置的腹腔或盆腔引流管，医生根据患者的手术情况和引流量决定保留时间。一般留置 2~3 日。一般在 24 小时负压引流液不超过 200ml，若量多应了解是否在术中有腹腔内用药；量多且色鲜红，要警惕内出血。

4. 术后常见并发症及护理　无论手术大小，都有健康问题的可能性。护理的目标是预防或减轻症状，促进尽早康复。

（1）**腹胀**：多因手术、麻醉致患者肠蠕动减弱所致，炎症、低钾等也可引起术后腹胀。通常患者在术后 48 小时内排气，标志肠蠕动恢复。超过 48 小时未排气的患者应注意观察有无腹胀及腹胀的程度，查找腹胀的原因并进行处理。出现腹胀者排除肠梗阻后可采取热敷下腹部、生理盐水低位灌肠、"1、2、3"灌肠等措施刺激肠蠕动。若肠蠕动已恢复，但仍不能排气，可行肛管排气、针灸、皮下注射新斯的明（0.5mg）等促进排气，缓解腹胀。炎症或低钾者可给予抗生素或补钾。同时，鼓励早期下床活动预防或减轻腹胀。

（2）**便秘**：术后由于活动减少，胃肠蠕动减弱，患者容易便秘。除鼓励活动外，能进食的患者应多饮水，吃蔬菜、水果，必要时根据患者情况给予麻仁丸、石蜡油、番泻叶等缓泻剂来缓解便秘，保持大便通畅，避免用力排便造成切口疼痛、切口裂开或愈合不良。

（3）**尿潴留**：不习惯卧床排尿、留置导尿管的机械性刺激是术后患者尿潴留的主要原因。预防措施有鼓励患者坐位排尿、增加液体入量、听流水声等。若以上措施无效，则再导尿。宜暂时留置导尿管者，每 3~4 小时开放一次，以训练膀胱功能。

（4）**下肢深静脉血栓**：是妇科手术术后较为严重的并发症之一。嘱患者术后注意保暖，腹带应松紧适宜，避免过紧增加下肢静脉回流阻力。术后尽早活动双下肢，鼓励早期下床活动。对于有血栓形成倾向的高危患者，术后住院期间应继续穿着弹力袜，至术后 1~2 个月，或使用间歇性充气压缩泵，联合使用低分子肝素会增强抗凝效果。术后密切观察患者下肢皮肤情况，并观察患者有无呼吸困难、胸痛、血氧饱和度下降等肺栓塞症状，若有异常，及时报告医生进行处理。妇科恶性肿瘤腹部手术后预防下肢深静脉血栓应延长至 28 日。

（四）出院指导

在评估患者自我护理能力以及家属对患者照顾能力的基础上，在患者入院时就开始进行有针对性的指导，并在出院时提供详细的出院指导。出院指导包括出院后的休息、活动、用药、饮食、性生活、门诊复查时间、可能出现的异常症状、体征的观察和处理等。

知识链接

妇科加速康复外科

妇科加速康复外科（enhanced recovery after surgery，ERAS）是通过基于循证医学证据的一系列围手术期优化处理措施，减少手术创伤及应激，减轻术后疼痛，促进患者早期进食及活动，加速患者术后康复。

妇科 ERAS 的基本原则包括术前宣教、取消常规肠道准备、合理调整术前禁食禁水时间、术前摄入含糖饮料、多模式镇痛、术中保温、优化液体管理、避免放置引流、术后早期进食及下床活动。妇科 ERAS 的成功实施需要多学科间的密切合作，同时需充分结合各医疗中心的实际条件与患者的具体情况，在标准化的同时做到个体化、最优化，使患者实际获益。

第二节　外阴及阴道手术患者围手术期护理

外阴手术是指女性外生殖器部位的手术，包括外阴癌根治术、处女膜切开术、前庭大腺脓肿切开引流术等。阴道手术是指阴道局部手术及经阴道的手术，如阴道成形术、会阴裂伤修补术、尿瘘修补术、宫颈或子宫内膜活检术、子宫黏膜下肌瘤摘除术、阴式子宫切除术、计划生育手术等。

一、术前护理

【护理评估】

（一）生理评估

1. 健康史　①了解患者的一般情况：年龄、婚姻状况、职业、文化程度、民族。询问患者目前居住的地址、联系方式等。②了解患者疾病的发病时间和病程中症状变化，确定患者是否需要急诊手术，若为外阴、阴道创伤引起的出血或血肿通常需要急诊手术。评估老年患者身体各器官退化状况，是否存在视力或者听力减退，是否伴有老年病、慢性病，排除手术禁忌证。③了解手术的理由和目的、迫切性及拟施行的手术。④了解月经史、婚姻史和生育史，如末次月经的时间、月经异常病史以避免月经期手术；了解药物过敏史和其他过敏史。⑤了解既往史，根据年龄了解患者是否有该年龄段常见病或者多发病史。⑥询问饮食情况和睡眠情况，若有异常要评估原因以便及时纠正。

2. 身体状况　阴道手术前应该评估患者的全身及局部情况，其内容和方法与腹部手术前的身体评估相似。评估的重点是手术部位皮肤的完整性，是否有皮肤感染的症状和体征。

3. 相关检查　基本要求同腹部手术。有性生活史患者进行阴道分泌物检查和细胞学检查，排除手术禁忌证。

（二）心理-社会评估

外阴阴道是女性特别隐私的部位，应评估患者对疾病、外阴阴道手术方式及预后的反应。先天性无阴道患者多为年轻女性，往往不愿意谈及疾病，常表现为羞怯、担心被歧视；外阴癌患者担心术后康复及疾病预后，易出现焦虑、自尊紊乱等心理反应。了解家属，特别是丈夫的反应，评估患者在家庭中的角色功能是否因疾病而改变。

【常见的护理诊断 / 问题】

1. 情境性低自尊 与外阴、阴道疾病,手术暴露或手术切除外阴有关。

2. 知识缺乏:缺乏疾病发生、发展、治疗及护理知识。

【护理措施】

术前的护理措施与腹部手术护理基本相同,但由于外阴阴道的位置靠近肛门,血管、神经丰富,又属机体隐私部位,护理上应该加强下列几个方面的护理:

1. 心理护理 针对外阴阴道手术患者的心理特征,最大限度地保护患者隐私。有条件者,安排患者住单间或病员数相对少的病房;术前准备、检查、进行各种操作时宜用屏风,避免闲杂人员,尽量减少暴露部位。同时与患者、家属一起讨论疾病治疗相关事项,协助做好家属特别是丈夫的工作,让其理解患者,配合治疗及护理。

2. 皮肤准备 皮肤准备范围上至耻骨联合上 10cm,下至外阴部、肛门周围、臀部及大腿内侧上 1/3。外阴局部皮肤感染或有湿疹者,治愈后方能手术。此外,若手术需要植皮的患者,应遵医嘱做好供皮区的准备。毛发稀少的部位无需常规剃毛,如需备皮,最好以剪毛代替剃毛。患者备皮时间离手术时间愈近愈好。

3. 肠道准备 涉及肠道的手术需进行肠道的准备,如阴道成形术。患者术前 3 日进少渣饮食,每日灌肠溶液洗肠 1 次或口服导泻剂,术前 1 日禁食,给予静脉补液,术前日晚及术日晨行清洁灌肠。若手术不涉及肠道,仅于术前 1 日下午给予洗肠液洗肠。

4. 阴道准备 术前 3 日开始准备,250mg/L 碘伏溶液行阴道冲洗或擦洗,每日 2 次。手术日晨行宫颈阴道消毒,消毒时应特别注意阴道穹隆。

5. 特殊用物准备 根据术后患者的具体需要准备灭菌的棉垫、绷带、阴道模型等;根据患者手术所采取的体位准备相应的物品,膀胱截石位需准备软垫,避免压迫腘窝处的血管、神经致血液循环障碍;膝胸卧位者,应为患者准备支托。

6. 留置导尿管 外阴、阴道手术患者一般不应在术前放置导尿管,但应排空膀胱。

二、术后护理

【护理评估】

评估内容与方法同腹部手术患者,但因为手术部位接近尿道口、阴道口及肛门,故还需注意观察局部切口早期感染的征象。

【常见的护理诊断 / 问题】

1. 疼痛 与手术创伤有关。

2. 情境性低自尊 与手术后局部护理过程中隐私部位暴露所致的羞愧、内疚有关。

3. 有感染的危险 与疾病及手术的部位接近阴道口、尿道口及肛门有关。

【护理措施】

术后护理措施基本同腹部手术的术后护理措施,由于外阴、阴道局部血管、神经丰富,前后毗连尿道口和肛门,还应特别注意以下几个方面:

1. 安置体位 根据不同手术采取相应的体位。一般应尽早取半卧位,以利于盆腔引流。但接受阴道壁修补术的患者术后以平卧为宜,禁止半卧位,以免增加局部压力,影响预后;子宫脱垂患者做阴式子宫切除术后早期也要避免半卧位,以免引起阴道和会阴部的水肿;行外阴根治术的外阴癌患者术后采取平卧位,双腿外展屈膝,膝下垫软枕头,可减少腹股沟及外阴部的张力,促进切口愈合;膀胱 - 阴道瘘患者术后应相对瘘口位置采取健侧卧位,减少尿液对修补瘘口处的刺激,有利于愈合。

2. 观察切口 外阴、阴道肌肉组织少,张力大,切口愈合相对缓慢,除观察局部切口有无出血、渗液、红肿热痛等感染征象外，还应观察局部皮肤的颜色、温度、有无坏死等。阴道内留置纱条压迫止血者，要注意观察其阴道分泌物的量、性质、颜色及气味，纱条一般于术后12~24小时内取出。此外，外阴加压包扎者还应观察双下肢的皮温、足背动脉搏动等，若有异常及时与医生联系。

3. 疼痛护理 外阴神经末梢丰富，对疼痛敏感，要给予患者及时、充分的镇痛。可按医嘱给予镇痛药或者使用自控镇痛泵，并注意观察用药后的镇痛效果。

4. 会阴护理 置消毒会阴垫，保持外阴清洁干燥，每日行外阴擦洗2次，保持床单及接触外阴部的物品清洁干燥。大小便后清洁会阴。

5. 导尿管的护理 会阴部手术后保留导尿管时间较长，根据手术范围及病情导尿管分别留置2~14日。尿道口护理每日2次，注意保持导尿管的通畅，拔除导尿管后，应嘱患者尽早排尿。

6. 肠道护理 为防止粪便对伤口的污染及排便时对伤口的牵拉，应控制首次排便的时间。涉及肠道的手术应在患者排气后，遵医嘱使用药物抑制肠蠕动，常用药物为阿片酊5ml，加水至100ml口服，每日3次，每次10ml。于术后第5日给予缓泻剂，使粪便软化，避免排便困难。

7. 避免增加腹压 告知患者腹压增加，会导致局部切口的张力增大，影响切口的愈合，让患者避免蹲位、用力排便等增加腹压的动作。

8. 健康指导 出院前指导患者术后3个月内避免重体力劳动及用力排便、剧烈咳嗽等增加腹压的动作。定期随访，检查确定伤口完全愈合后方可恢复性生活。

（徐洁欢）

思考题

1. 简述妇科腹部手术的皮肤准备范围。
2. 简述妇科腹部手术术后导尿管的护理要点。
3. 简述外阴及阴道手术术后的肠道护理要点。

ER 15-3

练习题

第十六章 | 女性生殖系统肿瘤患者的护理

教学课件

思维导图

学习目标

1. 掌握女性生殖系统各肿瘤患者的护理评估和护理措施。
2. 熟悉女性生殖系统各肿瘤的治疗原则；卵巢肿瘤良、恶性的区别；各种女性生殖系统恶性肿瘤的临床分期。
3. 了解正常宫颈上皮的生理、病理改变；卵巢肿瘤的常见辅助检查及女性生殖系统肿瘤的护理诊断。
4. 能够运用所学知识为妇科肿瘤患者进行健康教育。
5. 具有耐心、关心、尊重、主动鼓励患者的职业素养。

情境导入

某女，54 岁，G_3P_1，平素月经规则。因"性生活后出血 1 个月余"就诊。妇科检查：外阴阴道黏膜未见异常，分泌物呈血性，宫颈可见直径约 1.5cm 菜花样肿物，触之易出血。其他未见异常。

根据以上资料，请回答：
1. 该患者最可能的临床诊断。
2. 该类患者应给予的主要护理措施。

第一节 子宫颈肿瘤

子宫颈肿瘤包括良性肿瘤与恶性肿瘤；其中，恶性肿瘤最常见的是宫颈癌，它是由子宫颈上皮内病变发展而来的。本节主要介绍子宫颈鳞状上皮内病变和宫颈癌。

一、子宫颈鳞状上皮内病变

【概述】

子宫颈鳞状上皮内病变（cervical squamous intraepithelial lesion，SIL）是与子宫颈浸润癌密切相关的一组子宫颈病变，好发于 25~35 岁女性。既往称为子宫颈上皮内瘤变（cervical intraepithelial neoplasia，CIN），临床上根据病变程度分为 3 级：CIN1、CIN2、CIN3。SIL 可以分为低级别鳞状上皮内病变（low-grade squamous intraepithelial lesion，LSIL）和高级别鳞状上皮内病变（high-grade squamous intraepithelial lesion，HSIL）。其中大部分 LSIL 可以自然消退，但 HSIL 具有癌变潜能。通过筛查发现子宫颈病变，及时治疗高级别病变，是目前预防宫颈癌的有效措施。

【护理评估】

（一）生理评估

1. 健康史　了解患者的一般情况（年龄、职业、文化程度、饮食、家庭经济状况等）、月经史、婚育史、性生活史、既往史、家族史等，特别注意与宫颈癌发病有关的高危因素。

2. 病因

（1）**HPV感染**：目前研究表明女性生殖道持续感染高危型人乳头瘤病毒（human papilloma virus，HPV）是SIL和宫颈癌的主要致病因素，其中最常见的高危型为HPV16和HPV18，流行病学调查显示70%的宫颈癌与这两种亚型有关。

（2）**性行为和分娩次数**：多个性伴侣、初次性生活年龄小于16岁、早育早产、多产与高危男子（阴茎癌、前列腺癌患者或其性伴侣曾患宫颈癌者）有性接触的妇女患宫颈癌风险性增加。

（3）**其他**：SIL和子宫颈鳞癌与吸烟、性传播疾病、经济状况不良、口服避孕药和免疫抑制等因素有关。

3. 病理

（1）**子宫颈上皮组织学特点**：子宫颈上皮由子宫颈阴道部的鳞状上皮和子宫颈管的柱状上皮组成。转化区也称移行带，是指位于子宫颈鳞状上皮与柱状上皮交接部的区域，又称鳞-柱交接部或鳞-柱交接（图16-1）。转化区内成熟的化生鳞状上皮对致癌物质的刺激相对不敏感，但未成熟化生鳞状上皮代谢活跃，易受到HPV等因素的影响，导致细胞异常增生、分化，最终形成SIL。

（2）**病理诊断及分级**：《WHO女性生殖器肿瘤分类（2020）》建议采用与细胞学分类相同的二分类法，即LSIL和HSIL。LSIL相当于CIN1，HSIL包括CIN3和大部分CIN2。二分类法简便实用，提高了病理诊断的可重复性，较好地反映了HPV相关病变的生物学过程，有助于指导临床处理及判断预后。

1）LSIL：鳞状上皮的基底及副基底样细胞增生，上皮下1/3层的细胞核极性轻度紊乱、有轻度异型性，核分裂象少。

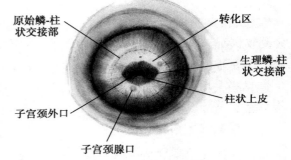

图16-1　子宫颈转化区和生理鳞-柱交接部

2）HSIL：异型细胞由上皮下1/3层扩展到下2/3层甚至全层，细胞核极性紊乱，核质比例增加，核分裂象增多。

4. 临床表现

（1）**症状**：通常无特殊症状，偶有阴道排液增多；也可在妇科检查或性生活后发生接触性出血。

（2）**体征**：子宫颈光滑，或仅见局部红斑、白色上皮，或呈子宫颈糜烂样表现，未见明显病灶。

5. 相关检查

（1）**子宫颈细胞学检查**：是SIL及早期宫颈癌筛查的基本方法，应从有性生活3年后开始，或21岁后开始，定期复查。子宫颈细胞学检查的报告形式推荐使用TBS（the Bethesda system）分类系统。

（2）**HPV检测**：可联合细胞学检查应用于25岁以上女性的宫颈癌筛查，也可用于21~25岁女性细胞学初筛为轻度异常的分流，或作为25岁以上女性的宫颈癌初筛方法，阳性者用细胞学分流。

（3）**阴道镜检查**：子宫颈细胞学提示低度鳞状上皮内病变（LSIL）及以上者，或HPV16/18型阳性者，应做阴道镜检查。

（4）**子宫颈及颈管活组织检查**：是确诊子宫颈鳞状上皮内病变和宫颈癌的可靠方法。任何肉眼可疑病灶，或阴道镜诊断为高级别病变者均应行单点或多点活检。如需了解子宫颈管的病变情况，需行子宫颈管搔刮术（endocervical curettage，ECC）。

6. 治疗原则

（1）LSIL：约 60% LSIL 可自然消退，细胞学检查为 LSIL 及以下者可随访。

（2）HSIL：可发展为浸润癌，需要手术或消融治疗。

（二）心理 - 社会评估

患者可能在筛查发现异常时感到震惊和疑惑，进而担心病变继续发展，表现出不同程度的焦虑、恐惧。

【常见的护理诊断 / 问题】

1. 焦虑　与担心病变发展有关。

2. 知识缺乏：缺乏疾病相关知识及随访意识。

【护理措施】

（一）一般护理

评估患者目前的营养状况，纠正不良饮食习惯，保证良好的营养状态。勤更换衣物及会阴垫，保持会阴部清洁。

（二）心理护理

向患者介绍检查的目的、方法、操作过程中可能出现的不适及注意事项等，消除患者疑虑，缓解其不安情绪，以便患者更好地配合。介绍病变发展的过程及预后，强调早发现、早治疗以及随访的重要性，增加其对疾病的认识，减轻心理负担。

（三）对症护理

做好子宫颈细胞学检查、宫颈活组织检查以及阴道镜检查等相关检查的配合，观察阴道出血及分泌物情况。

（四）健康指导

向育龄妇女做好宫颈癌发病高危因素的宣传工作，普及防癌知识。讲解定期做妇科检查、子宫颈细胞学检查对早发现、早诊断、早治疗的重要性。推广 HPV 预防性疫苗接种，阻断 HPV 感染，预防宫颈癌发生。

知识链接

HPV 疫苗及接种推荐

HPV 疫苗接种是预防 HPV 感染的有效方法，是防控 HPV 感染相关疾病的一级预防措施。目前，我国国家药品监督管理局已批准上市 4 种 HPV 疫苗，分别包括九价疫苗 1 种，四价疫苗 1 种和双价疫苗 2 种。其中九价疫苗针对 HPV 6、11、16、18、31、33、45、52、58 型，四价疫苗针对 HPV 6、11、16、18 型，双价疫苗针对 HPV 16、18 型。临床数据显示，此 4 种疫苗均具有很好的免疫原性及保护效力。目前优先推荐 9~26 岁女性接种 HPV 疫苗，特别是 17 岁之前的女性；同时推荐 27~45 岁有条件的女性接种 HPV 疫苗。

二、宫颈癌

【概述】

宫颈癌（cervical cancer），又称子宫颈癌，好发于由宫颈原始鳞 - 柱状上皮交接部和生理鳞 - 柱状上皮交接部之间的转化区中未成熟的化生鳞状上皮，是女性生殖系统最常见的恶性肿瘤。高发年龄为 50~55 岁。20 世纪 50 年代以来，随着国内外妇女保健工作的重视和普及开展，宫颈癌的发病率和死亡率已明显下降。目前认为，宫颈癌是可以预防的肿瘤。

【护理评估】

（一）生理评估

1. 健康史 除"子宫颈鳞状上皮内病变"中相关内容外，尚需重视年轻女性的接触性阴道出血病史，年老患者的绝经后阴道不规则流血史或异常排液情况。

2. 病因 同"子宫颈鳞状上皮内病变"。

3. 病理 宫颈癌病变多发生在宫颈外口鳞-柱状上皮交接处，相当于子宫颈外口的原始鳞-柱状上皮交接部和生理性鳞-柱上皮交接部之间形成的移行带区。宫颈癌的发生和发展是一个缓慢的过程，SIL 形成后继续发展，突破上皮下基底膜，浸润间质，形成宫颈浸润癌（图 16-2）。宫颈癌 75%~80% 为鳞癌，包括外生型、内生型、溃疡型、颈管型（图 16-3），以外生型最常见；腺癌占 20%~25%，以黏液腺癌最常见。

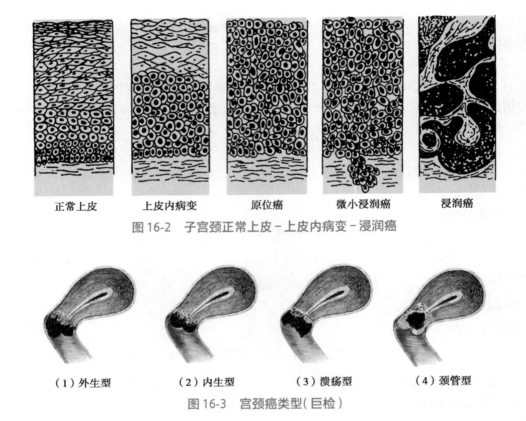

| 正常上皮 | 上皮内病变 | 原位癌 | 微小浸润癌 | 浸润癌 |

图 16-2 子宫颈正常上皮－上皮内病变－浸润癌

（1）外生型　　（2）内生型　　（3）溃疡型　　（4）颈管型

图 16-3 宫颈癌类型（巨检）

4. 转移途径 宫颈癌的主要转移途径是直接蔓延和淋巴转移，晚期可发生血行转移。其中，最常见的是向下直接蔓延至阴道壁。

5. 临床表现

（1）症状：早期患者常无明显临床表现，多在妇科普查中发现。

1）阴道流血：部分患者早期主要表现为接触性阴道出血。出血量的多少、时间早晚与宫颈癌的病理类型有关，外生型出血量多、时间早，内生型出血时间较晚。绝经后患者常表现为不规则阴道流血，年轻患者表现为经量增多、经期延长。

2）阴道排液：多数宫颈癌患者有阴道排液增多，呈白色、血性水样或淘米水样的腥臭液体，患者往往自认为炎症而耽误诊治时机；晚期患者可有大量夹杂坏死组织的米汤样或脓性阴道排液。

3）晚期症状：可出现腰骶部、下腹及下肢疼痛；癌肿压迫输尿管可引起肾盂积水及尿毒症；甚至出现贫血、恶病质等全身衰竭症状。

（2）**体征**：早期宫颈癌局部无明显异常改变，肉眼难与宫颈炎、宫颈鳞状上皮内病变相区别。随着病情发展，可出现不同体征。外生型病变组织向宫颈表面生长，可为息肉状、乳头状、菜花状赘生物，质脆，触之易出血；内生型病变组织向颈管内生长，可表现出宫颈肥大、质硬，宫颈管膨大如桶状。晚期癌组织坏死脱落形成溃疡或空洞，若癌肿浸润阴道，致阴道壁变硬、有赘生物；浸润宫旁，致宫旁组织呈结节状增厚、变硬，妇科检查时表现为"冰冻"骨盆体征。

6. 相关检查

（1）早期病例的检查方法同"子宫颈鳞状上皮内病变"。应采用子宫颈细胞学检查和/或 HPV 检测、阴道镜检查、子宫颈活组织检查的"三阶梯"程序，确诊依据为组织学诊断。子宫颈有明显病灶者，可直接在癌灶取材。

（2）**子宫颈锥形切除术**：适用于子宫颈细胞学检查多次阳性而宫颈组织活检阴性者，或活检为 HSIL，尚不能排除浸润癌者。

（3）**其他检查**：宫颈癌确诊后，应进一步做胸部 X 线检查或 CT 平扫、静脉肾盂造影、膀胱镜检查、直肠镜检查、盆腹腔 CT/MRI、PET-CT 等影像学检查，以帮助确定临床分期。

7. 临床分期　见表 16-1 和图 16-4。

表 16-1　宫颈癌的临床分期（FIGO，2018）

分期	肿瘤范围
Ⅰ期	癌灶局限在宫颈（是否扩散至宫体不予考虑）
ⅠA	仅在镜下可见浸润癌，最大浸润深度 < 5mm
ⅠA1	间质浸润深度 < 3mm
ⅠA2	间质浸润深度≥3mm，< 5mm
ⅠB	浸润癌浸润深度≥5mm（超过 ⅠA 期），癌灶仍旧局限在宫颈
ⅠB1	间质浸润深度≥5mm，病灶最大径线 < 2cm
ⅠB2	癌灶最大径线≥2cm，< 4cm
ⅠB3	癌灶最大径线≥4cm
Ⅱ期	癌灶超越子宫，但未达阴道下 1/3 或未达到骨盆壁
ⅡA	侵犯上 2/3 阴道，无宫旁浸润
ⅡA1	癌灶最大径线 < 4cm
ⅡA2	癌灶最大径线≥4cm
ⅡB	有宫旁浸润，未达盆壁
Ⅲ期	癌灶累及阴道下 1/3 和/或扩展到骨盆壁和/或引起肾盂积水或肾无功能和/或累及盆腔和/或主动脉旁淋巴结
ⅢA	癌灶累及阴道下 1/3，没有扩展到骨盆壁
ⅢB	癌灶扩展到骨盆壁和/或引起肾盂积水或肾无功能
ⅢC	不论肿瘤大小和扩散程度，累及盆腔和/或主动脉旁淋巴结
ⅢC1	仅累及盆腔淋巴结
ⅢC2	主动脉旁淋巴结转移
Ⅳ期	肿瘤侵犯膀胱黏膜或直肠黏膜（活检证实）和/或超出真骨盆（又称骨产道，泡状水肿不列入 Ⅳ 期）
ⅣA	转移至邻近器官
ⅣB	转移到远处器官

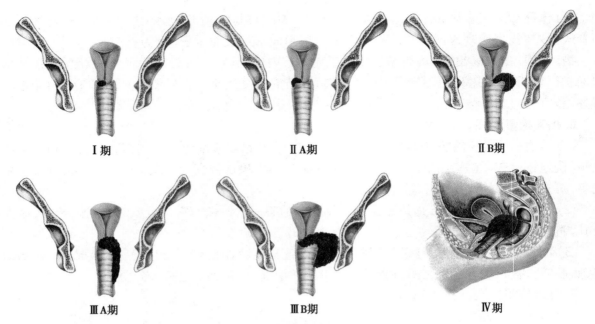

I 期   II A期   II B期

III A期   III B期   IV期

图 16-4　宫颈癌临床分期示意图

8. 治疗原则　临床常依据临床分期、患者年龄、有无生育要求、医疗条件等多方面因素综合考虑，采取以手术和放射治疗（简称放疗）为主、化疗为辅的综合治疗方案。

（二）心理－社会评估

早期宫颈癌患者多在体检中发现，得知病情后会表现出震惊和疑惑，常激发进一步确诊的重复就医行为。确诊后患者会产生恐惧，害怕疼痛、被遗弃和死亡等。与其他恶性肿瘤患者一样会经历否认、愤怒、妥协、忧郁、接受等心理反应过程。随着诊断治疗的深入还会出现悲观、厌世表现；害怕手术、担心治疗费用而不能正确配合医疗救治。患者家属得知情况后会表现出恐惧、焦虑、无法正视问题及有效与患者沟通交流而采取隐瞒、回避等做法。

【常见的护理诊断／问题】

1. 恐惧　与担心癌症对生命有威胁，导致生活质量下降等有关。

2. 排尿受损　与手术治疗致膀胱张力下降有关。

3. 有感染的危险　与阴道流血、手术创伤、放疗、化疗等导致机体抵抗力低下有关。

【护理措施】

（一）一般护理

根据患者营养状况与营养师沟通加以指导，以多样化饮食保证患者机体需要，维持体重不降；协助患者勤擦身，更换衣服，保持床单整洁和外阴清洁，病室注意通风换气；指导患者勤换会阴垫，每日会阴护理2次，便后保持外阴清洁干燥；术后根据手术和麻醉方式指导患者取舒适体位。

（二）心理护理

认真倾听患者的感受和对疾病的了解情况，用患者能接受、理解的语言与患者沟通，解释宫颈癌的相关医学常识。用治愈的实例、视频资料向患者介绍各种辅助检查和治疗方法的相关知识以及患者需要配合的内容，提高患者战胜疾病的信心和勇气，解除患者恐惧心理，取得患者积极配合。

（三）对症护理

1. 病情观察

（1）护理查房时主要观察阴道流血、排液情况，流血量发生变化或阴道排液有异味应及时报告医生；观察排尿情况和尿量变化，有尿潴留和血尿时应及时报告医生；观察患者有无腹部、会阴、腹股沟等处疼痛，有无静脉回流障碍导致的下肢水肿等。

（2）**手术患者的护理观察**：术前观察患者体温，阴道流血量、颜色，阴道排液情况，及时发现感染征象，遵照医嘱给予抗生素防治感染。术后观察引流管、导尿管通畅情况，观察引流液、尿液的量和性状，尤其是手术后患者阴道残端有无流血情况；观察下肢有无肿胀、疼痛等下肢回流障碍或血栓形成的征兆。

2. 指导检查配合

（1）**子宫颈细胞学检查**：嘱患者检查前2日避免性生活、阴道冲洗或上药等；准备好取材用物。

（2）**宫颈活组织检查**：将钳取或刮取组织分别放进标本瓶内固定，贴上写有患者个人信息和取材部位的标签及时送检。宫颈活组织检查后若有阴道纱布局部压迫止血者，嘱患者24小时后取出。

（3）**子宫颈锥形切除术**：做好宫颈阴道擦洗消毒等护理。

（4）**其他检查**：宫颈癌确诊后，应进一步做胸部X线检查、盆腹腔CT/MRI、膀胱镜检、直肠镜检等，以帮助确定临床分期。检查前应与患者及其家属沟通讲解检查的必要性，告知检查需做的准备，并提前与相关科室预约、联系，协助患者做好检查。

3. 围手术期护理

（1）**术前准备**：勤换会阴垫，保持会阴清洁干燥；术前3日用消毒剂（常用碘伏）进行子宫颈及阴道消毒。因宫颈癌组织质脆易引起阴道大量出血，在进行术前阴道准备时，动作应轻柔。有活动性出血时，需用消毒纱条填塞止血，并做好交班，按医嘱及时取出或更换；手术前夜行清洁灌肠护理。

（2）**术后护理**：术后应每15~30分钟观察并记录患者生命体征等情况，平稳后改为每4小时1次；注意保持导尿管、引流管通畅，认真观察引流液的性状、颜色和量。引流管一般于术后48~72小时拔除，导尿管通常于术后7~14日拔除，有的可能留置时间更长。留置导尿管期间每日行会阴擦洗2次，保持外阴部清洁；协助卧床患者进行肢体活动，渐进性增加活动量，预防术后并发症。

4. 放射治疗的护理

（1）**腔内照射护理**：①放置放射源前的护理：放置前1日用肥皂水清洁灌肠，剃掉阴毛，行阴道冲洗；评估患者有无生殖道炎症症状，如果有应考虑推迟放疗计划；放置前核实放疗计划并进行"三查七对"，测量生命体征并记录；配合医生摆好患者体位，一般取膀胱截石位，冲洗外阴，铺无菌巾；放置放射源之日起停止一切口服药；向患者讲解放疗的注意事项。②放射源放置时的护理：治疗需在麻醉下进行，由医生经阴道将给药器放入宫腔，经X线检查证实位置正确后，再将药物放入给药器，保留1~3日，留置导尿管；在放置过程中护理人员一定做好自我防护措施，并记录好放置时间、应取出时间。③放置放射源后的护理：在护理腔内照射患者时，护理人员要提高自我保护意识，护理操作集中进行，尽量减少床边操作时间；患者应绝对仰卧位卧床休息，限制床上翻身等活动，以防止放射源脱落移位；嘱患者经常做深呼吸和腿部按摩，适度活动。观察病情注意有无腹痛、腹泻等症状，嘱患者多饮水，进高热量低渣饮食，减少排便；限制或尽量缩短家属探视时间，禁止孕妇或备孕妇女及未满18岁少年探视和护理患者；取出放射源后，每日阴道冲洗2次，防止阴道粘连。大剂量放射治疗可引起阴道萎缩，治疗时、治疗后采取阴道填充，可减少阴道狭窄的发生，护理人员应教会患者使用阴道器进行阴道扩张，直至恢复性生活；注意观察放疗不良反应及并发症，其中近期并发症包括直肠炎和膀胱炎，晚期并发症包括直肠溃疡、狭窄、血尿甚至形成瘘等，出现于放疗后1~3年。

（2）**腔外照射护理**：告知患者不能擦洗放射标记部位，不能晒太阳；局部皮肤保持清洁干燥，禁用刺激性药物，禁做热敷或理疗；观察患者有无食欲减退、厌食、尿频、尿急、便秘等症状。观察患者外阴部皮肤有无瘙痒和破损，嘱患者瘙痒不应搔抓，发现后应及时向医生汇报，遵医嘱给予相应处理。

（四）健康指导

1. 向社区或体检的育龄妇女做好宫颈癌发病的高危因素的宣传工作，讲解保护生殖道、避免病毒等感染的重要性，讲清定期做妇科检查、宫颈细胞学检查对早发现、早诊断、早治疗的重要性。讲清宫颈炎不能盲目进行物理治疗，一定要到医院积极诊治的原因。

2. 鼓励患者多与家属及医护人员沟通交流，共同制订出院后的康复锻炼计划。讲解定期随访的内容：出院后 1 个月做第一次随访，以后每 2~3 个月复查 1 次；第 2 年，每 3~6 个月复查 1 次；第 3~5 年，每半年复查 1 次；第 6 年每年复查 1 次。随访时除进行全面体检外，应定期行胸部 X 线和血常规、宫颈鳞状细胞癌抗原等检查。告知患者出现任何症状都要及时复查。鼓励患者积极参加社交活动，调整自我，树立生活信心。告知患者术后半年禁止性生活。

知识链接

宫颈癌治疗后随访

《子宫颈癌诊断与治疗指南（2021 年版）》建议：宫颈癌治疗结束 2 年，每 3~6 个月随访 1 次，治疗结束 3~5 年，每 6~12 个月随访 1 次。根据患者疾病复发风险进行年度复查。随访内容包括全身体格检查、妇科检查、子宫颈鳞状细胞癌抗原、细胞角蛋白等肿瘤标志物检测和子宫颈或阴道残端细胞学、人乳头瘤病毒检查。必要时行阴道镜检查及活体组织病理学检查、胸片、胸部 CT、盆腔 MRI、超声、全身浅表淋巴结超声检查。

第二节 子宫肌瘤

情境导入

某女，49 岁，G_3P_1，平素月经规则。因"晨起发现下腹部包块 1 个月余伴阴道流血半个月"就诊。入院后查体：贫血貌，宫颈光滑，宫体增大如孕 3 个月大小，质地硬，凹凸不平，双附件未见异常。hCG（－）。该患者既往体健，近半年月经周期不定、经期延长、经量增多，近一个月自感乏力。其他未见异常。

根据以上情况，请回答：

1. 该患者当前最可能的临床诊断。
2. 该类患者应给予的治疗原则。

【概述】

子宫肌瘤（uterine myoma）是女性生殖器官最常见的良性肿瘤，由平滑肌及结缔组织无序增生而形成。其好发于 30~50 岁女性。据统计 30 岁以上妇女约有 20% 有子宫肌瘤，由于子宫肌瘤多无或很少有临床症状，导致临床就诊率远低于实际发病率。

【护理评估】

（一）生理评估

1. 健康史 询问患者月经史、生育情况、流产史和是否长期应用雌激素等药物；询问患者家族中有无子宫肌瘤发病史。

2. 病因及发病相关因素 子宫肌瘤的确切病因不清，目前被认为与雌激素、孕激素和遗传因素有关。其好发于生育期女性，青春期前少见，绝经后肌瘤停止生长，甚至萎缩或消失，提示子宫肌瘤发病与性激素相关。生物化学检测显示肌瘤组织局部雌二醇的雌酮转化明显低于正常肌组织，肿瘤中雌激素受体明显增高，故认为肌瘤组织对雌激素的高度敏感性是发生肌瘤的重要因素之一。

此外,研究还证实孕激素有促进肌瘤有丝分裂、刺激肌瘤生长的作用。近些年,细胞遗传学研究表明,25%~50%的子宫肌瘤细胞存在染色体异常。分子生物学研究表明子宫肌瘤是单克隆平滑肌细胞增殖而成。

3.病理 子宫肌瘤由子宫平滑肌组织和纤维结缔组织组成,肌瘤含有结缔组织多少决定肌瘤的颜色与硬度。子宫肌瘤多为实质性球形包块,表面光滑、质地较正常子宫肌组织硬,瘤体压迫周围正常肌壁组织,形成假包膜。肌瘤切面呈灰白色,可见漩涡状或编织状结构。

当肌瘤生长速度快,肌瘤组织缺血、缺氧等特殊条件下,子宫肌瘤失去原有的典型组织结构特点发生继发性病理改变,常见的有玻璃样变(最常见)、囊性变、红色变性(多见妊娠期和产褥期)、钙化、肉瘤样变即肌瘤恶性变(发生率为肌瘤的0.4%~0.8%)。

4.分类 子宫肌瘤来源于子宫肌层,按照肌瘤与子宫肌壁的关系可以分为周围包绕正常平滑肌组织形成的肌壁间肌瘤(占60%~70%);肌瘤向子宫浆膜面生长并突出于子宫表面,肌瘤表面仅被覆浆膜形成的浆膜下肌瘤(占20%);肌瘤向子宫腔内生长,突出于宫腔,表面被覆子宫内膜形成的黏膜下肌瘤(占10%~15%)。多种类型肌瘤并发同一子宫称多发性子宫肌瘤。另外,按肌瘤生长的部位分为宫体肌瘤和宫颈肌瘤(图16-5)。

5.临床表现 子宫肌瘤多于体检中发现。其临床表现与肌瘤类型、生长部位和有无变性有关。常见的症状和体征如下:

(1)症状

1)经期延长、经量增多:是子宫肌瘤最常见的临床表现,多见于大的肌壁间肌瘤和黏膜下肌瘤。肌瘤使子宫体积和内膜面积增大并影响宫缩,此外肌瘤可使其附近的静脉受压,导致内膜静脉丛充血、扩张,而引起经期延长、经量增多。长期经量增多可继发贫血,出现嗜睡、乏力、心悸等症状。当黏膜下肌瘤伴有感染坏死时,可引起阴道不规则流血、接触性阴道流血或血样脓性排液。

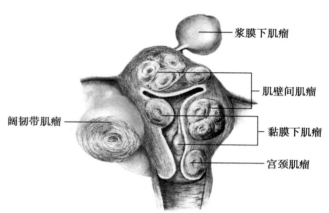

图16-5 子宫肌瘤分类示意图

浆膜下肌瘤
肌壁间肌瘤
阔韧带肌瘤
黏膜下肌瘤
宫颈肌瘤

2)下腹包块:当肌瘤增大使子宫超过3个月妊娠大小时,患者可在下腹部扪及质地较硬的包块,巨大的黏膜下肌瘤可脱出于阴道口外。

3)白带异常:肌壁间肌瘤使宫腔面积增大,内膜腺体分泌增多使白带增多;黏膜下肌瘤一旦感染、溃疡、坏死可有脓性、血性或脓血性白带。

4)压迫症状:子宫前壁下段肌瘤可压迫膀胱引起尿频、尿急;宫颈肌瘤可引起排尿困难、尿潴留;子宫后壁肌瘤可引起下腹坠胀不适,便秘;阔韧带肌瘤或宫颈巨型肌瘤嵌入盆腔压迫输尿管导致输尿管扩张甚至肾盂积水。

5)其他:当浆膜下肌瘤蒂扭转时,发生急性腹痛、恶心等急腹症表现;肌瘤红色变性时,表现为急性剧烈腹痛伴发热、恶心;当黏膜下肌瘤经宫颈口凸出时,表现为下腹痉挛性疼痛伴腰骶部坠胀、酸痛或有臭味的阴道排液;少数患者还可发生不孕、流产等问题。

(2)体征:子宫增大、变硬,可呈不规则或均匀增大,表面可触及单个或多个结节状突起。若黏膜下肌瘤脱出于宫颈口,可见红色、表面光滑的实质性肿块,伴感染者则表面有渗出物或溃疡形成。肌瘤较大者可在下腹部正中扪及肿块。

6.相关检查 妇科检查与盆腔超声检查是临床常用而简便的辅助检查,可了解肌瘤类型、大小和位置。血常规可评估有无贫血和感染。若有需要还可选择宫腔镜、腹腔镜等协助诊断。

7. 治疗原则 子宫肌瘤的治疗应根据患者年龄、症状和生育要求，以及肌瘤类型、大小、数目全面考虑。近年来选择性子宫动脉栓塞术治疗也成为治疗手段之一。

随访观察适用于无症状、肌瘤小或症状不明显且近绝经年龄的患者。药物治疗适用于肌瘤小、症状轻、近绝经年龄或全身状况差不能耐受手术的患者。手术治疗适用于肌瘤大、生长迅速、症状明显、继发贫血的患者，对于保守治疗效果不佳及肌瘤生长快有恶变倾向的患者也可选择手术治疗。

（二）心理–社会评估

由于患者多数无明显症状，是偶然体检发现，缺少思想准备和肿瘤的相关知识，得知患有子宫肌瘤时表现出惊讶、恐惧心理，害怕可能是恶性肿瘤，会因治疗方案选择困难而无助或因接受手术治疗而恐惧，迫切需要咨询指导。另有部分患者因为子宫肌瘤是良性肿瘤而表现出轻视心理，治疗的依从性差，不能遵医嘱治疗或随访观察。有月经改变、阴道不规则流血的患者由于影响起居和性生活，可表现出焦虑、失眠、烦躁等。

【 **常见的护理诊断 / 问题** 】

1. 知识缺乏：缺乏子宫肌瘤治疗和护理的相关知识。

2. 焦虑 与担心肌瘤恶变、害怕手术有关。

3. 有感染的危险 与失血、手术、机体抵抗力下降有关。

4. 潜在并发症：贫血。

【 **护理措施** 】

（一）一般护理

为患者提供舒适清洁的环境，保证充足的休息。注意补充高蛋白、高热量、高维生素、富含铁的饮食，慎用含有雌激素类的药品、食品或补品。

（二）心理护理

了解患者的关注点，耐心解答患者提出的问题，帮助患者正确认识疾病，告知患者子宫肌瘤为良性肿瘤，极少发生恶变，预后好。让患者了解随访、药物、手术治疗的方法，鼓励患者深入了解自己的治疗方案，使患者解除思想顾虑，增强信心，积极配合治疗。

（三）对症护理

1. 非手术治疗患者的护理

（1）随访时间为每 3~6 个月随访一次，通过盆腔超声检查了解肌瘤生长速度；通过月经经量的动态变化了解子宫肌瘤的生长情况。在随访中，要耐心讲解随访的重要性，引起患者重视并按时配合随访，在随访过程中若有病情变化，应及时到医院就诊。

（2）药物治疗过程中观察症状缓解情况和药物有无副反应的发生。

1）促性腺激素释放激素类似物（GnRH-a）：可通过性腺轴反馈调节作用降低雌激素水平，抑制子宫肌瘤生长，临床常用亮丙瑞林或戈舍瑞林，此类药物长期应用可引起绝经综合征、骨质疏松等副作用，故限制长期用药。

2）米非司酮：常用于术前用药，但长期应用可出现拮抗糖皮质激素的副作用。

2. 手术治疗患者的护理

（1）**术前病情观察**：观察症状的变化，有无并发症、继发性改变的发生。若有异常变化应立即汇报医生，并做好急诊手术准备。

（2）**围手术期护理**：需接受手术治疗者，按腹部及阴道手术患者的护理常规进行围手术期护理，详见第十五章 妇科手术患者围手术期护理。

3. 贫血、预防感染的护理 遵医嘱做好血液生化检查，做好采血、配血、输血、止血措施，执行治疗方案，维持患者正常血容量；保持患者会阴清洁，认真做好会阴擦洗护理，注意阴道分泌物情况，若有臭味等异常及时汇报医生。

（四）健康指导

1. 对生育期女性做好月经相关知识宣传，积极接受定期的妇科普查工作。

2. 告知患者长期服药可使肌瘤萎缩，但停药后肌瘤有可能又逐渐增大。

3. 嘱手术患者出院 1 个月后门诊复查，以了解恢复情况。术后 3 个月内禁止性生活和重体力劳动。告知子宫肌瘤切除术的患者，术后应避孕 2 年以上才能考虑妊娠。

4. 对患者及其家属担心切除子宫后影响女性特征、性生活的，要给予相关医学知识咨询和指导。

第三节　子宫内膜癌

【概述】

子宫内膜癌（endometrial carcinoma）是发生于子宫内膜的一组上皮性恶性肿瘤，以来源于子宫内膜腺体的腺癌最常见。是女性生殖系统三大恶性肿瘤之一。平均发病年龄为 60 岁，其中 75% 发生于 50 岁以上女性，近年来发病呈上升趋势。

【护理评估】

（一）生理评估

1. **健康史**　了解患者有无肥胖、高血压、糖尿病、不孕、绝经延迟、无排卵性异常子宫出血、长期服用雌激素等高危因素存在；询问近亲家属中是否有乳腺癌、子宫内膜癌等病史。

2. **病因**　病因不十分清楚。但多见于长期持续的雌激素刺激而缺乏孕激素拮抗的女性，以及存在子宫内膜癌高危因素的女性。大约 5% 的子宫内膜癌与遗传有关。

3. **病理**　大体标本可分为弥散型和局灶型。弥散型：癌组织侵犯子宫内膜大部分或全部。局灶型多见于宫底或宫角部；镜检子宫内膜癌组织学类型主要包括内膜样腺癌（占 80%~90%）、浆液性腺癌、黏液性癌、透明细胞癌和较少见的癌肉瘤。

4. **转移途径**　大多数子宫内膜癌生长缓慢，较长时间局限于内膜或在子宫腔内，部分特殊病理类型和低分化（G3）内膜样腺癌可发展很快，短期内发生转移。其转移途径主要为直接蔓延、淋巴转移；晚期患者经血行转移到全身各器官，常见肺、肝、骨等脏器。

5. **临床表现**

（1）**症状**：约 90% 的患者出现阴道流血或阴道排液。

1）阴道流血：主要为绝经后不规则阴道流血；未绝经者可表现为经量增多、经期延迟或月经紊乱。

2）阴道排液：为血性或浆液性分泌物，合并感染者阴道排液呈脓血性。

3）疼痛：多为腰骶部和下腹疼痛。晚期可出现贫血、消瘦及恶病质等。

（2）**体征**：早期妇科检查可无异常体征，晚期可有子宫增大，合并宫腔积脓时可有明显压痛，宫颈管内偶有癌组织脱出，触之易出血。

6. **相关检查**

（1）**诊断性刮宫**：是确诊子宫内膜癌最主要的方法，常行分段诊刮，可以同时了解宫腔和宫颈的情况。先刮子宫颈管，后依次刮取子宫体各部的内膜组织，标本分瓶做好标记，一并送病理检查。

（2）**宫腔镜检查**：可直接观察子宫内膜病灶的生长情况，并可取活组织送病理检查。

（3）**细胞学检查**：是筛查子宫内膜癌的方法。采用特制的宫腔吸管或宫腔刷放入宫腔，取分泌物做细胞学检查。

（4）**影像学检查**：超声、CT、MRI，了解病灶大小、浸润周围情况等。

（5）**血清 CA125 检测**：宫外转移者和浆液性癌血清 CA125 值可升高，也可作为疗效观察指标。

7. **分期**　见表 16-2。

表16-2　子宫内膜癌手术-病理分期(FIGO, 2014)

分期	肿瘤范围
Ⅰ期	肿瘤局限于子宫体
ⅠA	肿瘤侵犯子宫肌层＜1/2
ⅠB	肿瘤侵犯子宫肌层≥1/2
Ⅱ期	肿瘤侵犯宫颈间质,但无宫体外蔓延
Ⅲ期	肿瘤局部和/或区域扩散
ⅢA	肿瘤累及子宫浆膜层和/或附件
ⅢB	阴道和/或宫旁受累
ⅢC	盆腔淋巴结和/或主动脉淋巴结转移
ⅢC1	盆腔淋巴结转移
ⅢC2	腹主动脉旁淋巴结转移(或不伴)盆腔淋巴结转移
Ⅳ期	肿瘤累及膀胱和/或直肠黏膜;(或)远处转移
ⅣA	肿瘤累及膀胱和/或直肠黏膜
ⅣB	远处转移,包括腹腔内转移和/或腹股沟淋巴结转移

8. 治疗原则　子宫内膜癌治疗原则为手术为主,放疗与化疗为辅。手术治疗常为首选,手术既可以进行术中病理分期,又可以切除肉眼所见的病灶。Ⅰ期患者一般行筋膜外全子宫切除及双侧附件切除术,Ⅱ期行改良根治性子宫切除术及双侧附件切除术;Ⅲ期、Ⅳ期行个体化手术方案,尽可能切除肉眼可见病灶,进行肿瘤细胞减灭术。

激素、化疗等药物治疗和放射治疗多适用于患有严重合并症不能耐受手术者,晚期或复发癌患者,无法手术切除的晚期患者,疾病早期、年轻且要求保留生育功能者。

（二）心理-社会评估

由于患者多为老年人,若身体同时患有其他老年性疾病及害怕连累子女,患者多表现出不安、极度恐惧、悲观、无助、放弃治疗等心理。当患者出现症状并需要接受各种检查时,面对陌生的检查,患者多充满恐惧和焦虑,担心检查结果以及检查过程带来的不适。当得知患子宫内膜恶性肿瘤时,会出现恐惧、无助等心理反应。

【常见的护理诊断/问题】

1. 恐惧　与害怕肿瘤危及生命、预后有关。

2. 知识缺乏:缺乏子宫内膜癌的相关知识。

3. 睡眠型态紊乱　与环境（住院）变化有关。

4. 营养失衡:低于机体需要量　与阴道出血继发贫血、放疗和化疗导致摄入减少及疾病消耗有关。

【护理措施】

（一）一般护理

指导患者合理饮食、改善体质,必要时静脉补充营养,给予支持疗法。提供安静舒适的病房环境,保证患者充分休息。

（二）心理护理

除做好常规的心理护理外,应考虑到老年人特殊的心理特点,特别做好患者的思想工作,解除其顾虑;鼓励子女多与患者沟通,给予亲情支持;各种检查前应充分解释;尽量不要在患者面前过多讨论病情或治疗,以免引起患者过度恐慌。

（三）对症护理

1. 病情观察　重点观察有无感染发生，按要求做好生命体征等一般情况的观察、记录。护理查房时尤其注意阴道出血、排液、腹痛及合并症引起的各种表现。老年人阴道自净作用弱，应加强会阴护理；其次应注意提高机体抵抗力。

2. 指导检查配合　与患者交代好子宫内膜分段诊刮检查的术前准备工作，做好术前沟通工作，术中做好标本瓶标记准备和医生配合工作，术后及时将标本送检。

3. 围手术期护理　指导患者按术前要求完善全身检查，充分评估病情后进行手术治疗。术后在护理人员指导下尽早下床活动减少围手术期并发症。依据病理结果遵医嘱为患者做好下一步治疗或随访计划的指导。

4. 用药护理　指导患者正确服药，注意药物的副作用及不良反应。常用药物有：①孕激素：主要用于保留生育功能的早期子宫内膜癌患者，也可作为晚期或复发子宫内膜癌患者的综合治疗方法之一。以高效、大剂量、长期为宜，至少服用 12 周。常用药物：醋酸甲羟孕酮、甲地孕酮和己酸孕酮。孕激素长期服用后可出现水钠潴留、水肿、药物性肝炎等副作用；②化疗药物：主要用于晚期或复发癌症患者以及术后有复发高危因素患者的治疗，常用的有顺铂、紫杉醇、多柔比星等。

5. 放疗护理　使接受放疗的患者理解放疗的目的及意义，取得患者配合。术前放疗目的是缩小病灶，为手术创造条件；术后放疗是子宫内膜癌患者最主要的辅助治疗方法，可以降低局部复发，提高生存率，最大限度争取患者对治疗过程的配合。放疗的护理可参见本章 第一节 宫颈癌的相关护理措施。

（四）健康指导

1. 大力加强子宫内膜癌防治知识的宣传，定期行防癌普查，中老年妇女每年 1 次妇科检查。对具有高危因素的人群，应增加检查次数并严格掌握雌激素的用药指征，加强监护、随访。

2. 对患者提出有利于康复的合理化建议，如合理科学饮食、休息；与患者共同制订日常锻炼计划。

3. 强调出院后定期复查的重要性：复查内容包括询问病史、盆腔检查、阴道细胞学涂片检查、胸部 X 线检查、血清 CA125 检测。术后 2~3 年内，每 3 个月复查 1 次，第 3~5 年，每 6 个月复查 1 次，5 年后，每年复查 1 次。如有异常及时检查。

4. 对出院后需服用药物治疗的患者，要详细讲解服药的方法及注意事项、可能出现的问题及应对方法。

第四节　卵巢肿瘤

情境导入

某女，16 岁，否认性生活史，平素月经规则。因"突发下腹疼痛 2 小时"急诊就诊。无发热、腹泻、阴道出血及排液。直肠－腹部诊：子宫正常大小，左附件区压痛，可触及一直径约 7cm 肿物。超声检查：左附件囊实混合性肿物。尿 hCG（－）。其他未见异常。

根据以上资料，请回答：

1. 该患者最可能的临床诊断。

2. 该类患者应采取的治疗原则。

【概述】

卵巢肿瘤（ovarian tumor）是女性生殖系统常见肿瘤，可发生于任何年龄。卵巢组织类型繁多，不同类型的肿瘤生物学行为不同。依据肿瘤性质卵巢肿瘤又有良性、交界性及恶性之分。卵巢恶性肿瘤早期不易被发现，晚期缺乏有效的治疗手段，致死率居妇科恶性肿瘤首位。

【护理评估】

（一）生理评估

1. 健康史　注意询问患者月经、生育情况，有无服用性激素治疗的用药史，了解有无家族性肿瘤病史及饮食习惯等，甄别有无高危因素的存在。

2. 病因和发病机制　卵巢肿瘤病因不清，20%~25% 卵巢恶性肿瘤患者有家族史，另外女性初潮年龄较早、绝经年龄较晚、高胆固醇饮食等都是卵巢恶性肿瘤的易发因素。

3. 卵巢肿瘤组织学分类　根据世界卫生组织（WHO）制定的女性生殖器肿瘤组织学分类（2014年），卵巢肿瘤分为 4 大类，主要包括上皮性肿瘤、生殖细胞肿瘤、性索 - 间质肿瘤及转移性肿瘤。

（1）上皮性肿瘤：是最常见的组织学类型，占 50%~70%，可分为浆液性、黏液性、子宫内膜样、透明细胞、移行细胞和浆黏液性等 5 类肿瘤。

（2）生殖细胞肿瘤：是来源于生殖细胞的一组肿瘤，占 20%~40%。包括畸胎瘤、无性细胞瘤、卵黄囊瘤、胚胎性癌等。

（3）性索 - 间质肿瘤：来源于原始性腺中的性索及间叶组织，约占 5%~8%。

（4）转移性肿瘤：继发于胃肠道、生殖道、乳腺等部位的原发性癌转移至卵巢形成的肿瘤。

4. 病理

（1）卵巢上皮性肿瘤：是最常见的卵巢肿瘤，可分良性、恶性和交界性肿瘤。

1）浆液性囊腺瘤 / 癌：①浆液性囊腺瘤：占卵巢良性肿瘤 25%，以单侧多见，大小不等，囊壁光滑，壁薄，囊腔多呈单房，囊内充满淡黄色清亮的浆液。②浆液性癌：占卵巢癌的 75%。多为双侧，体积常较大，可为囊性、多房、囊实性或实性。切面实性区多为灰白色，质脆，常伴出血、坏死。囊内可见质脆乳头，囊液可清亮或浑浊、血性。根据组织分化情况可分为高级别和低级别浆液性癌两类，其中高级别癌预后极预后差。

2）黏液性囊腺瘤 / 癌：①黏液性囊腺瘤：占卵巢良性肿瘤的 20%。单侧多见，可巨大，肿瘤表面光滑，呈灰白色。切面常多房，囊腔内充满胶冻状黏液，囊内少见乳头。②黏液性癌：占卵巢癌的 3%~4%，常为单侧，巨大，切面多房或实性可有出血、坏死。

3）子宫内膜样肿瘤：①子宫内膜样良性肿瘤：较少见。多为单房、表面光滑，囊壁衬以单层柱状上皮，似正常子宫内膜，间质内可有含铁血黄素的吞噬细胞。②子宫内膜样癌：占卵巢癌的 10%~15%。多为单侧，较大，切面囊性或实性，有乳头生长，囊液多呈血性。

（2）卵巢生殖细胞肿瘤

1）成熟畸胎瘤：是最常见的卵巢良性肿瘤，又称皮样囊肿。可发生于任何年龄，但多见于 20~40 岁女性。肿瘤常为单侧圆形或卵圆形，中等大小。切面多为单房，腔内充满油脂和毛发，有时可见牙齿、骨质。肿瘤可含两种或三种胚层组织，易发生卵巢肿瘤并发症。成熟畸胎瘤恶变率为 2%~4%，多发生在绝经后女性。

2）未成熟畸胎瘤：属恶性肿瘤，多见于年轻女性。单侧实质性，也可含囊性区域，主要为原始神经组织。

3）内胚窦瘤：较罕见，占卵巢恶性肿瘤的 1%。多见于儿童及年轻女性。常为单侧，圆形或卵圆形、较大。切面部分囊性，组织质脆，多有出血坏死。肿瘤细胞可产生甲胎蛋白，故甲胎蛋白（AFP）可为该肿瘤的肿瘤标志物。

4）无性细胞瘤：占卵巢恶性肿瘤的 1%~2%，好发于青春期及生育期女性。中度恶性，单侧居多。肿瘤呈圆形或椭圆形，中等大，表面光滑或分叶状，实性，质硬如橡皮。切面呈淡棕色。对放射治疗敏感。

（3）**性索－间质肿瘤**：包括颗粒细胞－间质细胞瘤和支持细胞－间质细胞瘤，后者罕见，前者包括以下类型。

1）颗粒细胞瘤：可分为成人型和幼年型两种病理类型。①成人型颗粒细胞瘤：占卵巢肿瘤的1%，低度恶性，可发生于任何年龄，多见于45~55岁女性。肿瘤细胞可分泌雌激素，青春期前患者可出现性早熟，生育期患者可出现月经紊乱，绝经后患者则有不规则阴道流血，常合并子宫内膜增生，甚至子宫内膜癌。肿瘤多为单侧，圆形或类圆形，分叶状，表面光滑，实性或部分囊性。切面组织质脆而软，伴出血、坏死。②幼年型颗粒细胞瘤：罕见，主要发生在青少年。多为单侧，局限于一侧卵巢。

2）卵泡膜细胞瘤：常与颗粒细胞肿瘤同时存在，易合并子宫内膜增生甚至子宫内膜癌。良性者多为单侧，圆形、卵圆形或分叶状，表面覆纤维包膜。切面为实性、灰白色。属良性具有分泌功能的肿瘤，肿瘤细胞可分泌雌激素。

3）纤维瘤：占卵巢肿瘤2%~5%，多见于中年女性。单侧居多，中等大小，实性、质硬、表面光滑或结节状，切面灰白色。纤维瘤伴有胸腔积液和／或腹腔积液者，称梅格斯综合征（Meigs syndrome）。手术切除肿瘤后，胸腔积液、腹腔积液自行消失。

（4）**卵巢转移性肿瘤**：由其他器官或组织转移至卵巢形成的肿瘤称为卵巢转移性肿瘤。其中最常见的是库肯勃瘤（Krukenberg tumor）是一种原发于消化道恶性肿瘤的转移性腺癌，常见于双侧卵巢，中等大小，多保持卵巢原状或呈肾形。切面实性胶质样，显微镜下可见典型的印戒细胞。

5. 卵巢良性肿瘤和恶性肿瘤的鉴别 见表16-3。

表16-3 卵巢良性肿瘤和恶性肿瘤的鉴别

鉴别内容	良性肿瘤	恶性肿瘤
病史	病程长，肿块逐渐增大	病程较短，肿块增长较快
全身情况	良好	较差，易出现腹胀、腹痛、消瘦、恶病质
体征	多为单侧，囊性，表面光滑，活动，一般无腹腔积液，后穹隆检查多无异常	多为双侧，实性或囊实性，表面不平或呈结节状，活动度差或固定，常有腹腔积液（多为血性），可见癌细胞，后穹隆检查多可触及乳头状或结节状物
超声	为液性暗区，可有间隔光带，边缘清晰	液性暗区内可见杂乱光团，囊实性，肿块边界不清

6. 卵巢肿瘤的并发症

（1）**蒂扭转**：为卵巢肿瘤最常见的并发症，也是常见的妇科急腹症。好发于瘤蒂较长、中等大、活动度良好、重心偏于一侧的肿瘤，如成熟畸胎瘤。当患者体位突然改变、腹压骤降、妊娠期或产褥期子宫位置改变时均易引起蒂扭转。蒂的组成为患侧输卵管、卵巢固有韧带和骨盆漏斗韧带。典型症状为体位改变后突然发生一侧下腹剧痛，伴恶心、呕吐甚至休克。有时扭转可自然复位，腹痛随之缓解（图16-6）。

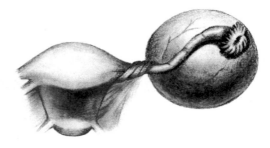

图16-6 卵巢肿瘤蒂扭转

（2）**破裂**：包括自发性破裂和外伤性破裂两种，表现为剧烈腹痛、恶心、呕吐和不同程度的腹膜刺激症状，有时可导致内出血、腹膜炎或休克。

（3）**感染**：多因蒂扭转或破裂引起，也可因邻近脏器的感染所致。表现为高热、腹痛、白细胞升高及腹膜炎等。

（4）**恶变**：当肿瘤迅速生长，尤其为双侧性，应考虑恶变可能。

7. 卵巢恶性肿瘤的转移途径与分期

（1）**转移途径**：主要转移途径是直接蔓延、腹腔种植和淋巴转移，血行转移少见。

（2）**分期**

表 16-4　卵巢癌、输卵管癌、原发性腹膜癌的手术 - 病理分期（FIGO，2014 年）

分期	肿瘤范围
Ⅰ期	病变局限于卵巢或输卵管
ⅠA	肿瘤局限于单侧卵巢（包膜完整）或输卵管，卵巢和输卵管表面无肿瘤；腹腔积液或腹腔冲洗液未找到癌细胞
ⅠB	肿瘤局限于双侧卵巢（包膜完整）或输卵管，卵巢和输卵管表面无肿瘤；腹腔积液或腹腔冲洗液未找到癌细胞
ⅠC	肿瘤局限于单侧或双侧卵巢或输卵管，并伴有以下任何一项：
ⅠC1	手术导致肿瘤破裂
ⅠC2	手术前包膜已破裂或卵巢、输卵管表面有肿瘤
ⅠC3	腹腔积液或腹腔冲洗液发现癌细胞
Ⅱ期	肿瘤累及单侧或双侧卵巢并有盆腔内扩散（在骨盆入口平面以下）或原发性腹膜癌
ⅡA	肿瘤蔓延或种植到子宫和 / 或输卵管和 / 或卵巢
ⅡB	肿瘤蔓延至其他盆腔内组织
Ⅲ期	肿瘤累及单侧或双侧卵巢、输卵管或原发性腹膜癌，伴有细胞学或组织学证实的盆腔外腹膜转移或证实存在腹膜后淋巴结转移
ⅢA1	仅有腹膜后淋巴结转移（细胞学或组织学证实）
ⅢA1（ⅰ）	淋巴结转移最大直径≤10mm
ⅢA1（ⅱ）	淋巴结转移最大直径 >10mm
ⅢA2	显微镜下盆腔外腹膜受累，伴或不伴腹膜后淋巴结转移
ⅢB	肉眼盆腔外腹膜转移，病灶最大直径≤2cm，伴或不伴腹膜后淋巴结转移
ⅢC	肉眼盆腔外腹膜转移，病灶最大直径 >2cm，伴或不伴腹膜后淋巴结转移（包括肿瘤蔓延至肝包膜和脾，但未转移到脏器实质）
Ⅳ期	超出腹腔外的远处转移
ⅣA	胸腔积液细胞学阳性
ⅣB	腹膜外器官实质转移（包括肝实质转移和腹股沟淋巴结、腹腔外淋巴结转移）

8. 临床表现　①卵巢良性肿瘤：较小时多无症状，常在妇科检查时偶然发现；较大时可扪及包块或出现压迫症状。②卵巢恶性肿瘤：早期常无症状，晚期主要表现为腹胀、腹部肿块，部分患者可有不规则阴道流血等表现，还可出现恶病质等征象。若为功能性肿瘤，患者有相应的性激素过多的表现，如性早熟、月经紊乱。

9. 相关检查

（1）**影像学检查**：①超声检查：根据肿块的囊性、实性和囊内有无乳头等判断肿块性质，诊断符合率 >90%。②磁共振、CT、PET 检查：磁共振可较好的判断肿块性质及其与周围组织的关系，有利于病灶定位及病灶与相邻结构关系的确定；CT 可判断周围侵犯、淋巴结及远处转移的情况。

（2）**肿瘤标志物**：包括血清 AFP、CA125、HE4、hCG、性激素等，用以提示某类卵巢肿瘤，如 80%卵巢上皮性癌患者 CA125 水平高于正常。

（3）**腹腔镜检查**：可直接观察肿块及盆、腹腔情况，在可疑部位多点活检，抽吸腹腔积液行细胞学检查。

（4）**细胞学检查**：腹腔积液或腹腔冲洗液和胸腔积液找癌细胞，以确定临床分期及选择治疗方案。

10. 治疗原则　一经确诊，首选手术治疗。手术范围及方式取决于肿瘤性质、病变累及范围和患者年龄、生育要求、对侧卵巢情况及患者对手术的耐受情况。

（1）**良性肿瘤**：年轻、单侧肿瘤者，可行卵巢肿瘤剥除术或卵巢切除术，保留患侧正常卵巢组织和对侧正常卵巢；肿瘤为双侧者，应行肿瘤剥除术。绝经后期患者宜行子宫及双侧附件切除术。

（2）**交界性肿瘤**：年轻希望保留生育功能的 I 期患者，可以保留正常的子宫和对侧卵巢。

（3）**恶性肿瘤**：以手术为主，辅以化疗、放疗等综合治疗方案。晚期卵巢癌患者行肿瘤细胞减灭术。

（4）**卵巢肿瘤并发症**：属急腹症，一经确诊应立即手术。

（二）心理-社会评估

患者担心肿瘤的性质及预后，处于焦急、恐惧、烦躁状态，一旦了解到肿瘤可能是恶性，会表现出癌症患者的共同心理特点。

【常见的护理诊断/问题】

1. 焦虑/恐惧　与担心病情、预后、手术有关。

2. 营养失衡：低于机体需要量　与癌症慢性消耗、化疗、手术创伤有关。

3. 体像受损　与切除子宫、卵巢有关。

4. 有感染的危险　与机体抵抗力低、手术、化疗有关。

【护理措施】

（一）一般护理

为患者提供舒适安静的病房环境。勤查房，多与患者沟通，耐心细致地解释患者提出的疑问，以消除患者的疑虑。讲解各种检查的必要性和检查前应如何做好准备。肿瘤过大或腹部过度膨隆不能平卧的患者，应指导其取半卧位。

（二）心理护理

1. 某些卵巢肿瘤术前不能确定性质，患者可表现为既心存侥幸又焦虑恐慌的矛盾心理，此阶段应加强与患者的沟通，做好心理疏导工作，稳定患者的情绪。

2. 对已确诊良性肿瘤的患者，耐心讲解手术治疗的必要性，使患者及其家属能积极配合检查及处理。

3. 关注患者情绪，做好恶性肿瘤患者的沟通、咨询服务工作，鼓励患者坚持治疗，增强治愈疾病的信心。

（三）对症护理

1. 病情观察　护理查房时在观察生命体征的同时应关注患者有无腹痛、腹胀、尿频、阴道流血等症状，尽早识别卵巢肿瘤蒂扭转、破裂、感染等并发症发生的相关征象，及时报告医生。

2. 指导检查配合　要针对各种检查的护理要求提供相应的护理。

3. 卵巢肿瘤患者放腹腔积液的护理　备好腹腔穿刺用物，协助医生操作。在放腹腔积液过程中，严密观察，记录患者的生命体征变化、腹腔积液性质及出现的不良反应；一次放腹腔积液 3 000ml 左右，不宜过多，以免腹压骤降发生虚脱，放腹腔积液速度宜缓慢，放完后用腹带包扎腹部。巨大肿瘤患者，术前需准备好沙袋，以防腹压骤然下降出现休克。

4. 围手术期护理　按腹部手术患者的护理常规进行围手术期护理，详见第十五章　妇科手术患者围手术期护理。

5. 腹腔化疗护理 认真做好"三查七对"等护理常规；做好防护措施；防止药液外渗，及时更换敷料；遵医嘱协助患者取好治疗体位，告知患者禁止随意更改体位；严密观察化疗药物的毒性反应。

6. 其他护理

（1）急性腹痛、大出血、昏迷等，协助医生寻找原因，做好急救护理工作。

（2）**预防感染**：注意发现早期感染的表现，并采取必要的预防措施。

（四）健康指导

1. 做好卵巢肿瘤的疾病宣传和普查工作 加强预防保健意识，提倡多摄入高蛋白、富含维生素的食物，减少高胆固醇饮食；凡 30 岁以上妇女、与高危因素有关的人群，均为卵巢癌的筛查对象，每年进行 1 次妇科检查，高危人群不论年龄大小，最好每半年接受 1 次检查，以排除卵巢肿瘤；高危妇女口服避孕药有利于预防卵巢癌的发生；对患有其他癌症患者，应定期随访检查，以减少转移性卵巢肿瘤的发生；对临床确诊为卵巢肿瘤的患者，做好讲解说服工作，指出尽快手术的重要性。

2. 制订康复计划并指导随访 与出院患者一同制订康复计划，做好康复知识宣传工作，并给予指导、帮助。做好术后定期随访宣传教育工作，与患者及家属讲清定期随访工作的重要性。良性卵巢肿瘤患者手术后 1 个月行常规复查；恶性肿瘤易复发，故应长期随访和监测。一般在治疗后第 1 年，每 3 个月随访 1 次；第 2 年后，每 4~6 个月 1 次；第 5 年后每年随访 1 次。

（郝云涛）

思考题

（一）简答题

1. 简述卵巢肿瘤常见并发症。

2. 简述宫颈癌的临床表现。

（二）论述题

某女，60 岁，G_4P_2，绝经 7 年。因"间断性阴道少量流血 3 月余"就诊。妇科检查：宫颈萎缩光滑，无接触性出血，子宫稍大、体软，双侧附件未触及明显异常。超声显示：子宫内膜不均匀增厚，内探及丰富血流信号。其他未见异常。

ER 16-3

练习题

根据以上资料，请回答：

1. 该患者最可能的临床诊断。

2. 该类患者用药的护理。

第十七章 | 妊娠滋养细胞疾病患者的护理

教学课件

思维导图

学习目标

1. 掌握葡萄胎、侵蚀性葡萄胎和绒毛膜癌的护理评估和护理措施。
2. 熟悉滋养细胞疾病的定义、处理原则及随访指导。
3. 了解滋养细胞疾病的分类、病因、病理及护理诊断。
4. 能够运用所学知识为妊娠滋养细胞疾病患者提供整体护理。
5. 具有较强的责任心和耐心,善于与患者进行良好沟通,并提供心理疏导。

妊娠滋养细胞疾病(gestational trophoblastic disease,GTD)是一组来源于胎盘滋养细胞的增生性疾病。根据组织学特征主要分为:①妊娠滋养细胞肿瘤,包括绒毛膜癌(简称绒癌)、胎盘部位滋养细胞肿瘤和上皮样滋养细胞肿瘤。②葡萄胎妊娠,包括完全性葡萄胎、部分性葡萄胎和侵蚀性葡萄胎。③非肿瘤病变。④异常(非葡萄胎)绒毛膜病变。

虽然侵蚀性葡萄胎与绒癌在组织学分类中不属于一类,但两者的临床表现、诊断及处理原则有相似性,临床上仍将两者一起合称为妊娠滋养细胞肿瘤。病变局限于子宫者称为无转移性滋养细胞肿瘤,病变出现在子宫以外部位者称为转移性滋养细胞肿瘤。胎盘部位滋养细胞肿瘤和上皮样滋养细胞肿瘤临床罕见,不再介绍。非肿瘤病变和异常(非葡萄胎)绒毛膜病变仅为形态学改变,临床上通常无需特殊处理。本章主要介绍葡萄胎、侵蚀性葡萄胎和绒毛膜癌。

情境导入

某女,38岁,G₃P₁,平素月经规则。因"停经11周,下腹胀痛,不规则阴道流血1日"来院就诊。患者早孕反应严重。查体发现子宫如妊娠20周大,质软。hCG(+)。超声检查:宫内呈"落雪状",未见胎儿,双侧卵巢囊肿。

根据以上资料,请回答:

1. 该患者最可能的临床诊断。
2. 该类患者应采取的主要护理措施。

第一节 葡 萄 胎

【概述】

葡萄胎(hydatidiform mole)是妊娠后胎盘绒毛滋养细胞增生、间质水肿,形成大小不等的水泡,水泡间由蒂相连成串,犹如葡萄状而得名,又称为水泡状胎块,是胚外组织变性、滋养层出现异常所致,属于良性滋养细胞疾病。

葡萄胎分为完全性葡萄胎和部分性葡萄胎。完全性葡萄胎是指宫腔内被水泡样的组织充满，没有胎儿及附属物。部分性葡萄胎指有胚胎或胎儿，胎盘绒毛部分水泡样变性，并有滋养细胞增生。

【护理评估】

（一）生理评估

1. 健康史 询问患者的年龄、月经史、生育史、是否曾患过葡萄胎以及家族史等。同时还应评估患者本次妊娠反应的时间、程度。

2. 病因及流行病学特点 葡萄胎的确切病因并不清楚，可能与下列因素有关：

（1）完全性葡萄胎

1）地区因素：亚洲及拉丁美洲发生率比北美及欧洲高，我国的葡萄胎发生率浙江省最高，山西省最低。

2）营养状况和社会经济因素：饮食中缺乏维生素 A、前体胡萝卜素、动物脂肪者，葡萄胎的发生率显著增高。

3）年龄：可发生在任何年龄的生育期妇女，年龄＜20 岁及＞35 岁的妇女葡萄胎的发生率明显增高，可能与这两个年龄段容易发生异常受精有关。

4）既往葡萄胎史：有 1 次葡萄胎妊娠的妇女再次发病率为 1%，但有 2 次葡萄胎患者的再次发生率则为 15%~20%。

5）遗传：双亲染色体的共同参与是胚胎正常发育所必需。完全性葡萄胎的染色体核型为二倍体，均来自父系。染色体父系来源是滋养细胞过度增生的主要原因。

（2）部分性葡萄胎：迄今对部分性葡萄胎的高危因素的了解较少，可能相关的因素有不规则月经和口服避孕药等，但与饮食因素及母亲年龄无关。部分性葡萄胎的染色体核型 90% 以上为三倍体，合并存在的胎儿也为三倍体，其多余的一套染色体来自父方。多余的父源基因物质也是滋养细胞过度增生的主要原因。

3. 病理

（1）完全性葡萄胎

1）巨检：水泡样的组织占满整个子宫腔，可见犹如葡萄样、成串的水泡组织，呈数毫米至数厘米直径大小不等，之间有纤细的纤维素相连接，混有血块和蜕膜碎片，无胎儿及其附属物。

2）镜下见：①可确认的胚胎或胎儿组织缺失。②绒毛水肿。③弥漫性滋养细胞增生。④种植部位滋养细胞呈弥漫和显著的异型性。

（2）部分性葡萄胎

1）巨检：仅部分绒毛呈水泡状，合并胚胎或胎儿组织，胎儿多已死亡，且常伴发育迟缓或多发性畸形，合并足月儿者极少。

2）镜下见：①有胚胎或胎儿组织存在。②局限性滋养细胞增生。③绒毛大小和水肿程度明显不一。④绒毛呈显著的扇贝样轮廓，间质内可见滋养细胞包涵体。⑤种植部位滋养细胞呈局限和轻度的异型性。

4. 临床表现

（1）症状

1）停经后阴道流血：为最常见症状。大部分患者于停经 8~12 周出现间断性、不规则的阴道流血，量多少不定，常有反复大量出血，色暗红，出血可伴有水泡状组织排出。如反复阴道出血可导致感染和贫血，当葡萄胎自行排出时，若大血管破裂可发生大出血而导致休克，甚至死亡。

2）腹痛：由于葡萄胎迅速增长和子宫过度快速扩张所致，一般表现为阵发性下腹痛，疼痛不剧烈，患者能忍受。如发生卵巢黄素化囊肿扭转或破裂时，可出现急性腹痛。

3）妊娠呕吐：多发生在子宫异常增大或 hCG 水平异常升高者，妊娠呕吐比正常妊娠出现时间早、症状重、持续时间长，纠正不及时可致水、电解质紊乱。

（2）体征

1）子宫异常增大、变软：由于葡萄胎增长迅速及宫腔内积血，导致子宫大于停经月份，质地软；也有约 1/3 的患者子宫大小与停经月份相符，还有少数患者子宫小于停经月份，可能与水泡退行性变有关。

2）子痫前期征象：多见于子宫异常增大者，可于妊娠 24 周前出现高血压、蛋白尿和水肿，但子痫罕见。若妊娠早期发生了子痫前期，要考虑葡萄胎的可能。

3）卵巢黄素化囊肿：大量 hCG 刺激卵巢卵泡内膜细胞，使其发生黄素化而形成囊肿。常为双侧，大小不等，囊壁薄，表面光滑。一般无症状，偶可发生扭转。黄素化囊肿常在葡萄胎清宫术后 2~4 个月自行变小或消失。

4）甲状腺功能亢进征象：约有 7% 具有此征象。其常出现心动过速、皮肤潮湿、震颤，但突眼少见。患者血清游离 T_3、T_4 水平升高。

以上是完全性葡萄胎典型的临床表现，部分性葡萄胎临床表现没有完全性葡萄胎典型，除停经后阴道流血外，其他症状较少，程度也比完全性葡萄胎轻。

5. 相关检查

（1）**超声检查**：是诊断葡萄胎的可靠和敏感的检查方法，通常采用经阴道彩色多普勒超声检查。完全性葡萄胎典型超声下见异常增大的子宫，无妊娠囊或胎心搏动，宫腔内充满不均质密集状或短条状回声，呈"落雪状"或"蜂窝状"。部分性葡萄胎有时可见胎儿、胎心搏动或羊膜腔，胎儿常合并畸形。

（2）**人绒毛膜促性腺激素（hCG）测定**：血清 hCG 测定是诊断葡萄胎的另一项重要辅助检查。正常妊娠时 hCG 的分泌高峰在停经 8~10 周。但葡萄胎滋养细胞高度增生，产生大量 hCG，使血清中 hCG 浓度远高于正常妊娠孕周的相应值，且在停经 8~10 周后继续上升，约 45% 的完全性葡萄胎患者血清 hCG 超过 10 万 U/L。8 万 U/L 支持诊断。

（3）**组织学检查**：全部或部分胎盘绒毛变性、肿胀呈葡萄样水泡，无胚胎、脐带、羊膜等胎儿附属物。其镜下可见三个特点：绒毛肿大，间质水肿；间质血管稀少或消失；滋养细胞不同程度的增生。

（4）**DNA 倍体分析**：流式细胞计数是最常用的倍体分析方法。完全性葡萄胎的染色体核型为二倍体，部分性葡萄胎多为三倍体。

（5）**印迹基因检测**：可以区别完全性和部分性葡萄胎。

6. 治疗原则

（1）**清除宫腔内容物**：为葡萄胎主要的治疗方法。葡萄胎一经诊断，应及时清宫。一般先用大号吸管吸宫，待子宫缩小后再谨慎刮宫，并将刮出物送检，一次刮不净，可一周后再次刮宫。

（2）**预防性化疗**：不常规推荐。预防性化疗可降低高危葡萄胎发生妊娠滋养细胞肿瘤的概率，仅适用于有高危因素和随访困难的完全性葡萄胎患者，但并非是常规治疗，也不能替代随访。预防性化疗应在葡萄胎排空前或排空时实施，选用单一药物，一般为多疗程化疗至 hCG 阴性。部分性葡萄胎不做预防性化疗。

（3）**全子宫切除术**：单纯全子宫切除术不能预防葡萄胎转移，所以极少应用，除非患者合并其他需要切除子宫的指征，绝经前女性需保留两侧卵巢。术后仍需随访。

（4）**卵巢黄素化囊肿的处理**：一般不需要处理，随着 hCG 的下降就会自然消失。如发生扭转，可以在超声引导下或腹腔镜下穿刺吸出囊液，使其复位，扭转时间较长发生坏死者，需行患侧附件切除术。

（二）心理–社会评估

葡萄胎一旦确诊，患者会担心自身患者的安全、预后、治疗效果及费用。对清宫手术的恐惧及对今后生育的担心，会使患者出现自责、自卑、悲伤、恐惧、焦虑、自尊紊乱等。

【常见的护理诊断/问题】

1. 情境性低自尊 与分娩的期望得不到满足及对将来妊娠担心有关。

2. 焦虑 与担心预后有关。

3. 有感染的危险 与长期不规则阴道流血、贫血造成免疫力下降有关。

【护理措施】

（一）一般护理

嘱患者进食高蛋白、富含维生素 A、易消化的食物，如鸡蛋、牛奶、鱼、蔬菜、水果，保证患者的营养。保证充分睡眠，适当活动，改善机体免疫力。勤换会阴垫，每日清洁外阴，保持外阴清洁，流血时间长者，遵医嘱给予抗生素预防感染。每次清宫术后禁止性生活及盆浴 1 个月以防止感染，促进患者康复。

（二）心理护理

详细评估患者对疾病的心理承受能力，鼓励患者表达不能得到良好妊娠结局的不良情绪及对疾病、治疗手段的认识，确定其主要心理问题。积极有效沟通，向患者讲解葡萄胎的发生、发展过程，使其了解葡萄胎属于良性病变，清宫手术的必要性，以较平静的心理接受手术。鼓励患者接受葡萄胎及流产的结局，稳定患者及家属的情绪，减轻患者对手术、治疗效果、预后、生育力影响及费用的焦虑程度，增强治愈疾病的信心。

（三）对症护理

1. 病情观察 注意观察患者阴道流血的量、色、性质及排出物，将水泡状组织送病理检查，并保留会阴垫评估出血量。患者常出现腹痛，应严密观察腹痛的位置、程度、持续时间及疼痛后是否有较多阴道流血及血压变化等，出血多的患者应注意观察血压、脉搏及呼吸等生命体征的变化。同时应注意患者有无咳嗽、咯血、头晕、头痛等转移征象。

2. 指导检查配合 教会患者正确留取尿液标本。指导患者配合抽血监测 hCG 的变化及相关检查。清宫时，对刮出的组织选择靠近宫壁的小水泡进行固定与保存，并及时送病理检查，以协助诊断。帮助患者进行超声等相关检查。

3. 围手术期护理 清宫前应首先配合医生完成全身检查及细菌培养等。术前嘱患者排空膀胱，配血，建立有效静脉通道，准备好缩宫素、氧气、各种抢救药品及物品，以便大出血时及时抢救；手术中严密观察患者血压、脉搏等生命体征变化，观察有无羊水栓塞等；清宫术后应观察阴道出血及腹痛等；因组织学诊断是葡萄胎最重要和最终的诊断方法，故每次刮宫的刮出物必须及时送检；清宫术后保持会阴部的清洁干燥；如需预防性化疗则按化疗患者进行护理。

（四）健康指导

1. 知识宣教 主要包括疾病发展过程、临床特点、治疗方法和预后。学会自我监测，了解自我监护的项目（如阴道流血情况、有无水泡状组织、将阴道排出组织送检查），及时进行各项随访检查，如有腹痛、阴道流血多等异常应及时就诊等。指导饮食和休息，教会患者外阴的清洁护理方法，强调清宫术后需禁止性生活及盆浴 1 个月以防止感染。

2. 随访指导 葡萄胎清宫术后必须定期随访，可以早期发现滋养细胞肿瘤，并得到及时的处理。随访内容包括：①定期 hCG 测定：葡萄胎清宫后每周一次，直至连续 3 次阴性，以后每个月 1 次共 6 个月，然后再每 2 个月 1 次共 6 个月，自第 1 次阴性后共计 1 年。②询问患者的月经是否规则，有无阴道异常出血、咳嗽、咯血等转移症状。③定期进行妇科检查、超声检查、胸部 X 线检查或 CT 检查等。

3. 避孕指导 葡萄胎患者随访期间应可靠避孕。因葡萄胎后滋养细胞肿瘤极少发生在 hCG 自然降至正常以后，故避孕时间为 6 个月。若在随访不足 6 个月内意外妊娠，只要 hCG 已经正常，无需考虑终止妊娠，但应于妊娠早期做超声检查和 hCG 测定，以明确是否正常妊娠，产后也需 hCG 随访至正常。避孕方法可选用避孕套或口服避孕药,不宜选用宫内节育器,以免混淆子宫出血的原因或造成穿孔。

第二节　侵蚀性葡萄胎和绒毛膜癌

【概述】

侵蚀性葡萄胎(invasive mole)指葡萄胎组织侵蚀子宫肌层或转移至子宫以外的其他组织器官,引起局部组织破坏。侵蚀性葡萄胎只继发于葡萄胎,恶性程度低,多为局部侵蚀,仅 4% 患者有远处转移,预后较好。绒毛膜癌(choriocarcinoma)简称绒癌,指恶变的滋养细胞失去绒毛或葡萄胎样结构,而散在地侵蚀子宫肌层,或转移到其他器官造成破坏。绒癌大约 60% 继发于葡萄胎,30% 继发于流产,10% 来源于足月妊娠或者异位妊娠,极少数病例无明确的妊娠史。绒癌多发生于生育年龄的妇女,其恶性程度极高,早期即可通过血运转移至全身,如果不进行化疗,其死亡率高达90%。如今随着诊疗技术和化学治疗的发展,侵蚀性葡萄胎和绒癌的预后有了极大的改善。

【护理评估】

（一）生理评估

1. 健康史　应仔细询问患者的滋养细胞疾病病史、用药史及药物过敏史;对患过葡萄胎者应采集葡萄胎的治疗经过,如清宫次数、时间、水泡的大小,吸出组织物的量、质、时间和子宫复旧情况等;收集随访的资料,如血 hCG、尿 hCG 测定和胸部 X 线检查的结果;询问原发灶及转移灶相应的症状及主诉;是否用过化疗药物及化疗的时间、药物、剂量、疗效以及用药后的副反应;既往有无肝、肾、肺等器官疾病史及相应器官的功能等。

2. 病理

（1）侵蚀性葡萄胎

1）巨检:可见子宫肌壁内有大小不等的水泡状组织,宫腔内可有原发病灶,也可没有原发病灶。当病灶接近子宫浆膜层时,子宫表面可见紫蓝色结节。病灶侵蚀较深时可穿透子宫浆膜层或侵入阔韧带内。

2）镜下:水泡状组织侵入子宫肌层,有绒毛结构及滋养细胞增生和异型性。绒毛结构也可退化,仅见绒毛阴影。

（2）绒癌

1）巨检:见肿瘤侵入子宫肌层内,可突向宫腔或穿破浆膜,单个或多个,大小不等,无固定形态,与周围组织分界清,质地软而脆,海绵样,暗红色,伴明显出血坏死。

2）镜下:细胞滋养细胞和合体滋养细胞成片状高度增生,明显异型,不形成绒毛或水泡状结构,并广泛侵入子宫肌层造成出血坏死。肿瘤不含间质和自身血管,瘤细胞靠侵蚀母体血管而获取营养物质。

3. 临床表现

（1）无转移性妊娠滋养细胞肿瘤

1）阴道流血:葡萄胎清除后、流产或者足月产后出现持续或者间歇性不规则阴道流血,量可多可少,也可以表现为一段时间的正常月经后停经,然后又出现阴道流血,长期流血可导致贫血。

2）子宫复旧不全或者不均匀增大:葡萄胎排空后 4~6 周子宫未恢复至正常大小、质地软,也可以表现为子宫不均匀增大。

3）卵巢黄素化囊肿:由于 hCG 持续作用,在葡萄胎排空、足月产、流产后持续存在。

4）腹痛:一般无腹痛,但当病灶穿破子宫浆膜层时可引起急性腹痛及腹腔内出血症状。若子宫病灶坏死继发感染也可引起腹痛及脓性白带。黄素化囊肿发生扭转或破裂时也可出现急性腹痛。

5) 假孕症状：由于 hCG 及雌孕激素的作用，表现为乳房增大，乳头及乳晕着色，甚至有初乳样分泌，外阴、阴道、宫颈着色，生殖道质地变软。

（2）**转移性妊娠滋养细胞肿瘤**：更多见于非葡萄胎妊娠后或经组织学证实的绒癌。肿瘤主要经血行播散，转移发生早而且广泛。最常见的转移部位是肺，其次是阴道、盆腔、肝和脑等。由于滋养细胞的生长特点之一是破坏血管，所以各转移部位症状的共同特点都是局部出血。

1) 肺转移：主要症状是胸痛、咳嗽、反复咯血及呼吸困难，可急性发作，偶可因肺动脉滋养细胞瘤栓形成，造成急性肺梗死，出现肺动脉高压、急性肺衰竭及右心衰竭。

2) 阴道转移：转移灶常位于阴道前壁及穹窿，呈紫蓝色结节，破溃时引起不规则阴道流血，甚至大出血。

3) 肝转移：预后不良，主要表现为右上腹部或肝区疼痛、黄疸等，若病灶穿破肝包膜可出现腹腔内出血，导致死亡。

4) 脑转移：预后凶险，为主要的致死原因。转移初期多无症状。脑转移的形成可分为 3 个时期：首先为瘤栓期，可表现为一过性脑缺血症状，如猝然跌倒、暂时性失语、失明等；继而发展为脑瘤期，即瘤组织增生侵入脑组织形成脑瘤，出现头痛、喷射样呕吐、偏瘫、抽搐直至昏迷；最后进入脑疝期，因脑瘤增大及周围组织出血、水肿，造成颅内压进一步升高，脑疝形成，压迫生命中枢，最终死亡。

5) 其他转移：包括脾、肾、膀胱、消化道、骨转移等，其症状因转移部位而异。

4. 相关检查

（1）**血 hCG 测定**：hCG 水平异常是主要诊断依据。影像学证据支持诊断，但不是必需的。对于葡萄胎后滋养细胞肿瘤，凡符合下列标准中的任何一项且排除妊娠物残留或再次妊娠即可诊断为妊娠滋养细胞肿瘤：① hCG 测定 4 次高水平呈平台状态（±10%），并持续 3 周或更长时间。② hCG 测定 3 次上升（>10%），并至少持续 2 周或更长时间。③血 hCG 水平持续异常达 6 个月或更长。非葡萄胎后滋养细胞肿瘤的诊断标准：足月产、流产和异位妊娠后 hCG 多在 4 周左右转为阴性，若超过 4 周血清 hCG 仍持续高水平，或一度下降后又上升，在排除妊娠物残留或再次妊娠后，可诊断妊娠滋养细胞肿瘤。

（2）**超声检查**：是诊断子宫原发病灶最常用的方法。在声像图上子宫可正常大小或不同程度增大，肌层内可见高回声团块，边界清但无包膜；或肌层内有回声不均区域或团块，边界不清且无包膜，彩色多普勒超声主要显示丰富的血流信号和低阻力型血流频谱。

（3）**胸部 X 线检查**：为常规检查。肺转移的最初 X 线检查征象为肺纹理增粗，以后发展为片状或小结节阴影，典型表现为棉球状或团块状阴影。转移灶以右侧肺及中下部较为多见。胸片可见病灶是肺转移灶计数的依据。

（4）**CT 和磁共振检查**：CT 对发现肺部较小病灶和脑、肝等部位的转移灶有较高的诊断价值。磁共振主要用于脑、腹腔和盆腔病灶诊断。

（5）**组织学检查**：在子宫肌层内或子宫外转移灶组织中若见到绒毛或退化的绒毛阴影，则诊断为侵蚀性葡萄胎。若仅见成片滋养细胞浸润及坏死出血，未见绒毛结构者，则诊断为绒癌。若原发灶和转移灶诊断不一致，只要在任一组织切片中见到绒毛结构，均诊断为侵蚀性葡萄胎。

5. 治疗原则 采取以化疗为主，手术、放疗为辅的综合治疗。在治疗以前要进行正确的临床分期（表 17-1），再进行预后评分来确定患者是低危、高危（表 17-2），然后制订合适的治疗方案，以实施分层治疗。

（1）**化疗**：滋养细胞肿瘤是所有妇科恶性肿瘤中对化疗药物最敏感的疾病，几乎全部的无转移和低危转移患者均能治愈。目前常用的一线化疗药物有甲氨蝶呤（MTX）、氟尿嘧啶（5-FU）、放线菌素 -D（Act-D）、环磷酰胺（CTX）、长春新碱（VCR）等。低危的患者一般采用单一药物化疗，高危患者采用联合化疗。化疗的途径可以有静脉注射、肌内注射、口服及局部注射、鞘内注射等。

表 17-1　滋养细胞肿瘤解剖学分期（FIGO，2000 年）

分期	病变范围
Ⅰ期	病变局限于子宫
Ⅱ期	病变扩散，但仍局限于生殖器官（附件、阴道、阔韧带）
Ⅲ期	病变转移至肺，有或无生殖系统病变
Ⅳ期	所有其他转移

表 17-2　FIGO/WHO 预后评分标准（FIGO，2000 年）

评分	0	1	2	4
年龄 / 岁	< 40	≥40	—	—
前次妊娠	葡萄胎	流产	足月产	—
距前次妊娠时间 / 月	< 4	4~6	7~12	> 12
治疗前血 hCG/(U·L^{-1})	≤10^3	> 10^3~10^4	> 10^4~10^5	> 10^5
最大肿瘤直径（包括子宫）	—	3~5cm	≥5cm	—
转移部位	肺	脾、肾	胃肠道	肝、脑
转移病灶数目	—	1~4	5~8	> 8
先前失败化疗	—	—	单药化疗	多药化疗

注：总分 0~6 分者为低危；≥7 分者为高危。

（2）**手术**：主要是化疗的辅助治疗。①子宫切除：无生育要求的无转移患者可进行子宫全切，并结合化疗直至 hCG 正常。②肺叶切除：用于多次化疗未能吸收的独立的肺转移耐药病灶。

（3）**放射治疗**：应用较少，主要是用于肝、脑、肺转移耐药病灶的治疗。

（二）心理－社会评估

因不规则阴道流血，患者会有不适感及恐惧感；当患者知道自己病情后，大多会产生不同程度的恐惧、悲哀、沮丧情绪。患者及家属担心疾病的预后，害怕化疗药物毒副作用；化疗期间出现脱发、皮肤色素沉着及恶心、呕吐等严重副反应，会导致患者体象受损；已有生育史的患者会担心子宫切除失去女性特征和生育能力，感到自尊受损。没有生育史的患者因手术切术子宫而无法生育产生绝望感，迫切希望得到丈夫和家人的理解和帮助；多次化疗及各种辅助治疗带来经济负担，常常导致患者焦虑，对治疗和以后的生活失去信心。

【 常见护理诊断 / 问题 】

1. **营养失衡：低于机体需要量**　与化疗所致的消化道反应有关。

2. **体象受损**　与化疗副反应引起的脱发、皮肤色素沉着有关。

3. **活动耐受性降低**　与腹痛、化疗导致的副反应有关。

4. **有感染的危险**　与化疗引起的白细胞减少有关。

5. **潜在并发症**：肺、阴道或脑转移。

【 护理措施 】

（一）一般护理

嘱患者进食高蛋白、高维生素、含丰富营养素、易消化的食物，如鸡蛋、牛奶、鱼、蔬菜、水果等。保证休息与睡眠，尤其是有转移灶症状者应卧床休息。保持外阴清洁，避免感染，促进患者康复。

（二）心理护理

认真评估患者及家属对疾病的心理反应；建立良好的护患关系是有效护理的基础，通过与患者沟通、交流,帮助患者分析自己不良心理反应的原因;让患者及家属了解滋养细胞肿瘤对化疗均很敏感,即使转移也会产生根治性的效果,以解除患者顾虑;向患者和家属介绍缓解心理应激的措施,指导患者选择积极的应对方式,如向亲人朋友倾诉、积极寻求帮助,利用呼吸、想象等放松方法等;向患者介绍治疗成功案例,并告知脱发、皮疹等副反应会在停药后恢复,减少患者的过分担心;鼓励患者和家属参与疾病的治疗过程,帮助他们树立战胜疾病的信心。

(三)对症护理

1. 病情观察 ①注意观察患者的阴道流血及腹痛状况,包括腹痛的位置、程度、持续的时间及疼痛后有无阴道流血增加等。②出血多的患者应注意观察血压、脉搏及呼吸等生命体征的变化。③注意观察转移器官的症状、体征和有无咳嗽、咯血、头昏、头痛。④观察 hCG 的变化。

2. 指导检查配合 在进行化疗以前必须进行血常规、尿常规、肝功能、肾功能等检查,在进行化疗过程中也需要注意观察白细胞、肝功能的情况,如果用药前白细胞低于 $4.0 \times 10^9/L$ 者不能用药,用药期间如白细胞低于 $3.0 \times 10^9/L$ 需考虑停药;用药后 1 周继续监测各项生化指标,如有异常及时处理。

3. 化疗患者的护理

(1)用药护理

1)准确测量体重,以确定用药的剂量或调整剂量:测体重一般在一个疗程用药前、中分别测量一次;测量体重的时间应在清晨、空腹时,并排空大小便,减去衣服,以保证体重的准确。

2)正确使用化疗药物:在配药及给患者用药的过程中严格执行查对制度,保证用药人、时间、剂量等准确无误。严格控制输液速度,保证在规定时间内完成给药。药物应现用现配,化疗药物放置一般不超过 1 小时;对放线菌素 -D 及顺铂等需要避光的药物应严格避光;如联合用药者应注意药物的使用顺序。

3)合理使用及保护静脉血管:遵循长期补液保护血管的原则,有计划的穿刺。如选用外周静脉应遵守从远端静脉到近端静脉;对刺激性大、需要快速进入的药物应选用大血管;刺激性小、输注速度慢的药物可选用小血管,最好使用泵入的输注方式。由于化疗药物对血管的刺激性大,化疗结束时应用生理盐水冲管以保护血管,对经济条件允许的患者建议使用 PICC 及输液港等给药。

4)预防药液外渗:用药前先注入少量生理盐水,确保针头在静脉中再用化疗药。如疑化疗药物外渗应立即停止滴注,并进行局部冷敷、生理盐水或普鲁卡因局部封闭后外敷金黄散,以减少组织坏死,减轻疼痛和肿胀。

(2)化疗药物副反应的观察与护理

1)骨髓抑制的护理:骨髓抑制是主要的化疗毒副反应,应定期检查血常规,对白细胞低于 $3.0 \times 10^9/L$ 的患者应通知医生考虑停药,对白细胞低于 $1.0 \times 10^9/L$ 者应进行保护性隔离,并采取谢绝探视、禁止带菌者进行患者护理、净化空气等措施。同时,遵照医嘱使用抗生素、成分输血等。血小板 $< 50 \times 10^9/L$ 可引起皮肤黏膜出血,应减少活动,卧床休息;血小板 $< 20 \times 10^9/L$,有自发出血可能,必须绝对卧床休息,遵医嘱输入血小板浓缩液。

2)消化道副反应的护理:指导患者进食易消化的软食,避免吃生、冷、硬及刺激性大的食物;应少食多餐,鼓励患者呕吐后再进食,必要时静脉补液。每次进食前后用生理盐水漱口,进食后用软毛牙刷刷牙,保持口腔的清洁;对口腔溃疡疼痛难以进食的患者,在进食前 15 分钟可给予丁卡因溶液涂抹溃疡面,减轻疼痛。进食后漱口,涂抹锡类散或冰硼散。鼓励患者进食促进咽部活动,减少咽部溃疡引起的充血、水肿、结痂。

3)其他:对肝肾功能受到损伤者应进行保肝及保肾的治疗,严重者停止用药,待功能恢复后方可用药;告知患者出现皮肤色素沉着、脱发停药后可恢复,可以建议患者戴帽子、围巾或假发。

4)动脉化疗并发症的护理:动脉灌注化疗可因穿刺损伤或患者凝血机制异常而出现穿刺部位

血肿或大出血，应用沙袋压迫穿刺部位 6 小时，穿刺肢体制动 8 小时，卧床休息 24 小时。如有渗血应及时更换敷料，出现血肿或大出血应立即对症处理。

4. 转移性妊娠滋养细胞肿瘤患者的护理

（1）**阴道转移患者的护理**：①注意观察阴道流血的量、性状、颜色及有无恶性组织流出。②需局部注射化疗的患者，应配合医生在严格无菌技术操作的情况下进行，每次操作时注意观察阴道转移结节有无缩小，以观察药物的疗效。③禁止性生活及不必要的阴道检查，以防阴道转移灶的破溃大出血。④床旁应准备好各种抢救物资（如输血输液用物、长纱条、止血药、氧气、照明灯），并配血备用。⑤注意观察患者血压、脉搏、呼吸的变化，按医嘱给予静脉输血、止血药等。⑥如发生阴道转移灶出血，应积极配合医生抢救，用消毒大纱条填塞阴道，以达到局部止血的目的。阴道填塞纱条者一般 24~48 小时如数取出，填塞期间应密切观察阴道流血、生命体征的变化，每日行外阴擦洗 2 次，以保持外阴部清洁，并按医嘱给予抗生素治疗。

（2）**肺转移患者的护理**：①注意观察患者有无咳嗽、咯血、呼吸困难，并注意观察咳嗽频率，有无痰中带血等。②嘱患者卧床休息，减少消耗，有呼吸困难者取半卧位，并间断给氧。③如有大量咯血者，应立即通知医生抢救，同时将患者头偏向一侧，保持呼吸道通畅，可轻拍背，将积血排出。

（3）**脑转移患者的护理**：①注意观察患者有无头昏、头痛、恶心、呕吐及生命体征的变化，同时注意有无一过性脑转移的症状，如突然跌倒、一过性肢体失灵、失语、失明等。②做好治疗、检查配合，遵医嘱补液，给止血药、脱水药、吸氧、化疗等；配合医生做好鞘内化疗，常用药物为 MTX；配合医生做 hCG 测定，腰穿抽脑脊液送检和进行 CT 等检查。③积极预防患者意外事件的发生，如患者昏迷应专人守护，采取有效安全防护措施，如放置床挡，做好口腔、皮肤、黏膜护理，预防咬伤、吸入性肺炎、褥疮发生等。

5. 手术前后护理 手术者按照妇科手术前后护理常规实施护理。

（四）健康指导

讲解化疗护理的常识，教会患者化疗时的自我护理。向患者讲明坚持正规化疗的重要性，鼓励患者在治疗过程中积极面对化疗出现的副反应；每日外阴清洁 2 次，并勤换内裤，预防感染。

治疗结束后应严密随访，第 1 次在出院后 3 个月，然后每 6 个月 1 次，持续 3 年，此后每年 1 次，持续 5 年，以后可每 2 年 1 次。也可 I~III 期低危患者随访 1 年，高危患者包括 IV 期随访 2 年。随访内容同葡萄胎。随访期间应严格避孕，一般于化疗停止≥12 个月后方可妊娠。

（单伟颖）

思考题

（一）**简答题**

1. 简述侵蚀性葡萄胎患者化疗时的用药护理。

2. 简述绒癌患者阴道转移的护理措施。

（二）**论述题**

某女，36 岁，G$_4$P$_1$，平素月经规则。因"停经 11 周阴道大量出血 1 周"就诊。就诊后查体：子宫底位于脐耻之间，质软。hCG（+）。彩超可见宫腔密集雪片状亮点，未见妊娠囊及胎心搏动。其他未见异常。

根据以上资料，请回答：

1. 该患者最可能的临床诊断。

2. 该患者治疗后出院时的随访内容。

ER 17-3

练习题

第十八章 │ 女性生殖内分泌疾病患者的护理

教学课件

思维导图

女性生殖内分泌疾病通常由下丘脑-垂体-卵巢轴功能异常或靶器官效应异常所致,部分还涉及遗传因素、女性生殖器官发育异常等。女性生殖内分泌疾病包括异常子宫出血、闭经、痛经、经前期综合征、绝经综合征等。此类疾病主要表现为月经周期、经期、经量的异常或伴随其他症状。

情境导入

某女,15 岁,否认性生活史。因"阴道不规则出血 20 余日"就诊。患者 13 岁月经初潮,平素月经不规律,周期 15~60 日,经期 7~15 日,经量中等,无痛经。末次月经至今 20 日,阴道流血淋漓不尽,量时多时少。直肠-腹部诊:子宫稍小,双附件区未触及异常。血常规、凝血功能、超声检查未见异常。基础体温呈单相型。尿 hCG(-)。其他未见异常。

根据以上资料,请回答:
1. 该患者最可能的临床诊断。
2. 该类患者治疗护理的内容。

第一节　异常子宫出血

异常子宫出血(abnormal uterine bleeding, AUB)是妇科常见的症状和体征,是指与正常月经的周期频率、规律性、经期长度、经期出血量中任何 1 项不符的,发生来源于子宫腔的异常出血。异常子宫出血分为无排卵性异常子宫出血和排卵性异常子宫出血。本节仅介绍生育期非妊娠妇女,不包括妊娠期、产褥期、青春期前和绝经后出血。

一、无排卵性异常子宫出血

70%~80% 的 AUB 为无排卵性,无排卵性 AUB 可见于青春期、绝经过渡期、生育期。青春期和绝经过渡期多见,生育期少见。

【护理评估】

（一）生理评估

1. 健康史

（1）询问年龄、婚姻状况等基本信息。

（2）**了解本次疾病情况**：本次月经异常发生的时间、持续的时间、用药情况、用药后疗效及不良反应。了解与本次疾病可能有关的因素，如精神创伤、营养问题、过度劳累、环境改变。了解近期有无服用干扰排卵的药物或抗凝药物。

（3）了解月经史、婚姻史、生育史、避孕措施等信息，特别是了解有无停经史、既往月经发生异常的情况、用药情况及用药后反应。

（4）**了解既往健康情况**：有无肝病、血液病、高血压、代谢性疾病等能引起月经失调的全身或生殖系统的相关疾病史。

2. 病因及发病机制　各时期的无排卵性 AUB 的病因和发病机制有所不同。

（1）**青春期 AUB**：青春期少女的下丘脑 - 垂体 - 卵巢轴间的反馈调节尚未成熟，FSH 持续处于低水平状态，不能形成排卵前必需的 LH 高峰而致虽有卵泡生长，但不能发育成熟。此外，青春期少女生理与心理急剧变化，内、外环境因素均可影响下丘脑 - 垂体 - 卵巢轴，导致排卵障碍。青春期少女初潮后需要 5~7 年建立规律的周期性排卵，月经才逐渐正常。青春期 AUB 因此多发生于初潮后的几年内。

（2）**绝经过渡期 AUB**：此阶段妇女卵巢功能不断衰退，卵巢对垂体促性腺激素的反应性降低，雌激素分泌量下降，FSH 水平升高，但不能形成排卵前 LH 高峰而致无排卵。

（3）**生育期 AUB**：育龄期妇女发生无排卵性 AUB 主要有两类原因。一类是妇女受到内、外环境刺激，如劳累、应激、流产、手术、疾病，通过中枢神经系统引起下丘脑 - 垂体 - 卵巢轴功能调节异常引起短暂的无排卵；另一类是妇女因为肥胖、多囊卵巢综合征、高催乳素血症等可发生无排卵。

各种原因引起的无排卵均导致子宫内膜只受雌激素刺激而无孕酮的对抗，从而发生雌激素突破性出血或雌激素撤退性出血。无排卵性 AUB 导致的雌激素突破性出血有两种：低水平雌激素维持在内膜出血阈值水平而发生间断性少量出血，内膜修复慢，出血时间延长；高水平雌激素维持在有效浓度，引起长时间闭经，因为没有孕激素的参与，内膜增厚但不牢固，容易发生出血量较多的突破性出血。无排卵性 AUB 时的雌激素撤退性出血是因为子宫内膜在持续性雌激素作用下增生，若有一批生长卵泡退化闭锁使雌激素水平突然急剧下降，子宫内膜失去激素支持而剥脱出血。

3. 病理　无排卵性 AUB 患者的子宫内膜受雌激素持续作用而无孕激素对抗，可发生不同程度的增生性改变。根据体内雌激素浓度的高低和作用时间的长短以及子宫内膜对雌激素反应的敏感程度，子宫内膜的病理改变可分为以下 3 种：

（1）**子宫内膜增生**：根据 2020 年《WHO 女性生殖器肿瘤学分类》分为：

1）子宫内膜增生，不伴非典型：因为长期的雌激素作用而无孕激素拮抗，子宫内膜腺体增生，大小和形态不规则，但没有明显的不典型细胞。

2）非典型子宫内膜增生：子宫内膜增生伴有不典型细胞。镜下表现为腺体高度增生，拥挤，结构复杂，间质细胞显著减少，腺上皮细胞增生并出现异型性。细胞极性紊乱，体积增大，核质比例增加，细胞核深度染色，可见核分裂。属于癌前病变。

（2）**增殖期子宫内膜**：与正常月经周期的增殖期内膜相同，但在月经周期后半期乃至月经期仍表现为增殖期子宫内膜形态。

（3）**萎缩型子宫内膜**：子宫内膜萎缩菲薄，腺体少而小，腺管狭而直，腺上皮为单层立方形或低柱状细胞，间质少而致密，胶原纤维相对增多。

4. 临床表现　无排卵性 AUB 的主要症状是月经紊乱，即失去正常周期和出血自限性。出血的类型决定于血清雌激素水平及其下降的速度、雌激素对子宫内膜持续作用的时间及内膜的厚度。表现为周期紊乱，出血间隔长短不一，短者几日，长者数月；出血量多少不一，少者仅为点滴出血，多者大量出血，不能自止，造成严重贫血甚至休克。常见的异常出血有：①月经过多：周期规则，但经量过多（>80ml）。②经期延长：经期长度增加（>7日）。③月经频发：周期缩短（<21日）。

青春期异常子宫出血常见的症状是无规律性的子宫出血，出血时间可长可短，长达数十日或数月；出血间隔也无规律；出血量时多时少，甚至大量出血。有的患者表现为先有数周或数月停经，然后发生阴道不规则流血，血量较多且持续2~3周甚至更长时间，不易自止。有的患者则一开始即为阴道不规则流血。也有患者表现为类似正常月经的周期性出血。

绝经过渡期异常子宫出血大多表现为闭经、月经稀少和/或月经过少。少数人可表现为月经过多、月经不规则或月经频发。

出血时间长或出血量多的患者可导致继发性贫血甚至休克。继发性贫血有头晕、乏力、失眠、精神不振、心悸等临床症状和贫血貌的体征。出血期间一般无腹痛或其他不适。

5. 相关检查　目的是排除器质性疾病、确定无排卵性异常子宫出血的诊断，确定病情的严重程度以及是否有合并症。

（1）实验室检查

1）全血细胞计数：确定有无贫血及血小板减少。

2）凝血功能检查：检测凝血酶原时间、血小板计数、出凝血时间等，排除凝血功能障碍性疾病。

3）尿妊娠试验或血hCG检测：目的是排除妊娠及妊娠相关疾病。

4）生殖内分泌测定：下次月经前5~9日测定血孕酮水平估计有无排卵，孕酮浓度<3ng/ml提示无排卵。同时，早卵泡期测定LH、FSH、PRL、雌二醇（E_2）、睾酮（T）、促甲状腺素水平（TSH）水平，可了解无排卵的原因。

5）宫颈黏液结晶检查：经前仍可见羊齿状结晶提示无排卵，目前已少用。

（2）超声检查：了解子宫内膜厚度、回声，排除宫腔占位病变及其他生殖道器质性病变等。

（3）其他检查

1）基础体温（base body temperature，BBT）测定：基础体温是机体处于静息状态下的体温。具有正常卵巢功能的生育年龄妇女基础体温呈特征性变化。在月经后及卵泡期体温比较低（36.6℃以下），排卵后体温上升0.3~0.5℃，一直持续到经前1~2日或月经第1日，体温降到卵泡期水平。将月经周期每日测量的基础体温画成连线则呈双相曲线（图18-1）。无排卵患者的基础体温呈单相曲线（图18-2）。

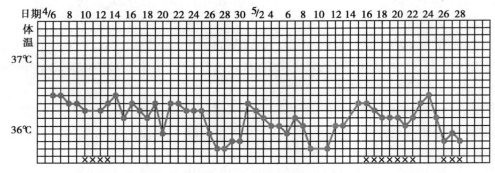

图18-1　基础体温单相型（无排卵性异常子宫出血）

2）诊断性刮宫或子宫内膜活组织检查：简称诊刮。其既是明确诊断的方法，也是止血的方法。诊刮适用于年龄>35岁、药物治疗无效或存在子宫内膜癌高危因素的AUB患者。为了解有无排卵或黄体功能异常，应选择月经前1~2日或月经来潮6小时内刮宫；为明确是否是子宫内膜不规则脱落，需在月经第 5~7 日刮宫；阴道不规则出血或大量阴道出血时，可随时刮宫；无性生活史者，激素治疗无效或可疑器质性病变时，可在征得患者或其家属知情同意后行诊刮术。

3）宫腔镜检查：可直接观察到宫颈管、子宫内膜的生理及病理情况，显著提高诊断的准确率。

6. 治疗原则 内分泌治疗对无排卵性异常子宫出血有效。具体方案要根据患者年龄、病程、血红蛋白水平、既往治疗效果、有无生育或避孕要求、文化水平、当地医疗及随访条件等因素综合考虑。原则：在出血期间应迅速有效止血并纠正贫血，血止后要调整周期预防子宫内膜增生和 AUB 复发，有生育要求者促排卵治疗。青春期女性以止血、调整周期为主；生育期女性以止血、调整周期和促排卵为主；绝经过渡期女性则以止血、调整周期、减少出血量、预防子宫内膜病变为主。

（1）**止血**：药物对 AUB 患者的止血有效。根据出血量选择合适的制剂和方法。对少量出血者，使用最低有效量激素，减少药物副作用。对大量出血者，性激素止血要求在治疗 6 小时内见效，24~48 小时内出血基本停止。

1）性激素：是止血的首选药物，常用的有孕激素和雌激素。

孕激素：孕激素使增生的子宫内膜转化为分泌期或促进内膜萎缩，停药后内膜剥落，这种治疗方法也称"子宫内膜脱落法"或"药物刮宫"。单纯孕激素治疗适用于体内已有一定的雌激素水平、血红蛋白水平 >80g/L、生命体征稳定的患者。常用药物有地屈孕酮、微粒化孕酮、黄体酮、醋酸甲羟孕酮。具体用法：地屈孕酮片：10mg，口服，每日 2 次，共 10 日；微粒化孕酮：200~300mg，口服，每日 1 次，共 10 日；黄体酮：20~40mg，肌内注射，每日 1 次，共 3~5 日；醋酸甲羟孕酮：6~10mg，口服，每日 1 次，共 10 日。

雌激素：大量雌激素能使子宫内膜增生，短期修复内膜创面而止血，这种治疗方法也称"子宫内膜修复法"，适用于血红蛋白 <80g/L 的青春期患者。首选口服药物，止血有效剂量与患者内源性雌激素水平有关，具体用量按出血量多少决定。常用药物有戊酸雌二醇和结合雌激素。如戊酸雌二醇：2mg，口服，每 6~8 小时一次。若出血明显减少，则维持此剂量；若出血量未见减少，则加大剂量；结合雌激素：1.25mg/ 次，口服，4~6 小时 1 次。经上述治疗，患者血止 3 日后每 3 日递减 1/3，维持量至血止后第 20 日以上。所有雌激素治疗在患者血红蛋白计数增加至 80~90g/L 以上均必须加用孕激素，使子宫内膜向分泌期转化，并与雌激素同时撤退后引发出血。

复方短效口服避孕药：止血效果优于单一药物。其适用于长期而严重的无排卵出血。目前常用第 3 代短效口服避孕药治疗青春期和生育期无排卵性 AUB。常用药物有去氧孕烯 - 炔雌醇片、孕二烯酮 - 炔雌醇或复方醋酸环丙孕酮，用法为 1~2 片 / 次，每 6~8 小时一次，血止后每 3 日减 1/3 量至 1 片 /d，维持至血止后 21 日停药。

孕激素内膜萎缩法：高效合成孕激素可使内膜萎缩，达到止血目的，此法不适用于青春期患者。常用药物有炔诺酮和左炔诺孕酮。

2）刮宫术：可迅速止血并兼具诊断价值，适用于出血量大且药物治疗无效需立即止血或需要子宫内膜组织学检查的患者。对无性生活史的女性除非需排除子宫内膜癌，否则不行刮宫术。

（2）**调整月经周期**：应用性激素止血后，必须调整月经周期，这是治疗的根本，也是巩固疗效、避免复发的关键。调整周期的方法根据患者的年龄、激素水平、生育要求而有所不同。

1）孕激素：适用于体内有一定雌激素水平的各年龄段患者。对青春期或病理检查结果为增生期内膜的患者，于月经周期后半期或撤药性出血的第 15 日起，口服地屈孕酮 10~20mg/d，共 10 日；微粒化孕酮 200~300mg/d，共 10 日；或甲羟孕酮 4~12mg/d，每日 2~3 次口服，连续 10~14 日。酌情应用 3~6 个周期。

2）口服避孕药：可很好地控制周期，适用于有避孕需求的患者。用药方法为自周期撤药性出血第 5 日起，每日 1 片，连服 21 日，停药一周后开始下一个周期用药，连续 3 个周期为一个疗程。病情反复者可延用 6 个周期。

3）雌孕激素序贯疗法：即人工周期，为模拟自然月经周期中卵巢的内分泌变化，将雌孕激素序贯应用，使子宫内膜发生相应变化，引起周期性脱落。此法适用于青春期或生育期内源性雌激素水平较低者。从撤退性出血第 5 日开始口服戊酸雌二醇 2mg 或结合雌激素片 1.25mg，每晚 1 次，连服 21 日，第 11 日起加用黄体酮 10mg，每日 1 次，连用 10 日。一般连续应用 3 个周期。若正常月经仍未建立，应重复上述序贯疗法（图 18-2）。

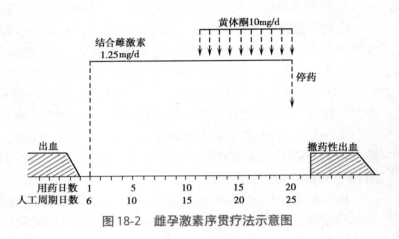

图 18-2 雌孕激素序贯疗法示意图

4）左炔诺孕酮宫内缓释系统：宫腔内每日可释放左炔诺孕酮 20μg，抑制子宫内膜生长。适用于生育期或围绝经期及无生育要求者，常用于治疗严重月经过多或多种药物治疗无效者。

（3）**促排卵**：适用于生育期、有生育需求者，尤其是不孕症患者。青春期患者不提倡通过促排卵来控制月经周期。常用的药物有氯米芬（又名克罗米芬）、人绒毛膜促性腺激素（hCG）、尿促性素（HMG）。由于促排卵治疗可能导致卵巢过度刺激综合征，严重者可危及生命，所以，用促性腺素诱发排卵必须由有经验的医生在有超声和激素水平监测的条件下用药。

（4）**手术治疗**：适用于药物治疗无效或不宜用药、无生育要求的患者，尤其是不易随访、年龄较大的患者，可考虑子宫内膜去除术或子宫切除术。

1）子宫内膜去除术：在宫腔镜下电切割或激光切除子宫内膜，或采用滚动球电凝、热疗等方法，直接破坏大部分或全部子宫内膜和浅肌层，使月经减少甚至闭经。其适用于药物治疗无效又不愿或不适合做子宫切除术的患者。术前 1 个月先口服达那唑或孕三烯酮，使子宫内膜萎缩、子宫体积缩小、血管再生减少，以缩短手术时间、减少术中出血，增加手术安全性。手术可在月经周期的任何时间进行。手术前要排除子宫内膜癌。

2）子宫切除术：患者经各种治疗均效果不佳，在了解所有可行方法后，由患者和家属知情选择后进行。

（5）**支持治疗**：补充铁剂、维生素 C 和蛋白质，改善全身状况。贫血严重者需输血。流血时间长者给予抗生素预防感染。

（二）**心理 - 社会评估**

异常出血、月经紊乱等都会造成患者的心理压力。尤其是年轻患者常常会因为害羞或有其他顾虑而不及时就诊，也不与他人沟通。如果病程长、并发感染或止血效果不佳，更容易产生恐惧和焦虑感。绝经过渡期女性则常因担心疾病严重程度、疑有肿瘤而不安。

【**常见的护理诊断 / 问题**】

1. **舒适受损**　与子宫不规则出血、月经紊乱影响工作、学习有关。

2. **疲乏**　与子宫异常出血导致的继发性贫血有关。

3. **有感染的危险**　与子宫不规则出血、出血量多致贫血和机体抵抗力下降有关。

【**护理措施**】

（一）**一般护理**

患者因为出血多，体质较差，每日需要保证充足的睡眠与休息，避免剧烈运动。加强营养以改善全身情况，可补充铁剂、维生素 C 和蛋白质。出血量多者应额外补充铁。向患者推荐含铁较多的食物，如猪肝、豆角、蛋黄、胡萝卜、葡萄干，同时，按照患者的饮食习惯，为患者制订适合于个人的饮食计划,保证患者获得足够的营养。

（二）心理护理

鼓励患者表达内心感受,耐心倾听患者的诉说,了解其疑虑。向患者解释病情及提供相关信息,帮助患者澄清问题,解除思想顾虑;也可交替使用放松技术,如看电视、听广播、看书,以分散患者的注意力。

（三）对症护理

1. 病情观察 重点观察阴道出血量、出血所致贫血及严重程度、激素止血治疗的效果。嘱患者保留出血期间使用的会阴垫及内裤,准确地估计出血量;观察并记录患者的生命体征。

2. 指导检查配合 子宫内膜检查时取内膜的时间要正确。为确定卵巢排卵和黄体功能的检查应在经前期或月经来潮 6 小时内取子宫内膜。对通过诊断性刮宫取子宫内膜的患者要做好术前准备。无性生活史的患者做检查前要经患者或家属的知情同意。

3. 治疗护理 遵医嘱使用性激素。准时准量给药,保持稳定的血药浓度,不得随意停服和漏服,以防因药量不足导致撤退性出血;药物减量必须按规定在血止后开始,每 3 日减量 1 次,每次减量不超过原剂量的 1/3,直至维持量,以防再次出血。雌激素治疗仅适用于青春期 AUB,生育期和绝经过渡期 AUB 不宜采用;雌激素治疗时如果患者血红蛋白计数增加至 80~90g/L 以上后均须加用孕激素撤退。有血液高凝或血栓性疾病史的患者禁忌使用大剂量雌激素止血;激素止血治疗:应该在用药后 6 小时内见效,通常 24~48 小时之内出血基本停止,96 小时尚未止血者应报告医生,注意检查是否有器质性疾病或用药不当。使用促排卵药物时,患者要正确测量基础体温,以监测排卵情况,同时观察卵巢过度刺激综合征的症状和体征,及时发现,及时处理。

4. 围手术期护理 若患者需进行诊断性刮宫、子宫内膜去除术、子宫切除术等手术,应该按手术常规护理,具体详见相关章节。

5. 贫血严重者的护理 除观察出血量及生命体征外,遵医嘱做好配血、输血、止血措施,执行治疗方案,维持患者正常血容量。

6. 预防感染的护理 严密观察与感染有关的征象,如体温、脉搏、子宫体压痛,监测白细胞计数,做好会阴护理,保持局部清洁。若有感染征象,及时与医生联系并遵医嘱进行抗生素治疗。

（四）健康指导

指导患者正确测量基础体温;指导患者在治疗时及治疗后定期随访;对治疗无效者要嘱患者按医嘱进一步检查以排除其他疾病;嘱患者注意外阴清洁,勤换内裤及月经垫,指导其正确的会阴擦洗方法。要避免盆浴,已婚妇女在出血期要避免性生活。

二、排卵性异常子宫出血

排卵性 AUB 较无排卵性 AUB 少见,多发生于育龄期妇女。患者有周期性排卵,因此临床上有可分辨的月经周期。可分为黄体功能不足、子宫内膜不规则脱落和子宫内膜局部异常所致的 AUB。

【护理评估】

（一）生理评估

1. 健康史 ①询问年龄、婚姻状况等信息。②了解本次疾病情况:了解本次月经异常发生的时间、持续的时间、用药情况、用药后机体反应。③了解与本次疾病有关的因素,如精神创伤、营养问题、过度劳累、环境改变。④了解月经史、婚姻史、生育史、避孕措施等信息,特别要了解既往月经异常发生的情况、用药情况及用药后反应。⑤了解既往健康情况:了解有无肝病、血液病、高血压、代谢性疾病等能引起月经失调的全身或生殖系统的相关疾病史。

2. 病因及发病机制

（1）**黄体功能不足**:指月经周期中有卵泡发育及排卵,但黄体期孕激素分泌不足或黄体过早衰退，导致子宫内膜分泌反应不良和黄体期缩短。黄体功能不足有多种因素：卵泡期 FSH 缺乏，使卵泡发育缓慢，雌激素分泌减少，从而对垂体及下丘脑正反馈不足；LH 脉冲峰值不高使排卵后黄体发育不全，孕激素分泌减少；卵巢本身发育不良，排卵后颗粒细胞黄素化不良，孕激素分泌减少；有些生理因素如初潮、分娩后、绝经过渡期等也可导致黄体功能不足。

（2）**子宫内膜不规则脱落**：指月经周期有排卵，黄体发育良好，但萎缩过程延长，导致子宫内膜不规则脱落。由于下丘脑 - 垂体 - 卵巢轴功能紊乱，引起黄体萎缩不全，内膜持续受孕激素影响而不能按时脱落。

（3）**子宫内膜局部异常所致异常子宫出血**：指原发于子宫内膜局部异常引起的异常子宫出血。可能与子宫内膜局部凝血纤溶调节机制异常、子宫内膜修复异常或子宫内膜血管生成异常等有关。

3. 病理 ①黄体功能不足的子宫内膜虽表现为分泌期改变，但因孕激素水平低下内膜腺体分泌不良，间质水肿不明显或腺体与间质发育不同步。内膜活检显示分泌反应落后 2 日。②子宫内膜不规则脱落病理表现为在月经期第 5~6 日还能见到分泌反应的子宫内膜，常表现为混合型子宫内膜，即同时存在分泌期内膜和增生期内膜。

4. 临床表现

（1）**症状**：①黄体功能不足常表现为月经周期缩短。有的月经周期虽在正常范围，但卵泡期延长，黄体期缩短，患者不易受孕或在妊娠早期流产。②子宫内膜不规则脱落表现为月经周期正常，但经期延长，可达 9~10 日，且出血多。③子宫内膜局部异常所致异常子宫出血表现为月经过多（>80ml），经间期出血或经期延长，而周期、经期持续时间正常。

（2）**体征**：盆腔检查常无异常发现。

5. 相关检查

（1）**子宫内膜活组织检查**：黄体功能不足者显示分泌反应至少落后 2 日；子宫内膜不规则脱落者在月经期第 5~6 日的子宫内膜仍有分泌反应。

（2）**基础体温测定**：①黄体功能不足者的基础体温呈双相型，但高温相持续时间小于 11 日（图 18-3）。②子宫内膜不规则脱落者的基础体温也呈双相型，但下降缓慢（图 18-4）。

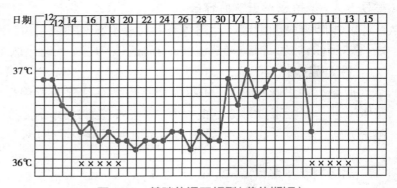

图 18-3　基础体温双相型（黄体期短）

6. 治疗原则

（1）**黄体功能不足**：①促进卵泡发育：妊马雌酮 0.625mg 或戊酸雌二醇 1mg，在月经周期第 5 日起每日口服，连续 5~7 日。②促进月经中期 LH 峰形成：绒毛膜促性腺激素 5 000~10 000U 在卵泡成熟后一次或分两次肌内注射。③黄体功能刺激疗法：绒毛膜促性腺激素 1 000~2 000U 在基础体温上升后开始隔日肌内注射，共 5 次。④黄体功能补充疗法：黄体酮 10mg 自排卵后开始每日肌内注射，共 10~14 日。⑤口服避孕药：适用于有避孕需求的患者，可用药 3~6 个周期。

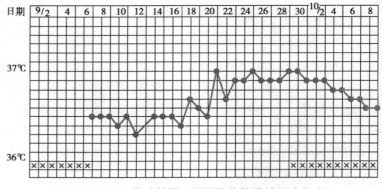

图 18-4　基础体温双相型（黄体萎缩不全）

（2）**子宫内膜不规则脱落**：①甲羟孕酮10mg，排卵后第1~2日或下次月经前10~14日开始，每日口服，连服10日。有生育要求者肌内注射黄体酮注射液。②绒毛膜促性腺激素用法同黄体功能不足。③复方短效口服避孕药有抑制排卵、控制周期的作用。

（3）**子宫内膜局部异常所致AUB**：原则是先用药物治疗，如需紧急止血或病理检查需要时可用刮宫术。无生育要求者可考虑用子宫内膜去除术。推荐的药物治疗顺序为：①左炔诺孕酮宫内缓释系统（适用于1年以上无生育要求者）；②氨甲环酸抗纤溶治疗（适用于不愿或不能适用性激素治疗或想尽快妊娠者）；③短效口服避孕药；④孕激素子宫内膜萎缩治疗。

（二）心理-社会评估

如因黄体功能不足引起不孕及妊娠早期流产，患者常有相应的心理压力和反应。随着病程延长并发感染或止血效果不佳等亦可引起患者的焦虑和恐惧。

【**常见的护理诊断/问题**】

1. **舒适受损** 与经期延长影响工作、学习有关。

2. **焦虑** 与病程长、治疗时间长、不孕有关。

【**护理措施**】

（一）一般护理

患者需要保证充足的睡眠与休息，避免剧烈运动。加强营养，特别是贫血的患者，以改善全身情况。出血量多者应额外补充铁。保持会阴部的清洁、干燥。

（二）心理护理

向患者解释病情并提供疾病相关知识，帮助患者澄清问题，解除其思想顾虑，使之积极配合治疗。倾听患者的述说，改善患者焦虑情绪。

（三）对症护理

1. **病情观察** 重点观察治疗效果、用药反应。出血多的患者要嘱其保留出血期间使用的会阴垫及内裤，准确地估计出血量。

2. **指导检查配合** 子宫内膜活组织检查时取内膜的时间要正确。黄体功能不足者在排卵后取内膜；子宫内膜不规则脱落者在月经期第5~6日取内膜。

3. **治疗护理** 正确使用性激素，准时准量给药，保持药物在血中的浓度，不得随意停服和漏服，避免因药量不足所致的撤退性出血。

4. **围手术期护理** 需要进行诊断性刮宫等手术的患者配合医生做好术前准备、术中配合、术后护理。

（四）健康指导

指导患者正确测量基础体温；告知患者阴道流血期间禁止性生活；嘱患者在治疗时及治疗后定期随访。

第二节 闭 经

【**概述**】

闭经（amenorrhea）是常见的妇科症状，表现为无月经或月经停止。根据既往有无月经来潮，闭经分为原发性闭经和继发性闭经两大类。原发性闭经指年龄超过14岁，第二性征尚未发育者；或年龄超过16岁，第二性征已发育，月经还未来潮者。根据第二性征的发育情况，原发性闭经又分为第二性征存在和第二性征缺乏两类。继发性闭经指正常月经建立后月经停止6个月，或按自身原有月经周期计算停止3个周期以上者。根据控制正常月经周期的4个主要环节，继发性闭经又分为下丘脑性闭经、垂体性闭经、卵巢性闭经、子宫性闭经。青春期前、妊娠期、哺乳期及绝经后的月经不来潮属生理现象，不在本节讨论。

世界卫生组织根据机体激素水平将闭经归纳为三型：Ⅰ型闭经者无内源性雌激素产生，FSH 水平正常或低下，PRL 水平正常，无下丘脑 - 垂体器质性病变；Ⅱ型闭经者有内源性雌激素产生，FSH 和 PRL 水平正常；Ⅲ型闭经者 FSH 升高，提示卵巢功能衰竭。

【护理评估】

（一）生理评估

1. 健康史　①询问年龄、婚姻状况等信息。②了解本次疾病情况：通过询问，界定是原发性闭经还是继发性闭经。如果是继发性闭经，要了解闭经发生的时间、是否有过治疗；如果有治疗要了解用药情况如药物、剂量、疗效及副作用等；了解发病前有无导致闭经的诱因，如精神因素、环境改变、体重增减、饮食习惯、剧烈运动。③了解月经史、婚姻史、生育史、避孕措施等信息，特别询问闭经前月经情况，包括初潮年龄、月经周期、经期、经量等；已育患者要评估分娩史以排除产后出血引起的希恩综合征。④既往健康情况：回顾患者婴幼儿期生长发育过程，有无先天性缺陷或其他疾病。询问家族中有无相同疾病者。了解有无全身性疾病及其治疗情况。

2. 病因

（1）原发性闭经：较少见，多由遗传原因或先天性发育缺陷引起。

1）第二性征存在的原发性闭经

米勒管发育不全综合征：由副中肾管发育障碍引起的先天性畸形，染色体核型正常，为"46,XX"。促性腺激素分泌正常，有排卵，外生殖器、输卵管、卵巢及女性第二性征正常，主要异常表现为始基子宫或无子宫、无阴道。青春期原发性闭经约 20% 由此原因引起。

雄激素不敏感综合征：又称睾丸女性化综合征，是男性假两性畸形。染色体核型为"46,XY"，性腺为睾丸，位于腹腔内或腹股沟，没有睾酮的生物学效应。睾酮转化为雌激素，故表型为女性。患者有青春期乳房隆起丰满，但乳头发育不良，乳晕苍白，阴毛、腋毛稀少，阴道为盲端，短而浅，子宫及输卵管缺如。

对抗性卵巢综合征：又称卵巢不敏感综合征。患者卵巢内多数为始基卵泡及初级卵泡，内源性促性腺激素特别是 FSH 升高，卵巢对外源性促性腺激素不敏感，但女性第二性征存在。

生殖道闭锁：任何生殖道闭锁引起的横向阻断均可导致闭经，如阴道横隔、无孔处女膜。

2）第二性征缺乏的原发性闭经：①低促性腺激素性腺功能减退：最常见的是体质性青春发育延迟，其次为嗅觉缺失综合征。②高促性腺激素性腺功能减退：因为性腺衰竭导致性激素分泌减少，引起反馈性 LH 和 FSH 升高，常与生殖道异常同时存在。有特纳综合征、"46,XX"及"46,XY"单纯性腺发育不全等疾病。

（2）继发性闭经：发生率明显高于原发性闭经。病因复杂。下丘脑性闭经最常见，其次为垂体、卵巢及子宫性闭经。

1）下丘脑性闭经：是中枢神经系统及下丘脑各种功能和器质性疾病引起的闭经，以功能性原因为主。特点是下丘脑合成和分泌 GnRH 缺陷或下降导致垂体促性腺激素 LH 和 FSH 的分泌功能低下。下丘脑性闭经包括：

精神应激：突然或长期精神压抑、紧张、忧虑、环境改变、过度劳累、情绪变化、寒冷刺激等均可引起神经内分泌障碍而导致闭经。

体重下降和神经性厌食：中枢神经对体重急剧下降极为敏感，1 年内体重下降 10% 左右，即使仍在正常范围也可引起闭经。严重的神经性厌食可在内在情感剧烈矛盾或为保持体型而强迫节食时发生，临床表现为厌食、极度消瘦、皮肤干燥、低体温、低血压，重症可危及生命。

运动性闭经：长期剧烈运动易致闭经，与患者心理背景、应激反应程度及体脂下降有关。初潮发生和月经维持有赖于一定比例（17%~22%）的机体脂肪，肌肉 / 脂肪比率增加或总体脂肪减少均可使月经异常。运动量剧增后，GnRH 释放受抑制从而使 LH 释放受抑制可导致闭经；体内脂肪减少和营养不良引起瘦素水平下降导致生殖轴功能受到抑制，也可导致闭经。

药物性闭经：长期应用吩噻嗪及其衍生物（奋乃静、氯丙嗪）等药物可引起继发性闭经。其机制是药物抑制下丘脑分泌 GnRH 或通过抑制下丘脑多巴胺，使垂体分泌催乳素增多。药物性闭经通常是可逆的，一般在停药后 3~6 个月月经能自然恢复。

颅咽管瘤：是垂体、下丘脑性闭经的罕见原因。瘤体增大压迫下丘脑和垂体柄引起闭经、生殖器官萎缩、肥胖、颅内压增高、视物障碍等症状，也称肥胖生殖无能营养不良症。

2）垂体性闭经：主要病变在垂体。腺垂体器质性病变或功能失调可影响促性腺激素的分泌，继而影响卵巢功能而引起闭经。其常见于垂体肿瘤、垂体梗死（希恩综合征）、空蝶鞍综合征等。

3）卵巢性闭经：闭经的原因在卵巢。卵巢性激素水平低落，子宫内膜不发生周期性变化而导致闭经。其常见于卵巢早衰、卵巢功能性肿瘤、多囊卵巢综合征等。

4）子宫性闭经：闭经原因在子宫。此时月经调节功能正常，第二性征发育也往往正常，但子宫内膜受到破坏或对卵巢激素不能产生正常的反应，从而引起闭经。其常见于子宫内膜损伤、子宫内膜炎、子宫切除术后或子宫腔内放射治疗后。

3. 临床表现

（1）**症状**：主要表现为无月经或月经停止，同时出现与疾病相关的症状。阴道横隔或无孔处女膜患者可出现周期性下腹痛；嗅觉缺失综合征患者可有嗅觉减退或丧失；卵巢早衰有过早绝经并伴绝经综合征症状；神经性厌食伴有体重急剧下降。

（2）**体征**：临床评估可发现与疾病相关的体征。嗅觉缺失综合征患者其内外生殖器均为幼稚型；多囊卵巢综合征患者有毛发增多、肥胖、双侧卵巢增大；特纳综合征患者有身体发育异常、第二性征缺失、卵巢不发育等；希恩综合征患者的生殖器官萎缩、阴毛稀少等；先天性下生殖道发育异常可见处女膜闭锁或阴道横隔等。

4. 相关检查

（1）**功能试验**

1）药物撤退试验：用于评估体内雌激素水平，确定闭经程度。常用孕激素试验和雌孕激素序贯试验。①孕激素试验：用以评估内源性雌激素水平，可口服孕激素如地屈孕酮、微粒化孕酮、甲羟孕酮等，或肌内注射黄体酮注射液。停药后 3~7 日出现撤药性出血（阳性反应），提示子宫内膜已受一定水平雌激素影响；停药后无撤退性出血（阴性反应），说明患者体内雌激素水平低下，为 I 度闭经，应进一步行雌孕激素序贯试验。②雌孕激素序贯试验：适用于孕激素试验阴性的闭经者。服用足量的雌激素，如戊酸雌二醇、17β- 雌二醇或结合雌激素，连续 20 日，最后 10 日加用地屈孕酮或醋酸甲羟孕酮，停药后出现撤退性出血为阳性，提示子宫内膜功能正常，可排除子宫性闭经，引起闭经的原因是患者体内雌激素水平低落，为 II 度闭经，应进一步寻找原因。无撤药性出血为阴性，应重复试验一次，若两次试验均为阴性，提示子宫内膜有缺陷或被破坏，可诊断为子宫性闭经。

2）垂体兴奋试验：又称促性腺激素释放激素兴奋试验，用以了解垂体对 GnRH 的反应性。注射黄体生成素释放激素后 15~60 分钟 LH 较注射前升高 2~4 倍或以上，说明垂体功能正常，病变在下丘脑；若经多次重复试验，LH 值仍无升高或增高不显著，提示垂体功能减退，引起闭经的病因可能在垂体，如希恩综合征。

（2）**激素水平测定**：在停用雌孕激素药物至少 2 周后行 E_2、孕酮、睾酮、FSH、LH、PRL、促甲状腺激素（TSH）、胰岛素等激素测定，以协助诊断。

1）血甾体激素测定：包括 E_2、孕酮及睾酮的测定。孕酮水平高，提示排卵；E_2 水平低，提示卵巢功能不正常或衰竭；睾酮水平高，提示可能为多囊卵巢综合征或卵巢性索 - 间质细胞瘤等。

2）催乳素及垂体促性腺激素测定：PRL＞25μg/L 时称高催乳激素血症，应进一步检查，以排除垂体肿瘤；FSH＞40U/L 提示卵巢功能衰竭；LH/FSH≥2~3，有助于诊断多囊卵巢综合征。FSH、LH 均＜5U/L，提示垂体功能减退，病变可能在垂体或下丘脑。

3）肥胖、多毛等患者还应行胰岛素、雄激素测定及 OGTT 等，以确定是否存在胰岛素抵抗、高雄激素血症等。

（3）影像学检查

1）盆腔超声检查：了解盆腔有无子宫及其形态、大小、内膜厚度，卵巢大小、形态、卵泡数目等。

2）子宫输卵管造影：了解有无宫腔病变和宫腔粘连。

3）CT 或 MRI：用于盆腔及头部蝶鞍区检查，了解盆腔肿块和中枢神经系统病变性质，诊断卵巢肿瘤、下丘脑病变、垂体微腺瘤、空蝶鞍等。

（4）其他检查

1）宫腔镜检查：直视下观察子宫腔及内膜有无宫腔粘连、可疑结核病变。

2）腹腔镜检查：直视下观察卵巢、子宫等形态，对诊断多囊卵巢综合征等有价值。

3）染色体检查：用于鉴别性腺发育不全病因及指导临床处理。

4）基础体温测定：确定是否有排卵。

5. 治疗原则　纠正全身健康情况，进行心理和病因治疗，因某种疾病或因素引起的下丘脑 - 垂体 - 卵巢轴功能紊乱者，可用性激素替代治疗。

（1）全身治疗：占重要地位，包括积极治疗全身性疾病，提高机体体质，合理供给营养，进行适当体力劳动和锻炼，保持标准体重。运动性闭经者应适当减少运动量。

（2）心理治疗：在闭经中占重要位置。应激或精神性因素所致闭经应进行精神心理治疗。

（3）病因治疗：闭经若由肿瘤或多囊卵巢综合征等器质性病变引起，应针对病因治疗。

1）生殖道闭锁：先天性畸形如处女膜闭锁、阴道横隔或阴道闭锁均可行切开或成形术，使经血畅流。

2）子宫性闭经：积极治疗子宫病变，如宫颈 - 宫腔粘连者可行宫腔镜宫颈 - 宫腔粘连分离后放置避孕环；结核性子宫内膜炎者应积极抗结核治疗。

3）垂体性闭经：脑垂体肿瘤者应请神经外科会诊，决定治疗方式。有生育要求者，给予促性腺激素促排卵治疗。高催乳素血症或垂体催乳激素瘤患者给予溴隐亭治疗。

4）下丘脑性闭经：无生育要求者，雌孕激素替代治疗，有生育要求者，给予促排卵治疗。①氯米芬：最常用的促排卵药物。对雌激素达一定水平（Ⅰ度闭经）的无排卵者适用。给药方法为月经第 5 日起，每日 50~100mg，连用 5 日；根据超声检查或基础体温测定监测排卵，如无排卵，可增加剂量或延长服药时间（7~10 日），可连用 6 个周期。②促性腺激素：对低促性腺激素性闭经及氯米芬治疗无效者适用。药物有多种，必须在监测排卵的条件下使用。③促性腺激素释放激素。

（二）心理 - 社会评估

闭经对患者的自我概念会有较大的影响，患者会担心闭经对自己的健康、性生活和生育能力有影响。病程过长及反复治疗效果不佳时会加重患者和家属的心理压力，患者可表现为情绪低落，对治疗和护理丧失信心，反过来又会加重闭经。

【常见的护理诊断 / 问题】

1. 焦虑　与担心疾病对健康、性生活、生育的影响有关。

2. 长期性低自尊　与不能有周期性月经来潮而对女性性别否定有关。

3. 知识缺乏：缺乏疾病检查及治疗的相关知识。

【护理措施】

（一）一般护理

给予足够的营养，鼓励患者调整生活方式，加强锻炼，保持标准体重，增强体质。

（二）心理护理

心理护理对闭经患者非常重要。要与患者建立良好的护患关系，鼓励患者表达自己的感受并对治疗和预后提出问题。主动向患者提供诊疗信息，帮助患者正确认识闭经与女性特征、生育及健康的关系，减轻或解除疾病对患者的心理影响；鼓励患者与同伴、亲人交往，积极参与社会活动，达到减轻心理压力的目的；保持心情舒畅，正确对待疾病。

（三）对症护理

1. 病情观察 重点观察治疗效果、用药反应等。

2. 指导检查配合 做功能试验的检查，要保证患者在正确的时间用正确的药物并随访用药后的反应，如是否有撤药性出血；做激素水平测定，要保证患者在正确的时间收集检查的样本；做影像学检查，要做好检查前的准备工作和检查后的护理；做宫腔镜和腹腔镜检查，要做好手术前后的护理。

3. 用药护理 嘱患者治疗期间要严格遵医嘱正确给药，不擅自停服、漏服，也不随意更改药量。

（四）健康指导

指导患者合理用药，说明性激素的作用、副反应、剂量、具体用药方法、用药时间等；指导患者做好用药和治疗的随访和自我监测；指导患者进行自我心理调节，增强应激能力；指导患者采用适宜的减轻心理压力的方法。

第三节　痛　经

【概述】

痛经（dysmenorrhea）指妇女在行经前后或经期出现下腹部疼痛、坠胀，伴有腰骶部疼痛或其他症状。症状严重时影响生活质量。痛经分为原发性和继发性两类。原发性痛经指生殖器官无器质性病变的痛经；继发性痛经则指由盆腔器质性疾病导致的痛经。90%以上的痛经为原发性痛经。原发性痛经在青春期多见，常在初潮后的 1~2 年内发病。本节仅叙述原发性痛经。

【护理评估】

（一）生理评估

1. 健康史 了解年龄、婚姻状况、月经史与生育史。询问与诱发痛经相关的因素。了解疼痛与月经的关系，疼痛发生的时间、部位、性质及程度，是否服用止痛药缓解疼痛，用药量及持续时间，疼痛时伴随的症状以及自觉最能缓解疼痛的方法和体位。

2. 病因及发病机制 原发性痛经的发生与月经时子宫内膜前列腺素（PG）含量增高有关。痛经患者子宫内膜和月经血中前列腺素 $F_{2\alpha}$ 和前列腺素 E_2 含量较正常妇女明显升高。其中，$PGF_{2\alpha}$ 是造成痛经的主要原因。$PGF_{2\alpha}$ 含量高可引起子宫平滑肌过强收缩，血管挛缩使子宫呈缺血、缺氧状态而痛经。另外，血管升压素、内源性缩宫素等物质的增加也与原发性痛经有关。原发性痛经还受精神、神经因素影响，疼痛的主观感受也与个体痛阈有关。无排卵的子宫内膜因无分泌期反应，前列腺素浓度很低，通常不发生痛经。

3. 临床表现

（1）**症状**：下腹部疼痛是主要症状。疼痛多自月经来潮后开始，最早出现在行经前 12 小时，月经第 1 日疼痛最为严重，常呈痉挛性，持续 2~3 日后缓解；多数人的疼痛位于下腹中线或放射至腰骶部、外阴与肛门，少数可放射至大腿内侧。可伴有恶心、呕吐、腹泻、头晕、乏力等症状，严重时面色发白、出冷汗。部分患者可伴有性交痛。

（2）**体征**：原发性痛经患者妇科检查多无异常发现。继发性痛经患者往往有引起痛经的原发疾病的体征。

4. 相关检查 目的是排除继发性痛经和其他原因造成的疼痛。可做超声检查、腹腔镜检查、子宫输卵管造影、宫腔镜检查，排除子宫内膜异位症、子宫肌瘤、盆腔粘连、炎症、充血等情况。腹腔镜检查是最有价值的检查方法。

5. 治疗原则 心理疏导为主，对疼痛不能忍受者可进行药物的辅助治疗。青春期痛经临床多用前列腺素合成酶抑制剂，如布洛芬、酮洛芬、甲氯芬那酸。月经来潮即开始服用，连服 2~3 日，有效率约为 80%。有避孕要求的痛经妇女可使用口服避孕药，通过抑制排卵减少月经血前列腺素含量减轻疼痛，有效率可达 90% 以上。

（二）心理 – 社会评估

痛经引起小腹胀痛或腰酸的感觉，影响正常的生活，往往会使患者有意识或无意识地认为来月经是"痛苦"，甚至出现神经质的性格。

【常见的护理诊断/问题】

1. 急性疼痛 与月经期子宫收缩，子宫肌组织缺血缺氧有关。

2. 焦虑 与反复疼痛有关。

【护理措施】

（一）一般护理

做好经期卫生，注意休息，适度地锻炼，但避免剧烈运动和劳累；鼓励正常进食和睡眠；保持外阴的清洁干燥；经期禁止性生活。

（二）心理护理

心理疏导是痛经患者护理的重要环节。要向患者说明月经时轻度不适是生理反应，消除其紧张和焦虑。

（三）对症护理

腹部局部热敷和进食热的饮料如热汤或热茶方法可缓解疼痛；药物治疗者做好用药的护理；需用麻醉药物来减轻疼痛时要严格遵医嘱给药。

（四）健康指导

进行月经期保健教育，指导患者使用合适的减轻疼痛的非药物方法，如适当运动、听音乐。

第四节 经前期综合征

【概述】

经前期综合征（premenstrual syndrome，PMS）是指反复在黄体期出现周期性以情感、行为和躯体障碍为特征的综合征，常对日常生活造成负面影响。月经来潮后，症状自然消失。临床上以 25~45 岁的女性多见。

【护理评估】

（一）生理评估

1. 健康史 了解年龄、婚姻状况等信息。注意评估近期有无诱发因素，评估经前期综合征的时间期限，每次发病对机体的影响，是否有过药物治疗及治疗效果，处理压力的方法等。评估患者生理、心理方面的疾病史，既往妇科、产科等病史。询问健康史时注意排除潜在的因素，如甲状腺功能不良、子宫肌瘤和精神方面疾病。

2. 病因 引起经前期综合征的原因仍不清楚，可能与精神社会因素、卵巢激素失调和神经递质异常有关。

（1）精神社会因素：研究显示，经前期综合征患者对安慰剂治疗的反应率高达 30%~50%。部分患者精神症状突出，且情绪紧张时症状加重，提示社会环境与患者的精神心理因素间的相互作用参与经前期综合征的发生。

（2）**卵巢激素失调**：临床补充雌孕激素合剂减少性激素周期性生理变动能有效缓解症状，所以认为经前期综合征可能与黄体后期雌孕激素撤退有关。

（3）**神经递质异常**：经前期综合征患者在黄体后期循环中神经类阿片肽浓度异常下降，表现内源性类阿片肽撤退症状，引起精神、神经及行为方面的变化。其他还包括 5- 羟色胺的活性改变等。

3. 临床表现

（1）**症状**：多出现于月经前 1~2 周，月经来潮后迅速缓解直至消失。症状有周期性和自止性的特点。主要症状有 3 类。

1）躯体症状：可有头痛、乳房胀痛、腹部胀痛、便秘、肢体水肿、体重增加、运动协调功能减退等。

2）精神症状：主要表现为情绪、认知、行为等方面的改变。有易怒、焦虑、抑郁、情绪不稳定、疲乏及饮食、睡眠、性欲改变等表现。其中，易怒为主要症状。

3）行为改变：患者有注意力不集中、工作效率降低、记忆力减退等表现。

（2）**体征**：全身检查可有肢体水肿；妇科检查无异常。

4. 相关检查　心脏和腹部超声等检查用于排除心、肝、肾等疾病引起的水肿。

5. 治疗原则　临床处理以心理治疗、调整生活状态为主，药物治疗为辅。药物治疗用抗焦虑药、抗抑郁药、利尿剂、维生素 B_6、口服避孕药等。

（二）心理 - 社会评估

评估患者的精神症状，如易怒、焦虑、抑郁、情绪不稳定、疲乏并确定严重的程度。了解有无诱发因素、压力源及应对压力的措施。询问家庭及社会支持系统是否建立。

【**常见的护理诊断 / 问题**】

1. 舒适受损　与存在躯体和精神症状有关。

2. 焦虑　与黄体期体内内啡肽浓度改变有关。

【**护理措施**】

（一）一般护理

做好饮食护理。选择高碳水化合物低蛋白饮食，有水肿者限制盐、糖、咖啡因、酒精等的摄入。补充富含维生素 B_6 和微量元素镁的食物，如猪肉、牛奶、蛋黄。保证充足的休息和睡眠，避免劳累和精神紧张。加强锻炼和运动，可选择有氧运动，如舞蹈、慢跑、游泳，因为它们对肌肉张力具有镇定的作用。

（二）心理护理

对患者进行心理安慰与疏导，帮助患者调整心态，认识疾病，增强勇气，树立信心，重新控制自己的生活和工作。

（三）对症护理

指导应对压力的技巧，教会患者做放松活动，如腹式呼吸、渐进性肌肉松弛。根据患者的用药情况进行相应的护理。抗焦虑药适用于有明显焦虑及易怒的患者；利尿剂适用于月经前体重增加明显（>1.5kg）者；维生素 B_6 可调节自主神经系统与下丘脑 - 垂体 - 卵巢轴的关系，也可抑制催乳激素的合成而改善症状。

（四）健康指导

向患者和家属讲解可能造成经前期综合征的原因，有效的处理措施。帮助患者获得家人的支持，增加女性自我控制的能力。

第五节　绝经综合征

【**概述**】

绝经综合征（menopause syndrome）指妇女绝经前后出现性激素波动或减少引起的一系列躯体

及精神心理症状。大多数妇女症状较轻或无明显的症状，但仍有部分妇女因症状严重而就医。

绝经（menopause）分为自然绝经和人工绝经。自然绝经即生理性绝经，指妇女进入绝经期后，卵巢内卵泡生理性耗竭，卵巢功能衰退，排卵停止，同时合成雌孕激素减少，引起月经紊乱至停经和自主神经功能失调等症状。人工绝经是指因为疾病治疗行双侧卵巢切除术或放射性照射等所致的绝经。人工性绝经者更易发生绝经综合征。

【护理评估】

（一）生理评估

1. **健康史**　了解年龄、婚姻等信息；了解绝经综合征症状出现的时间、持续的时间及严重程度；了解有绝经综合征症状后是否就医，是否有治疗及疗效等信息；评估月经史、生育史；了解既往健康史，排除器质性病变及精神疾病，如肝病、高血压、糖尿病、冠心病；了解既往是否曾接受卵巢切除手术或盆腔放射治疗等。

2. **临床表现**　绝经综合征的临床表现主要有近期和远期的症状，没有特异性体征。妇科检查仅见内外生殖器萎缩样改变。

（1）**近期症状**

1）月经紊乱：是绝经过渡期的常见症状。由于稀发排卵或无排卵，表现为月经周期不规则，如月经稀发（>35日）或月经频发（<21日）、经期持续时间长、经量增多或减少。

2）血管舒缩症状：主要表现为潮热，为血管舒缩功能不稳定所致，是雌激素降低的特征性症状。其特点是反复出现短暂性的面部和颈部及胸部皮肤阵阵发红，伴有红热，随后出汗。一般持续1~3分钟。症状轻者每日发作数次，严重者十余次或更多；多在凌晨乍醒时、黄昏或夜间，活动、进食、穿衣、盖被过多等热量增加的情况下或情绪激动时发作。血管舒缩症状可历时1~2年，有时长达5年或更长。潮热严重时可影响情绪、生活、睡眠，是绝经后期需要性激素治疗的主要原因。

3）自主神经失调症状：常出现心悸、眩晕、头痛、失眠、耳鸣等。

4）精神神经症状：常表现为注意力不集中，情绪波动大，易激怒，焦虑不安或情绪低落，易激动、失眠、多虑、抑郁等症状，也常有记忆力减退。有时有喜怒无常，类似精神异常。

（2）**远期症状**

1）泌尿生殖器绝经后综合征：主要表现为泌尿生殖道萎缩症状，出现阴道干燥、性交困难、反复阴道感染；排尿困难、尿痛、尿急等反复发生的尿路感染。

2）骨质疏松：绝经后妇女雌激素缺乏使骨质吸收速度快于骨质生成，导致骨量快速丢失而出现骨质疏松。50岁以上妇女超过50%会发生绝经后骨质疏松，一般发生在绝经后5~10年内，最常发生在椎体。

3）阿尔茨海默病：绝经后期妇女比老年男性患病风险高，可能与绝经后内源性雌激素水平降低有关。

4）心血管病变：绝经后妇女糖脂代谢异常增加，动脉硬化、冠心病的发病风险较绝经前明显增加，可能与雌激素水平低下有关。

3. **相关检查**

（1）FSH 及 E_2 测定：测定血清 FSH 值及 E_2 值是了解卵巢功能。绝经过渡期血清 FSH>10U/L，提示卵巢储备功能下降；闭经、FSH>40U/L 且 E_2<10~20pg/ml，提示卵巢功能衰竭。

（2）抗米勒管激素（AMH）：低至 1.1ng/ml 提示卵巢储备下降；若低于 0.2ng/ml 提示即将绝经；绝经后 AMH 一般测不出。

4. **治疗原则**　绝经综合征的处理原则是缓解近期症状，早期发现和有效预防骨质疏松症、动脉硬化等老年性疾病。

（1）**一般治疗**：心理疏导，使绝经过渡期妇女了解绝经过渡期的生理过程，以乐观的心态去适应；可用适量的镇静剂帮助睡眠；谷维素调节自主神经功能，可治疗潮热症状；为预防骨质疏松，应坚持体格锻炼，增加日晒时间，饮食注意摄取足量蛋白质及含钙丰富的食物，并补充钙剂；建立健康的生活方式，坚持锻炼，健康饮食，安全度过绝经过渡期。

（2）**激素补充治疗**（hormone replacement therapy，HRT）：HRT是针对绝经相关健康问题而采取的一种医疗措施，可有效缓解绝经相关症状，从而提高生活质量。HRT应在有适应证且无禁忌证时选用。

1）适应证：①绝经相关症状：潮热、盗汗、睡眠障碍、疲倦、情绪障碍，如易激动、烦躁、焦虑、紧张或情绪低落。②泌尿生殖道萎缩相关问题：阴道干燥、疼痛、排尿困难、性交痛、反复发作的阴道炎、反复泌尿系统感染、夜尿多、尿频和尿急。③低骨量及骨质疏松症：有骨质疏松症的危险因素及绝经后期骨质疏松症。

2）禁忌证：①已知或可疑妊娠。②原因不明的子宫出血。③已知或可疑雌激素依赖性肿瘤，如乳腺癌、子宫内膜癌。④近6个月内有活动性静脉或动脉血栓栓塞性疾病。⑤严重的肝肾功能障碍，胆汁淤积性疾病。⑥血卟啉症。

3）慎用情况：慎用情况并非禁忌证，应咨询相关专业的医生确定应用的时机和方式，检测病情的进展。慎用情况包括子宫肌瘤、子宫内膜异位症、子宫内膜增生史、尚未控制的糖尿病及严重高血压、血栓形成倾向、胆囊疾病、癫痫、偏头痛、哮喘、高催乳素血症、系统性红斑狼疮、乳腺良性疾病、乳腺癌家属史及已完全缓解的宫颈鳞癌、子宫内膜癌、卵巢上皮性癌等。

4）药物及方法：主要药物为雌激素，可辅以孕激素。剂量和用药方案要个体化，严格按照医嘱用药，以最小剂量且有效为最佳。①雌激素制剂：单纯雌激素治疗仅适用于子宫已切除者。原则上选用天然性激素制剂，如戊酸雌二醇、17β-雌二醇。②孕激素制剂：单纯孕激素治疗适用于绝经过渡期的异常子宫出血。常用药物有醋酸甲羟孕酮，近年来倾向于选用天然孕激素制剂，如微粒化孕酮。③组织选择性雌激素活性调节剂：替勃龙。

5）用药途径：性激素可因制剂不同而有不同的使用途径，常用的有口服、经阴道给药、经皮肤给药。

（3）**非激素类药物**：包括钙剂、维生素D和选择性5-羟色胺再摄取抑制剂。维生素D适用于绝经期妇女缺少户外活动者，与钙剂合用有利于钙的吸收。

知识链接

绝经过渡期女性激素治疗

绝经后期已经成为女性整个生命周期中最长的一个阶段。绝经健康管理应从绝经过渡期开始进行全面的生活方式调整，并在适宜人群中开展包括绝经激素治疗（menopausal hormone therapy，MHT）在内的各项医疗干预。中华医学会妇产科学分会绝经学组针对此类人群给出了激素治疗的推荐。①对于过早的低雌激素状态，经评估后如无禁忌证应尽早开始激素补充治疗（HRT），并需要给予相对于MHT标准剂量较高的雌激素。②对于围绝经期和绝经后早期健康女性，推荐使用标准剂量或低剂量雌激素联合地屈孕酮或黄体酮序贯方案。

（二）**心理-社会评估**

工作、家庭、社会环境的变化可以加重身体与心理的负担，可能诱发和加重绝经综合征的症状。所以，要评估患者近期的有关日常生活、工作、学习相关事件以及对患者的影响，如是否存在子女长大离家自立、父母年老或去世、丈夫工作地位的改变、自己健康与容貌的改变、工作责任加重的生活事件引起心情不愉快、忧虑、多疑、孤独。

【常见的护理诊断/问题】

1. 舒适受损 与存在血管舒缩症状和自主神经失调症状有关。

2. 焦虑 与绝经过渡期内分泌改变，或个性特点、精神因素等有关。

3. 知识缺乏：缺乏正确的围绝经期生理心理变化知识和积极应对知识。

【护理措施】

（一）一般护理

帮助患者选择既有营养又符合饮食习惯的食物以保证足够的营养；帮助患者选用促进睡眠的方法，必要时选用镇静剂以保证充足的睡眠；加强体育锻炼，保持一定的运动量，可选择散步、太极拳、做操等，增强体质，促进正性心态；帮助患者建立适应绝经期生理心理变化的新的生活形态，安全地度过绝经过渡期。

（二）心理护理

与患者建立良好的相互信任的关系，使护患双方相互配合，达到缓解症状的目的。认真倾听患者的述说，让患者表达对疾病的困惑和忧虑；帮助患者了解绝经期的生理心理变化，减轻焦虑和恐惧心理；通过语言、表情、态度、行为等去正性影响患者的认知、情绪和行为。帮助患者家人了解围绝经期女性的生理和心理变化，以消除其恐惧心理、取得理解和配合。

（三）对症护理

帮助患者了解用药的适应证和禁忌证；帮助患者了解用药目的、药物剂量、用药方法和正确用药的重要性；帮助患者了解药物的副反应和应对方法；用药期间要注意观察子宫不规则出血的情况，及时就医排除子宫内膜病变；雌激素剂量过大时可引起乳房胀痛、白带多、阴道出血、头疼、水肿或色素沉着等；孕激素副作用包括抑郁、易怒、乳腺痛和水肿。督促长期使用性激素者接受定期随访。

（四）健康指导

1. 提供有关围绝经期妇女生理心理变化的知识，使妇女对即将发生的变化有心理准备，使患者减轻由绝经综合征症状引发的焦虑情绪。

2. 介绍绝经前后减轻症状的方法以及预防绝经综合征的措施。如适当地摄取钙质和维生素 D 可减少因雌激素降低引起的骨质疏松；规律的运动如散步、骑自行车可以促进血液循环，维持肌肉良好的张力，延缓老化的速度，还可以刺激骨细胞的活动，延缓骨质疏松症的发生；指导骨质疏松的患者预防跌倒；关心和指导绝经期性生活。

3. 建议设立护理门诊，多渠道提供系统的围绝经期的护理咨询、指导和知识教育。

（郝云涛）

思考题

（一）简答题

1. 简述无排卵性异常子宫出血药物治疗的护理。

2. 简述继发性闭经的分类。

（二）论述题

某女，47 岁，G₂P₁，平素月经规则。因"月经稀发伴潮热、多汗 8 月余"就诊。近 8 个月来月经周期为 3~4 月，经期为 1~2 日，量少，伴情绪不稳定、潮热、多汗。妇科检查未见异常。甲状腺功能、血糖、超声检查、心电图及其他未见异常。

根据以上资料，请回答：

1. 该患者目前最可能的临床诊断。

2. 对该类患者给予的健康指导。

ER 18-3

练习题

第十九章 | 妇科其他疾病患者的护理

教学课件

思维导图

ER 19-1

ER 19-2

学习目标

1. 掌握子宫内膜异位症临床表现、子宫脱垂护理评估及妇科其他疾病护理措施。
2. 熟悉妇科其他疾病的临床表现及治疗原则。
3. 了解妇科其他疾病病因、病理、相关检查及常见的护理诊断。
4. 能够运用所学知识为妇科其他疾病患者进行健康指导。
5. 具有同理心、耐心和保护患者隐私的职业情感。

  妇科常见疾病除了前面各章节介绍的炎症、肿瘤、滋养细胞及内分泌疾病等以外，还有子宫内膜异位性疾病、盆底功能障碍性疾病等，考虑到本课程的时限性及各章节之间的均衡性等因素，将后两者妇科常见疾病统称为妇科其他疾病，一并在本章介绍。

  子宫内膜异位性疾病主要包括子宫内膜异位症和子宫腺肌病，两者同由具有生长功能的异位子宫内膜所引起，临床上常可并存。但两者的发病机制及组织学发生等方面不尽相同，临床表现及其对卵巢激素的敏感性也有差异。

  盆底功能障碍性疾病包括盆腔器官脱垂、压力性尿失禁等。盆腔器官脱垂包括子宫脱垂和阴道壁膨出，目前已成为中老年妇女的常见疾病，一般情况下是联合发生，子宫脱垂常合并阴道前后壁膨出。

情境导入

  某女，42 岁，G_4P_2，既往月经规则。因"近半年来经量增多伴性交痛"就诊。查体：子宫正常大小，后倾固定，阴道后穹隆扪及触痛性结节，左侧附件区扪及与子宫相连的囊性偏实不活动包块，约 7cm × 7cm，局部轻压痛。hCG（-）。其他未见异常。

根据以上资料，请回答：

1. 该患者最可能的临床诊断。
2. 该类患者应采取的主要护理措施。

第一节　子宫内膜异位症

【概述】

  当具有生长功能的子宫内膜出现在子宫以外的部位时，称为子宫内膜异位症（endometriosis，EMT），简称内异症。异位子宫内膜可侵犯全身任何部位，如脐、膀胱、肾、输尿管、肺、胸膜、乳腺，甚至手臂、大腿等处，但绝大多数侵犯盆腔，以卵巢、宫骶韧带、直肠子宫陷凹最常见，其次为子宫及其他脏腹膜、直肠阴道隔等,故有盆腔子宫内膜异位症之称。由于内异症是激素依赖性疾病,在自然绝经或人工绝经后,异位内膜病灶可逐渐萎缩吸收;妊娠或使用性激素抑制卵巢功能,可暂时阻止疾病的发展。

【护理评估】

(一)生理评估

1. 健康史 询问年龄、婚姻状况等信息;了解患者出现典型症状的开始时间、持续时间、有无因此就医,治疗方法及效果;重点询问患者的家族史、月经史、孕产史;有无子宫颈管狭窄经血排出不畅的病史;不孕症患者要特别注意询问有无多次输卵管通畅检查、宫腹腔镜检查或手术史。

2. 病因及发病机制 内异症的病因及发病机制尚不清楚,目前主要有以下3种学说。

(1)**种植学说**:其传播途径有以下3种:

1)经血逆流:该学说认为经期时子宫内膜可随月经血逆流,经输卵管进入盆腔,种植于卵巢和邻近的盆腔腹膜,并在该处继续生长、蔓延,形成盆腔子宫内膜异位症。先天性阴道闭锁或宫颈狭窄等致经血逆流者,易发生内异症。

2)医源性种植:剖宫产术后腹壁瘢痕异位症和会阴侧切口子宫内膜异位症是医源性子宫内膜种植的典型病例。

3)淋巴及静脉播散:子宫内膜组织也可以通过血管和淋巴管向远处播散,发生异位种植。远离盆腔器官,如肺、四肢皮肤、肌肉处发生子宫内膜异位症可能是子宫内膜通过血行和淋巴播散的结果。

(2)**体腔上皮化生学说**:该学说认为体腔上皮分化来的组织可能在受到持续卵巢激素或经血及慢性炎症的反复刺激后,能被激活转化为子宫内膜样组织。

(3)**诱导学说**:未分化的腹膜组织在内源性生化因素诱导下,可发展成为子宫内膜组织,种植的内膜释放某种化学物质,诱导未分化的间充质形成子宫内膜异位组织。

(4)**其他因素**:①遗传因素:子宫内膜异位症患者的一级亲属中,其内异症发生率与对照组相比高3~9倍。②免疫因素:免疫调节异常在子宫内膜异位症的发生、发展过程中起重要的作用,表现为免疫监视功能、免疫杀伤细胞的细胞毒作用减弱而不能有效清除异位内膜。

3. 病理

(1)基本病理变化为异位子宫内膜随卵巢激素变化而发生周期性出血,导致周围纤维组织增生和囊肿、粘连的形成,在病变区出现紫褐色斑点或小泡,最终发展为大小不等的紫褐色实质性结节或包块。

(2)典型的异位内膜组织结构在显微镜下有子宫内膜腺体、子宫内膜间质、纤维素及出血等成分。肉眼正常的腹膜组织镜检时发现子宫内膜腺体及间质,称为镜下内异症。

4. 临床表现

(1)**症状**:内异症的临床症状因人和病变部位的不同而多种多样。症状的特征与月经周期密切相关。有25%的患者无任何症状。

1)疼痛:疼痛是内异症的最主要、最常见的症状。典型症状是继发性痛经,进行性加重。疼痛多位于下腹部、腰骶部及盆腔中部,可放射至会阴部、肛门或大腿,常于月经来潮时开始,持续至经期结束。疼痛的严重程度与病灶大小并不一定呈正比。病变严重者如较大的卵巢子宫内膜异位囊肿可能疼痛较轻,而散在的盆腔腹膜小结节病灶却可引起难以忍受的疼痛。也有患者的周期性腹痛与月经不同步,表现为经期结束后出现腹痛。少数患者可表现为持续性下腹痛,经期更严重。

2)不孕:约有一半的内异症患者合并有不孕。不孕的机制非常复杂,可能与盆腔微环境改变影响受精卵结合及运送、免疫功能异常有关。

3)性交不适:多见于直肠子宫陷凹有异位病灶或因局部粘连导致子宫后倾固定的患者。性交时碰撞或子宫收缩上提而引起疼痛,一般表现为深部性交痛,月经来潮前最为明显。

4）月经异常：月经过多，经期延长，经前点滴出血，不规则子宫出血等。月经异常可能与卵巢功能异常、无排卵、黄体功能不足或同时合并有子宫腺肌病和子宫肌瘤有关。

5）其他特殊症状：当盆腔外任何部位有异位内膜种植生长时，均可在局部出现周期性疼痛、出血和肿块，并出现相应症状。其分为：①肠道内异症患者可出现腹痛、腹泻或便秘，甚至有周期性少量便血，严重的肠道内异症可因直肠或乙状结肠肠腔受压而出现肠梗阻症状。②异位内膜侵犯膀胱肌壁可在经期引起尿痛和尿频，但多被痛经症状掩盖而被忽视；当异位内膜侵犯和压迫输尿管时，可引起输尿管狭窄、阻塞，出现一侧腰痛和血尿，甚至形成肾盂积水和继发性肾萎缩，但极罕见。③手术瘢痕内异症患者常在剖宫产或会阴侧切术后数月至数年出现周期性瘢痕处疼痛，可在瘢痕深部扪及剧痛包块，并呈进行性加剧。④当卵巢子宫内膜异位囊肿破裂时，因为囊内容物流入盆腔和腹腔引起突发性剧烈腹痛伴恶心、呕吐和肛门坠胀。

（2）**体征**

1）腹部检查：除巨大的卵巢异位囊肿可在腹部扪及囊块、囊肿破裂时可出现腹膜刺激征外，一般腹部检查均无明显异常。

2）妇科检查：典型的盆腔内异症可发现子宫后倾固定，直肠子宫陷凹、宫骶韧带或子宫后壁下段扪及触痛性结节，在子宫的一侧或双侧附件处扪到与子宫相连的囊性偏实性不活动包块，往往有轻压痛。若病变累及直肠阴道隔，可在阴道后穹隆部扪及隆起的小结节或包块，甚至可见紫蓝色斑点。

5. 相关检查

（1）**超声检查**：是诊断内异症的重要方法。有性生活史者，首选经阴道超声检查，可以较清晰地显示内异症囊肿及其位置、大小和形状。囊肿呈圆形或椭圆形，与周围组织粘连。囊壁厚而粗糙，囊内有细小的絮状光点。

（2）**实验室检查**：中、重度内异症患者血清 CA125 值可能升高，但特异性和敏感性均较低，可用于动态监测异位内膜病变活动情况，有助于评价疗效、追踪随访。

（3）**腹腔镜检查**：是目前明确诊断内异症的最佳方法。腹腔镜可直接窥视盆腔病灶的典型外观，对可疑病变进行活检以确诊疾病。但因受多种因素所限，多数情况下在腹腔镜探查后随即进行手术治疗，很少有诊断腹腔镜单独使用。

6. 治疗原则　治疗的目的是缩减和去除病灶、减轻和控制疼痛、治疗和促进生育、预防和减少复发。应根据患者年龄、症状、病变部位和范围以及对生育要求等不同情况全面考虑，强调个体化治疗。

（1）**症状轻微者**：可采用期待疗法，有生育要求的轻度内异症患者可行药物治疗，包括抑制疼痛的对症治疗、抑制雌激素合成使异位内膜萎缩、阻断下丘脑-垂体-卵巢轴的刺激和出血周期为目的的性激素治疗。

（2）**病变较重者**：可行保留生育功能手术，即切除或破坏所有可见的异位内膜病灶、分离粘连、恢复正常的解剖结构，但保留子宫、一侧或双侧卵巢；年轻无生育要求的重度患者可采用保留卵巢功能手术辅以性激素治疗；症状及病变均严重的无生育要求患者可考虑根治性手术。

（二）心理-社会评估

了解患者月经前期和月经期的心理症状，包括紧张、焦虑，判断对疼痛恐惧的程度。有不孕、流产病史者观察和询问相关心理反应。内异症给患者带来的心理压力主要来自对疼痛的恐惧和对不孕的担忧。周期性、规律性的下腹疼痛和腰骶部疼痛使患者常常在月经来潮前几日就开始紧张，恐惧月经期的来临。不孕的诊断也是心理压力源之一，在不孕症的治疗过程中再次经受社会和经济的压力。患者常常因为治疗无效、疼痛加剧而有无望感，还需同时观察患者家属的心理反应和应激状况。

【常见的护理诊断/问题】

1. **疼痛**　与异位的病灶引起痛经和下腹痛有关。

2. **焦虑**　与周期性、进行性疼痛有关。

3. **无望感**　与疾病的久治不愈有关。

【护理措施】

（一）一般护理

充足睡眠，规律生活，健康饮食，积极锻炼；疼痛严重者在经期要卧床休息。对疼痛影响食欲的患者要鼓励其进食，保证足够的营养；经期避免酸、冷、辣等刺激性食物。避免月经期过度劳累，保持心情舒畅，保持会阴部清洁、干燥。

（二）心理护理

内异症导致的疼痛、性交痛及不孕症常常影响患者的家庭幸福和生存质量，因此需根据患者及其家庭的心理反应和应激状况实施心理护理。倾听患者对疾病的认识和叙述，引导患者表达真实感受，对患者进行心理安慰与疏导，缓解和消除患者的焦虑与恐惧。

（三）对症护理

1. **病情观察**　注意观察患者痛经的特点及变化，有无持续性下腹痛或经期结束后腹痛等情况。月经过多的患者应注意观察血压、脉搏及呼吸等生命体征的变化。

2. **指导检查配合**　指导需要行腹腔镜检查的患者配合检查，做好检查前准备、检查后护理。帮助患者完成超声等检查。

3. **治疗护理**　期待治疗期间要做好定期随访，遵医嘱对症处理病变引起的腹痛；性激素抑制治疗使患者出现假孕或假绝经，导致子宫内膜萎缩、退化、坏死，要遵医嘱给药，观察用药前后效果和副作用，定期随访；应用非甾体抗炎药镇痛治疗时，注意用药间隔不少于6小时，其副作用主要表现为胃肠道反应，长期应用需警惕胃溃疡的可能；对于手术治疗者要做好围手术期护理。

知识链接

内异症的药物治疗

药物治疗以长期坚持为目标，选择疗效好、耐受性好的药物。①非甾体抗炎药：推荐与孕激素或口服避孕药联用。②孕激素类：如地诺孕素、地屈孕酮、甲羟孕酮、左炔诺孕酮宫内缓释系统等，副作用相对较轻，易耐受，常见的副作用有乳房胀痛，水钠潴留，食欲增加和体重增加等。③口服避孕药：主要以第三代口服避孕药为主，需要连续或周期用药。④促性腺激素释放激素激动剂（GnRH-a）：如亮丙瑞林、戈舍瑞林等，副作用主要是雌激素水平低下造成的类似绝经综合征的表现，如潮热，阴道干燥，骨质疏松等。⑤中药可以有效缓解痛经症状。

（四）健康指导

1. 指导患者采用符合个人兴趣爱好的娱乐活动，转移、分散对疼痛的注意力。

2. 指导期待疗法和药物治疗患者随访；告知若有急性腹痛，要及时就医，以排除异位囊肿破裂。

3. **疾病预防**

（1）**防止经血逆流**：月经期避免剧烈运动、性交。尽早治疗某些可能引起经血潴留或引流不畅的疾病，如无孔处女膜、阴道闭锁、宫颈管闭锁、宫颈粘连或后天性炎性阴道狭窄，以免经血倒流入腹腔。

（2）**适龄婚育和药物避孕**：妊娠可延缓内异症的发生发展，有生育要求者，应适龄结婚及孕育。已有子女者，可长期服用避孕药抑制排卵，促使子宫内膜萎缩和经量减少，以减少内异症的发生。

（3）**防止医源性异位内膜种植**：月经期避免妇科检查和盆腔手术操作，若有必要，应避免重力挤压子宫。应尽量避免多次的子宫腔手术操作，手术操作要轻柔，如人工流产应避免造成宫颈损伤导致宫颈粘连；切开子宫的手术注意保护好腹壁切口，特别是中期妊娠剖宫取胎手术。

第二节　子宫腺肌病

【概述】

当子宫内膜腺体及间质侵入子宫肌层时，称子宫腺肌病（adenomyosis）。其多发生于 30~50 岁经产妇，约 15% 合并内异症，约半数合并子宫肌瘤。

【护理评估】

（一）生理评估

1. **健康史**　了解年龄、婚姻状况等信息。询问出现典型症状的情况，包括痛经及月经异常发生的时间和持续时间，症状的严重程度，对患者身心影响。询问年龄、月经史、生育史，询问相关病史，如不孕病史、痛经病史、月经过多史。询问是否有全身性疾病史、局部疼痛史。

2. **病因**　子宫腺肌病的病因不明确。患者的部分子宫肌层中的内膜病灶与宫腔内膜直接相连，故一般认为肌层的内膜组织是由基底层子宫内膜侵入生长所致。多次妊娠及分娩、宫腔操作或手术史（如人工流产手术）、慢性子宫内膜炎等造成子宫内膜基底层损伤可能与子宫腺肌病的发生有密切关系。由于子宫内膜基底层缺乏黏膜下层，内膜直接与肌层接触，缺乏黏膜下层的保护作用，使得子宫内膜易侵入肌层。子宫腺肌病常合并有子宫肌瘤和子宫内膜增生，提示高水平雌孕激素刺激，也可能是促子宫内膜向肌层生长的原因。双侧输卵管结扎后，月经期可使两侧宫角部压力增加进而诱发子宫腺肌病。

3. **病理**　病变局限于子宫肌层。异位的内膜在子宫肌层多呈弥漫性生长，多累及后壁，故子宫呈均匀性增大，前后径增大明显，呈球形，一般不超过妊娠 12 周的子宫大小。剖面可见子宫肌壁呈显著增厚且硬，无漩涡状结构，于肌壁中见粗厚肌纤维带和微囊腔，腔内可有陈旧血液。少数病灶呈局限性生长形成结节或团块，使子宫形态似肌壁间肌瘤，故称子宫腺肌瘤，因局部反复出血导致病灶周围纤维组织增生，腺肌瘤与周围肌层无明显界限，手术时难以完整剥出。

腺肌病的异位子宫内膜对雌激素有反应性改变，但对孕激素无反应或不敏感，故异位内膜常呈增生期改变，偶尔见到局部区域有分泌期改变。

4. **临床表现**

（1）**症状**：约 35% 患者无任何临床症状。临床症状与病变的范围有关。

1）痛经：特点是继发性伴进行性加重。疼痛位于下腹正中，常在月经来潮前一周开始，至月经结束。疼痛程度与异位内膜多少有关，发生率为 15%~30%。痛经的原因可能是月经期在子宫肌层内的异位子宫内膜充血、水肿、脱落出血，使局部压力剧增，刺激周围平滑肌产生痉挛性收缩。

2）月经异常：主要表现为经量增多，经期延长。半数患者表现为连续数个月经周期中的月经期出血量多，影响女性身体、心理、社会和经济等方面。少数患者可表现为月经前后的阴道点滴出血。月经过多是因为子宫内膜面积增加、子宫肌层纤维增生使子宫肌层收缩不良和子宫内膜增生。

（2）**体征**：双合诊或三合诊检查可发现子宫均匀增大或有局限性结节隆起，质地较硬，可有压痛。月经期，由于病灶充血、水肿及出血，子宫可增大，质地变软，有压痛或压痛较平时明显。少数子宫表面不规则，呈结节样突起，可能为局限型腺肌瘤或伴有子宫肌瘤所致。

5. **相关检查**

（1）**影像学检查**

1）超声检查为子宫腺肌病首选的影像学检查方式，经阴道超声检查诊断子宫腺肌病的敏感度、特异度和准确率更高。

2）MRI更多应用于子宫腺肌病的诊断、分型及药物治疗后的连续监测。

（2）**实验室检查**：主要是血CA125水平升高。

（3）子宫腺肌病的确诊仍然需要组织病理学结果证实。

6. 治疗原则　根据患者症状、年龄及生育需求而定。

（1）**药物治疗**：适用于年轻、有生育要求、近绝经期或症状较轻患者。目前无根治性的有效药物，有生育需求、症状较轻及近期可能绝经者可试用达那唑、孕三烯酮或左炔诺孕酮宫内节育器治疗，均可缓解症状，但要注意药物副作用。

（2）**手术治疗**：对于无法耐受长期药物治疗、药物治疗失败的生育年龄患者，可以选择病灶切除术，但术后有复发风险。症状严重、无生育要求或药物治疗无效者，应行全子宫切除术。

（二）**心理－社会评估**

了解患者月经前期和月经期的症状，包括紧张、焦虑，判断对疼痛恐惧的程度。子宫腺肌病给患者带来的心理压力主要表现为对疼痛的恐惧和对月经异常的担忧。周期性、进行性加重的下腹疼痛使患者常常恐惧月经期的来临。同时月经经期延长、经量增多也使患者疑虑不安，患者的性生活也因为疾病受到影响，需同时观察患者家属的心理反应。

【常见的护理诊断/问题】

1. 疼痛　与病变导致下腹痛并呈进行性加重有关。

2. 焦虑　与下腹痛、月经异常及治疗效果欠佳有关。

【护理措施】

（一）**一般护理**

帮助患者保持愉快的心情，积极面对疾病，配合治疗。月经期注意休息、避免剧烈活动和劳累，避免刺激性食物，保持会阴部的清洁、干燥。和患者讨论非药物治疗减轻痛经症状的方法，如局部热敷。使用放松方法，如看书、听音乐，以转移和分散对疼痛的注意力。

（二）**心理护理**

倾听患者对疾病的详细描述，引导患者表达真实感受，采取相应措施对患者进行心理安慰与疏导，缓解和消除患者的焦虑。

（三）**对症护理**

1. 药物治疗护理　如果选择药物治疗，要做好用药指导，使患者正确用药，注意观察药物副作用，要随访肝肾功能。GnRH-a治疗可使疼痛缓解或消失、子宫缩小，但停药后症状复现，子宫又重新增大。要观察GnRH-a治疗时的骨质疏松的症状，预防骨折的发生。观察放置左炔诺孕酮宫内节育器后部分患者出现阴道不规则流血的情况。

2. 手术治疗护理　手术者按照妇科手术前后护理常规实施护理。

（四）**健康指导**

帮助患者选用合适的治疗方法，讲解不同治疗方法的优势和劣势，让患者在知情情况下参与治疗方案的决策。如果选择药物治疗，要做好用药的指导，帮助患者正确用药，注意观察药物副作用。

第三节　盆底功能障碍性疾病

女性生殖器官依靠盆底肌肉、筋膜及子宫韧带的支托，维持正常解剖位置。女性盆底支持组织因退化、创伤等因素导致其支持薄弱，从而发生盆底功能障碍（pelvic floor dysfunction，PFD）。盆底功能障碍性疾病主要包括盆腔器官脱垂、压力性尿失禁、便失禁、性功能障碍及慢性盆腔痛等。这些疾病虽非致命性，却严重影响患者的生活质量。本节重点介绍盆腔器官脱垂及压力性尿失禁。

一、盆腔器官脱垂

情境导入

某女，78 岁，G₄P₄，绝经 23 年，务农。因"自感阴道脱出物伴下坠感 3 个月余，久站或劳累后加重"就诊。查体：屏气用力后，子宫颈已达处女膜缘，阴道口可见子宫颈。患者有便秘史 2 年。其他未见异常。

根据以上资料，请回答：
1. 该患者最可能的临床诊断。
2. 该类患者手术治疗的护理措施。

盆腔器官脱垂（pelvic organ prolapse，POP）指盆腔器官脱出于阴道内或阴道外。主要包括子宫脱垂、阴道前壁膨出、膀胱膨出、尿道膨出、直肠膨出、阴道穹隆脱垂等。盆腔器官脱垂可单独发生，但一般情况下是联合发生，如子宫脱垂多合并阴道前后壁膨出，此处介绍阴道前后壁膨出及子宫脱垂。

阴道前后壁膨出

【概述】

阴道前壁膨出又称为阴道前壁脱垂，阴道内 2/3 膀胱区域脱出称之膀胱膨出。阴道后壁膨出即直肠膨出，常伴随直肠子宫陷凹疝，如内容为肠管，称之为肠疝。

【病因】

分娩损伤、长期腹压增加、衰老、持续负重、便秘等均可导致阴道前后壁膨出。

【临床表现】

1. **症状**　轻症患者一般无症状。重度可出现不同程度的症状，阴道前壁膨出者，常伴有尿频、排尿困难、残余尿增加、压力性尿失禁、尿路感染等；阴道后壁膨出者，可有便秘，甚至需要协助压迫阴道后壁方能排便。

2. **体征**　可见阴道内前后壁组织脱出阴道口外。膨出的阴道前后壁黏膜可出现溃疡及出血。当阴道后壁膨出时，行肛门检查可触及向阴道凸出的直肠，呈盲袋状。

【分度】

1. **阴道前壁膨出**　Ⅰ度为阴道前壁形成球状物，向下突出，达处女膜缘，但仍在阴道内；Ⅱ度为阴道壁展平或消失，部分阴道前壁突出于阴道口外；Ⅲ度为阴道前壁全部突出于阴道口外。

2. **阴道后壁膨出**　Ⅰ度为阴道后壁达处女膜缘，但仍在阴道内；Ⅱ度为阴道后壁部分脱出阴道口；Ⅲ度为阴道后壁全部脱出阴道口外。

【治疗原则】

非手术疗法是一线治疗方法，可缓解症状，预防膨出加重，避免或延缓手术干预。目前有盆底康复治疗（包括盆底肌肉锻炼及物理疗法）和行为指导等方法。对脱垂超出处女膜缘的有症状的患者可考虑手术治疗，手术分为阴道封闭手术和盆底重建手术。

【护理要点】

1. **一般护理**　注意休息，避免重体力劳动、负重和肥胖。保持外阴清洁干燥，勤换内裤，保护脱出阴道口的组织，可选择坐浴。

2. **其他护理**

（1）教会患者开展盆底肌肉锻炼，嘱咐患者行收缩肛门运动，用力收缩盆底肌肉 3 秒以上后放松，每次 10~15 分钟，每日 2~3 次。指导患者进行盆底康复物理疗法治疗。

（2）需要手术治疗者，按照妇科手术前后护理常规实施护理。

3. 健康指导

（1）积极开展行为指导，避免腹型肥胖、持续负重，积极治疗引起腹压长期增加的疾病如便秘、慢性咳嗽、腹腔积液等。

（2）提高产科质量，避免分娩损伤。指导科学开展产后盆底康复训练，避免产后过早参加重体力劳动或负重。

子宫脱垂

【概述】

子宫从正常位置沿阴道下降，宫颈外口达坐骨棘水平以下，甚至子宫全部脱出阴道口以外，称为子宫脱垂（uterine prolapse）。

【护理评估】

（一）生理评估

1. 健康史 询问患者生育史、分娩方式及经过，了解有无产程延长、阴道手术助产及盆底组织裂伤等异常分娩过程，了解患者产褥期休息活动情况。评估患者全身健康状况，有无营养不良、慢性咳嗽、慢性便秘以及盆腹腔肿瘤病史。询问患者职业，是否长期需蹲位工作，是否有重体力劳动史。

2. 病因

（1）**分娩损伤**：为最主要的原因。阴道助产或第二产程延长者，盆底肌组织过度延伸，甚至出现撕裂，产后局部张力降低则导致本病。产后过早参加重体力劳动，将影响盆底组织张力的恢复，导致脱垂。

（2）**长期腹压增加**：长期慢性咳嗽、慢性便秘、长时间站立或蹲位、经常举重物以及腹型肥胖、巨大盆腹腔肿瘤、腹腔积液等，均可使腹压增加，导致脱垂。

（3）**盆底组织发育不良或退行性变**：先天性盆底组织发育不良、绝经后盆底组织萎缩也可导致脱垂。

3. 分度 子宫脱垂分度以患者平卧用力向下屏气时子宫下降的最低点为标准分为 3 度（图 19-1）。

（1）**Ⅰ度轻型**：宫颈外口距处女膜缘<4cm，未达处女膜缘；Ⅰ度重型：宫颈已达处女膜缘，阴道口可见子宫颈。

（2）**Ⅱ度轻型**：宫颈脱出阴道口，宫体仍在阴道内；Ⅱ度重型：部分宫体脱出阴道口。

（3）**Ⅲ度**：宫颈与宫体全部脱出阴道口外。

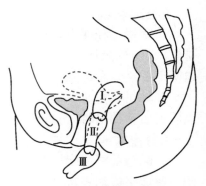

图 19-1　子宫脱垂及分度

4. 临床表现

（1）**症状**

1）腰骶部酸痛及下坠感：站立过久或劳累后症状明显，卧床休息以后症状减轻。

2）肿物自阴道脱出：常在腹压增加时，阴道口有一肿物脱出。肿物在平卧休息时可变小或消失，严重者休息后亦不能回缩，需用手还纳至阴道内。若脱出物黏膜水肿，用手还纳有困难。暴露在外的宫颈和阴道黏膜长期与衣裤摩擦可出现宫颈及阴道壁浅溃疡，甚至出血，若继发感染则有脓性分泌物。

3）排尿、排便异常：子宫脱垂常合并阴道前、后壁膨出，可影响排尿及排便功能。

（2）**体征**：平卧位，患者用力屏气时，可观察子宫及阴道壁有无脱垂及脱垂程度，亦可取下蹲位。合并膀胱膨出者可出现压力性尿失禁。

5. 相关检查

（1）**盆腔超声检查和盆底 MRI 检查**：有助于诊断和治疗方式的选择。

（2）**合并尿失禁的脱垂患者的特殊检查**：尿动力学检查或尿失禁的临床检查。

（3）**评估盆底肌功能**：盆底肌功能分为正常、过度活跃、活动不足以及无功能4种类型。

6. 治疗原则　去除病因，同时根据患者年龄、盆底张力以及脱垂分度等综合考虑，采用非手术治疗或手术治疗。

（1）**非手术疗法**

1）子宫托：适用于各度子宫脱垂及阴道前后壁脱垂者。宫颈或阴道壁有炎症、溃疡以及重度子宫脱垂伴盆底肌肉明显萎缩者不宜使用子宫托。

2）盆底肌肉锻炼：方法简单易行，可以增强盆底支持力，改善盆底功能。必要时可辅助电刺激、生物反馈或磁刺激等方法。

（2）**手术治疗**：非手术治疗无效及Ⅱ度以上子宫脱垂或合并膀胱或直肠膨出有症状者，应采取手术治疗。手术原则是修补缺陷组织，恢复解剖结构，体现微创化和个体化。手术有重建手术和封闭性手术，方式为阴道前后壁修补术、阴道前后壁修补术加主韧带缩短及宫颈部分切除术、子宫悬吊术、经阴道子宫全切术及阴道前后壁修补术或阴道纵隔成形术等。症状和病变严重且无生育要求者可考虑根治性手术。

（二）心理-社会评估

子宫脱垂使患者行动不便和长期腰骶部酸痛等，影响其工作和生活，严重者影响性生活，患者常出现焦虑、情绪低落等。保守治疗效果不佳而悲观失望者可出现不愿与他人交往，患者家属也容易出现焦虑等反应。

【**常见的护理诊断/问题**】

1. 焦虑　与子宫脱垂影响正常的生活和工作，以及担心手术效果有关。

2. 舒适受损　与子宫脱垂及阴道分泌物增多有关。

3. 慢性疼痛　与子宫脱垂牵拉子宫韧带以及宫颈阴道壁溃疡形成有关。

【**护理措施**】

（一）一般护理

1. 改善患者的全身状况，加强营养，鼓励患者采用高蛋白和高维生素饮食，以增强体质。

2. 注意休息，避免重体力劳动，保持大便通畅，积极治疗引起腹压长期增加的疾病。

3. 保持外阴清洁，保护脱出阴道口的组织，每日坐浴，坐浴后擦干溃疡面，遵医嘱给予抗生素软膏或雌激素软膏局部涂抹。

（二）心理护理

子宫脱垂病程较长，影响患者正常的工作和生活，严重者影响性生活，患者易出现焦虑、情绪低落，护理人员应给予理解，可与患者及家属共同讨论解除焦虑的方法，告知本病的手术及非手术方法，增强患者对治疗的信心。做好家属工作，多关心体贴患者，促进患者早日康复。

（三）对症护理

1. 病情观察　注意观察患者子宫脱垂后阴道分泌物情况及外阴阴道黏膜改变，有无合并压力性尿失禁，出现如尿急、尿频、排尿困难等情况。

2. 指导检查配合　指导患者配合盆底肌功能评估检查。指导合并尿失禁的脱垂患者配合尿动力学等特殊检查。帮助患者完成盆腔超声和盆底MRI检查。

3. 非手术治疗患者的护理

（1）指导患者开展盆底肌肉锻炼：增强盆底肌肉及肛门括约肌的张力，每次5~10分钟，每日3次；也可借助康复设备进行盆底肌肉锻炼。

（2）子宫托护理：配合医生选择适宜的子宫托（图19-2），并指导患者正确使用。支撑型子宫托适用于轻度脱垂者，填充型子宫托适用于重度患者。

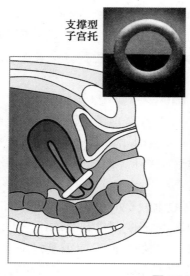
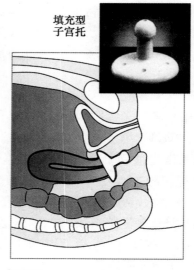

支撑型子宫托　　　填充型子宫托

图 19-2　子宫托

1）放置子宫托：放置前嘱患者排尽大小便，洗净双手，两腿分开蹲下，一手握子宫托，将托呈倾斜状推入阴道口内，向阴道顶端旋转推进，直至达子宫颈，放妥后，将托柄弯度朝前，正对耻骨弓。

2）取出子宫托：当取子宫托时，洗净双手，手指捏住子宫托柄，上、下、左、右轻轻摇动，待子宫托松动后向后外方牵拉，子宫托即可自阴道滑出。用温水洗净子宫托，拭干后包好备用。

3）注意事项：子宫托的大小应因人而异，以放置后不脱出且无不适感为宜。应在每日清晨起床后放入子宫托，每晚睡前取出，并洗净包好备用。子宫托久置不取可发生子宫托嵌顿，甚至引起压迫坏死性生殖道瘘。使用子宫托后 3 个月应复查。对于绝经后阴道黏膜萎缩的患者，建议配合局部雌激素治疗可预防并发症的发生。

4. 手术治疗患者的护理

（1）**术前准备**：阴道冲洗，每日两次，冲洗后局部可涂抗生素软膏，可戴无菌手套还纳脱垂的子宫，嘱患者床上平卧半小时。

（2）**术后护理**

1）嘱患者卧床休息 7~10 日，留置尿管 10~14 日。术后 3 个月内避免增加腹压及负重，多进食富含纤维素的饮食以预防便秘，必要时给予缓泻剂。经阴道盆底重建手术后 4~6 周内阴道分泌物增多，告知患者随着阴道内缝线逐渐吸收，分泌物将会减少。

2）绝经后阴道黏膜萎缩者建议术后开始局部使用雌激素制剂，可促使阴道黏膜增厚。

（四）健康指导

1. 加强休息　手术后一般休息 3 个月；出院后 1 个月复查伤口愈合情况；3 个月再次复查，医生确认完全恢复后方可恢复性生活；半年内避免重体力劳动。

2. 指导患者进行盆底肌及肛提肌收缩训练，每日 3 次，每次 5~10 分钟。

3. 防止分娩损伤　避免生育过早、过多和过密；正确处理产程，避免产程延长；提高助产技术，避免产伤；避免产后过早体力劳动，提倡开展科学的产后保健操。

4. 积极干预肥胖、便秘和慢性咳嗽等导致子宫脱垂的因素。

二、压力性尿失禁

【概述】

压力性尿失禁（stress urinary incontinence，SUI）指腹压突然增加导致的尿液不自主流出，也称张力性尿失禁、应力性尿失禁。特点是正常状态下无遗尿，当腹压突然增高时尿液自动流出。资料显示，压力性尿失禁在我国成年女性的发生率为 18.9%，已成为重要的卫生和社会问题。

【病因】

90% 的压力性尿失禁由盆底组织松弛引起。导致盆底组织松弛的原因主要包括妊娠与阴道分娩损伤、绝经后雌激素水平降低等。不足 10% 的患者为先天发育异常的尿道内括约肌障碍引起压力性尿失禁。

【临床表现及分度】

最典型的症状是腹压增加时不自主溢尿，还可出现尿急、尿频、急迫性尿失禁、排尿困难或排尿后膀胱区胀满感等常见症状。80% 压力性尿失禁患者伴有阴道壁膨出。

压力性尿失禁分为三度。Ⅰ级尿失禁只发生在剧烈压力下，如咳嗽、打喷嚏或慢跑。Ⅱ级尿失禁发生在中度压力下，如快速运动或上下楼梯。Ⅲ级尿失禁发生在轻度压力下，如站立时，但患者在仰卧位时可控制尿液。

【治疗原则】

非手术治疗用于轻、中度压力性尿失禁治疗和手术治疗前后的辅助治疗，包括盆底肌肉锻炼、膀胱训练、盆底电刺激等方法，还可阴道局部使用雌激素缓解阴道干涩和下尿路症状。手术治疗一般在患者生育后进行，常用术式为耻骨后膀胱尿道悬吊术和阴道无张力尿道中段悬吊带术。

【护理要点】

1.一般护理　保证营养摄入，增强体质，适当安排休息和工作。保持外阴清洁和干燥，勤换内裤。

2.心理护理　关心体贴患者，消除患者思想顾虑，鼓励其在积极治疗的同时参与社交活动。向患者及家属讲解疾病知识和手术前后的配合要点，减轻患者对手术的紧张恐惧心理。

3.其他护理

(1)指导患者配合相关检查：常用的压力试验为患者膀胱充盈时取截石位，嘱患者咳嗽时观察尿道口，若每次咳嗽时均伴有尿液的不自主流出，提示压力性尿失禁。

(2)指导患者进行盆底肌肉锻炼、膀胱训练、盆底电刺激等非手术疗法治疗。

(3)遵医嘱指导合并有泌尿生殖器绝经后综合征的患者阴道局部使用雌激素。

(4)需要手术治疗者，按照妇科手术前后护理常规实施护理。

4.健康指导

(1)积极进行行为指导如减重、戒烟、避免增加盆底压力的活动、治疗便秘和慢性咳嗽等，以减少因盆底损伤导致压力性尿失禁。

(2)指导产妇在产褥期（尤其是多次分娩后）及早开始盆底肌肉锻炼，可预防压力性尿失禁。

（孔庆亮　单伟颖）

思考题

1. 简述子宫内膜异位症的临床表现。
2. 简述子宫脱垂健康指导的内容。
3. 简述压力性尿失禁的临床分度。

ER 19-3

练习题

第二十章 ｜ 不孕症妇女的护理

教学课件

思维导图

学习目标

1. 掌握不孕症的概念、不孕症及辅助生殖技术并发症的护理措施。
2. 熟悉不孕症的常见原因、相关检查方法及治疗原则。
3. 了解常用辅助生殖技术分类、常见并发症及临床表现、不孕症的护理诊断。
4. 能够运用所学知识为不孕症及辅助生殖技术患者提供健康指导。
5. 具有良好的沟通能力，尊重、关心、关爱并鼓励夫妇双方树立战胜疾病的信心。

第一节　不　孕　症

【概述】

女性未避孕，有正常性生活，至少12个月而未受孕者，称为不孕症（infertility）。对于男性则称为不育症。不同国家、民族和地区发病率存在差别，我国不孕症发病率约7%~10%，近年有上升趋势。

按照是否有过妊娠可分为原发不孕和继发不孕，按照不孕是否可以纠正又分为绝对不孕和相对不孕。原发性不孕是指有正常性生活、未避孕、同居而从未妊娠者。继发性不孕是指曾有过妊娠，而后未避孕连续12个月未妊娠者。绝对不孕是指夫妇一方有先天或后天解剖生理方面的缺陷，无法纠正而不能受孕者。相对不孕是指夫妇一方因某种因素阻碍受孕，导致暂时不孕，一旦得到纠正仍能受孕者。

【护理评估】

（一）生理评估

1. 健康史　应从家庭、社会、性生殖等方面全面评估男女双方的健康史。双方的健康资料包括年龄、生长发育史、结婚年龄、婚育史、同居时间、是否两地分居、性生活情况（性交频次、采用过的避孕措施、有无性交困难）等。近期辅助检查结果和治疗情况。了解个人嗜好、生活习惯以及工作、生活环境。女方重点询问年龄、不孕年限、月经史、是否有生殖器官炎症及慢性疾病史，既往有无内分泌疾病。对继发不孕者，应了解以往流产或分娩情况，有无生殖道感染史等。另外，男方需询问既往有无影响生育的疾病史、生殖器官外伤史或手术史。如有无生殖器官感染史，包括睾丸炎、腮腺炎、前列腺炎、结核病等，手术史包括疝修补术、输精管切除术等病史。

2. 病因

（1）女性不孕因素

1）盆腔因素：是我国女性继发性不孕症最主要的原因，约占35%。盆腔因素包括：①输卵管病变、盆腔粘连、盆腔炎性疾病及其后遗症使输卵管阻塞、粘连、积水或伞端闭锁导致不孕，该因素最常见。②子宫体病变：子宫黏膜下肌瘤、子宫腺肌病、宫腔粘连、子宫内膜炎等可造成不孕。③子宫颈因素：宫颈松弛、子宫颈炎症、宫颈病变等可影响受孕。④子宫内膜异位症引起盆腔粘连，导致排卵障碍和输卵管结构功能异常。⑤先天发育畸形：包括米勒管畸形，如纵隔子宫、双角子宫和双子宫、先天性输卵管发育异常、先天性宫颈发育异常等。

2）排卵障碍：占女性不孕因素的25%~35%。无排卵是最严重的一种导致不孕的原因，包括：①下丘脑病变：如低促性腺激素性无排卵。②垂体病变：如高催乳素血症。③卵巢病变：如多囊卵巢综合征、早发性卵巢功能不全和先天性性腺发育不全等。④其他内分泌疾病：如先天性肾上腺皮质增生症和甲状腺功能异常等。

3）阴道因素：先天性无阴道和阴道损伤后可影响性交并阻碍精子进入。当严重阴道炎时，阴道pH发生改变，降低了精子的活力，缩短其存活时间甚至吞噬精子而影响受孕。

（2）男性不育因素：导致男性不育的因素主要有生精障碍和输精障碍。

1）精液异常：表现为少精、弱精、无精、畸精症等。许多因素可影响精子的数量、结构和功能，导致男性不育的精液异常的诱因包括：①急性或慢性疾病：如腮腺炎并发睾丸炎导致睾丸萎缩、睾丸结核破坏睾丸组织、精索静脉曲张有时影响精子质量、肾衰竭。②外生殖器感染：如淋菌感染。③先天发育异常：如先天性睾丸发育不全不能产生精子；双侧隐睾妨碍精子产生。④过多接触化学物质：如杀虫剂、铅、砷等。⑤治疗性因素：如化疗药物和放射治疗导致不育。⑥酗酒。⑦吸毒。⑧阴囊局部温度过高：如长期进行桑拿浴。

2）输精管道阻塞及精子运送受阻：主要原因有生殖管道感染和生殖道创伤。导致生殖管道感染的主要病原体有淋菌、梅毒、滴虫、结核病菌和假丝酵母菌。睾丸炎和附睾炎可使输精管阻塞，阻碍精子通过。输精管感染如淋病、上尿道感染可以导致管道粘连。前列腺感染改变了精液的组成和活力而导致不孕。创伤包括外伤和手术损伤。尿道球部、尿道腹部损伤造成尿道狭窄和梗阻，精液不能排出；盆腔及腹股沟、会阴部手术容易误伤输精管或精索，导致输精管道阻塞。此外，尿道畸形如尿道下裂、尿道上裂可以阻碍精子进入宫颈口，过度肥胖同样可以导致精子输送障碍。

3）免疫因素：在男性生殖道免疫屏障被破坏的情况下，精子、精浆在体内产生对抗自身精子的抗体可造成男性不育，精子发生自身凝集而不能穿过女性宫颈黏液。

4）内分泌因素：下丘脑-垂体-睾丸轴功能紊乱，甲状腺及肾上腺功能障碍等。

5）性功能障碍：包括器质性和心理性原因引起的勃起功能障碍、不射精、逆行射精等。生理因素常见的有先天性外生殖器畸形、生殖器炎症、内分泌疾病、慢性肾衰竭等；心理因素常见有精神和情绪异常以及家庭关系不协调。

（3）男女双方因素

1）夫妇双方缺乏性生活的基本知识。

2）精神因素：夫妇双方过分盼望妊娠，性生活紧张而出现心理压力。此外，工作压力、经济负担、家人患病、抑郁、疲乏等都可能导致不孕。

3）免疫因素：目前临床尚无明确的诊断标准。

（4）不明原因的不孕：指经过详细检查，依靠目前的检测手段尚未发现明确病因的不孕症，约占总不孕人群的10%。

3. 临床表现

（1）症状：不孕是妇女就诊的主要原因。不同病因导致的不孕症可伴有相应疾病的临床症状。

（2）体征：夫妇双方均应进行全身检查，女方检查内外生殖器官和第二性征的发育，身高、体重、生长发育，注意有无多毛、溢乳等，尤其注意妇科检查有无处女膜过厚或较坚韧，有无阴道痉挛或横膈、纵隔瘢痕或狭窄，子宫颈或子宫有无异常，子宫附件有无压痛、增厚或包块。男方重点应检查外生殖器有无畸形或病变，包括阴茎、阴囊、睾丸及前列腺的大小、形状等。

4. 相关检查

（1）女方检查

1）超声检查：建议使用阴道超声，明确子宫和卵巢位置、大小、形态、有无异常结节或包块回声,评估卵巢储备。同时,还可监测卵泡发育及子宫内膜厚度、形态分型等。

2) 卵巢功能检查:包括超声监测卵泡发育、女性激素测定、月经来潮前子宫内膜活组织检查、阴道脱落细胞涂片检查、基础体温测定等,了解卵巢有无排卵及黄体功能状态。

3) 输卵管通畅检查:子宫输卵管造影是检查输卵管通畅的首选方法。应在月经干净后 3~7 日无任何禁忌证的情况下进行。既可了解宫腔病变,也可评估输卵管通畅度。

4) 宫腔镜检查:了解子宫内膜情况,能发现宫腔粘连、黏膜下肌瘤、内膜息肉、子宫畸形等。

5) 腹腔镜检查:可以进一步了解盆腔情况,直接观察子宫、输卵管、卵巢有无病变或粘连,并可在直视下确定输卵管是否通畅,必要时在病变处取活检。

6) 其他:上述检查未见异常时可进行免疫检查等协助诊断。

(2) 男方检查:精液常规检测是不孕症夫妇首选的检查项目。初诊时,男方要进行 2~3 次精液检查,以获取基线数据。目前参照世界卫生组织《人类精液检查与处理实验室手册》(第 6 版)标准进行,其参考下限为精液量≥1.5ml,精子总数≥39×10^6/次射精,精子浓度≥15×10^6/ml,前向运动精子率(a 级 + b 级)≥32%,正常形态率≥4%,精子存活率≥58%,射出的精液通常在 5~20 分钟内完全液化。

5. 治疗原则 针对不孕症的病因进行处理,必要时根据具体情况选择辅助生殖技术。常用的方法有积极治疗生殖道器质性病变;诱导排卵;免疫治疗;辅助生殖技术等。

对于不明原因的不孕症目前缺乏有效的治疗方法和疗效指标,一般对年轻、卵巢功能良好的妇女,可行期待治疗,一般不超过 3 年。对年龄超过 30 岁的夫妇一般慎重选择期待治疗,可行宫腔夫精人工授精 3~6 个周期诊断性治疗。

(二) 心理–社会评估

不孕的诊治过程可能是长期且令人心力交瘁的过程,个人在生理、心理、社会和经济方面都可能遭受压力。相比而言,女性较男性更容易出现心理问题,严重者可导致自我形象紊乱和自尊紊乱。需要酌情同时对夫妇双方或分别进行心理评估。

1. 心理影响 一旦妇女被确认患有不孕症之后,易出现"不孕危机"的情绪状态。曼宁(Manning)曾将不孕妇女的心理反应描述为震惊、否认、愤怒、内疚、孤独、悲伤和解脱。

(1) 震惊:因为生育能力被认为是女性的自然职能,所以妇女对不孕症诊断的第一反应是震惊。以前使用过避孕措施的女性会对此诊断感到惊讶,对自己的生活向来具有控制感的女性也明显会表示出她们的惊讶。

(2) 否认:这也是不孕妇女经常出现的一种心理反应,特别是被确诊为绝对不孕之后妇女的强烈反应。如果否认持续时间过久,将会影响到妇女的心理健康,因此尽量帮助妇女缩短此期反应。

(3) 愤怒:在得到可疑的临床和实验结果时,愤怒可能直接向配偶发泄。尤其在经历过一连串的不孕症检查而未得出异常的诊断结果之后出现,检查过程中的挫折感、失望和困窘会同时暴发。

(4) 内疚和孤独:缺少社会支持者常常出现的一种心理反应。有时内疚感也可能来源于既往的婚前性行为、婚外性行为、使用过避孕措施或流产等。为避免让自己陷入不孕的痛苦的心理状态中,不孕妇女往往不再和有孩子的朋友、亲戚交往,比男性更多独自忍受内疚和孤独。这种心理可能导致夫妇缺乏交流、降低性生活的快乐,造成婚姻的压力和紧张。

(5) 悲伤:诊断确定之后妇女的一种明显的反应。悲伤源于生活中的丧失,如丧失孩子、丧失生育能力等。

(6) 解脱:解脱并不代表对不孕的接受,而是在检查和治疗过程当中反复忙碌以求结果。此阶段会出现一些负性的心理状态,如挫败、愤怒、自我概念低下、紧张、疲乏、强迫行为、焦虑、歇斯底里、恐惧、抑郁、失望和绝望。

2. 生理影响 多来源于激素治疗和辅助生殖技术的治疗过程。即使不孕原因在男方,但治疗方案也多由女性承担,女性不断经历着检查、治疗、手术等既费时又痛苦的过程。

3. 社会影响　不孕夫妇往往承担来自家族、社会的压力。

4. 经济影响　漫长而繁杂的诊疗过程需要花费许多时间和金钱,也常常带来很多不适,影响不孕夫妇的工作和生活。如果诊疗结果不理想,更易出现抑郁、丧失自尊、丧失性快感、丧失希望等心理问题。

【**常见的护理诊断／问题**】

1. 知识缺乏:缺乏性生殖常识与不孕的相关知识。

2. 焦虑　与久婚不育,盼孕心切,治疗效果不佳有关。

3. 有长期低自尊的危险　与繁杂的检查及遭受传统生育观压力有关。

【**护理措施**】

（一）一般护理

改善生活方式,注意休息,保持心情轻松愉快,避免过度紧张和劳累。均衡饮食,适当体育锻炼,对体重超重者减轻体重至少 5%~10%;对体质瘦弱者纠正营养不良和贫血。戒除烟、酒、毒品等不良嗜好。

（二）心理护理

1. 减轻不孕症夫妇双方的心理压力　护理人员应与不孕妇女建立良好的护患关系,用通俗的语言、恰当的方法讲解有关生殖方面的解剖、生理知识;纠正不孕症夫妇关于受孕的一些错误观念和认识,关心、理解、尊重妇女,保护她们的隐私;做好家属的解释指导工作,减轻不孕夫妇的心理压力。

2. 提高妇女的自我控制感　不孕症对于不孕夫妇来说是一个生活危机,将经历一系列的心理反应,不孕的时间越长,夫妇对生活的控制感越差,因此应采取心理护理措施,帮助他们尽快度过悲伤期。不孕的压力可以引起一些不良的心理反应如焦虑和抑郁,又将进一步影响成功妊娠的概率,因此护理人员必须教会妇女进行放松,如练习瑜伽、调整认知、改进表达情绪的方式方法等。

3. 正视不孕症治疗的结局　不孕症治疗可能的 3 个结局包括:①治疗失败,妊娠丧失。如异位妊娠患者往往感到失去了一侧输卵管,进一步影响生育能力,而产生更多的悲伤、疼痛和担忧。②治疗成功,发生妊娠。此时期她们的焦虑并没有减少,常常担心在分娩前出现不测,即使娩出健康的新生儿,她们仍需要他人帮助自己确认事实的真实性。③治疗失败,停止治疗。一些不孕夫妇因为经济、年龄、心理压力等因素放弃治疗,可能会领养一个孩子。当多种治疗措施的效果不佳时,护理人员需帮助夫妇正视诊疗结果,帮助他们选择停止治疗或选择继续治疗,不论不孕夫妇做出何种选择,护理人员都应给予尊重并提供支持。

（三）对症护理

1. 检查配合　向妇女解释诊断性检查可能引起的不适:子宫内膜活检后可能引起下腹部的不适感,如痉挛、阴道流血。子宫输卵管造影可能引起腹部痉挛感,在术后持续 1~2 小时,随后可以在当日或第 2 日返回工作岗位而不留后遗症。腹腔镜手术后 1~2 小时可能感到一侧或双侧肩部疼痛,可遵医嘱给予镇痛药物。

2. 围手术期护理　做好输卵管检查或内镜检查的术前准备;协助不孕夫妇选择辅助生殖技术助孕,向不孕夫妇解释各种辅助生殖技术的优缺点及其适应证,应及时告知风险,以便不孕夫妇知情选择、合理决策。术后减轻疼痛,促进舒适。

3. 用药护理　遵医嘱正确使用促排卵药物。如果妇女服用氯米芬类促排卵药物,护理人员应告知此类药物的不良反应。常见的不良反应有经间期下腹一侧疼痛、卵巢囊肿、血管收缩征兆(如潮热),少数有乏力、头昏、抑郁、恶心、呕吐、食欲增加、体重增加、风疹、皮疹、过敏性皮炎、复视、畏光、视力下降、多胎妊娠、自然流产、乳房不适及可逆性的脱发等。采取的护理措施包括:①教会妇女在月经周期遵医嘱正确按时服药。②说明药物的作用及副作用。③提醒妇女及时报告药物的不良反应。④指导妇女在发生妊娠后立即停药。

（四）健康指导

教会患者提高妊娠率的技巧：①保持健康生活方式：规律生活，劳逸结合，保持良好心态，合理营养，适当体育锻炼。②与伴侣交流自己的感受和希望，保持愉悦心情。③选择最佳的受孕时机，在排卵期前后增加性交次数，隔日一次为宜，采用性交后抬高臀部 20~30 分钟，以利于精子进入宫颈管。④性交前后避免阴道灌洗、用药和使用润滑剂。

第二节　辅助生殖技术及护理

辅助生殖技术（assisted reproductive technique，ART）又称为医学助孕，是指在体外对配子和胚胎采用显微操作技术，帮助不孕夫妇受孕的一组方法。

【分类】

辅助生殖技术包括人工授精和体外受精 - 胚胎移植及衍生技术等。

1. 人工授精（artificial insemination，AI）　将精子通过非性交方式注入女性生殖道，使其受孕的一种技术。按精液的来源可分为两类：①夫精人工授精（artificial insemination with husband，AIH）。②供精人工授精（artificial insemination with donor，AID）。按国家法规，目前 AID 精子来源由国家认定的人类精子库提供和管理。

可实施人工授精治疗的情况如下：具备正常发育的卵泡，正常范围的活动精子数目，健全的女性生殖道结构，至少有一条正常输卵管的不孕（育）症夫妇。目前较常用的方法是宫腔内人工授精，将精液洗涤处理后，去除精浆，取 0.3~0.5ml 精子悬浮液，在女方排卵期间，通过导管经宫颈管注入结构正常的宫腔内受精。人工授精可在女方自然周期和促排卵周期进行，在促排卵周期中应控制卵泡数目，以免增加多胎妊娠的发生率。

2. 体外受精 - 胚胎移植（in vitro fertilization and embryo transfer，IVF-ET）　是从妇女卵巢内取出卵子，在体外与精子受精，并培养 3~5 日，再将发育至卵裂期或囊胚期阶段的胚胎移植到宫腔内，使其着床发育成胎儿的全过程，即"试管婴儿"。

（1）适应证

1）输卵管性不孕症（原发性和继发性）：为最主要的适应证。如患有输卵管炎、盆腔炎性疾病致使输卵管堵塞、积水。

2）原因不明的不孕症。

3）子宫内膜异位症经治疗长期不孕者。

4）排卵异常如多囊卵巢综合征经保守治疗长期不孕者。

5）男性因素不育症。

6）其他：如免疫、宫颈因素不孕者。

（2）术前准备：详细了解月经史及近期月经情况、妇科常规检查，进行超声检查、诊断性刮宫、输卵管造影、内分泌激素测定；进行自身抗体检查及抗精子抗体检查、男方精液检查、男女双方染色体检查以及肝肾功能检查、血液及尿常规检查等。

（3）体外受精与胚胎移植的主要步骤

1）控制性超促排卵：应用促排卵药物诱发排卵以获取多个卵子。

2）检测卵泡发育：采用超声检测卵泡直径及测血 E_2、LH 水平，监测卵泡发育情况。

3）取卵：当卵泡发育成熟而未破裂时，在超声引导下经阴道后穹隆或腹腔穿刺取卵。

4）体外受精：将取出的卵母细胞在试管内与优化处理的精子混合受精，体外培养受精卵。

5）胚胎移植：将分裂为 2~8 个细胞的早期囊胚用特殊移植管经阴道送入宫腔内。

6）移植后处理：移植后卧床休息 24 小时，限制活动 3~4 日，用黄体酮或 hCG 支持黄体功能。移植后 14 日测血或尿 hCG，若为阳性，2~3 周后行超声检查，确定妊娠。妊娠成功后按高危妊娠加强监测管理。

3. 卵胞质内单精子注射（intracytoplasmic sperm injection，ICSI） 是在显微操作系统帮助下，在体外直接将精子注入卵母细胞质内使其受精，其他技术环节同常规 IVF-ET。其主要用于严重少、弱、畸形精子症的男性不育患者，IVF-ET 周期受精失败也是 ICSI 的适应证。

4. 胚胎植入前遗传学诊断／筛查（preimplantation genetic diagnosis/screening，PGD/PGS） 此方法是从体外受精第 3 日的胚胎或第 5 日的囊胚中取出 1~2 个卵裂球或部分滋养细胞进行细胞或分子遗传学检测，检出致病基因和异常核型的胚胎，将正常基因和核型的胚胎移植，得到健康后代。其主要解决有严重遗传性疾病风险和染色体异常夫妇的生育问题。

【辅助生殖技术的常见并发症】

1. 卵巢过度刺激综合征（ovarian hyper-stimulation syndrome，OHSS） 在接受促排卵药物的患者中约 20% 发生卵巢过度刺激综合征，卵巢过度刺激综合征是一种由于诱发超排卵所引起的医源性并发症。OHSS 的发生与促排卵药物的种类、剂量、治疗方案，不孕症妇女的内分泌状态、体质以及妊娠等诸多因素有关。OHSS 分为轻、中、重三度。轻度仅表现为轻度腹胀，卵巢增大；中度表现为下腹胀痛、恶心、呕吐或腹泻，明显腹腔积液，少量胸腔积液（又称胸水），双侧卵巢明显增大；重度表现为明显腹胀，大量腹腔积液，胸腔积液导致血液浓缩，重要脏器血栓形成和功能损害及电解质紊乱等严重并发症，严重者可引起死亡。如未妊娠，月经来潮前临床表现可停止发展或减轻，此后上述表现迅速缓解并逐渐消失。一旦妊娠，OHSS 将趋于严重，病程延长。

2. 多胎妊娠 使用促排卵药物后多胎妊娠率可达 5%~10%，应用尿促性素后多胎妊娠率可达 20%~40%，IVF-ET 后多胎发生率为 25%~50%。多胎可增加母体孕产期并发症和早产的发生，导致围产儿死亡率的增加。若三胎或三胎以上妊娠可早期实施选择性胚胎减灭术。

3. 其他并发症 体外受精技术穿刺取卵时可能伤及邻近肠管、输尿管甚至血管，引起感染、出血等并发症。经辅助生殖技术治疗获得的妊娠与自然妊娠相比较，其流产率、早产率、宫内外同时妊娠率均较高。

【护理措施】

（一）一般护理

指导拟行辅助生殖技术的夫妇进行饮食管理，有不良生活习惯者需首先改变生活方式。注意休息，均衡饮食，加强锻炼，夫妇双方要戒烟酒，保持心情愉快。

（二）心理护理

不孕症妇女承受着来自社会和家庭的压力，辅助生殖技术是不孕症患者最后的希望，但对辅助生殖技术怀有陌生感，会出现焦虑、紧张、恐惧等负面情绪，心理因素会影响治疗结果。向患者介绍该技术的适应证、治疗的基本过程、可能出现的并发症以及应对措施，使患者有一定的思想准备，消除焦虑、紧张。

（三）对症护理

1. 病情观察 中重度 OHSS 住院患者每 4 小时测量生命体征，记录出入量，每日测量体重及腹围，遵医嘱完善各项检查，留取血、尿标本，监测血细胞比容、白细胞计数、血电解质、肾功能，酌情行超声、胸部 X 线检查等。防止继发于 OHSS 的严重并发症。加强多胎妊娠的产前检查的监护，要求孕妇提前住院观察，足月后尽早终止妊娠。

2. 围手术期护理

（1）寻求辅助生殖技术治疗的行为必须符合国家有关政策。人工授精及试管婴儿的不孕夫妇需尽早准备好双方的结婚证、身份证等证件，交医护人员查验并保留复印件。

（2）实施卵巢取卵、人工授精、胚胎移植、配子移植等手术时，核对患者夫妇双方信息。术中需注意观察患者生命体征的变化，发现异常及时处理。人工授精操作结束后需仰卧位半小时，无不适方可离开。术后患者应卧床休息 3~6 小时，限制活动 5~6 日以提高成功率。移植后 14 日测血或尿 hCG，判断是否妊娠；确定宫内妊娠者，按高危妊娠监护。

3. 用药护理　注意促排卵药物应用的个性化原则，密切监测卵泡发育，根据卵泡数量适时减少或终止使用 hMG 及 hCG。提前取卵，有 OHSS 倾向者，遵医嘱对中重度 OHSS 住院患者静脉滴注白蛋白、低分子右旋糖酐、前列腺素拮抗剂。胚胎移植后遵医嘱给予孕激素支持治疗。期间不得擅自停药。

（四）健康指导

1. 不能平卧者取半卧位，嘱患者减少活动，避免增加腹压的动作，保持大便通畅，以免腹压增高导致卵巢破裂。

2. 警惕出现卵巢过度刺激综合征等并发症，如有腹胀、恶心、呼吸困难等症状请及时就医。辅助生殖技术成功妊娠者，流产和异位妊娠发生率较高，如出现阴道出血、腹痛等症状应及时就诊。

3. 移植未受孕成功的患者，在第二次月经来潮后 11~13 日回医院安排解冻，适时安排下一步治疗。没有冻胚的患者应进一步分析病情确定方案，2~3 个月后考虑第二次治疗。

（郑慧萍）

思考题

1. 简述女方患不孕症的原因。
2. 简述辅助生殖技术的常见并发症。
3. 简述辅助生殖技术健康指导的内容。

ER 20-3

练习题

第二十一章 | 计划生育妇女的护理

教学课件

思维导图

学习目标

1. 掌握避孕的方法、适应证、禁忌证、避孕原理及注意事项。
2. 熟悉终止妊娠的方法、适应证、禁忌证、注意事项及计划生育方法的选择。
3. 了解绝育的方法、护理措施及计划生育妇女常见的护理诊断。
4. 能够运用所学知识指导育龄妇女选择适宜的避孕方法。
5. 具有保护妇女隐私意识，关心、体贴选择避孕、终止妊娠、绝育妇女。

计划生育（family pianning）是妇女生殖健康的重要内容，我国两次修改《中华人民共和国人口与计划生育法》，分别于 2016 年 1 月 1 日实行"国家提倡一对夫妻生育两个子女"和 2021 年 5 月 31 日实行"一对夫妻可以生育三个子女"。国家采取综合措施，调控人口数量，提高人口素质，推动实现适度生育水平，优化人口结构，促进人口长期均衡发展。国家提倡适龄婚育、优生优育。计划生育是采用科学的方法实施生育调节，以避孕为主。做好避孕方法的知情选择是计划生育优质服务的主要内容。计划生育措施主要包括避孕、绝育及避孕失败后的补救措施。

情境导入

某女，33 岁，已婚，G_2P_2。因"产后 10 个月要求放置宫内节育器"就诊。现月经规律，经量适中。查体：T 36.5℃。子宫前位，大小正常。血常规、阴道分泌物检查正常，超声检查子宫附件无异常。尿 hCG（－）。其他未见异常。已排除禁忌证，拟行宫内节育器放置术。
根据以上资料，请回答：
1. 该妇女术后可能出现的副反应。
2. 该类妇女应给予的术后健康指导。

第一节 避 孕

避孕（contraception）是采用科学的方法，在不影响正常性生活和身心健康的前提下，通过药物、器具以及利用妇女的生殖生理自然规律，使妇女暂时不受孕。常用的避孕方法有：①药物避孕。②宫内节育器避孕。③其他避孕方法：紧急避孕、安全期避孕及外用避孕等。

一、药物避孕

【概述】

药物避孕（hormonal contraception）是指应用甾体激素达到避孕的目的，是一种高效避孕方法，大多数由人工合成的雌孕激素配伍组成。

【避孕原理】

1. 抑制排卵 避孕药物中雌孕激素负反馈作用抑制下丘脑释放 GnRH,从而使垂体分泌的 FSH 和 LH 减少,同时影响垂体对 GnRH 的反应,使 LH 不出现高峰,因此不能排卵。

2. 改变宫颈黏液性状 孕激素使宫颈黏液量减少,黏稠度增加,不利于精子的穿透。

3. 改变子宫内膜形态与功能 胚胎着床离不开子宫内膜正常的生理变化,使用避孕药时,抑制子宫内膜增殖变化,使子宫内膜与胚胎发育不同步,不适于孕卵着床。

4. 干扰输卵管功能 在雌孕激素的作用下,影响输卵管的正常分泌与蠕动功能,干扰孕卵着床。

【适应证】

有避孕要求的健康育龄妇女。

【禁忌证】

1. 严重的心血管疾病,血栓性疾病,如高血压病、冠心病、静脉栓塞、血液病等。

2. 急慢性肝炎或肾炎。

3. 内分泌疾病,如糖尿病、甲状腺功能亢进。

4. 恶性肿瘤、癌前病变、子宫或乳房肿块。

5. 严重精神疾病,生活不能自理者。

6. 月经稀少、频发、闭经或年龄大于 45 岁的妇女。

7. 年龄大于 35 岁吸烟者。

8. 哺乳期妇女。

【避孕药种类与用法】

按照给药途径避孕药可分为口服、注射、经皮肤、经阴道及经宫腔等。

1. 短效口服避孕药 是雌孕激素组成的复合制剂,应用最广。药物剂型有糖衣片、纸型片及滴丸。短效口服避孕药主要作用为抑制排卵,正确使用有效率可达 99% 以上。

(1) 药物类型及使用方法:①单相片:整个周期中雌孕激素剂量固定。复方炔诺酮片、复方甲地孕酮片于月经周期第 5 日开始,每晚 1 片,连服 22 日,停药 7 日后服第 2 周期。复方去氧孕烯片、屈螺酮炔雌醇片和炔雌醇环丙孕酮片,于月经周期第 1 日服药,连服 21 日,停药 7 日后服用第 2 周期的药物。②三相片:将一个周期用药日数按雌孕激素剂量不同分为三相,每一相药物颜色不同,按药盒内箭头所示顺序服用,每日 1 片,连服 21 日,停药 7 日后开始下周期的用药。

(2) 注意事项:①若漏服必须于次晨(12 小时内)补服,以免发生突破性出血或避孕失败。②停药 7 日内发生撤药性出血即月经,如停药 7 日尚无出血,开始下周期的用药。

2. 长效口服避孕药 是由长效雌激素和人工合成的孕激素配伍制成,服药 1 次,可避孕 1 个月。长效口服避孕药激素含量大,副作用较多,市场上已很少见。

3. 长效避孕针 目前有单纯孕激素制剂及雌孕激素复合制剂两种。单纯孕激素制剂:醋酸甲羟孕酮避孕针,每隔 3 个月肌内注射 1 支;庚炔诺酮避孕针,每隔 2 个月肌内注射 1 支。单纯孕激素制剂,对乳汁的质和量影响小,比较适合哺乳期的妇女;雌孕激素复合制剂:首次于月经周期第 5 日和第 12 日各肌内注射 1 支,以后在每次月经周期第 10~12 日肌内注射 1 支,一般于注射后 12~16 日月经来潮。每月肌内注射一次,避孕 1 个月。前 3 个月内可能出现月经周期不规则或经量增多,可用止血药或口服短效避孕药调整,因副作用大,较少用。

4. 速效避孕药(探亲避孕药) 适用于短期探亲夫妇,有抑制排卵、改变子宫内膜形态与功能、宫颈黏液度等作用。由于探亲避孕药的剂量大,现已经很少应用。

5. 缓释系统避孕药 又称为缓释避孕系统。将避孕药(主要是孕激素)与具备缓释性能的高分子化合物制成多种剂型,使避孕药在体内进行持续、恒定、微量释放,达到长效避孕作用。类型有皮下埋置剂、缓释阴道避孕环和避孕贴片。

（1）皮下埋置剂：是一种缓释系统的避孕剂，内含孕激素，有效率达99%以上。含左炔诺孕酮皮下埋植剂分为左炔诺孕酮硅胶棒Ⅰ型和Ⅱ型。Ⅰ型含6根硅胶棒，每根硅胶棒含左炔诺孕酮36mg，总量216mg，使用年限5~7年；Ⅱ型含2根硅胶棒，每根含左炔诺孕酮75mg，总量150mg，使用年限3~5年。含依托孕烯单根埋植剂内含依托孕烯68mg，有效期3年。其放置简单，副反应小。

皮下埋置剂的用法及注意事项：在月经来潮7日内，严格消毒后，用套管针将硅胶棒埋入上臂内侧皮下，呈扇形放置。埋植24小时后发挥避孕作用，每日释放左炔诺孕酮30g左右。由于其为单孕激素制剂，阴道点滴出血或不规则出血为主要副反应，少数出现闭经，随放置时间延长可以改善，一般不需处理。若流血时间长不能耐受者，可给予雌激素治疗。

（2）缓释阴道避孕环：以硅胶为载体含甲地孕酮的阴道环，称甲硅环。每环管内含甲地孕酮200mg或250mg。能持续、恒定、低量释放甲地孕酮（每日约100g），经阴道黏膜吸收，发挥长效避孕作用。一次放入阴道可使用1年，月经期一般不必取出。副反应和其他单孕激素制剂相似。

（3）避孕贴片：药物由3块有效期为7日的贴片构成，粘贴在皮肤上，每日释放一定剂量避孕药，通过皮肤吸收达到避孕目的。含人工合成雌激素和孕激素，效果同口服避孕药，每周1片，连用3周，停用1周，每月共用3片。

常用甾体激素药种类见表21-1。

【副反应及处理】

1. **类早孕反应** 避孕药中含有雌激素，可刺激胃黏膜，服药早期约10%的妇女出现恶心、食欲缺乏、困倦、头晕等。轻者无需处理，坚持服药1~3周期后常自行减轻或消失；症状严重者需考虑更换制剂或改用其他避孕措施。

2. **不规则阴道流血** 服药期间多因漏服、迟服引起突破性不规则阴道出血。点滴出血不需处理；流血偏多者，可每晚增服雌激素直至停药；流血量似月经量或流血时间已近月经期，则停止服药，作为一次月经来潮。下一周期再开始服用药物，或更换其他避孕药。

3. **月经过少或停经** 服药后因体内雌激素减少，子宫内膜变薄引起月经量减少或停经。停药后月经不来潮，需除外妊娠。若连续停经3个月，需停药观察。

4. **体重增加** 部分妇女长时间服用避孕药，出现体重增加，但不致引起肥胖，也不影响健康，一般不需要处理。

5. **色素沉着** 少数妇女服药后颜面部皮肤出现淡褐色色素沉着，停药后可自行消退或减轻。

6. **其他** 个别妇女可出现头痛、复视、乳房胀痛等，可对症处理，严重者停药。

【护理评估】

（一）生理评估

1. **健康史** 询问年龄、婚育史、现病史及过去史，了解是否愿意接受药物避孕。

2. **身体状况** 做全身体检和妇科检查，了解能否使用药物避孕。

3. **相关检查** 血常规和肝肾功能等检查。

（二）心理-社会评估

了解避孕的妇女和家人对药物避孕的了解情况和态度。

【常见的护理诊断/问题】

1. **知识缺乏**：缺乏药物避孕的相关知识。

2. **焦虑** 与担心药物副反应、避孕失败有关。

【护理措施】

（一）一般护理

注意休息，均衡饮食。养成健康的生活方式，保持心情愉快，避免过度劳累。

表 21-1　常用甾体激素药种类

类别		名称	成分		剂型	给药途径
			雌激素含量 /mg	孕激素含量 /mg		
口服短效避孕药	单相片	复方炔诺酮片（避孕1号）	炔雌醇 0.035	炔诺酮 0.6	22片/板	口服
		复方甲地孕酮片（避孕2号）	炔雌醇 0.035	甲地孕酮 1.0	22片/板	口服
		复方左炔诺孕酮片	炔雌醇 0.03	左炔诺孕酮 0.15	22片/板	口服
		复方去氧孕烯片	炔雌醇 0.03	去氧孕烯 0.15	21片/板	口服
		复方孕二烯酮片	炔雌醇 0.03	孕二烯酮 0.075	21片/板	口服
		屈螺酮炔雌醇片	炔雌醇 0.03	屈螺酮 3.0	21片/板	口服
		炔雌醇环丙孕酮	炔雌醇 0.035	环丙孕酮 2.0	21片/板	口服
	三相片	左炔诺孕酮/炔雌醇三相片			21片/板	口服
		第一相（1~6片）	炔雌醇 0.03	左炔诺孕酮 0.05		
		第二相（7~11片）	炔雌醇 0.04	左炔诺孕酮 0.075		
		第三相（12~21片）	炔雌醇 0.03	左炔诺孕酮 0.012 5		
口服长效避孕药		复方炔雌醚片	炔雌醚 3.0	氯地孕酮 12.0	片	口服
		复方炔诺孕酮二号片（复甲2号）	炔雌醚 2.0	炔诺孕酮 10.0	片	口服
		三合一炔雌醇片	炔雌醚 2.0	氯地孕酮 6.0 炔雌醇 6.0	片	口服
探亲避孕药		甲地孕酮探亲避孕片1号		甲地孕酮 2.0	片	口服
		炔诺孕酮探亲避孕片		炔诺孕酮 3.0	片	口服
		炔诺酮探亲片		炔诺酮 5.0	片	口服
		53号避孕片		双炔失碳酯 7.5	片	口服
长效避孕针	复方	复方己酸孕酮注射液（避孕针1号）	戊酸雌二醇 5.0	己酸羟孕酮 250.0	针	肌内注射
		复方甲地孕酮避孕针	17-雌二醇 5.0	甲地孕酮 25.0	针	肌内注射
		复方甲羟孕酮避孕针	环戊丙酸雌二醇 5.0	醋酸甲羟孕酮 25.0	针	肌内注射
	单方	庚炔诺酮避孕针		庚炔诺酮 200.0	针	肌内注射
		醋酸甲羟孕酮避孕针		甲羟孕酮 150.0	针	肌内注射
缓释避孕药	皮下埋置剂	左炔诺孕酮硅胶棒Ⅰ		左炔诺孕酮 36×6	根	皮下埋置
		左炔诺孕酮硅胶棒Ⅱ		左炔诺孕酮 75×2	根	皮下埋置
	微囊避孕针	庚炔诺酮微球针		庚炔诺酮 65.0 或 100.0	针	皮下注射
		左炔诺孕酮微球针		左炔诺孕酮 50.0	针	皮下注射
	阴道避孕环	甲地孕酮硅胶环		甲地孕酮 200.0 或 25.0	只	阴道放置
		左炔诺孕酮阴道环		左炔诺孕酮 5.0	只	阴道放置
透皮贴片		甲基孕酮/炔雌醇贴片	炔雌醇 0.75	17-去酰炔肟酯 6.0	贴片	皮肤外贴

（二）心理护理

鼓励妇女表达内心想法，耐心倾听其诉说，给予心理安慰，消除妇女对服用避孕药会产生副反应的思想顾虑，使其乐于接受药物避孕。

（三）对症护理

1. 检查配合　协助妇女进行全面身心评估，排除禁忌证。

2. 用药护理　详细介绍避孕药物的种类、避孕原理、用法、副反应及应对措施，掌握好适应证和禁忌证，帮助育龄妇女选择适宜的避孕药物并正确使用。指导按时服药。观察用药后情况，发现服药者出现严重副反应时，要耐心说明情况，并指导其选择其他避孕方法。针剂需深部肌内注射，要将安瓿中的药液全部注入。针剂可能产生过敏反应，注射后注意观察。

（四）健康指导

1. 妥善保管药物，防止儿童误服；药物受潮影响避孕效果，应存放于阴凉干燥处，如受潮不宜使用。

2.停用长效避孕药,应在下月开始服用短效避孕药 2~3 个月经周期作为过渡,否则容易发生月经紊乱。

3.计划妊娠者,短效口服避孕药停药后即可妊娠,长效避孕药应在停药 6 个月后妊娠,以免引起胎儿畸形。

二、宫内节育器避孕

【概述】

宫内节育器(intrauterine device,IUD)是育龄妇女易接受的一种相对安全、有效、经济、简便、可逆的避孕工具,使用宫内节育器避孕是目前我国育龄妇女避孕的主要措施。

【种类】

目前国内使用的宫内节育器大致可分为两大类(图 21-1):

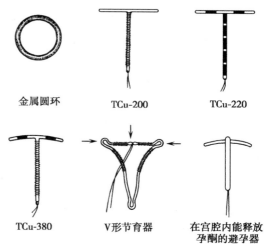

金属圆环　　TCu-200　　TCu-220

TCu-380　　V形节育器　　在宫腔内能释放孕酮的避孕器

图 21-1　常用的宫内节育器

1.**惰性宫内节育器(第一代 IUD)**　由惰性原料制成,如金属、硅胶、塑料等,包括不锈钢圆环、麻花环、混合环等,因脱落率和带器妊娠率高,目前已停产。

2.**活性宫内节育器(第二代 IUD)**　支架材料为塑料、记忆合金、聚乙烯等,增加活性物质如金属铜、激素、药物及磁性物质,可以提高避孕效果,减少副反应。此类节育器又分为含铜和含药两大类。

(1)含铜宫内节育器:是目前我国应用最广泛的宫内节育器。在宫内持续释放具有生物活性、有较强抗生育能力的铜离子。含铜宫内节育器的避孕效果与含铜表面积呈正比。避孕有效率均在90% 以上。从形态上分为 T 形、V 形、宫形等多种形态。种类包括:①带铜 T 形宫内节育器(TCu-IUD),含铜套的宫内节育器放置时间可达 10~15 年。②带铜 V 形宫内节育器(VCu-IUD),放置年限 5~7年。③母体乐,可放置 5~8。④宫铜宫内节育器,可放置 20 年左右。⑤含铜无支架宫内节育器,又称吉妮环,可放置 10 年。⑥爱母功能型宫内节育器。

(2)含药宫内节育器:将药物储存于节育器内,通过每日微量释放提高避孕效果,降低副反应。目前我国临床主要应用含孕激素宫内节育器和含吲哚美辛宫内节育器。种类包括:①左炔诺孕酮宫内节育器:又称左炔诺孕酮宫内节育系统,放置时间 3~5 年。②活性 γ 型宫内节育器。③宫型和元宫型药铜宫内节育器。

【避孕原理】

1.**干扰着床**　IUD 改变宫腔内生化环境,使子宫内膜与胚泡成熟不同步,因而影响受精卵着床;释放孕激素的 IUD,使子宫内膜腺体萎缩,间质发生蜕膜反应,干扰并破坏受精和着床的同步化;孕激素抑制排卵可使宫颈黏液变黏稠,影响精子进入宫腔,阻碍受精卵着床。

2.**对精子和胚胎的毒性作用**　宫内节育器因压迫宫腔内膜局部使之发生炎症反应,炎性细胞对胚胎有毒性作用。同时,炎性反应产生大量巨噬细胞覆盖子宫内膜而影响孕卵着床,巨噬细胞能吞噬精子及影响胚胎发育;带铜 IUD 释放的铜离子,具有分离精子头尾的毒性作用,使精子不能获能。

【宫内节育器放置术】

1.**适应证**　凡育龄妇女无禁忌证,要求放置 IUD 者。

2.**禁忌证**　①妊娠或可疑妊娠者。②生殖道急性炎性疾病。③人工流产、分娩、剖宫产术后有胚胎组织残留或感染者。④生殖器官肿瘤。⑤生殖器官畸形,如双子宫、纵隔子宫。⑥宫颈内口松弛、重度宫颈裂伤、子宫脱垂。⑦严重全身性疾病。⑧宫腔 <5.5cm 或 >9.0cm。⑨月经过多、过频或不规则阴道流血。⑩有铜过敏史。

3. 放置时间 ①月经干净后 3~7 日无性交者。②人工流产术后、宫腔深度小于 10cm 者。③正常分娩后 42 日，子宫恢复正常者。④剖宫产后 6 个月。⑤哺乳期闭经排除早孕者。⑥含孕激素的 IUD 在月经第 4~7 日放置。⑦自然流产于转经后，药物流产于 2 次正常月经后放置。⑧性交后 5 日内放置为紧急避孕方法之一。

4. 放置步骤 受术者排空膀胱后，取膀胱截石位；双合诊检查子宫附件后，外阴、阴道常规消毒铺巾，充分暴露宫颈并消毒。宫颈钳夹持宫颈前唇，将子宫探针顺子宫位置向宫腔深部探测，宫颈管较紧者可用宫颈扩张器依次扩至 6 号。用放环叉或放置器将节育器推送入宫腔，其上缘必须抵达宫底部。带尾丝者在距宫口 2cm 处剪断。

【宫内节育器取出术】

1. 适应证 ①放置节育器副反应重、出现并发症治疗无效者。②带器妊娠者。③拟改用其他节育方法或绝育者。④放置期限已满需更换者。⑤计划再生育者或不需要再避孕者。⑥绝经过渡期停经一年内。

2. 禁忌证 有生殖器官急慢性炎症性改变或严重的全身性疾病者。

3. 取器时间 ①以月经干净后 3~7 日为宜。②出血多者随时可取。③带器妊娠者于人工流产时取出。④带器异位妊娠者术前诊刮或术后出院前取出。

4. 取出步骤 受术者排空膀胱后取膀胱截石位；双合诊检查子宫附件后，常规外阴、阴道消毒铺巾，充分暴露宫颈并消毒。有尾丝者，用血管钳夹住后轻轻牵拉取出。无尾丝者，先用子宫探针探查 IUD 位置，再用取环钩或长钳取出。如取器困难，应在超声、X 线监视下或借助宫腔镜取器。

【副反应及处理】

1. 阴道流血 一般表现为月经过多、经期延长或月经周期中不规则出血。一般不需处理，3~6 个月后逐渐恢复。

2. 腰酸腹胀 IUD 与宫腔大小形态不符时，可引起子宫频繁收缩出现腰腹酸胀感。症状轻者无需处理，症状重者应考虑更换其他适合的节育器或选择其他避孕方法。

【并发症及处理】

1. 感染 主要由放置节育器时未严格执行无菌操作规程或因 T 形节育器尾丝上行感染所致。明确宫腔感染者，在积极抗感染同时取出 IUD。

2. 节育器异位 常因子宫位置、大小未查清楚，操作过于粗暴损伤宫壁引起子宫穿孔，IUD 可移位于宫壁间或盆腔内。术中穿孔时受术者感觉腹痛，应停止操作。损伤小者，住院观察；如损伤较大，立即剖腹探查。在复查或取节育器时发现 IUD 异位，应设法从阴道取出或剖腹探查取出。

3. 节育器下移或脱落 操作不规范，放节育器时未将节育器送至宫底部；节育器与宫腔大小、形态不适宜；宫颈内口松弛；月经量过多；劳动强度过大、子宫畸形等。一般发生在放置 IUD 一年内。

4. 带器妊娠 多见于 IUD 下移、脱落或异位。常因操作时未将 IUD 放到宫底部，节育器的大小、形态与宫腔不适宜而发生移位。一经确诊，应行人工流产同时取出 IUD。

5. 节育器嵌顿或断裂 主要由于放置时损伤子宫壁、放置时间过久或绝经后未及时取出导致。发现后及时取出。若取出困难，应在超声、X 线下或者在宫腔镜下取出。

【护理评估】

（一）生理评估

1. 健康史 询问年龄、婚育史、月经史、末次月经干净时间，术前 3 日有无性生活，近期有无全身及生殖器官的急性疾病，既往有无心、肝、肾等重要脏器疾病史及血液病史，是否愿意放置 IUD。询问取器者的 IUD 类型、放置时间及取器原因。

2. 身体状况 测体温（术前体温应 <37.5℃）、全身体格检查、妇科检查。

3. 相关检查 血常规、出凝血时间、阴道分泌物检查、肝肾功能等检查。取出宫内节育器者需要做超声或 X 线检查，以明确节育器是否存在、类型、位置，尤其注意是否有嵌顿。

（二）心理-社会评估

妇女因担心宫内节育器避孕的副反应及并发症等原因，出现不同程度的焦虑。

【常见的护理诊断/问题】

1. **知识缺乏**：缺乏宫内节育器避孕的相关知识。

2. **焦虑** 与担心宫内节育器避孕的副反应及并发症有关。

【护理措施】

（一）一般护理

注意休息，保持会阴清洁，注意观察有无身体不适症状。

（二）心理护理

鼓励受术者表达内心感受，关心体贴受术者。做好解释工作，介绍宫内节育器避孕原理、放置或取出的过程、副反应及应对措施，舒缓受术者紧张情绪，使其乐于接受和配合。

（三）对症护理

1. **检查配合** 协助受术者进行全面身心评估，做好术前检查，排除禁忌证。

2. **围手术期护理**

（1）**术前护理**：嘱咐受术者术前3日避免性生活；术前测量受术者体温；备好无菌手术包及各型宫内节育器、消毒手套等。取宫内节育器术前应做超声检查或X线检查，确定节育器是否在宫腔内，同时了解节育器的类型。

（2）**术中护理**：放置术时，协助术者选择大小合适的节育器，向受术者展示，并告知有效期。取出术时，检查取出的节育器是否完整，让受术者看清取出的IUD。

（3）**术后护理**：术后在观察室休息2小时，密切观察阴道流血、血压等，无异常方可离开。取出术后同时应落实其他避孕措施。

（四）健康指导

1. 放置术后休息3日，取出术后休息1日，术后1周内避免重体力劳动。

2. 保持外阴清洁，术后2周内禁止性生活及盆浴。

3. 术后出现明显腹痛、发热、出血多时应随时就诊。

4. 术后3个月内每次月经期或大便时应注意节育器有无脱落。

5. 定期随访，术后1个月、3个月、半年、1年各复查一次，以后每年复查一次。复查时间一般在月经干净后。

三、其他避孕方法

（一）紧急避孕

1. **定义** 紧急避孕（emergency contraception）是指在无保护性性生活或避孕失败后5日内，妇女为防止非意愿妊娠而采取的避孕方法。其避孕机制是阻止或延迟排卵、干扰受精或阻止孕卵着床。其包括口服紧急避孕药和放置宫内节育器。

2. **适应证**

（1）**避孕失败**：包括避孕套破裂、滑脱；体外射精失败；漏服避孕药；宫内节育器脱落；安全期计算错误等。

（2）性生活未采取任何避孕措施。

（3）遭受性暴力。

3. **禁忌证** 已确诊妊娠的妇女。

4. **方法**

（1）**紧急避孕药**：主要有雌孕激素复方制剂、单孕激素制剂及抗孕激素制剂3大类。①雌孕激素复方制剂：我国现有复方左炔诺孕酮片。服用方法：在无保护性生活后72小时内即服4片，12小时再服4片。②单孕激素制剂：左炔诺孕酮片。在无保护性性生活后3日（72小时）内，首剂服1片，12小时再服用1片。③抗孕激素制剂：米非司酮片。在无保护性性生活后5日内空腹服用米非司酮10mg。

（2）**放置IUD**：带铜IUD在无保护性性生活后5日（120小时）之内放入，有效率达95%以上。其适合希望长期避孕而且无禁忌证者。

5. 注意事项

（1）紧急避孕药为临时性措施，仅用于偶尔避孕失败者。

（2）紧急避孕药由于剂量大，容易造成女性内分泌紊乱、月经异常。紧急避孕药每年使用不要超过三次，每月最多使用一次为宜。

（3）无保护措施的性生活后，服药越早，防止非意愿妊娠的效果越好。

（4）如紧急避孕失败，应终止妊娠。

（二）安全期避孕

安全期避孕又称自然避孕，是根据女性自然生理规律，不用任何避孕方法，在易孕期禁欲而达到避孕目的。多数育龄妇女具有正常月经周期，排卵多在下次月经前14日，排卵前后4~5日内为易受孕期，其余时间不易受孕为安全期。安全期避孕需要根据本人的月经周期，结合基础体温测量和宫颈黏液变化特点来推算，排卵因受情绪、健康状况、外界环境等多种因素的影响，此法并不十分可靠，不宜推广。

（三）外用避孕

1. 阴茎套（condom） 又称避孕套，为男用避孕工具，为筒状优质薄乳胶制品，顶端呈小囊状，筒径有29mm，31mm，33mm，35mm四种。每次性交均应更换新套。使用前选择合适型号，吹气验证其有无漏气，排去小囊内空气后使用。性生活时将其套在阴茎上，使精液排在避孕套小囊内，阻碍精子和卵子结合而达到避孕目的。射精后在阴茎未软缩时连同阴茎套一起抽出。事后如有破损或使用中脱落，应采取紧急避孕。阴茎套还能防止性传播疾病，近年来受到全球重视。

2. 阴道套（vaginal pouch） 又称女用避孕套，既能避孕，又能防止性传播疾病，目前我国尚无供应。

3. 外用杀精剂 性交前通过阴道给药灭活精子而达到避孕效果。常用的有外用避孕膜、药片、栓、膏和凝胶等，由有活性的壬苯醇醚为主药加不同的基质组成。避孕药膜、片、栓，于性交前5~10分钟放入阴道深处，待其溶解后即可性交。若超过30分钟未性交必须再次放入。绝经过渡期女性阴道分泌物较少，最好选用易于溶解的胶冻剂或凝胶剂。正确使用，避孕率达95%以上。使用失误，失败率高达20%以上，不作为避孕首选药。

（四）免疫避孕法

免疫避孕法包括导向药物避孕和抗生育疫苗。导向药物避孕是利用单克隆抗体将抗生育药物导向受精卵透明带或滋养层细胞，引起抗原抗体反应，干扰受精卵着床和抑制受精卵发育，达到避孕目的。抗生育疫苗是筛选生殖系统或生殖过程的抗原成分制成疫苗，通过介导机体细胞或体液免疫反应，攻击相应的生殖靶抗原，以阻断正常生殖过程中的某一环节，起到避孕作用。免疫避孕法是近年来有发展前景的避孕方法，在研究实验中。

第二节 绝 育

女性绝育方法是指通过手术或药物的方法，达到永久不生育的目的，称为女性绝育（sterilization operation）。输卵管绝育术（tubal sterilization operation）是最常用的方法，主要有经腹输卵管结扎术或腹腔镜下输卵管绝育术。

一、经腹输卵管结扎术

【适应证】

1. 育龄期要求绝育手术而无禁忌证者。
2. 患严重全身疾病不宜生育者。
3. 患遗传性疾病不宜生育者。

【禁忌证】

1. 术前 24 小时内两次体温≥37.5℃。
2. 各种疾病的急性期，如急性传染病。
3. 全身情况不良，如患心力衰竭、产后出血、血液病，不能胜任手术者。
4. 腹部皮肤有感染者或患有盆腔炎性疾病、盆腔炎性疾病后遗症。
5. 患严重神经症者。

【手术时间】

1. 非孕期妇女在月经干净后 3~7 日内。
2. 人工流产或分娩后 48 小时内。
3. 哺乳期妇女、闭经者排除早孕后。

【手术步骤】

1. **麻醉**　采用局部浸润麻醉或硬膜外麻醉。
2. **体位**　受术者排空膀胱，取仰卧位，常规消毒、铺巾。
3. **选择腹部切口**　取下腹正中耻骨联合上两横指（3~4cm）切开 2cm 纵切口，产后于宫底下 2~3cm 做切口，逐层进入腹腔。
4. **寻找提取输卵管**　是手术的主要环节。卵圆钳取管法：术者左手示指伸入腹腔，沿宫底后方滑向一侧，到达卵巢或输卵管后，右手持卵圆钳将输卵管夹住，轻轻提至切口，并以两把无齿镊交替依次夹取输卵管直至伞端，并检查卵巢情况。亦可用指板法或吊钩法提取输卵管。
5. **结扎输卵管**　结扎方法有抽心包埋法、输卵管银夹法和输卵管折叠结扎切除法。抽心包埋法因损伤小、并发症少、成功率高等优点，目前广泛应用。手术方法：在输卵管峡部浆膜下注入 0.5%~1% 普鲁卡因 1ml，用尖刀切开膨胀的浆膜层，再用弯蚊钳轻轻游离该段输卵管，相距 1.5cm 处以 4 号丝线各做一道结扎，剪除其间输卵管，最后用 1 号丝线连续缝合浆膜层，将近端包埋于输卵管系膜内，远端留在系膜外，查无出血、渗血后，送回腹腔。同法处理对侧。
6. 清点敷料及纱布，分层关腹。

【术后并发症及处理】

经腹输卵管结扎术一般不易发生术后并发症，操作不当可引起。

1. **出血或血肿**　因过度牵拉，损伤输卵管或其系膜所致，也可见于血管漏扎或结扎不紧引起出血。一旦发现须立即止血后再缝合。
2. **感染**　多因手术指征掌握不严，手术中未严格执行无菌操作规程。要严格掌握手术适应证及禁忌证，加强无菌观念。术后预防性使用抗生素。
3. **损伤**　多因操作不熟练，解剖关系辨认不清楚，损伤膀胱或肠管。术中严格执行操作规程，一旦发现误伤要及时处理。
4. **输卵管再通**　偶有发生。操作时术者应思想高度集中，严防误扎、漏扎输卵管。

二、经腹腔镜输卵管结扎术

【禁忌证】

腹腔粘连、心肺功能不全、膈疝者禁用此法，其他同经腹输卵管结扎术。

【手术步骤】

局部麻醉、硬膜外麻醉或全身麻醉。受术者取头低臀高仰卧位，在脐孔下缘做 1~1.5cm 横弧形切口，用气腹针插入腹腔，充 CO_2 气体 2~3L，插入套管针放置腹腔镜。在腹腔镜下将弹簧夹或硅胶环置于输卵管峡部，也可用双极电凝法烧灼输卵管峡部 1~2cm，以阻断输卵管。

三、女性绝育术护理

【护理评估】

（一）生理评估

1. 健康史　询问受术者的年龄、月经史、婚育史。了解其现在和既往有无与本次手术禁忌的病史。了解末次月经干净的时间或末次流产、分娩的时间。

2. 身体状况　进行全面体格检查，了解生命体征，心功能、肺功能、肝功能、肾功能有无异常情况。行妇科检查，注意内外生殖器和盆腔有无急慢性炎性疾病及肿瘤。排除禁忌证。

3. 相关检查　血常规、尿常规、出血时间、凝血时间、血小板计数、肝肾功能、阴道分泌物检查，心电图、胸部 X 线检查及腹部超声检查等。

（二）心理-社会评估

了解受术者是否害怕手术过程及手术效果，是否担心绝育术影响女性特征及性生活。了解家属对绝育术的态度。

【常见的护理诊断/问题】

1. 恐惧　与担心手术所致的风险及疼痛有关。

2. 有感染的危险　与手术操作、出血有关。

3. 有受伤的危险　与脏器解剖位置复杂及术者技术水平有关。

【护理措施】

（一）一般护理

注意休息，加强营养。保持会阴清洁干燥，注意观察有无身体不适症状。

（二）心理护理

主动与受术者交流，关心体贴受术者。向其介绍输卵管绝育术是妇产科常见手术，手术时间短，手术一般不影响卵巢功能，消除其对手术的恐惧心理，使其配合手术。

（三）对症护理

1. 检查配合　协助医生对受术者进行全面身心评估，排除禁忌证，核实手术时间。向受术者及其家属做好解释工作，签手术同意书。

2. 围手术期护理　做好术前准备，按一般妇科腹部手术备皮；给受术者做药物过敏试验并记录结果。术中严格无菌操作，按顺序正确递送器械和敷料。术前、术后清点纱布、器械，确保无误。术后需卧床数小时，密切观察体温、脉搏变化，有无腹痛及内出血征象。鼓励受术者尽早下床活动，排尿，以免腹腔粘连。协助医生观察切口，保持敷料干燥、整洁，以利切口愈合。

（四）健康指导

嘱咐受术者出院后加强营养和休息，术后休息 3~4 周，禁止性生活 4 周，避免盆浴 2 周，1 个月后到医院复查。

第三节　终止妊娠

因意外妊娠、疾病等原因不能继续妊娠需采用人工方法终止妊娠，是避孕失败的补救措施。终止妊娠的方法有药物流产、手术流产、中期妊娠引产。

一、药物流产

【概述】

药物流产（medical abortion or medical termination）是用药物终止早期妊娠的方法。目前临床常用的药物为米非司酮配伍米索前列醇。米非司酮是一种合成类固醇，具有抗孕激素、抗糖皮质激素的作用。其对子宫内膜孕激素受体的亲和力比孕酮高 5 倍，能和孕酮竞争受体，取代孕酮而与蜕膜的孕激素受体结合，阻断孕酮活性而使妊娠终止。米索前列醇是前列腺素衍生物，能促使宫颈软化及子宫收缩而排除妊娠物。

【适应证】

1. 确诊为正常宫内妊娠 7 周内，本人自愿要求使用药物终止妊娠。

2. 有人工流产术的高危因素者，如瘢痕子宫、哺乳期、多次人工流产、子宫发育异常或骨盆严重畸形等。

3. 对手术流产有恐惧和顾虑者。

【禁忌证】

1. 使用米非司酮的禁忌证　肾上腺及其他内分泌疾病、肝肾功能异常、妊娠期皮肤瘙痒史、血液病、血管栓塞等病史。

2. 使用前列腺素类药物的禁忌证　心血管疾病、哮喘、青光眼、癫痫、结肠炎等。

3. 其他　带器妊娠、异位妊娠、妊娠剧吐、过敏体质，长期服用抗结核药、抗癫痫药、抗抑郁药、抗前列腺素药等。

【用药方法】

米非司酮分为分服法和顿服法。分服法较常用，即第 1 日晨口服 50mg，8~12 小时再服 25mg；第 2 日早晚空腹各口服 25mg；第 3 日晨再服 25mg。顿服法为米非司酮 200mg 一次口服。两种方法均于服药的第 3 日早上口服米索前列醇 0.6mg。

【副反应及处理】

1. 下腹痛　米索前列醇使子宫收缩而引起下腹痛，排出妊娠物过程中出现，一般可以忍受，严重者可用药物止痛。

2. 出血　出血量多于月经或阴道流血持续 2 周以上，应行清宫术，如果出血过多发生失血性休克，应抗休克同时尽早行刮宫术或吸宫术。出血时间长、出血量多是药物流产的主要副反应。

3. 胃肠道反应　部分妇女服药后可出现恶心、呕吐、腹痛、腹泻等，一般不需处理。

4. 感染　与出血时间长及流产后不注意外阴清洁或过早性生活有关，一旦出现应使用抗生素治疗。

【护理措施】

（一）一般护理

注意休息，加强营养。保持会阴清洁，注意观察有无身体不适症状。

（二）心理护理

关心体贴妇女，主动与其交流。向其介绍药物流产的方法、适应证、禁忌证及注意事项，消除妇女思想顾虑，使其接受药物流产。

（三）对症护理

1. 检查配合　用药前详细评估孕妇的健康史及身心状况，核实适应证，排除禁忌证。

2. 用药护理　帮助孕妇掌握用药方法，并详细说明注意事项及可能发生的不良反应。①药物流产必须在有紧急抢救和急诊刮宫设备的医疗单位进行，在医务人员监护下有选择地应用。②每次服药前后至少空腹 1 小时，温水服药。③用药过程中会出现早孕反应加重，轻度腹痛、腹泻。④服药后应留院观察 6 小时，注意观察有无用药副反应及胚囊是否排出。药物流产失败或出现大量流血者，必须行清宫术及时终止妊娠。

（四）健康指导

1. 嘱药物流产后的妇女加强休息，保持外阴清洁，禁止性生活和盆浴1个月。

2. 嘱药物流产后的妇女密切观察阴道流血情况，如果流血量大、时间长或出现异味、腹痛等情况应及时就诊。

3. 指导正确避孕，再次妊娠应安排在月经复潮6个月后。

二、手术流产

手术流产（surgical abortion）是采用手术方法终止妊娠，包括负压吸引术和钳刮术。

【适应证】

1. 避孕失败自愿要求终止妊娠而无禁忌证者，妊娠10周内行负压吸引术，妊娠11~14周行钳刮术。

2. 因患某种疾病不能继续妊娠者。

【禁忌证】

1. 各种疾病的急性期。

2. 急性生殖器官炎症。

3. 全身情况不良，不能承受手术者。

4. 术前当日两次体温达到或超过37.5℃者。

【操作方法】

1. **用物准备**　阴道窥器1个，消毒钳1把，弯盘1个，宫颈钳1把，探针1个，宫颈扩张器1套，吸管5~8号各1根，刮匙1个，有齿卵圆钳2把，长镊子2把，硬质橡皮管1根、洞巾1块，无菌手套1副，干棉球数个，纱布若干。

2. **手术流产的镇痛与麻醉**　人工流产操作时间很短，仅数分钟，一般不需要麻醉，但为了减轻受术者疼痛，可在麻醉下行人工流产术。常用的麻醉方法有：①依托咪酯静脉注射法：是目前人工流产较常用的方法。术前禁食，将依托咪酯溶液10ml（20mg），于15~60秒内静脉推注完毕，药物起效后开始手术。该麻醉方法需由麻醉师负责麻醉管理。②宫旁神经阻滞麻醉：取1%利多卡因于宫颈4、8点钟处各注射2.5ml，5分钟后开始手术。

3. **手术步骤**　术前排空膀胱，取膀胱截石位，常规外阴消毒，铺巾。做双合诊检查，查清子宫大小、位置及附件情况。

（1）**消毒宫颈**：用窥阴器暴露宫颈，消毒。

（2）**探宫腔、扩宫颈**：用宫颈钳钳夹前唇（或后唇），用探针顺子宫位置方向探测子宫腔深度。以执笔式手法持宫颈扩张器扩张宫颈，顶端超过宫颈管内口，自4号起逐步扩张至大于所用吸管半个号或1个号。

（3）**吸刮**：适用于妊娠10周内。连接好吸管试吸无误后，将吸管插入宫腔，按顺时针方向吸宫腔1~2周，一般控制负压在400~500mmHg，当感觉宫壁粗糙、宫腔缩小出现少量血性泡沫时，表示已吸干净。捏紧吸引管并退出，用小刮匙轻绕宫腔刮1周，特别注意两侧宫角及宫底部，将吸刮物清洗过滤，仔细检查有无绒毛及胚胎组织，肉眼观有异常者送病检。

（4）**钳刮**：适用于妊娠11~14周者。术前24小时常规消毒后用橡胶导尿管扩张宫颈管，也可于手术前3~4小时在阴道后穹隆部放置前列腺素制剂。子宫颈充分扩张后，用卵圆钳夹取妊娠组织，再行刮宫、吸宫术。现常用药物流产让胎儿娩出，胎盘用卵圆钳钳夹，减少因胎儿较大、骨骼形成造成的损伤和出血。

【并发症及处理】

1. **术中出血**　当妊娠月份较大时，子宫收缩欠佳，出血量多。可在宫颈扩张后尽快取出绒毛及胎儿组织,并注射缩宫素。

2. 子宫穿孔 是手术流产严重并发症,常见于术者操作技术不熟练,哺乳期子宫或子宫壁有瘢痕。疑有穿孔者应立即停止手术,密切观察受术者的生命体征、腹痛及有无内出血情况,使用缩宫素和抗生素。必要时可剖腹探查处理。

3. 人工流产综合反应 受术者在术中或术后出现心动过缓、血压下降、面色苍白、冷汗、头晕甚至晕厥等迷走神经兴奋症状,大多数可在手术后逐渐恢复。防治措施主要有扩张宫颈缓慢进行,适当降低吸宫的压力,各种操作要轻柔,吸尽宫腔后避免反复吸刮宫壁;严重者可加用阿托品 0.5mg 立即静脉注射,即可迅速缓解症状。

4. 吸宫不全 为人工流产术常见并发症,多与术者技术不熟练或子宫过度前屈或后屈有关。其常见为人工流产后 10 日流血量仍多,或者止血后又有多量流血者。如流血多,立即刮宫;如流血不多时可先用抗生素,然后再刮宫。

5. 感染 多因不全流产、用物消毒不严、手术者无菌观念不强、受术者提前恢复性生活引起。表现为子宫内膜炎、输卵管炎甚至盆腔腹膜炎。指导受术者应卧床休息,给予支持疗法,提高机体抵抗力,及时抗感染治疗。如宫腔内有残留物合并感染者,按感染性流产处理。

6. 漏吸 手术未吸出胚胎及绒毛组织。其常见于子宫畸形、位置异常或手术操作不熟练。应复查子宫位置、大小、形态,重新探查宫腔,再次行负压吸引术。

7. 远期并发症 宫颈粘连、宫腔粘连、月经紊乱、盆腔炎性疾病后遗症、继发性不孕等。

【护理措施】

（一）一般护理

注意休息,加强营养。保持会阴清洁干燥,注意观察有无身体不适症状。

（二）心理护理

向患者简要讲述手术的目的、方法、不良反应、过程,指导患者全身肌肉放松,做深慢呼吸等动作,缓解术时紧张和不适,消除紧张心理,并增强患者对手术的信心,使其接受并主动配合手术。

（三）对症护理

1. 检查配合 术前护理人员要热情接待,主动介绍手术简单经过,注意事项。详细询问病史,测量生命体征,做相关的术前检查,排除禁忌证。

2. 围手术期护理

（1）**术前护理**:积极做好术前准备,备好手术环境、手术用药（如缩宫素、阿托品等）及手术器械（人工流产手术包、负压电动吸引器等）;嘱患者排空膀胱。加强与患者之间的沟通,使其感觉被关心并有安全感。

（2）**术中护理**:术中积极配合医生,帮助医生连接好负压吸引器。严密观察患者,有异常情况及时通知术者,并积极协助治疗。

（3）**术后护理**:术后协助医生检查吸出物,注意观察绒毛、胚胎组织是否与孕周相符。护理人员观察患者宫缩及阴道流血情况,1 小时后无异常方可离开。

（四）健康指导

吸宫术后休息 2 周,钳刮术后休息 2~4 周。保持外阴清洁干燥,术后禁止盆浴及性生活 1 个月。术后如有腹痛或发热、出血多或出血时间长,应随时就诊。指导患者采取安全可靠的避孕措施。

三、中期妊娠引产术

中期妊娠引产术常用乳酸依沙吖啶（利凡诺）注入羊膜腔内引产和水囊引产。乳酸依沙吖啶羊膜腔内引产:依沙吖啶能刺激子宫平滑肌兴奋,使内源性前列腺素升高导致宫缩,也能使胎儿中毒死亡。水囊引产:将水囊置于子宫壁与胎膜之间,水囊内注入适量无菌生理盐水,借膨胀的水囊增加宫内压力,刺激子宫引起宫缩,促使胎儿及附属物排出;由于水囊引产须经阴道操作,感染率较药物引产高,故目前临床应用较少。

【适应证】

妊娠 13~28 周,因疾病或胎儿异常不宜继续妊娠者。

【禁忌证】

1. 严重的心脏病、高血压及血液病等。

2. 有急慢性肝肾疾病或肝肾功能不全者。

3. 各种疾病的急性期,如急性传染病、生殖器官炎症。

4. 剖宫产术或肌瘤剔除术 2 年内,前置胎盘。

5. 术前 24 小时内两次测体温超过 37.5℃。

6. 对依沙吖啶有过敏史者不宜用依沙吖啶引产。

【用药剂量】

依沙吖啶安全用药量 100mg/ 次。

【用物准备】

依沙吖啶引产包:双层包布 1 块,孔巾 1 块,小药杯一个,5ml 及 10ml 注射器各一个,9 号长穿刺针头一个,纱布 3 块,无菌手套 1 副。

【手术步骤】

1. **孕妇体位**　排尿后取平卧位。

2. **穿刺点**　在宫底与耻骨联合中点、腹中线偏一侧 1cm 处或以胎儿肢体侧、囊性感最明显处作为穿刺点。必要时可在超声下定位。

3. **消毒**　以穿刺点为中心,常规消毒铺巾。

4. **羊膜腔穿刺**　用 20~21 号腰椎穿刺针,经腹壁垂直刺入羊膜腔。

5. **注入药液**　拔除针芯有羊水流出后换上有依沙吖啶 100mg 的注射器,回抽有羊水后缓慢注入药物。注射完毕,拔出穿刺针,覆盖无菌纱布,压迫 2~3 分钟,胶布固定。

【并发症及处理】

1. **全身反应**　偶有在 24~48 小时内体温升高者,可在短时间内恢复。

2. **产后出血**　大约 80% 的患者有出血,若超过 100ml,行清宫处理。

3. **胎盘胎膜残留**　疑有胎盘、胎膜残留者,可行清宫术。防止出血及感染。目前多主张胎盘排出后即行清宫术。

4. **感染**　发生率较低,一旦发现感染征象,应立即处理。

【护理措施】

(一) **一般护理**

注意休息,加强营养。保持会阴清洁干燥,注意观察阴道流血情况。

(二) **心理护理**

为患者提供表达内心顾虑、恐惧的机会,并向其讲解引产方法、效果和用药后可能出现的反应,解除其思想顾虑,使其积极配合。关心尊重患者,耐心地解答其疑问,增强患者对其手术的信心。

(三) **对症护理**

1. **检查配合**　护理人员要热情接待,主动介绍手术经过和注意事项。详细询问病史,测量生命体征,做相关的术前检查,协助医生严格掌握适应证与禁忌证。

2. **围手术期护理**

(1) **术前护理**:指导患者行超声检查,进行胎盘定位及穿刺点定位,并了解羊水量。嘱患者术前 3 日避免性生活,并且每日冲洗阴道 1 次。局部常规皮肤准备。准备好穿刺包、水囊和消毒手套等用物。

（2）**术中护理**：为患者提供安静舒适的环境，术中陪伴。协助医生抽取药物。密切观察患者有无呼吸困难、胸痛、发绀等症状，发现异常报告医生。

（3）**术后护理**：羊膜腔注药后，患者在病房休息 12 小时，不得擅自离开；护理人员应定时测量生命体征。如体温超过 38℃，应报告医生，遵医嘱处理。一般术后 12~24 小时开始宫缩，宫缩开始后严密观察并记录宫缩、胎心、胎动消失的时间及阴道流血等情况。胎儿约在用药后 48 小时排出；若用药 5 日后仍未临产者即为引产失败，告知家属，协商再次给药或改用其他方法。放置水囊后，24 小时内可引起宫缩，出现规律有力的宫缩时，即可放出囊内液体，取出水囊。水囊引产后如出现体温超过 38℃、畏寒等不适，应报告医生，立即取出水囊，遵医嘱给予足量抗生素。产后仔细检查软产道有无裂伤及胎盘胎膜的完整性，常规行清宫术。注意观察产后宫缩情况、阴道流血及排尿功能的恢复情况；有无感染征象。

（四）健康指导

注意休息，加强营养。保持外阴清洁，术后 6 周内禁止性交及盆浴。及时退乳。提供可靠的避孕措施。

第四节　避孕方法的选择

人生各个不同时期，对避孕的需求有不同的选择。育龄期妇女应根据自身特点，选择合适、安全有效的避孕方法。适当的避孕方法，不仅有利于夫妇的身心健康，更能增进夫妇感情，提高性生活质量。

1. 新婚夫妇　新婚夫妇年轻，尚未生育，可选择使用方便、不影响生育的避孕方法。复方短效口服避孕药可作为首选，也可选用阴茎套、外用避孕片、避孕栓、避孕药膏、避孕药膜等。尚未生育或未曾有人工流产手术者，宫内节育器不作为首选。不适宜采用安全期、体外射精及长效避孕药物避孕。

2. 哺乳期的夫妇　原则是不影响乳汁质量及婴儿健康。阴茎套避孕是哺乳期妇女的最佳避孕方式。也可选用单孕激素制剂长效避孕针或皮下埋植剂，使用方便，不影响乳汁质量。哺乳期放置宫内节育器，操作要轻柔，防止子宫损伤。不宜选用甾体激素避孕药。

3. 已生育需长期避孕夫妇　要求较长时间避孕的妇女，最好选择宫内节育器。不适合放置宫内节育器者，根据个人身体状况，可选用复方口服避孕药、皮下埋植剂、避孕针、阴茎套等。

4. 绝经过渡期妇女　可选用阴茎套、避孕栓、凝胶剂。原来使用宫内节育器无不良反应可继续使用，至绝经后一年内取出。不宜选用复方避孕药、避孕药膜及安全期避孕。

（郑慧萍）

思考题

1. 简述人工负压吸引术的并发症。
2. 简述药物避孕的避孕原理。
3. 简述药物流产的用药护理。

ER 21-3

练习题

第二十二章 ┃ 妇产科常用护理技术

学习目标

1. 掌握妇产科常用技术的适应证、操作方法及护理要点。
2. 熟悉妇产科常用技术的目的及物品准备。
3. 能够根据临床需要熟练为妇女进行护理操作。
4. 具有人文关怀理念，操作中动作轻柔，尊重、关爱妇女并保护其隐私。

　　妇产科护理技术是妇产科护理工作中的重要内容，常用的护理技术包括产时外阴消毒、会阴擦洗、会阴湿热敷、阴道冲洗/擦洗、阴道或宫颈上药、坐浴，以及新生儿沐浴、新生儿抚触等。本章主要介绍上述护理技术的目的、适应证、物品准备、操作方法及护理要点。

第一节　产科常用护理技术

一、产时外阴消毒

　　产时外阴消毒是利用消毒液对外阴部进行擦洗、消毒的技术。由于阴道分泌物、分娩时羊水流出、部分产妇甚至有粪便排出，分娩或经阴道手术时容易引起感染，因此，外阴消毒是产科检查和分娩前最常用的外阴皮肤消毒操作。

　　1. 目的　通过外阴消毒，清洁外阴，避免产时污染，预防感染。

　　2. 适应证

　　（1）分娩产妇。

　　（2）行人工流产术的妇女。

　　（3）行其他产科检查或经阴道手术术前患者。

　　3. 物品准备　产床，治疗车，方盘，弯盘，无菌消毒包（内含弯盘 2 个，卵圆钳 2 把），肥皂水纱球罐（内置消毒肥皂水纱球）、纱球罐（内置消毒干纱球）、无菌治疗巾 1 块，冲洗壶 2 个，温开水，含碘消毒液（碘伏，含有效碘 0.5%），便盆，一次性会阴垫，污物桶。

　　4. 操作方法

　　（1）向产妇解释外阴消毒的目的，取得产妇配合。

　　（2）操作者准备好用物，取 3 只干纱球、4 只肥皂水纱球，1 000ml 温开水，1 000ml 消毒液，推车至产妇产床或检查床旁。

　　（3）产妇取膀胱截石位，注意保暖，臀下放便盆。

　　（4）操作者站在产妇右侧，取第 1 把卵圆钳，夹取第 1 只肥皂水纱球擦洗外阴各部，顺序为大小阴唇、阴阜、大腿内上 1/3、会阴及肛门周围。以上擦洗重复三遍，顺序不变，但范围不能超过前一只纱球擦洗的范围。擦洗时间要求超过 3 分钟。第 4 只纱球加强会阴及肛门擦洗，然后丢弃此卵圆钳。

（5）取第 2 把卵圆钳，夹取 1 只干纱球，堵住阴道口，用温开水冲净肥皂水，冲洗顺序：大小阴唇、阴阜、大腿内上 1/3、会阴及肛门周围。冲洗范围不超过擦洗范围。

（6）夹取第 2 只干纱球堵住阴道口，用消毒液冲洗外阴部，冲洗顺序同上，但范围不能超过上次冲洗范围。

（7）取第 3 只干纱球，擦干外阴部，顺序同擦洗和冲洗，但范围不能超过擦洗和冲洗的范围。

（8）撤去便盆，臀下铺无菌治疗巾。

（9）整理用物，洗手。

5. 护理要点

（1）操作前告知产妇，操作过程中如有宫缩来临，不要左右翻动。

（2）天冷时，擦洗注意保暖，消毒液需要加温。

（3）冲洗液温度在 40℃左右。

（4）冲洗顺序应自上而下，由里向外。

（5）擦洗、温开水冲洗、消毒液冲洗的范围应逐渐缩小，会阴部应加强擦洗及消毒，凡碰到过肛门的卵圆钳不可再用。

二、会阴擦洗

会阴擦洗是利用消毒液对会阴部进行擦洗和消毒的技术，由于女性会阴部的各个孔道彼此接近，容易引起交叉感染。此外，会阴部温暖、潮湿，细菌容易滋生。因此，会阴擦洗是常用的会阴局部清洁的妇产科护理操作技术。

1. 目的　保持患者会阴清洁，预防感染，促进舒适和伤口愈合。

2. 适应证

（1）产后会阴部有伤口者。

（2）妇科或产科手术后留置导尿管者。

（3）会阴部手术术后患者。

（4）长期卧床患者。

3. 物品准备　治疗车，方盘，消毒罐（内放无菌持物钳），小药杯，会阴擦洗包（内放弯盘 2 个，卵圆钳 2 把，消毒小药杯），纱球罐（内放消毒干纱球），棉球罐（内放消毒干棉球），温开水，碘伏原液，无菌治疗巾，大毛巾，污物桶。

4. 操作方法

（1）准备好用物，取 1 000ml 温开水，温度 38~40℃，加入 50ml 碘伏原液，配置成 250mg/L 的碘伏溶液，倒入干纱球罐内，充分浸渍。碘伏原液倒入干棉球罐内，充分浸渍。

（2）打开会阴擦洗包，取 5 个纱球和 1 个棉球。

（3）推车至患者床旁，关闭门窗，男家属回避，核对患者床号、姓名、住院号，向其解释操作目的，取得患者配合。

（4）嘱患者排空膀胱，协助患者脱下一侧裤腿，取屈膝仰卧位，略外展，充分暴露外阴部。若为产后患者，则解开会阴垫，按摩子宫，了解宫底高度、子宫软硬度，按压宫底，观察恶露色、质、量、气味，弃去会阴垫。

（5）患者臀下垫治疗巾，将擦洗弯盘放于治疗巾上，用卵圆钳分别取 5 只纱球进行擦洗，顺序为阴道前庭、对侧大小阴唇、近侧大小阴唇、伤口、会阴及肛门周围。每只纱球仅擦洗一个部位，不得重复使用。弃去此卵圆钳。

（6）取第 2 把卵圆钳，夹取 1 只棉球消毒会阴伤口。

（7）保留导尿管者根据需更换集尿袋。

（8）弃去用物，撤去治疗巾，更换干净的会阴垫，穿上衣裤，恢复体位，整理好床单位。

（9）做好宣教（产后会阴伤口者的宣教包括保持会阴清洁，勤更换会阴垫，大小便后清洗会阴部，伤口对侧卧位等）。

（10）处理用物，洗手。

5. 护理要点

（1）天冷时注意保暖，纱球需要加温。

（2）擦洗时应注意观察会阴部及伤口情况，有无红肿、分泌物及异味，如有异常应及时处理。水肿者可用50%硫酸镁湿热敷或95%乙醇湿敷。

（3）擦洗动作应轻柔，凡有血迹的地方均应擦洗干净。

（4）擦洗时应掌握自上而下的原则，凡是擦过肛门的纱球和卵圆钳均不可再用。

（5）对留置导尿者，应注意导尿管是否通畅，避免脱落或打结。

三、会阴湿热敷

会阴湿热敷是应用热原理和药物化学反应直接接触皮肤患区，促进局部血液循环，增强局部白细胞吞噬作用和组织活力。

1. 目的　会阴湿热敷可促进局部血液循环，加强组织再生、消炎、止痛，以促进伤口愈合。

2. 适应证

（1）会阴部水肿及会阴血肿的吸收期。

（2）会阴伤口硬结及早期感染等患者。

3. 物品准备　治疗车，方盘，无菌包（内放消毒弯盘2个，卵圆钳2把），纱布罐（内放无菌纱布若干），棉签，医用凡士林，沸水，热源袋（如热水袋、电热宝等），红外线灯，无菌治疗巾，棉垫。热敷药物：煮沸的50%硫酸镁或95%乙醇。

4. 操作方法

（1）准备好用物，打开无菌包，取出弯盘和无菌持物钳，取纱布若干块。

（2）推车至患者床旁，关闭门窗，男家属回避，核对患者床号、姓名、住院号，向其解释操作目的，取得患者配合。

（3）嘱患者排空膀胱，协助其松解衣裤，暴露会阴部，臀下铺治疗巾。

（4）热敷部位先涂一层凡士林，盖上纱布，再敷上浸有热敷溶液的温纱布，外面盖上棉布垫保温。

（5）一般每隔3~5分钟更换热敷垫1次，热敷时间为15~30分钟，亦可用热源袋放在棉垫外或用红外线灯照射。

（6）热敷完毕，移去敷料，观察热敷部位皮肤，用纱布擦净皮肤上的凡士林。

（7）协助患者穿好衣裤，整理好床单位。

（8）处理用物，洗手，记录。

5. 护理要点

（1）湿热敷时应在会阴擦洗、清洁局部伤口后进行。

（2）湿热敷的温度一般在41~46℃。湿热敷的面积应为病损范围的2倍。

（3）湿热敷过程中应定时检查热源袋是否完好，防止烫伤，对休克、虚脱、昏迷及术后感觉不敏感的患者应特别注意。

（4）在湿热敷治疗中，护士应随时评价热敷效果，为患者提供必要的生活护理。

第二节　妇科常用护理技术

一、阴道冲洗／擦洗

阴道冲洗／擦洗是用消毒液对阴道部位进行清洗的技术，通过阴道冲洗／擦洗，可使阴道和宫颈保持清洁。同时也可避免子宫切除过程中阴道与盆腔相通时，细菌或病原体进入盆腔引起感染，以减少术后阴道残端炎症等并发症。

1. 目的　清洁阴道，减少阴道分泌物，缓解局部充血，达到控制或治疗炎症的目的。

2. 适应证

（1）各种阴道炎、宫颈炎的治疗。

（2）子宫切除术前或阴道手术前的常规阴道准备。

3. 物品准备　治疗车，一次性塑料布，治疗巾，一次性手套，无菌冲洗筒包（内含消毒冲洗筒、橡皮管、冲洗头，橡皮管上有控制冲洗压力和流量的调节开关），阴道冲洗包（内含弯盘 2 个，卵圆钳 3 把，窥阴器、药杯），输液架，便盆，纱球罐（内放大纱球），棉球罐（内放棉球），润滑油，温度计，长棉签，小毯子，冲洗液（常用溶液有 250mg/L 的碘伏、0.1% 苯扎溴铵、生理盐水、2%~4% 的碳酸氢钠、1% 乳酸溶液、4% 硼酸溶液、0.5% 醋酸溶液或 1∶5 000 高锰酸钾溶液）。

4. 操作方法

（1）**环境准备**：关闭治疗室门窗，调节适宜的温度。

（2）备齐用物，打开冲洗包，夹取 3 只干纱球，1 只棉球；打开冲洗筒包，取出冲洗筒，倒入配置的溶液 1 000ml，用温度计测量温度为 41~43℃。用碘伏原液浸渍棉球 1 只和 250mg/L 的碘伏溶液浸渍纱球 1 只备用。

（3）至病房患者床旁，核对床号、姓名、住院号，向其解释，取得患者配合。嘱患者排空膀胱后至治疗室。

（4）协助患者上检查床，取膀胱截石位，脱去一侧裤腿，冬天用小毛毯保暖，臀下垫一次性塑料布，放置便盆。

（5）将冲洗筒挂在输液架上，其高度距离检查床 60~70cm，排去管内空气。

（6）戴手套，取窥阴器涂润滑油，用手将小阴唇分开，窥阴器保持闭合状态，轻轻置入阴道暴露宫颈，左手固定窥阴器，右手取卵圆钳夹取消毒液纱球擦洗宫颈、阴道穹隆、阴道壁，边擦洗边转动窥阴器，确保阴道壁各个侧面均被擦到。丢弃纱球及第 1 把卵圆钳。

（7）左手仍固定窥阴器，右手取冲洗头，打开冲洗开关，手腕内侧测试水温后，冲洗宫颈、阴道穹隆及阴道壁，边冲洗边转动窥阴器，确保阴道各侧壁均冲洗干净。冲洗完毕，轻轻下压窥阴器，使阴道内残留液体完全流出。

（8）取第 2 把卵圆钳夹取一只干纱球擦干宫颈、阴道穹隆及阴道壁，丢弃第 2 把卵圆钳。

（9）取第 3 把卵圆钳夹取一只消毒棉球消毒宫颈、穹隆。

（10）窥阴器闭合，轻轻退出阴道，用干纱球擦干外阴部。

（11）弃去患者臀下一次性塑料布，铺治疗巾，协助患者穿好衣裤，恢复体位。

（12）整理用物，洗手。

5. 护理要点

（1）应根据不同的目的选择冲洗溶液，滴虫阴道炎应选择酸性溶液，外阴阴道假丝酵母菌病应选择碱性溶液，细菌性阴道病选择一般消毒液或生理盐水。妇科术前常规阴道准备选择碘伏溶液、高锰酸钾溶液或苯扎溴铵溶液。

（2）冲洗液温度以 41~43℃为宜，温度过低容易造成患者不舒服，温度过高容易导致患者阴道黏膜烫伤。

（3）冲洗筒与检查床的距离不应超过 70cm，以免压力过大，水流过速，使液体或污物进入子宫腔，或者冲洗液与局部作用时间不足。

（4）在擦洗、冲洗、擦干时，应轻轻转动窥阴器，使阴道各侧壁均被擦洗及消毒。

（5）阴道冲洗操作技能要求高，需要患者良好配合，冲洗过程中，动作宜轻柔，转动窥阴器时，应放松窥阴器柄，在进入及退出时，应保持窥阴器处于闭合状态，以免损伤阴道壁及宫颈组织。

（6）产后 10 日或妇科手术 2 周后的患者，若出现阴道分泌物浑浊、有臭味、阴道伤口愈合不良时，可行低位阴道冲洗，冲洗筒的高度一般不超过检查床 30cm，以免污物进入宫腔或损伤阴道残端伤口。

（7）无性生活史女性一般不做阴道冲洗，必要时可用导尿管进行冲洗，不能使用窥阴器。此外，月经期、产后 10 日内、人工流产术后宫颈未闭合前、有阴道出血的患者，不宜行阴道冲洗，以防上行性感染。当宫颈癌患者有活动性出血时，不宜阴道冲洗以免引起大出血。

二、阴道或宫颈上药

阴道或宫颈上药是治疗性药物经过阴道涂抹到阴道壁或宫颈黏膜上，达到局部治疗的作用，是常见的妇产科护理操作技术。阴道或宫颈上药既可以在医院门诊由护士完成，也可指导患者在家中自行完成。

1. **目的** 治疗各种阴道或宫颈炎症。

2. **适应证** 各种阴道炎、宫颈炎、术后阴道残端炎。

3. **物品准备** 治疗车，方盘，一次性塑料布，一次性手套，阴道冲洗包（内含弯盘 2 个，卵圆钳 2 把，窥阴器、药杯），润滑油，消毒干棉球，消毒长棉签，带尾线的大棉球 / 纱球。常用药物有：

（1）**阴道后穹隆塞药**：甲硝唑、制霉菌素、雌激素制剂等片剂、丸剂或栓剂。

（2）**局部非腐蚀性药物**：新霉素、氯霉素、克霉唑软膏或中成药软膏等。

（3）**腐蚀性药物**：20%~50% 硝酸银溶液、20% 或 100% 铬酸溶液。

（4）**宫颈棉球上药**：止血药、消炎止血粉、抗生素等。

（5）**喷雾器上药**：土霉素、磺胺嘧啶、呋喃西林、己烯雌酚等。

4. **操作方法**

（1）**环境准备**：关闭门窗，置屏风。

（2）备齐用物，打开冲洗包，取出弯盘、卵圆钳，检查窥阴器。

（3）核对患者姓名、床号、住院号，向其解释，取得患者配合。

（4）嘱患者排空膀胱，协助患者上检查床，取膀胱截石位，脱去一侧裤腿，臀下垫一次性塑料布。

（5）上药前先行阴道冲洗或擦洗，依据病情及治疗目的不同，选择不同方法上药：

1）阴道后穹隆塞药：常用于滴虫阴道炎、外阴阴道假丝酵母菌病、萎缩性阴道炎及慢性宫颈炎等患者。可指导患者自行放置，临睡前洗净双手，戴一次性手套，用示指将药片或栓剂沿阴道后壁推行至阴道后穹隆处。

2）局部用药：常用于宫颈炎或阴道炎患者，可用长棉签蘸取药液或药膏涂擦于阴道壁或子宫颈。非腐蚀性药物，如抗生素软膏治疗外阴炎，克霉唑或硝酸咪康唑可用于治疗外阴阴道假丝酵母菌病。腐蚀性药物如 20% 硝酸银溶液可用于治疗宫颈糜烂样改变，可用长棉签蘸取少许药液涂于宫颈糜烂面，并插入宫颈管内 0.5cm，片刻后用生理盐水棉球擦去宫颈表面残余药液，最后用干棉球吸干。

3）宫颈棉球上药：适用于子宫颈亚急性或急性炎症伴有出血者。用窥阴器充分暴露宫颈，用卵圆钳将带有尾线的棉球蘸药后塞于宫颈处，同时将窥阴器轻轻退出，然后取出卵圆钳，以防退出窥阴器时将棉球带出，将线尾端露于阴道口外，可用胶布固定于阴阜侧上方。叮嘱患者于上药

12~24小时轻拉尾线将棉球取出。

4）喷雾器上药：常用于细菌性阴道病及萎缩性阴道炎，常用药物有土霉素、呋喃西林、己烯雌酚等。用窥阴器暴露阴道壁，用喷雾器将药物粉末喷于炎性组织表面。

（6）弃去一次性塑料布，铺治疗巾于患者臀下，协助患者穿好衣裤，恢复体位。

（7）整理用物，洗手。

5. 护理要点

（1）使用非腐蚀性药物时，应转动窥阴器，使阴道壁各侧壁均涂上药物。

（2）当应用腐蚀性药物时，要注意保护正常阴道壁及组织，上药前将纱布或干棉球垫于阴道后壁或阴道后穹隆处，以免药液灼伤正常组织。药液涂好后，用干棉球吸干，随即取出棉球或所垫纱布。

（3）棉签上的棉花必须捻紧，涂药时朝同一方向转动，避免棉花落入阴道内。

（4）阴道栓剂宜于晚上临睡前使用，以免站起脱落，影响治疗效果。

（5）当未婚女性上药时，不能使用窥阴器，可用长棉签上药。经期或子宫出血者不宜阴道上药。

（6）用药期间，禁止性生活。

三、坐浴

坐浴可借助水温和药液的作用，促进局部组织血液循环，增强抵抗力，减轻局部炎症及疼痛，使创面清洁，以利于组织的恢复，是妇产科最常用的护理技术之一。

1. 目的　清洁外阴，改善局部血液循环，消除炎症，有利于组织修复。

2. 适应证

（1）外阴、阴道手术或经阴道行子宫切除术的术前准备。

（2）外阴炎、阴道炎症、子宫脱垂患者。

（3）会阴切口愈合不良患者。

（4）慢性盆腔炎。

3. 物品准备　坐浴盆，30cm高的坐浴盆架，消毒小毛巾、温度计。

常用溶液的准备与配置：

（1）**滴虫阴道炎**：常用0.5%醋酸溶液、1%乳酸溶液或1∶5 000高锰酸钾溶液。

（2）**外阴阴道假丝酵母菌病**：常用2%~4%碳酸氢钠溶液。

（3）**萎缩性阴道炎**：0.5%~1%乳酸溶液。

（4）**外阴炎、细菌性阴道病、外阴阴道手术术前准备**：常用1∶5 000高锰酸钾溶液、1∶1 000苯扎溴铵溶液、0.02%碘伏溶液等。

（5）**其他**：中成药液、中药液等。

4. 操作方法

（1）**环境准备**：关闭门窗，置屏风。

（2）备齐用物。

（3）核对患者姓名、床号、住院号，向其解释坐浴的目的、方法及注意事项，取得患者配合。

（4）根据病情及治疗目的，配置好坐浴溶液2 000ml，根据不同治疗目的调节好温度，将坐浴盆置于坐浴架上。

（5）嘱患者排空膀胱后全臀及外阴部浸泡于溶液中，坐浴时间为20分钟左右，坐浴结束后用无菌小毛巾擦干臀部及外阴。

（6）根据目的不同，坐浴分为3种。①热浴：水温在41~43℃，适用于渗出性病变及急性炎性病变，可先熏后坐浴。②温浴：水温在35~37℃，适用于慢性盆腔炎、术前准备等。③冷浴：水温在 14~15℃，适用于膀胱阴道松弛、性功能障碍及功能性无月经者。其主要是利用低温刺激肌肉神经，使其张力增加。坐浴时间为 2~5 分钟。

5. 护理要点
（1）坐浴前擦拭干净外阴及肛门周围。
（2）坐浴溶液应严格按比例配制，浓度过低，起不到治疗效果，浓度过高，容易导致黏膜灼伤。
（3）根据坐浴的不同目的调节坐浴溶液温度及坐浴时间。
（4）坐浴时需将臀部及外阴部全部浸入药液中。
（5）月经期妇女、阴道流血者、孕妇、产后 7 日内，禁止坐浴。
（6）注意保暖，以防受凉。

第三节　新生儿常用护理技术

一、新生儿沐浴

新生儿沐浴是为新生儿清洁皮肤，促进舒适，并同时可为新生儿进行体格评估的一项常用妇产科操作技术。新生儿沐浴有淋浴和盆浴两种，医院以淋浴为主，家中以盆浴为主。在此，以淋浴为例介绍沐浴过程。

1. 目的　新生儿沐浴可以清洁皮肤，促进全身血液循环及新生儿四肢活动，增进舒适，预防尿布疹，还可以为新生儿做全身体格评估。

2. 适应证　健康足月新生儿。

3. 物品准备　新生儿连衣裤、毛衫，尿布，大毛巾，纱布罐（内放消毒纱布，根据需要准备），温湿小毛巾罐，沐浴露、洗发液、爽身粉，棉签，75% 乙醇溶液，0.02% 聚维酮碘，弯盘，塑料布、沐浴垫、磅秤，鞣酸软膏（根据需要准备）。

4. 操作方法
（1）关闭门窗，光线充足，调节室温 26~28℃，水温 38~42℃。
（2）备齐用物，铺大毛巾于沐浴台上，铺塑料纸于磅秤上，调节磅秤置零。
（3）至产后休养室产妇床旁，核对产妇床号、姓名、住院号、新生儿性别，向产妇解释，取得产妇配合。
（4）抱新生儿至沐浴室，解开新生儿连衣裤，尿布，核对手圈、胸牌、外生殖器，核对内容包括产妇姓名、住院号、床号、新生儿性别。
（5）评估新生儿精神状态，触摸头部是否有血肿或异常血管搏动等，评估躯干四肢是否有异常情况，检查脐部有无异常出血或分泌物等，检查全身皮肤情况是否完好。抱新生儿至磅秤称体重，并记录。
（6）用手腕内侧试水温，温暖沐浴垫后，将新生儿放在沐浴垫上。
（7）**洗头**：淋湿头部，洗发液涂于手上清洗头部及耳后，清水冲洗并浴巾擦干（注意保护眼耳口鼻，避免进水）。
（8）**洗躯干及四肢**：淋湿躯干四肢后涂沐浴露，清水冲洗干净。顺序：颈部，对侧上肢，近侧上肢，胸腹部（避开脐部），背部，对侧下肢，近侧下肢，臀部。应重点加强颈下、腋下、腹股沟、臀部清洗。
（9）将新生儿抱至大毛巾上，擦干、保暖。
（10）取一块消毒温湿小毛巾，擦面部及头部，顺序：对侧眼睛内眦至外眦，近侧眼睛内眦至外眦，口鼻部，面颊部，头部（注意小毛巾三个角和两个面的用法）。

（11）**脐部处理**：充分暴露脐部，用75%乙醇由内向外消毒2次，取一块无菌纱布覆盖在脐部，用脐绷带包扎。

（12）再次核对，核对内容同上。垫尿布，评估臀部皮肤，若有尿布疹，可涂鞣酸软膏。

（13）穿上毛衫、连衣裤，系上胸牌。

（14）取4根细轴棉签，吸净鼻孔、耳孔内水。

（15）将新生儿抱至产后休养室母亲身边，核对（核对内容同上）。

（16）整理用物，洗手。

5. 护理要点

（1）室温、水温应适宜（室温26~28℃、水温38~42℃）。

（2）注意防止交叉感染，每个新生儿一张塑料布。

（3）沐浴前15~30分钟应避免喂奶，以免发生溢奶。

（4）认真核对，动作迅速、轻柔，注意保暖。注意安全，防止烫伤与跌伤，操作者中途不得离开新生儿。

（5）面部五官不得进水，扑粉时避免进入眼内和吸入呼吸道。

（6）脐部应加强护理，每次沐浴后用75%乙醇消毒，脐带脱落处如有肉芽组织增生，轻者可用75%乙醇擦拭，重者可用硝酸银灼烧局部。如脐部有分泌物，则用75%乙醇消毒后0.02%聚维酮碘促进局部干燥。垫尿布时，应避免超过脐部，以防大小便污染脐部。

> **知识链接**
>
> #### 脐带护理
>
> 在医院出生的新生儿，若脐带断端良好，推荐保持清洁、干燥，不推荐每日消毒脐带残端和脐周。若脐带断端被粪便或尿液污染，可用清洁的水清洗干净后保持干燥。若脐带断端出血，需重新结扎脐带。若脐带断端红肿或流脓，每日用75%乙醇护理感染部位3次，用干净棉签擦干。若流脓和红肿2日内无好转，应转诊治疗。

（7）沐浴时宜选用中性肥皂或沐浴露，面部不使用肥皂。

（8）沐浴时注意观察皮肤和全身情况，如有异常及时处理。

二、新生儿抚触

新生儿抚触是通过抚触者双手对新生儿皮肤各部位进行有次序、有手法、有技巧的轻柔按摩的一项操作技术。新生儿抚触是通过对新生儿皮肤的温度和刺激传入中枢神经系统，从而产生一系列生理效应，从而促进新生儿生长发育，并可增进母婴情感交流。

1. 目的

（1）促进新生儿饮食吸收和激素的分泌，增加新生儿体重，改善睡眠节律，提高应激能力。

（2）促进新生儿神经系统发育，帮助平复新生儿情绪，减少哭闹。

（3）促进母婴情感交流，提高母亲的良性反馈，促进母乳增加，有助于母乳喂养。

（4）能刺激新生儿的淋巴系统，增加机体免疫力，有助于疾病康复。

2. 适应证　正常新生儿（包括新生儿及早产儿）。

3. 物品准备　一套连衣裤，大毛巾，新生儿润肤油，尿布。

4. 操作方法

（1）关闭门窗，调节室温28~30℃，保持环境安静或播放柔和的音乐。

（2）备齐用物，洗手。

（3）至产后休养室产妇床旁，核对产妇床号、姓名、住院号、新生儿性别，向产妇解释，取得产妇配合。

（4）抱新生儿至抚触室，取少许润肤油于手心，开始抚触。

（5）**头部**：用两手拇指从上额中央沿眉弓向两侧滑动至太阳穴；用两手拇指从下颌中央向外侧滑动至耳垂前，使上下唇形成微笑状；两手掌面从前额发际抚向脑后（避开囟门），并停止于两耳后乳突处，轻轻按压。

（6）**胸部**：两手分别从胸部外下侧向对侧外上方交叉推进至肩部，在胸部形成一个大交叉，避开乳房。

（7）**腹部**：两手交替从右下腹部经中上腹滑向左下腹，顺时针按摩；右手指腹自左上腹推向左下腹，划"I"形动作；右手指腹自右上腹经左上腹推向左下腹，划倒"L"形动作；右手指腹自右下腹经右上腹、左上腹推向左下腹，划倒"U"形动作。

（8）**四肢**：双手握上肢近端边挤边滑向远端，并从上至下搓揉大肌肉群及关节（上下肢同）。

（9）**手足**：两手拇指指腹从手掌腕侧（跟侧）依次推向指（趾）侧，并提捏各手指（脚趾）关节，并轻轻按压劳宫穴和涌泉穴。

（10）**背部**：新生儿呈俯卧位，两手掌分别于脊柱两侧，自上而下由中央向两侧平行推开，再由下至上，向上向外推开；自上而下按摩脊柱六次；最后以手掌自头部抚摸至脚。

（11）为新生儿穿好连衣裤等，将其抱至产后休养室母亲身边，核对（核对内容同上）。

（12）整理用物，洗手。

5. 护理要点

（1）确保抚触时不受干扰，可播放一些柔和的音乐，帮助放松。

（2）新生儿表现出疲劳、饥渴或哭吵时，暂停抚触。

（3）抚触前双手涂润肤油，减少抚触时的摩擦。

（4）抚触前需温暖双手，先轻柔抚触，再逐渐增加压力，以使新生儿适应。

（5）抚触最好在新生儿沐浴后或穿衣前进行，并确保房间内温度适宜。

（6）出生后第 1 日开始对新生儿进行抚触，每日 3 次，每次 15 分钟。

（7）抚触时应观察新生儿反应，若新生儿出现哭闹不止，肌张力提高，兴奋性增加，肤色出现变化或呕吐，应立即停止抚触。

（单伟颖）

思考题

1. 简述会阴擦洗的适应证。
2. 简述坐浴的护理要点。

ER 22-3
练习题

附录 1　孕产妇妊娠风险筛查表

项目	筛查阳性内容
1. 基本情况	1.1　≥35 周岁或≤18 周岁
	1.2　身高≤145cm，或对生育可能有影响的躯体残疾
	1.3　体重指数（BMI）> 25 或 < 18.5
	1.4　RH 血型阴性
2. 异常妊娠及分娩史	2.1　生育间隔 < 18 个月或 > 5 年
	2.2　剖宫产史
	2.3　不孕史
	2.4　不良孕产史（各类流产≥3 次、早产史、围产儿死亡史、缺陷、异位妊娠史、滋养细胞疾病史、既往妊娠并发症及合并症史）
	2.5　本次妊娠异常情况（如多胎妊娠、辅助生殖妊娠等）
3. 妇产科疾病及手术史	3.1　生殖道畸形
	3.2　子宫肌瘤或卵巢囊肿≥5cm
	3.3　阴道及宫颈锥切手术史
	3.4　宫 / 腹腔镜手术史
	3.5　瘢痕子宫（如子宫肌瘤挖除术后、子宫肌腺瘤挖除术后、子宫整形术后、宫角妊娠后、子宫穿孔史等）
	3.6　附件恶性肿瘤手术史
4. 家族史	4.1　高血压家族史且孕妇目前血压≥140/90mmHg
	4.2　糖尿病（直系亲属）
	4.3　凝血因子缺乏
	4.4　严重的遗传性疾病（如遗传性高脂血症、血友病、地中海贫血等）
5. 既往疾病及手术史	5.1　各种重要脏器疾病史
	5.2　恶性肿瘤病史
	5.3　其他特殊、重大手术史、药物过敏史
6. 辅助检查*	6.1　血红蛋白 < 110g/L
	6.2　血小板计数≤100 × 10^9/L
	6.3　梅毒筛查阳性
	6.4　HIV 筛查阳性
	6.5　乙肝筛查阳性
	6.6　清洁中段尿常规异常（如蛋白、管型、红细胞、白细胞）持续两次以上
	6.7　尿糖阳性且空腹血糖异常（妊娠 24 周前≥7.0mmol/L；妊娠 24 周起≥5.1mmo1/L）
	6.8　血清铁蛋白 < 20μg/L

项目	筛查阳性内容
7. 需要关注的表现特征及病史	7.1 提示心血管系统及呼吸系统疾病:
	7.1.1 心悸、胸闷、胸痛或背部牵涉痛、气促、夜间不能平卧
	7.1.2 哮喘及哮喘史、咳嗽、咯血等
	7.1.3 长期低热、消瘦、盗汗
	7.1.4 心肺听诊异常
	7.1.5 高血压 BP≥140/90mmHg
	7.1.6 心脏病史、心衰史、心脏手术史
	7.1.7 胸廓畸形
	7.2 提示消化系统疾病:
	7.2.1 严重食欲缺乏、乏力、剧吐
	7.2.2 上腹疼痛,肝脾大
	7.2.3 皮肤巩膜黄染
	7.2.4 便血
	7.3 提示泌尿系统疾病:
	7.3.1 眼睑水肿、少尿、蛋白尿、血尿、管型尿
	7.3.2 慢性肾炎、肾病史
	7.4 提示血液系统疾病:
	7.4.1 牙龈出血、鼻出血
	7.4.2 出血不凝、全身多处瘀点瘀斑
	7.4.3 血小板减少、再障等血液病史
	7.5 提示内分泌及免疫系统疾病:
	7.5.1 多饮、多尿、多食
	7.5.2 烦渴、心悸、烦躁、多汗
	7.5.3 明显关节酸痛、脸部蝶形或盘形红斑、不明原因高热
	7.5.4 口干(无唾液)、眼干(眼内有摩擦异物感或无泪)等
	7.6 提示性传播疾病:
	7.6.1 外生殖器溃疡、赘生物或水泡
	7.6.2 阴道或尿道流脓
	7.6.3 性病史
	7.7 提示精神神经系统疾病:
	7.7.1 言语交流困难、智力障碍、精神抑郁、精神躁狂
	7.7.2 反复出现头痛、恶心、呕吐
	7.7.3 癫痫史
	7.7.4 不明原因晕厥史
	7.8 其他
	7.8.1 吸毒史

注:带 * 的项目为建议项目,由筛查机构根据自身医疗保健服务水平提供。

附录 2　孕产妇妊娠风险评估表

评估分级	孕产妇相关情况
绿色（低风险）	孕妇基本情况良好，未发现妊娠合并症、并发症

黄色（一般风险）

1. 基本情况

- 1.1　年龄≥35 岁或≤18 岁
- 1.2　BMI > 25 或 < 18.5
- 1.3　生殖道畸形
- 1.4　骨盆狭小
- 1.5　不良孕产史（各类流产≥3 次、早产、围产儿死亡、出生缺陷、异位妊娠、滋养细胞疾病等）
- 1.6　瘢痕子宫
- 1.7　子宫肌瘤或卵巢囊肿≥5cm
- 1.8　盆腔手术史
- 1.9　辅助生殖妊娠

2. 妊娠合并症

- 2.1　心脏病（经心内科诊治无需药物治疗、心功能正常）
    - 2.1.1　先天性心脏病（不伴有肺动脉高压的房间隔缺损、室间隔缺损、动脉导管未闭；法洛四联症修补术后无残余心脏结构异常等）
    - 2.1.2　心肌炎后遗症
    - 2.1.3　心律失常
    - 2.1.4　无合并症的轻度的肺动脉狭窄和二尖瓣脱垂
- 2.2　呼吸系统疾病：经呼吸内科诊治无需药物治疗、肺功能正常
- 2.3　消化系统疾病：肝炎病毒携带（表面抗原阳性、肝功能正常）
- 2.4　泌尿系统疾病：肾脏疾病（目前病情稳定肾功能正常）
- 2.5　内分泌系统疾病：无需药物治疗的糖尿病、甲状腺疾病、垂体催乳素瘤等
- 2.6　血液系统疾病
    - 2.6.1　妊娠合并血小板减少[PLT（50~100）×10^9/L]但无出血倾向
    - 2.6.2　妊娠合并贫血（Hb 60~110g/L）
- 2.7　神经系统疾病：癫痫（单纯部分性发作和复杂部分性发作），重症肌无力（眼肌型）等
- 2.8　免疫系统疾病：无需药物治疗（如系统性红斑狼疮、IgA 肾病、类风湿关节炎、干燥综合征、未分化结缔组织病等）
- 2.9　尖锐湿疣、淋病等性传播疾病
- 2.10　吸毒史
- 2.11　其他

3. 妊娠合并症

- 3.1　双胎妊娠
- 3.2　先兆早产
- 3.3　胎儿宫内生长受限
- 3.4　巨大儿
- 3.5　妊娠期高血压疾病（除外红、橙色）
- 3.6　妊娠期肝内胆汁淤积症
- 3.7　胎膜早破
- 3.8　羊水过少
- 3.9　羊水过多
- 3.10　≥36 周胎位不正
- 3.11　低置胎盘
- 3.12　妊娠剧吐

橙色（较高风险）

1. 基本情况

- 1.1　年龄≥40 岁
- 1.2　BMI≥25

评估分级	孕产妇相关情况

2. 妊娠合并症

  2.1   较严重心血管系统疾病

      2.1.1   心功能Ⅱ级，轻度左心功能障碍或者 EF（射血分数）40%~50%

      2.1.2   需药物治疗的心肌炎后遗症、心律失常等

      2.1.3   瓣膜性心脏病（轻度二尖瓣狭窄瓣口 >1.5cm^2，主动脉瓣狭窄跨瓣压差 <50mmHg，无合并症的轻度肺动脉狭窄，二尖瓣脱垂，二叶式主动脉瓣疾病，马方综合征无主动脉扩张）

      2.1.4   主动脉疾病（主动脉直径 <45mm），主动脉缩窄矫治术后

      2.1.5   经治疗后稳定的心肌病

      2.1.6   各种原因的轻度肺动脉高压（<50mmHg）

      2.1.7   其他

  2.2   呼吸系统疾病

      2.2.1   哮喘

      2.2.2   脊柱侧弯

      2.2.3   胸廓畸形等伴轻度肺功能不全

  2.3   消化系统疾病

      2.3.1   原因不明的肝功能异常

      2.3.2   仅需要药物治疗的肝硬化、肠梗阻、消化道出血等

  2.4   泌尿系统疾病：慢性肾脏疾病伴肾功能不全代偿期（肌酐超过正常值上限）

  2.5   内分泌系统疾病

      2.5.1   需药物治疗的糖尿病、甲状腺疾病、垂体催乳素瘤

      2.5.2   肾性尿崩症（尿量超过 4 000ml/d）等

  2.6   血液系统疾病

      2.6.1   血小板减少 [PLT（30~50）×10^9/L]

      2.6.2   重度贫血（Hb 40~60g/L）

      2.6.3   凝血功能障碍无出血倾向

      2.6.4   易栓症（如抗凝血酶缺陷症、蛋白 C 缺陷症、蛋白 S 缺陷症、抗磷脂综合征、肾病综合征等）

  2.7   免疫系统疾病：应用小剂量激素（如泼尼松 5~10mg/d）6 月以上，无临床活动表现（如系统性红斑狼疮、重症 IgA 肾病、类风湿关节炎、干燥综合征、未分化结缔组织病等）

  2.8   恶性肿瘤治疗后无转移无复发

  2.9   智力障碍

  2.10 精神病缓解期

  2.11 神经系统疾病

      2.11.1   癫痫（失神发作）

      2.11.2   重症肌无力（病变波及四肢骨骼肌和延脑部肌肉）等

  2.12 其他

3. 妊娠并发症

  3.1   三胎及以上妊娠

  3.2   Rh 血型不合

  3.3   瘢痕子宫（距末次子宫手术间隔 <18 个月）

  3.4   瘢痕子宫伴中央性前置胎盘或伴有可疑胎盘植入

  3.5   各类子宫手术史（如剖宫产、宫角妊娠、子宫肌瘤切除术等）≥2 次

  3.6   双胎、羊水过多伴发心肺功能减退

  3.7   重度子痫前期、慢性高血压合并子痫前期

  3.8   原因不明的发热

  3.9   产后抑郁症、产褥期中暑、产褥感染等

红色（高风险）	1. 妊娠合并症

  1.1   严重心血管系统疾病

      1.1.1   各种原因引起的肺动脉高压（≥50mmHg），如房间隔缺损、室间隔缺损、动脉导管未闭等

评估分级	孕产妇相关情况
	1.1.2　复杂先心（法洛四联症、艾森曼格综合征等）和未手术的发绀型心脏病（$SpO_2 < 90\%$）；Fontan 循环术（又称"肺动脉下心室旷置术"）后
	1.1.3　心脏瓣膜病：瓣膜置换术后、中重度二尖瓣狭窄（瓣口＜$1.5cm^2$）、主动脉瓣狭窄（跨瓣压差≥50mmHg）、马方综合征等
	1.1.4　各类心肌病
	1.1.5　感染性心内膜炎
	1.1.6　急性心肌炎
	1.1.7　风心病风湿活动期
	1.1.8　妊娠期合并高血压性心脏病
	1.1.9　其他
	1.2　呼吸系统疾病：哮喘反复发作、肺纤维化、胸廓或脊柱严重畸形等影响肺功能者
	1.3　消化系统疾病：重型肝炎、肝硬化失代偿、严重消化道出血、急性胰腺炎、肠梗阻等影响孕产妇生命的疾病
	1.4　泌尿系统疾病：急慢性肾脏疾病伴高血压，肾功能不全（肌酐超过正常值上限的 1.5 倍）
	1.5　内分泌系统疾病
	1.5.1　糖尿病并发肾病 V 级、严重心血管病、增生性视网膜病变或玻璃体出血、周围神经病变等
	1.5.2　甲状腺功能亢进并发心脏病、感染、肝功能异常、精神异常等疾病
	1.5.3　甲状腺功能减退引起相应系统功能障碍，基础代谢率小于 −50%
	1.5.4　垂体催乳素瘤出现视力减退、视野缺损、偏盲等压迫症状
	1.5.5　尿崩症：中枢性尿崩症伴有明显的多饮、烦渴、多尿症状，或合并其他垂体功能异常
	1.5.6　嗜铬细胞瘤等
	1.6　血液系统疾病
	1.6.1　再生障碍性贫血
	1.6.2　血小板减少（＜$30 \times 10^9/L$）或进行性下降或伴有出血倾向
	1.6.3　重度贫血（Hb≤40g/L）
	1.6.4　白血病
	1.6.5　凝血功能障碍伴有出血倾向（如先天性凝血因子缺乏、低纤维蛋白原血症等）
	1.6.6　血栓栓塞性疾病（如下肢深静脉血栓、颅内静脉窦血栓等）
	1.7　免疫系统疾病
	免疫系统疾病活动期，如系统性红斑狼疮（SLE）、重症 IgA 肾病、类风湿关节炎、干燥综合征、未分化结缔组织病等
	1.8　精神病急性期
	1.9　恶性肿瘤
	1.9.1　妊娠期间发现的恶性肿瘤
	1.9.2　治疗后复发或发生远处转移
	1.10　神经系统疾病
	1.10.1　脑血管畸形及手术史
	1.10.2　癫痫全身发作
	1.10.3　重症肌无力（病变发展至延脑肌、肢带肌、躯干肌和呼吸肌）
	1.11　吸毒
	1.12　其他严重内、外科疾病等
	2. 妊娠并发症
	2.1　三胎及以上妊娠伴发心肺功能减退
	2.2　凶险性前置胎盘，胎盘早剥
	2.3　红色预警范畴疾病产后尚未稳定
紫色（孕妇患有传染性疾病）	所有妊娠合并传染性疾病——如病毒性肝炎、梅毒、HIV 感染及艾滋病、结核病、重症感染性肺炎、特殊病毒感染（H1N7、寨卡病毒等）

注：除紫色标识孕妇可能伴有其他颜色外，若同时存在不同颜色分类，按照较高风险的分级标识。

［1］ 夏海鸥. 妇产科护理学 [M]. 4 版. 北京：人民卫生出版社，2019.

［2］ 韩叶芬，单伟颖. 妇产科护理学 [M]. 3 版. 北京：人民卫生出版社，2021.

［3］ 安力彬，陆虹. 妇产科护理学 [M]. 7 版. 北京：人民卫生出版社，2022.

［4］ 谢幸，孔北华，段涛. 妇产科学 [M]. 9 版. 北京：人民卫生出版社，2018.

［5］ HERDMAN T H，KAMITSURU S，LOPES C T. NANDA-I 护理诊断：定义与分类（2021—2023）[M]. 12 版. 李小妹，周凯娜，译. 西安：世界图书出版西安有限公司，2023.

52检